Procedimentos Cirúrgicos em Oftalmologia

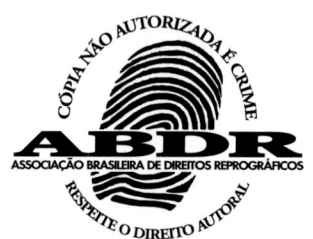

H569p   Hersh, Peter S.
          Procedimentos cirúrgicos em oftalmologia / Peter S.
        Hersh, Bruce M. Zagelbaum, Sandra Lora Cremers ; tradução:
        André Garcia Islabão ; revisão técnica: Eduardo Marques
        Mason ... [et al.]. – 2. ed. – Porto Alegre : Artmed, 2012.
          xvii, 382 p. : il. ; 28 cm.

          ISBN 978-85-363-2633-7

          1. Medicina. 2. Oftalmologia. 3. Procedimentos cirúrgicos.
        I. Zagelbaum, Bruce M. II. Cremers, Sandra Lora. III. Título.

                                                    CDU 617.7-089

Catalogação na publicação: Fernanda B. Handke dos Santos – CRB 10/2107

Peter S. Hersh, MD, FACS
Director, Cornea and Laser Eye Institute
Teaneck, New Jersey
Clinical Professor of Ophthalmology,
New Jersey Medical School
Newark, New Jersey
Visiting Research Collaborator,
Princeton University
Princeton, New Jersey

Bruce M. Zagelbaum, MD, FACS
Associate Professor of Ophthalmology
New York University School of Medicine
New York, New York
Attending Ophthalmologist,
North Shore University Hospital
Cornea Service
Manhasset, New York

Sandra Lora Cremers, MD, FACS
Instructor of Ophthalmology, Massachusetts Eye
and Ear Infirmary
Harvard Medical School
Boston, Massachusetts

Procedimentos Cirúrgicos em Oftalmologia

2ª edição

Tradução:
André Garcia Islabão

Consultoria, supervisão e revisão técnica desta edição:

Eduardo Marques Mason
Médico oftalmologista.
Chefe e orientador do Serviço de Plástica Ocular
do Hospital Banco de Olhos de Porto Alegre.

Airton Leite Kronbauer
Médico oftalmologista.
Pós-graduando pela Universidade Federal de São Paulo.

Carla Reichert Leite
Médica oftalmologista.
Especialista em Oftalmopediatria e Estrabismo pela
Universidade Federal de São Paulo.

Paula Blasco Gross
Médica oftalmologista.
Mestre pela Universidade Federal do Rio Grande do Sul.
Especialista em Glaucoma pela Universidade Federal de São Paulo.
Preceptora do Setor de Glaucoma do Hospital Banco de Olhos de Porto Alegre.

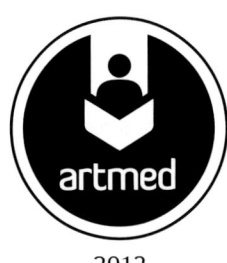

2012

Obra originalmente publicada sob o título
Ophthalmic Surgical Procedures, 2nd edition, autoria de Peter S. Hersh,
Bruce M. Zagelbaum, Sandra Lora Cremers.

ISBN 9780865779808

Original English language Copyright © 2009 Thieme Medical Publishers, Inc., New York, USA.

Capa: *VS Digital – arte sobre capa*

Ilustrações da obra: *Laurel Cook Lhowe*

Preparação de originais: *Thays Ruas Prado*

Leitura final: *Pauline Rodrigues Rocki*

Editora responsável por esta obra: *Patricia da Rosa Mazzoca*

Gerente editorial – Biociências: *Letícia Bispo de Lima*

Projeto e editoração: *Techbooks*

A Medicina é uma ciência em constante evolução. Na medida em que novas pesquisas e experiências clínicas ampliam nosso conhecimento, mudanças no tratamento e na terapia medicamentosa podem ser necessárias. Os autores e editores desta obra empenharam seus esforços para unir informação completa de acordo com os padrões aceitos à época da publicação. Entretanto, sempre verifique a bula que acompanha cada medicamento para se certificar de que o conteúdo desta publicação está correto e de que não houve mudanças na dose recomendada ou nas contraindicações, assim como, se necessário, consulte um médico ou especialista. Essa recomendação é de particular importância quando consideramos medicamentos novos no mercado ou de uso não frequente. As doses e a forma de aplicação dos medicamentos são de inteira responsabilidade do usuário.

Alguns dos nomes dos produtos, patentes e designs registrados neste livro são de fato marcas registradas, ainda que nem sempre haja referência a isso no texto. No entanto, a ocorrência de um nome sem designação de propriedade não deve ser entendida como indicação da editora de que pertence ao domínio público.

Reservados todos os direitos de publicação, em língua portuguesa, à
ARTMED® EDITORA S.A.
Av. Jerônimo de Ornelas, 670 – Santana
90040-340 – Porto Alegre – RS
Fone: (51) 3027-7000   Fax: (51) 3027-7070

É proibida a duplicação ou reprodução deste volume, no todo ou em parte, sob quaisquer formas ou por quaisquer meios (eletrônico, mecânico, gravação, fotocópia, distribuição na Web e outros), sem permissão expressa da Editora.

Unidade São Paulo
Av. Embaixador Macedo Soares, 10.735 – Pavilhão 5 – Cond. Espace Center
Vila Anastácio – 05095-035 – São Paulo – SP
Fone: (11) 3665-1100   Fax: (11) 3667-1333

SAC 0800 703-3444 – www.grupoa.com.br

IMPRESSO NO BRASIL
PRINTED IN BRAZIL

Autores

Coordenadores de Seção

Alan S. Crandall Jr., MD
Clinical Professor and Senior Vice Chair of Ophthalmology
Director of Glaucoma and Cataract
Moran Eye Center
University of Utah
Salt Lake City, Utah

David A. Lee, MD
Professor of Ophthalmology
University of Texas
Houston, Texas
Attending Ophthalmologist
Robert Cizik Eye Clinic
Houston, Texas

John Tong, MD, FACS
Assistant Clinical Professor of Ophthalmology
University of California–Davis Medical Center
Sacramento, California

Marco A. E. Zarbin, MD, PhD, FACS
Professor and Chair
Institute of Ophthalmology and Visual Science
New Jersey Medical School
Newark, New Jersey

Mariana D. Mead, MD
(falecida)

Neelakshi Bhagat, MD, MPH, FACS
Director, Vitreo-Retinal and Macular Surgery
Assistant Professor of Ophthalmology
Institute of Ophthalmology and Visual Science
New Jersey Medical School
Newark, New Jersey

Peter S. Levin, MD
Co-Director, Ophthalmic Plastic Surgery
Clinical Adjunct Professor of Ophthalmology
Stanford University School of Medicine
Stanford, California

Colaboradores

Andrea Lora, MD
Ophthalmology Resident Physician
Bascom Palmer Eye Institute
University of Miami, Miller School of Medicine
Miami, Florida

Bonnie Ann Henderson, MD
Partner, Ophthalmic Consultants of Boston
Assistant Clinical Professor
Harvard Medical School
Boston, Massachusetts

Howard A. Lane, MD, FACS
Clinical Assistant Professor
New York University School of Medicine
Department of Ophthalmology
North Shore University Hospital
Manhasset, New York

Nathalie F. Azar, MD
Director, Pediatric Ophthalmology and Adult Strabismus
Associate Professor of Clinical Ophthalmology
Department of Ophthalmology and Visual Sciences
University of Illinois at Chicago
Illinois Eye and Ear Infirmary
Chicago, Illinois

Teresa Chen, MD, FACS
Assistant Professor of Ophthalmology
Harvard Medical School
Director of Clinical Affairs, Glaucoma Service
Massachusetts Eye and Ear Infirmary
Boston, Massachusetts

Dedicatória

A meu pai, Dr. Donald Hersh, que me ensinou tudo que sei, a Beth, James e
Julia, por quem vivo e, acima de tudo, ao meu irmão, Jimmy.
– *PH*

Dedico este livro a Alice, Mathew, Jennifer e Andrew, por seu amor e apoio,
e a meus pais, Pearl e Jack, que me concederam o dom da vida.
– *BZ*

Dedico este livro a meus pais, Nereida e Fernando Lora, cujo amor me guiou ao longo dos anos.
A meus quatro filhos, Lucas, Jacob, John Hendrix e Joseph, verdadeiras bênçãos de Deus e,
o mais importante, a meu marido, Jan-Hein, minha alma gêmea. *Ik houd van jou*! (Eu te amo!)
– *SLC*

Agradecimentos

Agradecemos à artista Laurel Cook Lhowe as ilustrações desta obra, todas resultado de seu talento profissional, clara compreensão das técnicas cirúrgicas oculares e trabalho cuidadoso durante as longas horas de elaboração dos capítulos. Nossa estima a Esther Gumpert, J. Owen Zurhellen e Dominik Pucek, da Thieme Publishers, por seu grande esforço na realização desta obra. Gostaríamos também de agradecer a Paul Gueriero, MD, Barry Pinchoff, MD, Eric Roberts, MD, I. Rand Rodgers, MD, Robert Rothman, MD, e Robert Strome, MD, por auxiliarem na revisão do original, e a Zandra Ferrufino, MD, Jae Kim, MD, PhD, Neetu Brar, MD, Sarosh Janjua, MD, Stacey Lazar, Helena Wade, Jennifer Horowitz e Lois Slattery, que nos auxiliaram com os trabalhos de "bastidores" deste livro. Queremos também reconhecer nossa amiga e coordenadora de seção Mariana Mead, MD, uma das notáveis professoras da Massachusetts Eye and Ear Infirmary, da Harvard Medical School, cuja partida derradeira foi uma grande perda para todos nós. Finalmente, nossos agradecimentos a muitos de nossos antigos professores, residentes e companheiros: sua dedicação à educação e o desejo de continuar aprendendo são fonte de inspiração para todos nós, professores e cirurgiões.

Apresentação

Em 1982, meus colegas e eu aceitamos um jovem candidato à residência médica, cujo nome era Peter S. Hersh, em nosso programa Massachusetts Eye and Ear Infirmary, na Universidade de Harvard. Naturalmente, esperávamos e continuamos a esperar o máximo de nossos residentes durante seus três anos conosco, mas o Dr. Hersh era excepcional, especialmente nas competências cirúrgicas associadas a um julgamento maduro. Anos mais tarde, a reputação do Dr. Hersh como professor de cirurgia tornou-se, de fato, internacional. Assim, não é surpresa, e é naturalmente auspicioso, que Dr. Hersh esteja disposto a compartilhar sua experiência cirúrgica de forma tão clara e abrangente. Em 1988, foi publicado o livro *Ophthalmic surgical procedures*, um guia conciso e ricamente ilustrado para residentes e cirurgiões iniciantes. Esse livro incomum tornou-se muito popular, sendo fácil entender por que uma 2ª edição, ampliada e completamente atualizada, tornou-se necessária. Contando, atualmente, com dois coautores, Bruce M. Zagelbaum e Sandra Lora Cremers, esta 2ª edição renovada apresenta ênfase semelhante nas ilustrações, com muitos desenhos dos procedimentos básicos, no formato passo a passo. A associação com diversos coordenadores de seção com ampla experiência acrescentou ainda mais à qualidade geral deste livro. Como resultado, esta obra promete ser, na área de cirurgia, um *bestseller* nacional e internacional.

Duas décadas se passaram desde que a 1ª edição foi publicada. Está esgotada há anos. Por isso, em nossa biblioteca, nossa cópia é guardada em um armário trancado para evitar a perda. Esta 2ª edição renovada de *Procedimentos cirúrgicos em oftalmologia* é, certamente, necessária, especialmente em razão dos inúmeros avanços cirúrgicos que ocorreram nos últimos 20 anos. Este livro, com certeza, será um guia muito popular para cirurgiões em todo o mundo.

Claes H. Dohlman, MD, PhD
Professor of Ophthalmology
Harvard Medical School
Chief Emeritus
Massachusetts Eye and Ear Infirmary
Boston, Massachusetts

Prefácio

Cirurgiões oftálmicos iniciantes e profissionais experientes aprendendo novas técnicas ou reaprendendo técnicas antigas seguem dois caminhos. Primeiro, e mais importante, observam cirurgiões talentosos atuando, absorvendo conceitos primordiais e técnicas variadas em um procedimento que é claramente compreendido e realizado com confiança. Segundo, pesquisam referências cirúrgicas, textos de subespecialidades e artigos em revistas científicas, unindo variações técnicas e inovações de conduta de diagnóstico, tratamento ou operação em seus protocolos pessoais de cirurgia. Infelizmente, é muito difícil e trabalhoso combinar informação adquirida na sala de cirurgia com referências para leitura. Cientes disso, Hersh e colaboradores elaboraram esta obra para suprir a lacuna entre observação cirúrgica, prática e estudo.

Inicialmente, o livro foi planejado como uma referência rápida, abrangendo uma ampla gama de procedimentos cirúrgicos em oftalmologia, em formato bastante didático. O objetivo deste livro é abranger os procedimentos cirúrgicos básicos e comumente realizados. Cada capítulo conduz o leitor a um procedimento com instruções passo a passo, e os aspectos mais importantes são ilustrados por desenhos. Apesar de o objetivo principal de cada capítulo ser realizar uma apresentação sucinta do *know-how* de um procedimento específico, cada capítulo também inclui seções resumidas sobre (1) indicações; (2) procedimento pré-operatório; (3) instrumentação; (4) procedimento pós-operatório; e (5) complicações. Além disso, capítulos introdutórios com revisão de instrumentação cirúrgica, suturas, anestesia oftálmica e cuidados pré e pós-operatórios preparam o cirurgião ocular iniciante para estar mais seguro na sala de cirurgia e no relacionamento com os pacientes cirúrgicos.

Além de servir como uma referência útil e concisa, esta obra foi especificamente elaborada para ser usada como uma ferramenta de ensino e aprendizagem. Embora o foco de cada capítulo seja a apresentação concisa e clara de determinado procedimento cirúrgico, também pode ser desdobrado em um livro de exercícios. Como tal, é indicado para referência e uso diários e, consequentemente, deve ser um complemento útil para o aprendizado cotidiano do profissional. Os autores esperam que os estudantes de cirurgia oftálmica continuem a reformular este livro, contribuindo com a reflexão de suas necessidades individuais e variações na técnica e no aprendizado com o passar do tempo. Dessa forma, oftalmologistas novatos podem adotar esta obra como uma referência disponível, para leitura rápida do capítulo adequado, entrando na sala de cirurgia com uma visão geral clara do procedimento, fazendo anotações nas margens à medida que aprendem as nuances das técnicas específicas ou modificando etapas individuais.

Naturalmente, muitos dos procedimentos cirúrgicos descritos aqui são realizados usando diversas variações com igual sucesso. O cirurgião deve escolher entre as modificações de cada procedimento com base na preferência pessoal e no treinamento individual. Embora cada capítulo seja suficientemente detalhado para levar o cirurgião iniciante da preparação pré-operatória até a sutura final, este livro não tem como objetivo recomendar procedimentos e técnicas específicas. Ao contrário, cada capítulo foi elaborado para embasar o cirurgião acerca do procedimento como um todo; com o tempo, o estudo e a prática, irá ajudá-lo a construir um portfólio pessoal de muitas técnicas cirúrgicas oculares diferentes.

Quase 20 anos se passaram desde a publicação da 1ª edição. Durante esse período, os procedimentos incluídos no livro evoluíram de forma impressionante, e muitos renasceram sob nova forma. Além disso, com o passar do tempo, a extensão do conhecimento de um único autor diminui à medida que interesses individuais continuam prioritários. Portanto, para esta nova edição revista, acrescentamos coordenadores de seção e colaboradores, os quais revisaram, atualizaram e reescreveram o conteúdo original e ainda acrescentaram novos capítulos relacionados a procedimentos não incluídos ou não desenvolvidos à época da 1ª edição. Todos são cirurgiões respeitados, que trazem *know-how* específico de seus campos de subespecialidade, bem como professores que compreendem o processo de explicar e aprender novas técnicas cirúrgicas.

Peter S. Hersh
Bruce M. Zagelbaum
Sandra Lora Cremers

Sumário

Seção I Introdução à Cirurgia Oftálmica

1. Instrumentação 3
2. Fios e agulhas oftálmicos 7
3. Preparação e procedimentos pré-operatórios 10
4. Anestesia oftálmica 12
5. Técnicas de preparação e colocação de campos em cirurgia oftálmica 17
6. Instruções de cuidados pós-operatórios para o paciente 20

Seção II Catarata

7. Paracentese de câmara anterior 23
8. Facoemulsificação/implante de lente intraocular de câmara posterior 25
9. Extração extracapsular de catarata 40
10. Extração intracapsular de catarata/lente intraocular de câmara anterior 47
11. Colocação de lente intraocular secundária 52
12. Procedimentos de vitrectomia do segmento anterior 71
13. Cirurgia de catarata traumática com anel de tensão capsular 79
14. Capsulotomia posterior com *laser* Nd:YAG 84

Seção III Córnea

15. Ceratoplastia penetrante 89
16. Combinação de ceratoplastia penetrante/extração extracapsular da catarata/lente intraocular na câmara posterior 97
17. Excisão de pterígio 104
18. Retalho conjuntival 109
19. Ceratectomia superficial/ceratectomia fototerapêutica 112

20 Ceratoplastia lamelar. 115
21 Aplicação de adesivo tecidual 119

Seção IV Cirurgia Refrativa

22 Ceratomileuse a *laser in situ* (LASIK) 123
23 Ceratectomia fotorrefrativa (PRK)/ceratomileuse epitelial a *laser* (LASEK) 126
24 Ceratoplastia condutiva 129
25 Segmentos de anel intracorneanos (INTACS) 131

Seção V Trauma Ocular

26 Remoção de corpo estranho corneano 137
27 Remoção de hifema 139
28 Reparo de lacerações corneoesclerais e ruptura do globo ocular 142
29 Reparo de trauma da íris e técnicas de sutura da íris 149

Seção VI Glaucoma

30 Procedimentos filtrantes para glaucoma. 155
31 Iridectomia periférica 172
32 Procedimentos ciclodestrutivos 175
33 Procedimentos a *laser* para glaucoma 180
34 Punção coroidal 188

Seção VII Pediatria e Estrabismo

35 Sondagem e irrigação 193
36 Teste de ducção forçada 195
37 Recuo dos retos horizontais 197
38 Ressecção dos retos horizontais 204
39 Recuo/transposição anterior de oblíquo inferior 211
40 Recuo de reto com técnica de sutura ajustável. 216
41 Mioescleropexia retroequatorial (*Fadenoperation*) posterior. 222
42 Transposição vertical dos músculos retos horizontais para padrões "A" ou "V". 224
43 Extração de catarata pediátrica 226
44 Goniotomia e trabeculotomia 231

Seção VIII Plástica ocular

45 Incisão e drenagem de calázio 243
46 Lacerações palpebrais/defeitos palpebrais/biópsias 245
47 Biópsia de artéria temporal 250
48 Tarsorrafia lateral 252
49 Colocação de peso de ouro. 254

50	Reparo de ectrópio	256
51	Reparo de entrópio	265
52	Blefaroplastia	271
53	*Resurfacing* da pele a *laser*	276
54	Reparo de ptose	278
55	*Lifting* endoscópico de testa/sobrancelha	294
56	Dacriocistorrinostomia	298
57	Punctoplastia	302
58	Introdução à evisceração, enucleação e exenteração	304
59	Enucleação	305
60	Evisceração	309
61	Exenteração orbital	312
62	Quimiodesnervação com botox (toxina botulínica tipo A)	315

Seção IX Vitreorretinal

63	Vitrectomia do segmento posterior	319
64	Reparo de descolamento de retina: cintamento (*Buckling*) escleral e retinopexia pneumática	336
65	Crioterapia retiniana	347
66	Lensectomia via *Pars Plana*	350
67	Procedimentos a *laser* na retina	356
68	Injeção intravítrea de agentes antifator de crescimento endotelial vascular para neovascularização coroidal	374

Índice   376

I
Introdução à Cirurgia Oftálmica

1
Instrumentação

Diversos instrumentos foram projetados especificamente para facilitar os procedimentos cirúrgicos oftálmicos. Os instrumentos a seguir são alguns dos mais tipicamente utilizados:

Tesouras (Fig. 1.1)

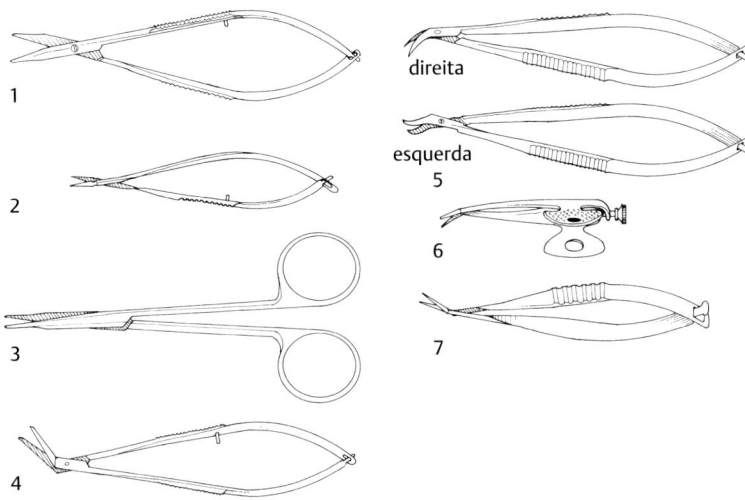

Figura 1.1

1. Westcott
2. Vannas
3. Stevens
4. Corneoescleral
5. Corneana (direita e esquerda)
6. Barraquer de íris
7. Gills-Vannas Longa

Pinças (Fig. 1.2)

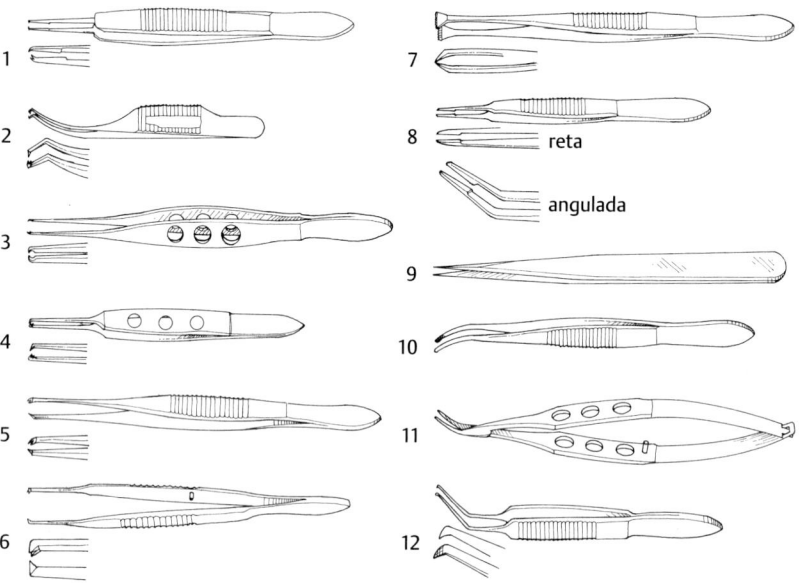

Figura 1.2

1. Castroviejo (0,12 mm)
2. Colibri (0,12 mm)
3. Pierse
4. Bishop-Harmon
5. Elschnig de fixação
6. Lester de fixação
7. Graefe de fixação
8. McPherson de sutura: reta e angulada
9. De joalheiro
10. Lisa (p. ex., Chandler, Bracken)
11. Para lente intraocular
12. De capsulorrexe (p. ex., Utrata)

Lâminas (Fig. 1.3)

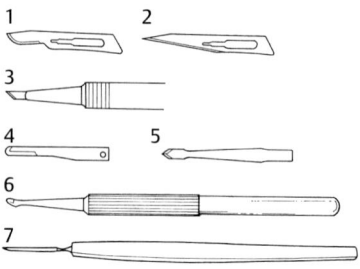

Figura 1.3

1. Bard-Parker #15
2. Bard-Parker #11
3. Bisturi microcirúrgico com ponta (p. ex., Beaver #75, Superblade)
4. Beaver #64
5. Cerátomo (p. ex., Beaver #55)
6. Escarificador (p. ex., Beaver #57, Grieshaber #681.01)
7. Bisturi Wheeler

Porta-agulhas (Fig. 1.4)

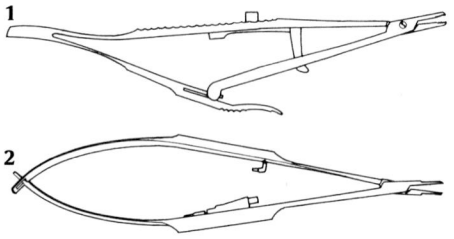

Figura 1.4

1. Kalt
2. Porta-agulhas microcirúrgico

Espátulas (Fig. 1.5)

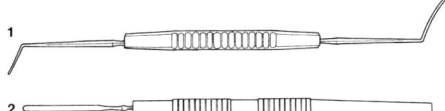

Figura 1.5

1. De ciclodiálise
2. De íris

Ganchos para músculos (Fig. 1.6)

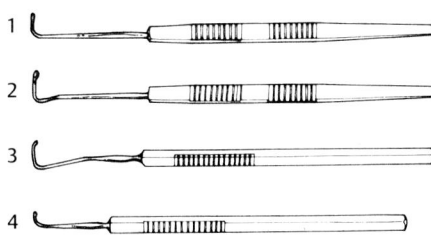

Figura 1.6

1. Graefe
2. Jameson
3. Green
4. Stevens

Ganchos e retratores (Fig. 1.7)

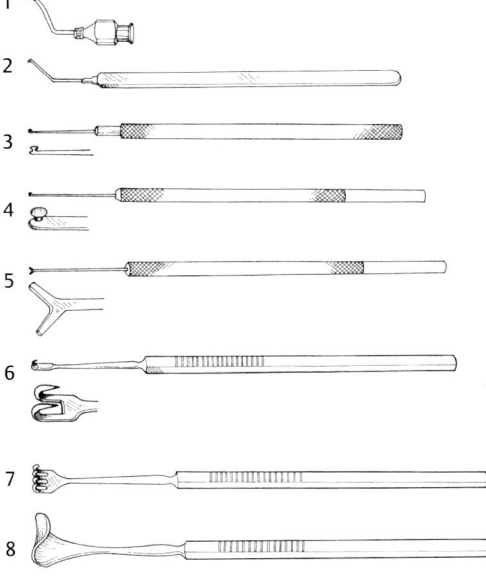

Figura 1.7

1. Cistótomo
2. Gancho Sinskey
3. Gancho Kuglen
4. Retrator Graether
5. Gancho em Y
6. Gancho de fixação dupla
7. Retrator Blaire
8. Retrator Desmarres

Quebradores de núcleo cristalino (Fig. 1.8)

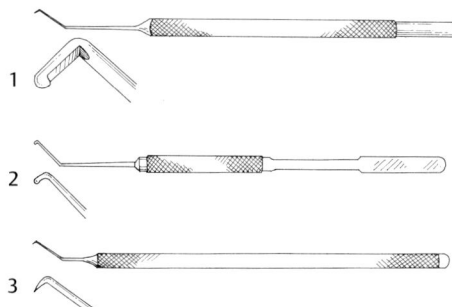

Figura 1.8

1. Quebrador de núcleo Nagahara
2. Quebrador de faco Mackool
3. Quebrador de faco Minardi

Blefarostatos (Fig. 1.9)

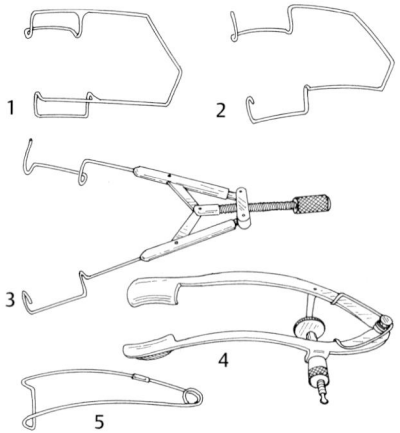

Figura 1.9

1. Barraquer
2. Kratz-Barraquer
3. Lieberman
4. Lancaster
5. Jaffe

Outros instrumentos (Fig. 1.10)

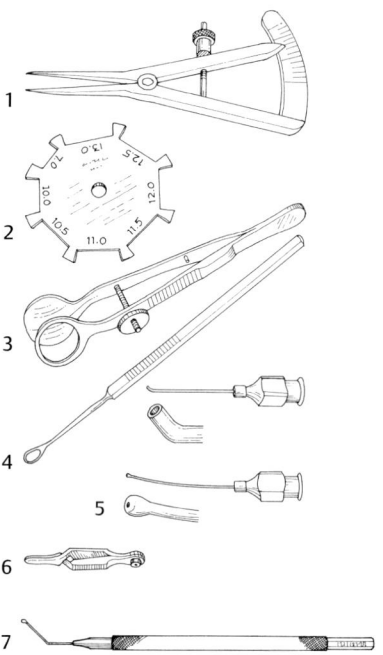

Figura 1.10

1. Compasso Castroviejo
2. Compasso Stahl
3. Pinça de calázio
4. Alça para remoção de cristalino
5. Polidor de cápsula
6. Serrefine
7. Manipulador de núcleo Drysdale

2
Fios e agulhas oftálmicos

Diversos fios foram desenvolvidos para uso na cirurgia oftálmica. Muitos têm características únicas, especialmente apropriadas para uma intervenção cirúrgica específica, enquanto outros são essencialmente intercambiáveis. Propriedades como capacidade de absorção, resistência à tração, elasticidade, características de manuseio e sutura e tendência a estimular reação tecidual inflamatória são, todas, características que determinam a seleção do material de sutura pelo cirurgião. Além do mais, há diversos modelos de agulhas cirúrgicas disponíveis, variando tanto no formato da ponta quando na configuração do corpo da agulha.

Este capítulo revisa as características dos tipos mais comuns de fios e agulhas disponíveis para o cirurgião oftálmico.

Material de sutura

Nota: A resistência à tração e a duração da sutura dependem do material de sutura, assim como do diâmetro do fio e do ambiente tecidual no qual é suturado. As características de absorção estudadas aqui são aproximadas e refletem a duração da resistência real à tração, não do período de tempo que o material de sutura residual permanece no tecido.

Fios não absorvíveis

1. Náilon (poliamida)
   a. Duração: Perde 10-15% de resistência à tração por ano.
   b. Reatividade tecidual: Mínima
   c. Outras características
      i. Material monofilamentado.
      ii. Alta resistência à tensão.
      iii. Relativamente elástico.
      iv. Extremidades da sutura rígidas.

2. Seda
   a. Materiais
      i. Seda virgem: Filamentos naturais de seda (fibrina revestida por sericina), torcidos para formar uma sutura de diâmetro fino.
      ii. Seda trançada: Seda sem goma (sericina removida), trançada para formar uma sutura multifilamentada.
   b. Duração: 3-6 meses.
   c. Reatividade tecidual: Moderada.
   d. Outras características
      i. Facilidade para sutura e manuseio.
      ii. Extremidades de sutura maleáveis são bem toleradas pelos pacientes.
      iii. Inelástica.
      iv. Suturas trançadas têm tendência a desfiar quando manuseadas.
      v. Suturas trançadas produzem mais dano tecidual do que materiais monofilamentados.
      vi. Estrutura multifilamentada pode agir como um foco de infecção.

3. Polipropileno (p. ex., Prolene)
   a. Duração: Essencialmente permanente, preservando a resistência à tração por mais de 2 anos.
   b. Reatividade tecidual: Mínima.
   c. Outras características
      i. Material monofilamentado.
      ii. Alta resistência à tração.
      iii. Sutura mais elástica.
      iv. Extremidades da sutura muito rígidas.
      v. Como o polipropileno não é absorvível, ele é útil para suturar estruturas que não cicatrizam (p. ex., sutura da íris, fixação de lente intraocular na íris ou esclera.

4. Poliéster (Mersilene; Dacron)
   a. Duração: Essencialmente permanente.
   b. Reatividade tecidual: Mínima.
   c. Outras características
      i. Disponível em materiais monofilamentados e trançados.
      ii. Resistência muito alta à tração.
      iii. Menos elástico do que outros fios monofilamentados.
      iv. Usado em procedimentos de cirurgia plástica e orbitária.

Fios absorvíveis

1. Poliglactina 910 (p. ex., Vicryl)
   a. Material
      i. Poliglactina 910 é um copolímero dos ácidos glicólico e láctico.
      ii. Vicryl revestido: Poliglactina 910 revestida com poliglactina 370 e estearato de cálcio (o revestimento torna a superfície da sutura mais lisa, diminuindo, portanto, o dano tecidual).
   b. Duração: 2-3 semanas (resistência à tração diminui antes que a massa da sutura seja absorvida).
   c. Reatividade tecidual: Leve.
   d. Outras características
      i. Disponível em materiais monofilamentados e trançados.
      ii. Alta resistência à tração.
      iii. Sofre degradação hidrolítica.
      iv. Usado no fechamento conjuntival e no fechamento de pequenas incisões na cirurgia de catarata.
2. Ácido poliglicólico (p. ex., Dexon)
   a. Material
      i. Dexon S: Sutura de ácido poliglicólico trançada sem revestimento.
      ii. Dexon Plus: Sutura de ácido poliglicólico tratada com um lubrificante de superfície, Poloxamer 188.
   b. Duração: 2-3 semanas.
   c. Reatividade tecidual: Leve.
   d. Outras características
      i. Material trançado.
      ii. Alta resistência à tração.
      iii. Sofre degradação hidrolítica.
3. Categute Simples
   a. Material preparado a partir da camada mucosa ou submucosa de intestinos de ovinos ou bovinos.
   b. Duração: Uma semana.
   c. Reatividade tecidual: Acentuada.
   d. Outras características
      i. Pode desencadear reação alérgica.
      ii. Sofre degradação enzimática.
4. Categute cromado
   a. Material: Categute simples tratado com sais cromados.
   b. Duração: 2-3 semanas.
   c. Reatividade tecidual: Moderada.
   d. Outras características
      i. Categute cromado leve absorve mais rápido do que o categute cromado
      ii. Sofre degeneração enzimática.

Agulhas de sutura

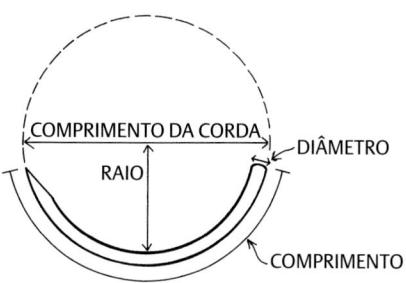

Figura 2.1

1. Dimensões da agulha (**Fig. 2.1**)
   a. Diâmetro do fio.
   b. Comprimento do fio.
   c. Comprimento da corda.
   d. Raio da curvatura.
   e. Curvatura: Segmento da circunferência total que a agulha abrange (p. ex., agulha de meia circunferência, de um quarto de circunferência, com 160 graus).

Nota: Agulhas curvas compostas têm uma curvatura variável, permitindo a realização (ou o posicionamento) de suturas profundas.

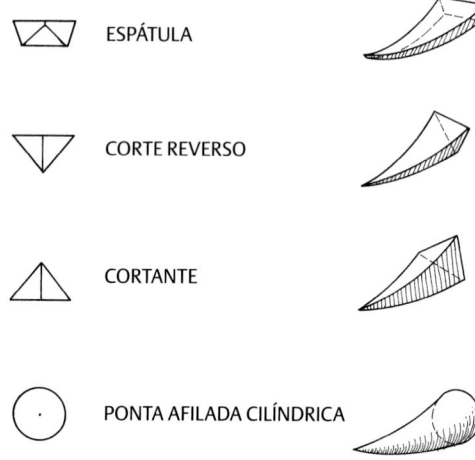

Figura 2.2

2. Modelos de pontas (**Fig.2.2**)
   a. Espátula
      i. Configuração
         I. Bordas cortantes quadriláteras ou sextavadas nas laterais.
         II. Corta na ponta e nos lados, paralelamente ao plano tecidual.
      ii. Características
         I. Desloca o tecido acima e abaixo da agulha, evitando a penetração inadvertida no tecido à medida que a agulha é avançada.

II. Mantém a agulha no plano tecidual.
III. Estilo de agulha microcirúrgica usado com mais frequência.
b. Corte reverso
　i. Configuração
　　I. Triangular com borda cortante na base da agulha.
　　II. Corta na ponta e nas três bordas da agulha.
　ii. Características
　　I. Canal de sutura estende-se profundamente em direção à ponta da agulha.
　　II. Favorável para sutura de espessura total de tecidos resistentes (facilita a penetração no tecido).
　　III. Pode inadvertidamente perfurar o tecido durante sutura de espessura parcial (p. ex., esclera durante a cirurgia para estrabismo).
c. Cortante
　i. Configuração
　　I. Triangular com borda cortante na ponta da agulha.
　　II. Corta na ponta e nas três bordas da agulha.
　ii. Características
　　I. Canal de sutura estende-se superficialmente em direção à ponta da agulha.
　　II. Pode sair do tecido à medida em que a agulha é avançada.
d. Agulha de ponta afilada cilíndrica
　i. Configuração
　　I. Corpo cilíndrico afilado até a ponta.
　　II. Corta apenas na ponta.
　ii. Características
　　I. Atraumática.
　　II. Deixa buracos menores do que qualquer outro tipo de agulha.
　　III. Usada em tecido facilmente penetrável, no qual o trauma tecidual deve ser minimizado (p. ex., suturas da íris).

3
Preparação e procedimentos pré-operatórios

A preparação pré-operatória específica do paciente que está prestes a se submeter a uma cirurgia oftálmica varia muito conforme as preferências individuais do cirurgião. Os procedimentos a seguir, por conseguinte, são sugestões para cirurgia ocular em geral e devem ser adaptados ao procedimento específico planejado, às necessidades específicas do paciente e às exigências específicas do centro de cirurgia ambulatorial ou hospitalar.

Nota: Foi demonstrado que a administração pré-operatória de antibióticos tópicos reduz a contagem de colônias bacterianas na pálpebra e na conjuntiva, e provavelmente minimiza o risco de infecção pós-operatória. Até o momento, no entanto, nenhum regime de tratamento específico revelou-se rigorosamente superior. A seguir encontram-se sugestões de antibióticos pré-operatórios que fornecem ampla cobertura profilática.

Cirurgia ambulatorial

Preparação

- Documentar as indicações para a cirurgia.
- Explicar os riscos, benefícios e alternativas ao procedimento, considerando cuidadosamente as expectativas do paciente. Documentar estes fatos no prontuário.
- Obter o consentimento informado.
- Apresentar o método sugerido de anestesia e possíveis alternativas.
- Dar ao paciente a oportunidade de fazer perguntas relativas à cirurgia.
- Obter liberação clínica do médico clínico geral.
- Revisar os procedimentos preparatórios e da sala de cirurgia que o paciente possa necessitar.
- Obter avaliação laboratorial conforme a indicação.

Nota: Exames adicionais devem ser ajustados à idade e à história clínica do paciente. Centros cirúrgicos diferentes têm exigências diferentes. Por exemplo:

- Hemograma completo.
- Bioquímica sanguínea.
- Eletrocardiograma.
- Radiografia de tórax (se necessária para liberação pré-operatória).
- Considerar teste de gravidez para mulheres em idade fértil.

- Obter fotos pré-operatórias quando necessário (p. ex., procedimentos de cirurgia plástica).

Instruções para o paciente

- Aplicar colírio antibiótico tópico (p. ex., moxifloxacina a 0,5% [Vigamox] ou gatifloxacina a 0,3% [Zymar]) 4 vezes ao dia, começando 2 dias antes da cirurgia.
- Considerar um agente anti-inflamatório não esteroide tópico (p. ex., cetorolaco de trometamina a 0,5%, [Acular]) 4 vezes ao dia durante 4 a 7 dias antes da cirurgia se houver história de diabete, uveíte ou edema macular cistoide.
- Considerar a realização de higiene das pálpebras e/ou prescrever doxiciclina 100 mg por via oral 2 vezes ao dia, 2 semanas antes da cirurgia se houver doença significativa das pálpebras (p. ex., blefarite, disfunção de glândulas meibomianas).
- Não se alimentar após a meia-noite na véspera da cirurgia. Dieta com líquidos claros está liberada até 8 horas antes da cirurgia.

Nota: Verificar com o centro cirúrgico as exigências específicas.

- Tomar medicamentos sistêmicos de uso regular de acordo com o conselho do médico clínico geral na manhã da cirurgia com pequenos goles de água.

Procedimentos pré-operatórios

- Colírios antibióticos antes da cirurgia (p. ex., moxifloxacina a 0,5% [Vigamox] ou gatifloxacina a 0,3% [Zymar]).
- Nada por via oral (NPO).
- Orientar o paciente a urinar logo antes de ser levado para a sala de cirurgia.

- Procedimentos adicionais quando necessários para a cirurgia programada (ver os procedimentos cirúrgicos específicos).
- Demarcar o olho correto antes de aplicar a anestesia.

Admissão hospitalar para cirurgia ocular

Preparação

- Documentar as indicações para a cirurgia.
- Explicar os riscos, benefícios e alternativas ao procedimento, considerando cuidadosamente as expectativas do paciente. Documentar estes fatos no prontuário.
- Obter o consentimento informado.
- Apresentar o método sugerido de anestesia e possíveis alternativas.
- Dar ao paciente a oportunidade de fazer perguntas relativas à cirurgia.
- Revisar os procedimentos preparatórios e da sala de cirurgia que o paciente possa necessitar.
- Obter liberação clínica (história e exame físico) quando indicado.

Procedimentos para Admissão Hospitalar

- Diagnóstico.
- Dieta: Nada por via oral após a meia-noite na véspera da cirurgia. Dieta com líquidos claros liberada até 8 horas antes da cirurgia.
- Testes laboratoriais (conforme a indicação).
  - Hemograma completo.
  - Bioquímica sanguínea.
  - Eletrocardiograma.
  - Radiografia de tórax (se necessário).
  - Considerar teste de gravidez para mulheres em idade fértil.
- Medicamentos sistêmicos: Incluir os medicamentos de uso diário do paciente.
- Medicamentos oculares.
  - Colírio antibiótico a cada 6 horas (p. ex., moxifloxacina a 0,5% [Vigamox] ou gatifloxacina a 0,3% [Zymar]).
  - Medicamentos adicionais quando necessários para a cirurgia programada (ver os procedimentos cirúrgicos específicos).
- Orientar o paciente a urinar logo antes de ser levado para a sala de cirurgia.

4

Anestesia oftálmica

Muitos procedimentos oftálmicos atualmente são realizados com segurança sob anestesia local ou tópica para evitar as consequências sistêmicas potencialmente adversas da anestesia geral. A anestesia tópica está crescendo rapidamente em popularidade na cirurgia de catarata e nos procedimentos menores de segmento anterior; a anestesia local, incluindo bloqueios do nervo facial e bloqueios peribulbar, subtenoniano e retrobulbar, tornou-se rotina para a cirurgia oftálmica geral. Com a revolução da cirurgia ambulatorial, muitas opções na anestesia oftálmica permitem que os cirurgiões desenvolvam suas próprias versões das técnicas anestésicas ideais.

Agentes anestésicos locais

Nota: Diversos agentes podem ser usados para anestesia local e regional. Os agentes anestésicos e aditivos a seguir compreendem uma combinação do que é mais frequentemente usado na cirurgia oftálmica.

- Lidocaína a 2%.
  - Inicio da ação: Aproximadamente 5-10 minutos.
  - Duração da ação: Aproximadamente 1-2 horas. Aproximadamente 2-4 horas com a adição de epinefrina.
- Bupivacaína a 0,75%.
  - Inicio da ação: Aproximadamente 15-30 minutos.
  - Duração da ação: Aproximadamente 5-10 horas.
- Epinefrina 1:100.000.
  - Minimiza a absorção sistêmica dos agentes anestésicos.
  - Prolonga a duração da ação do anestésico.
  - Minimiza o sangramento (especialmente importante nos procedimentos oculoplásticos).
  - Efeitos simpáticos sistêmicos podem ser prejudiciais.
  - Epinefrina 1:100.000 está disponível pré-misturada tanto em solução de lidocaína quando de bupivacaína.
- Hialuronidase.
  - Intensifica a difusão da mistura anestésica entre os tecidos.
  - Utilizar 75 unidades por cada 10 mL de solução anestésica. Para preparar 10 mL de solução anestésica, misturar:
    - Lidocaína a 2% com ou sem epinefrina 1:100.000 (5 mL).
    - Bupivacaína a 0,75% (5 mL).
    - Hialuronidase (75 unidades).

Assim, as concentrações finais na mistura anestésica são lidocaína a 1%, bupivacaína a 0,375%, epinefrina 1:200.000 e hialuronidase 7,5 unidades por mL.

Bloqueio do nervo facial (orbicular/palpebral)

Técnica geral

- Usar agulha descartável de 4 cm, 25 G.
- Fazer um pequeno botão intradérmico de anestesia no local de entrada para tornar as manipulações subsequentes da agulha menos dolorosas.
- A direção da agulha pode ser mudada sem removê-la da pele.
  - Tracionar a agulha até que apenas a ponta esteja sob a pele.
  - Girar a agulha sobre sua ponta.
  - Avançar a agulha na nova direção.
- Sempre aspirar a seringa antes de injetar anestésico, para evitar a administração intravascular inadvertida.
- Usar um total de 3-5 mL da solução.
- Injetar o anestésico lentamente.
- Aplicar pressão sobre a área injetada para facilitar o efeito do anestésico nos nervos motores e para minimizar a hemorragia.

Técnica clássica de Van Lint (Fig. 4.1)

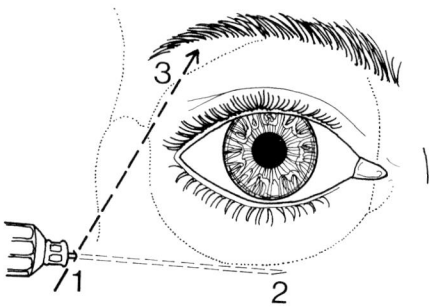

Figura 4.1

- Introduzir a agulha 1 cm atrás da margem lateral da órbita, ao nível da borda orbitária inferior.
- Fazer um pequeno botão de anestésico no local de entrada.
- Avançar a agulha até o osso e injetar ~ 0,5 mL de anestésico.
- Avançar a agulha horizontalmente e injetar 1-2 mL subcutaneamente ao longo da margem inferotemporal da órbita enquanto traciona a agulha.
- De forma semelhante, avançar a agulha em direção superior e nasal e injetar ao longo da margem superotemporal da órbita.

Técnica de Van Lint modificada (Fig. 4.2)

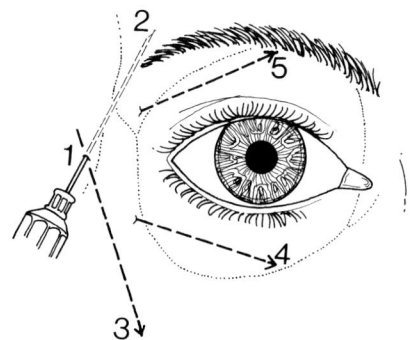

Figura 4.2

- Evita edema palpebral excessivo.
- Introduzir a agulha ~ 1 cm a partir do ângulo lateral do olho.
- Fazer um pequeno botão de anestésico no local de entrada.
- Avançar a agulha no espaço subcutâneo superiormente e com direção discretamente anterior e injetar 1-2 mL enquanto traciona a agulha. Não retirar a agulha da pele.
- De forma semelhante, avançar a agulha inferiormente e com direção discretamente anterior e injetar o anestésico.

- Retirar a agulha da pele.
- Opcional: Anestesia suplementar com injeções horizontais ao longo das margens da órbita.
    - Penetrar na pele ~ 1 cm em posição inferonasal em relação ao ponto de entrada original, avançar a agulha ao longo da margem inferior da órbita e injetar 1-2 mL subcutaneamente enquanto traciona a agulha. (Inclinar a agulha em um ângulo de 30º pode facilitar o posicionamento.)
    - De forma semelhante, penetrar na pele ~ 1 cm em posição superotemporal em relação ao ponto de entrada original, avançar a agulha ao longo da margem superior da órbita e injetar o anestésico.

Técnica de O'Brien (Fig. 4.3)

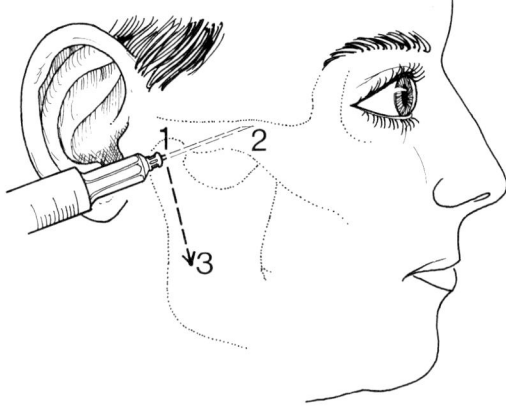

Figura 4.3

- Identificar o processo condilar da mandíbula.
    - Localizado ~ 1 cm anteriormente ao trago da orelha e inferiormente à face posterior do processo zigomático.
    - Pode ser facilitada a identificação do processo condilar sentindo-se o seu movimento na articulação temporomandibular, à medida que o paciente abre a boca e move a mandíbula de um lado para o outro.
- Inserir a agulha até alcançar o periósteo do processo condilar.
- Injetar ~ 2 mL de solução anestésica.
    - Não injetar no periósteo.
    - Não injetar no espaço da articulação temporomandibular.
- Tracionar a agulha até a ponta e avançá-la superior e anteriormente sobre o arco zigomático.
- Injetar a solução anestésica à medida em que a agulha é tracionada.
- Avançar a agulha inferiormente ao longo da margem posterior do ramo da mandíbula e injetar 1-2 mL à medida em que a agulha é tracionada.

Técnica de Atkinson (**Fig. 4.4**)

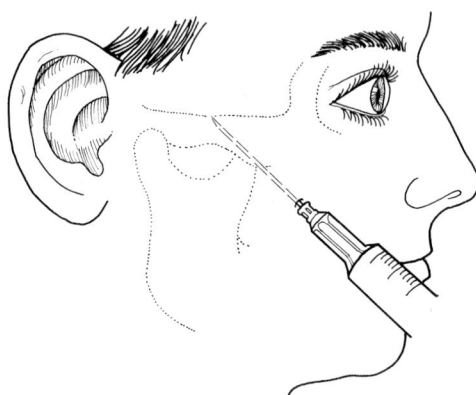

Figura 4.4

- Inserir a agulha subcutaneamente na margem inferior do zigomático, diretamente abaixo da margem lateral da órbita.
- Avançar a agulha através do arco zigomático, visando um ângulo de ~ 30º para cima em direção ao topo da orelha.
- Injetar ~ 3-4 mL de solução anestésica à medida em que a agulha é tracionada.

Anestesia peribulbar

- Vantagens
  - Os agentes anestésicos são depositados fora do cone muscular.
  - A agulha está longe do globo ocular, nervo óptico e bainhas da dura-máter.
  - Menos dor na aplicação da injeção.
  - Uma menor pressão posterior intraoperatória cria um olho mais maleável durante a cirurgia.
- Colocar a cabeça do paciente horizontalmente na maca.
- Aplicar anestésico tópico (p. ex., proparacaína a 0,5%).
- Usar agulha descartável de 12,7 mm, calibre 27 G. Um pequeno botão é feito na junção do terço lateral com os dois terços mediais da pálpebra inferior, logo acima da margem da órbita.
- Direcionar a agulha diretamente para a parte posterior da órbita até seu comprimento total, evitando o globo ocular, e injetando 1,5 mL de agente anestésico.
- Retirar a agulha.
- Usar agulha descartável de ponta romba peribulbar de 4 cm, calibre 25 G (p. ex., agulha de Atkinson).
- Pedir ao paciente para olhar diretamente para frente.
  - Estira os tecidos da fáscia periorbital para facilitar a entrada da agulha.
  - Reduz o risco de penetração no nervo óptico.
- Palpar a margem inferior da órbita.
- Inserir a agulha perpendicularmente através da pele (**Fig. 4.5A**).
  - Posicionar a agulha a um terço de distância dos ângulos lateral e medial do olho.
  - Aplicar logo acima da margem inferior da órbita.

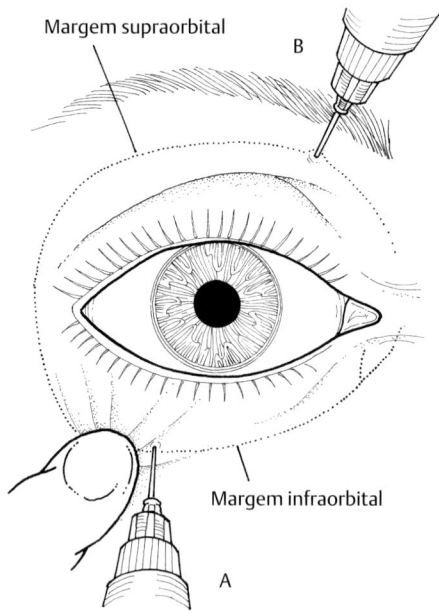

Figura 4.5

  - O bisel da agulha deve ser direcionado para o globo ocular.

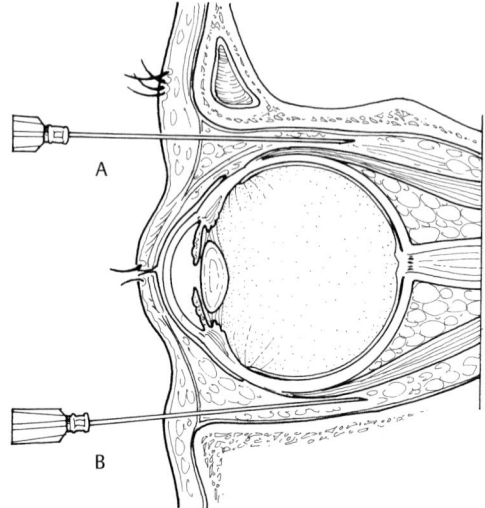

Figura 4.6

- Avançar a agulha diretamente para trás do globo ocular (paralelo ao assoalho da órbita), perfurando o septo orbitário (**Fig. 4.6A**). (Não redirecionar a agulha.)
- A base da agulha não deve passar além da margem inferior da órbita.
- Aspirar a seringa para assegurar que um vaso sanguíneo não tenha sido penetrado.
- Injetar lentamente 5 mL de solução anestésica.

- Remover a agulha.
- Aplicar pressão para evitar hemorragia e facilitar a difusão do anestésico. (Liberar a pressão aproximadamente a cada 30 segundos para evitar comprometimento dos vasos da retina; pode-se usar balão de Honan por 10 minutos.)
- Avaliar a motilidade ocular após 10 minutos.
- Opcional: anestesia suplementar com injeção superior por meio da incisura supraorbital (**Figs. 4.5B e 4.6B**)
  - Posicionar a agulha na incisura supraorbital.
  - Colocar a agulha logo abaixo da margem superior da órbita.
  - O bisel da agulha deve ser direcionado para o globo ocular.
  - Avançar a agulha diretamente para trás do globo ocular.
  - Aspirar a seringa para assegurar que um vaso sanguíneo não tenha sido penetrado.
  - Injetar lentamente 5 mL de solução anestésica.
- Complicações.
  - Perfuração do olho com agulha peribulbar.
  - Injeção intraocular de anestésico.
  - Empalação do nervo óptico com injeção intratecal ou hematoma da bainha do nervo óptico.
  - Depressão respiratória ou cardiovascular.

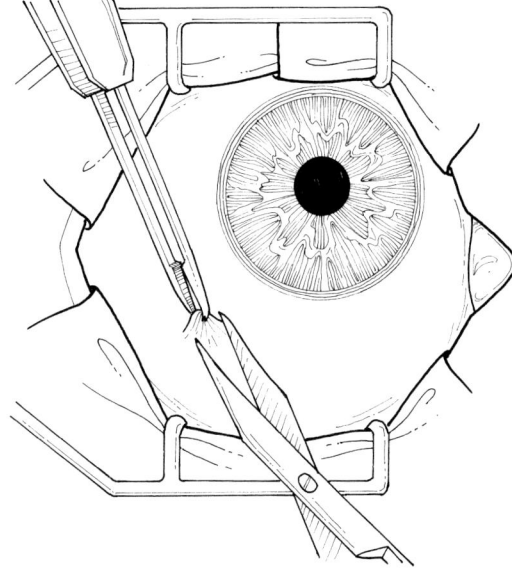

Figura 4.7

Anestesia subtenoniana

- Vantagens
  - Usa cânula em vez de agulha; consequentemente há menos chance de penetração no globo ocular ou na bainha da dura-máter.
  - A compressão do olho não é necessária, uma vez que o volume de anestésico é pequeno.
  - O efeito da anestesia é muito rápido.
  - Reduz a ansiedade do paciente, já que a anestesia é administrada após preparação do campo estéril do paciente.
  - Oferece um nível mais profundo de anestesia em comparação com a tópica
- Aplicar anestésico tópico (p. ex., proparacaína a 0,5%)
- Preparar o paciente e o campo da maneira estéril habitual.
- Usar tesoura Westcott com ponta romba e pinça de 0,12 mm para cortar até a esclera no quadrante inferotemporal, entre os músculos retos medial e inferior (**Fig. 4.7**).
- Dissecar ao longo da cápsula de Tenon até a esclera.
- Cauterizar conforme a necessidade para interromper o sangramento.
- Usar cânula com ponta romba de 15 mm, calibre 25 G; assegurar-se de atravessar todas as camadas da cápsula de Tenon.
- Posicionar a cânula reta, de modo que esteja essencialmente paralela ao nervo óptico (assegura que o anestésico envolva o globo ocular).
- Injetar lentamente 2-3 mL de anestésico subtenoniano na região periequatorial.

Nota: Caso perceber quemose, reposicionar a cânula sob todas as camadas da cápsula de Tenon.

- Remover a cânula.
- Pode-se fechar a abertura da conjuntiva com cautério, se necessário.
- Complicação: pode ocorrer hemorragia subconjuntival no local da injeção.

Anestesia retrobulbar

- Colocar a cabeça do paciente na horizontal sobre a maca.
- Aplicar anestésico tópico (p. ex., proparacaína a 0,5%).
- Usar agulha descartável retrobulbar de ponta romba de 4 cm, calibre 25 G (p. ex., agulha de Atkinson) para minimizar a possibilidade de perfurar o globo ocular.
- Pedir ao paciente para olhar para frente para minimizar o risco de penetração no nervo óptico.
- Palpar a margem inferior da órbita.
- Inserir a agulha perpendicularmente através da pele (**Fig. 4.8**).
  - Posicionar a agulha a um terço de distância lateralmente ao ângulo medial do olho.
  - Inserir logo acima da margem inferior da órbita.
  - O bisel da agulha deve ser direcionado para o globo ocular.
- Injetar ~ 0,5 mL de solução subcutaneamente para reduzir a dor quando o septo orbitário for perfurado.
- Avançar a agulha diretamente para trás do globo ocular (paralelo ao assoalho da órbita), perfurando o septo orbitário.
- Após a perfuração do septo orbitário e a transposição do equador do globo ocular (~ 1 cm de penetração da agulha), posicionar a agulha em direção superonasal em um ângulo de ~ 30º (**Fig. 4.9**). Avançar a agulha, perfurando o septo intermuscular e penetrar no cone muscular.
- Mover suavemente a agulha de um lado para o outro, procurando por qualquer movimento do olho, como uma pista de que o globo ocular foi perfurado.

- Aspirar a seringa para assegurar-se de que um vaso sanguíneo não tenha sido penetrado.

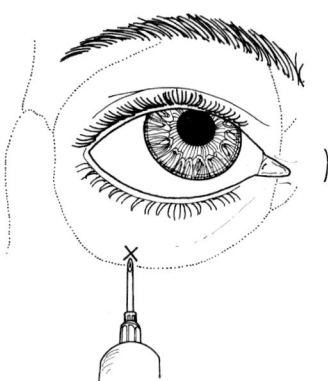

Figura 4.8

- Injetar lentamente 3-4 mL de solução anestésica.
- Remover a agulha.
- Aplicar pressão para evitar hemorragia e facilitar a difusão do anestésico. (Liberar a pressão aproximadamente a cada 30 segundos para evitar comprometimento vascular da retina; pode-se usar o balão de Honan por 10 minutos.)
- Complicações
    - Hemorragia retrobulbar.
    - Oclusão da artéria central da retina.
    - Injeção intravascular de anestésico.
    - Perfuração do olho com agulha retrobulbar.
    - Injeção intraocular de anestésico.
    - Empalação do nervo óptico com injeção intratecal ou hematoma da bainha do nervo óptico.
    - Depressão respiratória e cardiovascular.

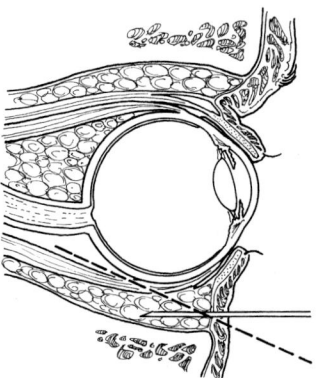

Figura 4.9

Injeção retrobulbar de álcool

- Em um olho doloroso e cego, pode-se injetar álcool retrobulbar para anestesia prolongada (geralmente por vários meses). Não usar em olho com boa acuidade visual.
- Injetar 1-2 mL de solução anestésica retrobulbar de rotina como descrito na *Anestesia retrobulbar*.
- Deixar a agulha retrobulbar em posição até que a acinesia seja aparente, indicando posicionamento apropriado da agulha dentro do cone muscular.
- Injetar lentamente 1-2 mL de álcool absoluto ou a 95% pela mesma agulha. Um volume menor de álcool (p. ex., 0,5 mL) pode ser usado para evitar complicações, dependendo do grau necessário de alívio da dor.
- Complicações do álcool retrobulbar.
    - Desconforto inicial.
    - Edema palpebral.
    - Edema conjuntival e proptose.
    - Ptose.
    - Paresia dos músculos extraoculares.
    - Anestesia periorbital.
    - Redução da acuidade visual.

Anestesia tópica

- Cloridrato de proparacaína a 0,5%
    - Início da ação: Aproximadamente 30 segundos.
    - Duração da ação: Aproximadamente 15-30 minutos.
- Cloridrato de tetracaína a 0,5%
    - Início da ação: Aproximadamente 30 segundos.
    - Duração da ação: Aproximadamente 30 minutos ou mais.
    - Pode ser um agente de penetração mais profunda do que a proparacaína.

Técnica geral

- Vantagens
    - Procedimento menos invasivo, sem chance de penetração no globo ocular ou na bainha da dura-máter.
    - A compressão do olho não é necessária.
    - O efeito da anestesia é imediato.
    - Rápida recuperação visual após a cirurgia.
    - Útil para pacientes monoculares.
- Aplicar anestésico tópico (p. ex., proparacaína); 1 gota no fórnice inferior, 5 minutos antes do procedimento.
- Opcional: Aplicar Xylocaína gel a 2% no fórnice inferior.
- Aplicar anestésico nas margens da pálpebra usando uma esponja cirúrgica no formato de lança, esponja de vítreo ou Merocel embebida.
- Preparar o paciente e o campo da maneira estéril habitual.
- Opcional: pode-se injetar 0,5 mL de lidocaína a 1% intracameral sem conservante na câmara anterior após realização da paracentese.
- Complicações
    - Toxicidade epitelial corneana (p. ex., ceratite puntata difusa).
    - A duração da anestesia é curta; suplementação pode ser necessária.

5
Técnicas de preparação e colocação de campos em cirurgia oftálmica

Preparação pré-operatória do campo cirúrgico

Uma ampla variedade de técnicas é usada pelos cirurgiões oftálmicos para preparar o campo cirúrgico. Em todos os casos, o olho cirúrgico deve ser marcado antes de entrar na sala de cirurgia. O regime a seguir mostra, junto com antibióticos tópicos profiláticos, uma redução significativa na contagem de colônias bacterianas pré-operatórias.

1. Pingar 1-2 gotas de solução de iodopovidona a 5% (p. ex., metade da potência) diretamente nos fórnices da conjuntiva.

Nota: Não usar em paciente com alergia conhecida ao iodo.

2. Limpar a pele com algodão (ou gaze) embebido em solução de iodopovidona a 10%.
   a. Começar no ângulo medial do olho e passar lateralmente sobre as pálpebras.
   b. Prosseguir para fora usando movimentos circulares progressivamente mais amplos, abrangendo a pele superiormente acima da sobrancelha e inferiormente até a bochecha.
   c. Não retornar ao local preparado anteriormente com a mesma bola de algodão.
   d. Repetir os passos 2a, b e c, três vezes.
   e. Com uma nova bola de algodão embebida em uma solução de iodopovidona, limpar as pálpebras a partir do ângulo medial do olho lateralmente com somente uma varredura.
3. Não irrigar a iodopovidona do local preparado, para evitar a liberação de secreções das glândulas meibomianas.
4. Enxugar, sem esfregar, a área preparada com uma compressa estéril.

Preparação do campo cirúrgico

Nota: Uma ampla variedade de campos cirúrgicos está disponível. Isso inclui conjuntos pré-embalados e descartáveis, bem como os campos tradicionais.

A seguir encontra-se um de muitos métodos de preparação de campo cirúrgico oftálmico.

1. Se estiver operando sob anestesia tópica ou local, colocar uma cânula nasal conectada a uma fonte de oxigênio ou ar abaixo do queixo do paciente para levar ar fresco sob o campo cirúrgico.
2. Colocar um suporte de instrumentos situado sobre o tórax do paciente para elevar o campo cirúrgico, minimizando a claustrofobia e proporcionando acesso mais fácil ao paciente; alternativamente, usar um suporte no queixo do paciente para manter o campo cirúrgico erguido.
3. Usar um descanso de pulso para sustentar o braço durante a cirurgia.
4. Instilar uma pomada lubrificante e manter o olho não operado ocluído com esparadrapo para proteção, caso anestesia geral seja usada.
5. Cobrir a cabeça do paciente com uma touca cirúrgica.

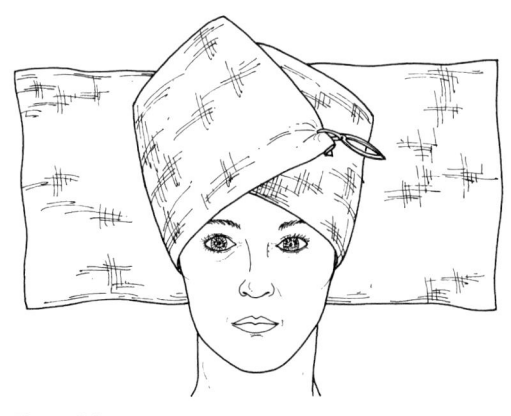

Figura 5.1

6. Para procedimentos oculoplásticos: Colocar um campo cirúrgico de pano com camada dupla sob a cabeça do paciente, envolver a parte mais superior da fronte e prender com um clipe de compressa (**Fig. 5.1**).

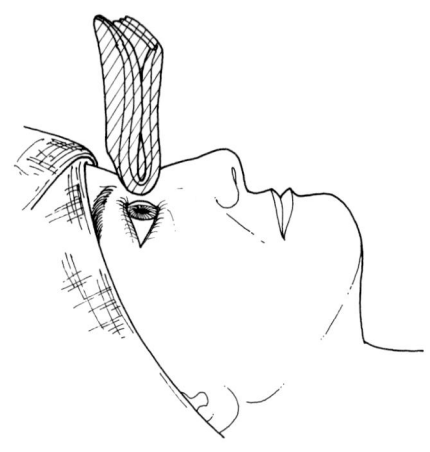

Figura 5.2

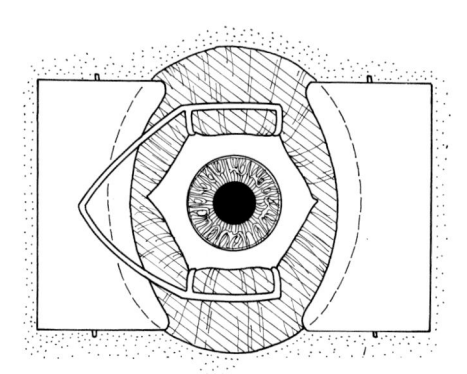

Figura 5.4

7. Para procedimentos intraoculares, colocar um campo cirúrgico, descartável ou não, sobre a cabeça do paciente, deixando o olho exposto. A seguir, colocar uma fita adesiva plástica sobre o olho, cobrindo os cílios (**Fig. 5.2**).
   a. O campo deve estar seco para fixação adequada da fita.
   b. Pode-se usar um campo cirúrgico com uma abertura pronta para o olho.
   c. Sobre o primeiro campo, pode-se usar um campo cirúrgico fenestrado.
      i. Colocar diretamente sobre o olho aberto para cobrir os cílios e as glândulas meibomianas. Pode-se usar a extremidade de um aplicador com ponta de algodão estéril ou a extremidade posterior de uma esponja de celulose nas pálpebras superior e inferior para manter o olho aberto à medida em que o campo cirúrgico é colocado.
      ii. Incisar o campo cirúrgico de um ângulo a outro para expor o olho (**Fig. 5.3**)
      iii. Opcional: Cortar incisões de relaxamento no campo cirúrgico e ajustar o tecido sobre o campo cirúrgico.
      iv. Dobrar as pontas ao redor e sob a margem da pálpebra com um blefarostato para recobrir completamente os cílios e a margem da pálpebra (**Fig. 5.4**).
      v. Pode-se dobrar o campo cirúrgico plástico na depressão formada pelo descanso de pulso e colocar uma toalha no local para conter líquidos (**Fig. 5.5**).
8. Pode-se usar fita (*brow tapes*) para firmar o campo cirúrgico superior se necessário.
9. Se os cílios estiverem expostos, podem ser usados curativos Steri-Strip para recobri-los e mantê-los fora do campo cirúrgico.

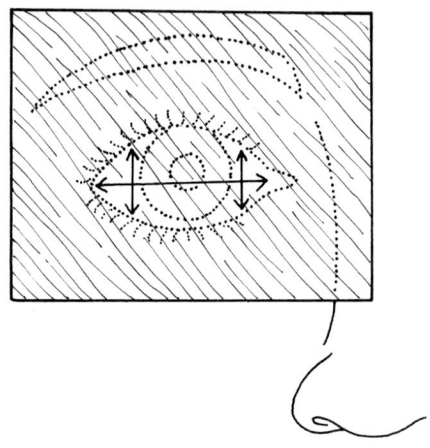

Figura 5.3

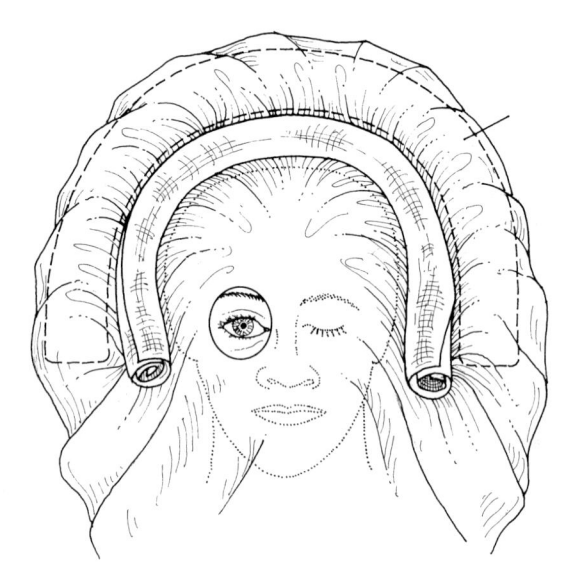

Figura 5.5

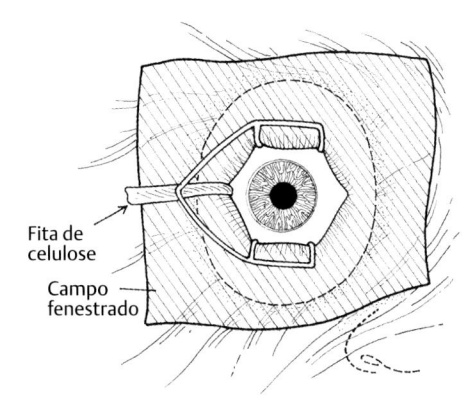

Figura 5.6

10. Pode-se usar uma esponja de celulose em forma de tira no ângulo lateral do olho para permitir a drenagem do excesso de líquido (**Fig. 5.6**).

6

Instruções de cuidados pós-operatórios para o paciente

Segue adiante um exemplo de folheto de instruções pós-operatórias que pode ser dado ao paciente submetido à cirurgia intraocular:

Instruções pós-operatórias

O sucesso da cirurgia ocular depende de uma rotina pós-operatória cuidadosa. As sugestões a seguir ajudarão a simplificar a evolução pós-operatória e assegurar um melhor resultado para o olho.

Precauções

1. Proteger sempre o olho recentemente operado usando óculos ou o protetor de olho fornecido. Você deve usar o protetor ao dormir, por pelo menos 1 semana após uma cirurgia de pterígio ou cirurgia de catarata com pequena incisão; por 3 semanas após cirurgia extracapsular de catarata cirurgia de glaucoma, de retina ou de transplante de córnea; ou por 3 dias após cirurgia refrativa com *laser*, como na ceratomileuse a *laser in situ* (LASIK) ou na ceratectomia fotorrefrativa (PRK).
2. Não dirigir por pelo menos 24 horas após a cirurgia. Conversar sobre isso com o cirurgião.
3. Evitar a flexão da cintura (exercícios abdominais).
4. Evitar erguer objetos pesados.
5. Evitar exercícios vigorosos por 2 semanas após cirurgia intraocular.
6. Não se esforçar para evacuar.
7. Manter o olho operado seco. Caso precise lavar o cabelo, sentar-se com a cabeça inclinada para trás na direção da pia e pedir a alguém para passar xampu cuidadosamente.
8. Não esfregar o olho.

Limpando o olho

1. Lavar as mãos antes de começar.
2. Remover o protetor ocular.
3. Esfregar suavemente as pálpebras e cílios com uma bola de algodão umedecida em água corrente morna.
4. Ser delicado e cuidadoso para não aplicar pressão no globo ocular e não deixar entrar água no olho.

Aplicação de medicamentos

1. Puxar suavemente a pálpebra inferior para baixo para aplicar medicamentos. Usar gotas primeiramente e pomadas depois. Esperar alguns minutos entre as gotas.
2. Usar os seguintes medicamentos:
    a. Antibiótico tópico (p. ex., moxifloxacina a 0,5% [Vigamox] ou gatifloxacina a 0,3% [Zymar]) 4 vezes ao dia durante 1 semana.
    b. Esteroide tópico (p. ex., acetato de prednisolona a 1%) 4 vezes ao dia até a redução gradual prescrita pelo médico.
    c. Opcional: Colírio não esteroide tópico (p. ex., cetorolaco de trometamina a 0,5%, Acular) 4 vezes ao dia por algumas semanas a meses, caso exista risco de edema macular cistoide pós-operatório.
    d. Opcional: Colírios para reduzir a pressão ocular a curto prazo conforme a necessidade.

Sinais e sintomas de perigo

Muitos pacientes experimentam pequeno desconforto após a cirurgia. No entanto, caso você sinta dor intensa no olho operado, vômitos ou alteração súbita na visão, procure o cirurgião imediatamente.

II

Catarata

7
Paracentese de câmara anterior

Indicações

- Punção diagnóstica de líquido na câmara anterior.
- Oclusão da artéria central da retina para reduzir rapidamente a pressão intraocular.
- Útil como adjunto para muitos procedimentos cirúrgicos intraoculares

Procedimento pré-operatório

Ver o Capítulo 3.

Instrumentação

- Blefarostato.
- Pinça fina para tecido (p. ex., Castroviejo ou Colibri de 0,12 mm).
- Bisturi microcirúrgico Wheeler ou similar.
- Seringa de tuberculina com agulha calibre 30 G.

Procedimento operatório

1. Preparar e colocar os campos cirúrgicos no olho.
2. Opcional: Realizar bloqueio palpebral (lidocaína a 2% mais epinefrina).
3. Colocar o blefarostato.
4. Anestesiar o olho.
    a. Aplicar colírio estéril de proparacaína ou tetracaína.
    b. Aplicar compressa ou esponja de celulose embebida em anestésico na área do olho que será segurada pela pinça.
5. Pegar o olho ~ 2-3 mm atrás do limbo, próximo do local de entrada planejado com pinça para tecido.
6. Realizar paracentese pela córnea clara adjacente ao limbo (bisturi Wheeler, lâmina #15, ou agulha calibre 30 G) (**Fig. 7.1**).

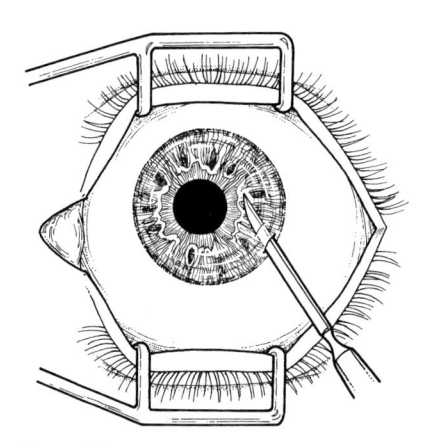

Figura 7.1

a. Manter a lâmina ou agulha sobre a íris para evitar o cristalino (apontar para a direção de 6 horas). Alternativamente, direcionar a ponta da lâmina para a pupila, perpendicular ao ponto de entrada, mas evitando tocar o cristalino (ver **Fig. 8.3**, p. 28).
b. Fazer uma angulação com a lâmina ou agulha ligeiramente apontada para a íris para evitar a dissecção da membrana de Descemet (**Fig. 7.2**).
c. Não tocar no cristalino.

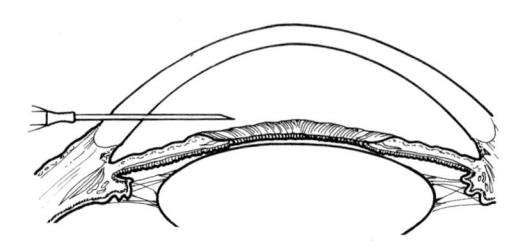

Figura 7.2

Procedimento pós-operatório
Aplicar colírio ou pomada de antibiótico 4 vezes ao dia por aproximadamente 5 dias.

Complicações
1. Formação de catarata secundariamente a trauma de cristalino.
2. Sangramento por trauma da íris pela lâmina ou agulha.
3. Descolamento da membrana de Descemet.
4. Trauma ao endotélio corneano.
5. Vazamento persistente de aquoso pelo local da paracentese.

7. Remover a lâmina.
8. Usar a seringa de tuberculina com cânula ou agulha calibre 30 G e seguir o trajeto feito anteriormente na câmara anterior (**Fig. 7.3**).

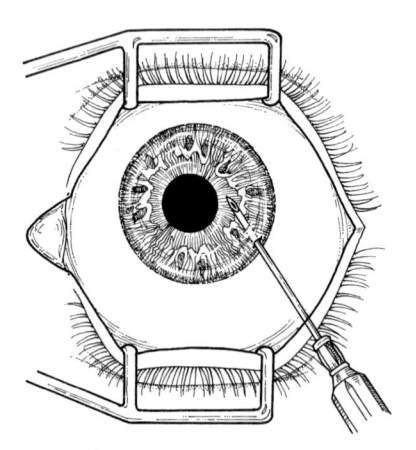

Figura 7.3

9. Retirar lentamente a quantidade de aquoso desejada. Alternativamente, rebaixar a borda posterior do local de entrada para liberar o líquido.
10. Quando realizada adequadamente, a paracentese deve fechar sozinha. Caso contrário, pode ser fechada com sutura interrompida de Vicryl ou náilon 10-0.
11. Aplicar pomada de antibiótico.

8
Facoemulsificação/implante de lente intraocular de câmara posterior

Indicações

- A facoemulsificação com incisão pequena é atualmente a técnica padrão para a cirurgia de catarata.
- Vantagens da facoemulsificação em relação à extração extracapsular da catarata:
  - Incisões menores minimizam o astigmatismo e complicações pós-operatórias relacionadas à ferida operatória.
  - A cirurgia é realizada dentro de um sistema relativamente fechado, permitindo um maior controle das estruturas intraoculares durante a cirurgia.
  - Pode ser realizada sob anestesia tópica.
  - Menos desconforto e inflamação no pós-operatório.
  - Período de recuperação menor.
- As inovações nos métodos de facoemulsificação continuam (p. ex., ultrassonografia, torsional, *laser*). Revisar a literatura a respeito dos últimos relatos de desfechos.
- A facoemulsificação gera calor pela transformação de energia elétrica em energia mecânica com a subsequente geração de ondas de choque de emulsificação.

Procedimento pré-operatório

Ver o Capítulo 3.

Antes da cirurgia, deve-se fazer as seguintes considerações ao paciente:

1. O uso de medicações que sejam bloqueadores α-1 (p. ex., Secotex [tansulosina]; Carduran [doxazosina]; Hytrin [terazosina]; Xatral [alfuzosina]; Minipress [prazosina]; Clopixol [zuclopentixol]) aumenta o risco de síndrome da frouxidão da íris intraoperatória (surgimento intraoperatório de miose, frouxidão da íris e prolapso da íris através da ferida operatória).
2. Avaliar a dose, duração e intervalo desde a última dose. Se o paciente tiver usado essas medicações, deve-se fazer um planejamento de acordo com isso (ver 3d).
3. Se o paciente fizer uso de um desfibrilador cardíaco implantável automático ou de um marcapasso, é provável que a equipe da sala cirúrgica necessite de informações sobre o equipamento. Em geral, o desfibrilador deve ser desativado, já que pode disparar de maneira inapropriada durante a cirurgia. Conversar com o cardiologista do paciente ou com o anestesista sobre a geração do desfibrilador (primeira, segunda, terceira ou quarta) e a necessidade de desativação com um magneto.
4. Observar se o paciente estiver tomando cumarínicos, aspirina ou Plavix (bissulfato de clopidogrel). Em geral, os pacientes não precisam parar de tomar essas medicações. A maioria dos estudos não mostra aumento no risco de hemorragia retrobulbar com as injeções peribulbares. A anestesia tópica é uma opção se houver preocupação quanto a sangramentos, pois ela essencialmente descarta a possibilidade de hemorragia.
5. Ao exame com lâmpada de fenda, avaliar cuidadosamente os seguintes itens: tamanho da pupila com dilatação máxima, pseudoesfoliação, facodonese; ângulo estreito (recomendada a gonioscopia), *guttae* (distrofia de Fuchs), subluxação do cristalino, diálise zonular.
6. Verificar a dominância ocular se estiver planejando cirurgia de catarata refrativa. A escolha do poder da lente depende do tipo de lente intraocular (LIO) (i. e., LIO monofocal *versus* refrativa). Alguns cirurgiões consideram ajustar o olho não dominante para a visão de leitura ao usar lentes monofocais.

Considerações cirúrgicas pré-operatórias

1. Calcular o poder da LIO:

Várias fórmulas para calcular o poder da LIO têm sido derivadas com base em teorias de óptica e em dados empíricos. Verificar a literatura quanto a contínuos avanços no cálculo da LIO (p. ex., fórmula de Holladay II, IOL Master). A fórmula de Sanders-Retzlaff-Kraff (SRK) é uma das mais básicas e amplamente utilizadas.

Fórmula SRK: Poder da LIO = A − 2,5 (AL) − 0,9 (K), onde:

A = constante determinada pelo fabricante da lente específica. Um valor típico é de A = 118,4 para uma LIO de câmara posterior. Verificar com o fabricante da LIO o valor apropriado para a constante A para a LIO; o valor da constante A pode variar se for usada biometria IOL Master ou modo A de imersão.

K = medida média da ceratometria em dioptrias.

AL = comprimento axial do olho em milímetros medido com ultrassonografia em modo A.

Algumas fórmulas costumam ser recomendadas para determinados comprimentos axiais e LIOs:
  a. Para olhos curtos, AL ≤ 22,0 mm, recomenda-se as fórmulas Hoffer Q ou Holladay II.
  b. Para olhos médios, AL 22,1-24,4 mm, recomenda-se as fórmulas Hoffer Q ou Holladay I ou II.
  c. Para olhos médios a longos, AL 24,5-25,9 mm, recomenda-se as fórmulas Holladay I ou II.
  d. Para olhos longos, AL ≥ 26,0 mm, recomenda-se as fórmulas SRK/T ou Holladay II.
  e. Se estiver usando a Crystalens Five-0, recomenda-se a fórmula Holladay II para AL < 22,0 mm; a fórmula SRK/T é recomendada para AL > 22,0 mm. A fórmula Holladay II é recomendada para comparação em córneas com inclinação excessiva (**Tabela 8.1**).
2. Determinar o objetivo de refração pós-operatória e selecionar a LIO apropriada. O objetivo de refração pós-operatória pode ser em parte determinado pelo estado do outro olho (p. ex., fácico, pseudofácico) e do tipo de LIO escolhido (p. ex., lentes refrativas). Estão disponíveis nomogramas para muitas lentes refrativas conforme o fabricante da LIO.
3. Dilatar a pupila e colocar colírios pré-operatórios:
  a. Tropicamida a 1%, fenilefrina a 2,5% e ciclopentolato a 1% a cada 15 minutos, iniciando 1 hora antes da cirurgia, é um regime tipicamente usado. Outros exemplos são: Fen/Trop 1 gota a cada 5 minutos por 3 doses. Coll 3&38 ¼ 1 gota a cada 5 minutos por 3 doses.
  b. Colírio antibiótico pré-operatório (p. ex., moxifloxacina a 0,5% [Vigamox], gatifloxacina a 0,3% [Zymar]) 1 gota antes da cirurgia.
  c. Opcional: Agente anti-inflamatório não esteroide (AINE) tópico, 1 gota a cada 15 minutos por 3 doses, iniciando 1 hora antes da cirurgia (para minimizar a miose intraoperatória) (p. ex., flurbiprofeno a 0,03%, 1 gota a cada 5 minutos por 2 doses). Outros AINEs tópicos (p. ex., nepafenaco a 0,1% [Nevanac] 3 vezes ao dia, cetorolaco de trometamina [Acular] 4 vezes ao dia ou bronfenaco em solução oftálmica a 0,009% [Xibrom] 2 vezes ao dia) podem ser usados por 5-7 dias antes da cirurgia em pacientes com história de diabete, uveíte, edema macular cistoide prévio, membrana epirretiniana ou oclusão venosa, e então por aproximadamente 3 meses após a cirurgia para ajudar a evitar o edema macular cistoide. Alguns cirurgiões usam AINEs no pré e no pós-operatório em todos os pacientes. Verificar a literatura sobre estudos atualizados da eficácia entre os AINEs tópicos e as práticas atuais conforme indicado.
  d. Se as pupilas dilatarem pouco ou se o paciente tiver uma história de uso de antagonista adrenérgico α-1 A (p. ex., hidrocloreto de tamsulosina [Flomax]), estar preparado para usar ganchos de íris (ganchos de polipropileno 4-0 ou náilon 6-0) ou método alternativo para abordar pupilas pequenas para síndrome da frouxidão da íris intraoperatória potencial (p. ex., Healon 5, epinefrina intracameral sem conservante, fenilefrina sem conservante), anel de expansão pupilar de silicone (Graether Pupil Expander), Perfect Pupil Injectable (PPI). Parâmetros de baixo fluxo e rebaixamento do frasco de solução salina balanceada (BSS, do inglês *balanced salt solution*) também são úteis em pacientes que usam Secotex. Além disso, pode-se usar colírio de atropina a 1% no pré-operatório 2 vezes ao dia por 4-10 dias antes da cirurgia, se o paciente puder tolerar os efeitos anticolinérgicos potenciais. Uma gonioscopia pré-operatória deve ser considerada em casos com potencial para fechamento do ângulo (i. e., pelos efeitos anticolinérgicos da atropina).
4. Opcional para casos complicados:

Para pacientes com uveíte estável e sem inflamação por 3 meses antes da cirurgia, usar AINE tópico 4 vezes ao dia por 7 dias antes da cirurgia e, então, por 3 meses após a cirurgia para ajudar a evitar o edema macular cistoide. Em casos de uveíte ativa, considerar a admissão hospitalar do paciente na véspera da cirurgia para manejo com corticosteroides intravenosos.

Muitos cirurgiões recomendam o uso de lentes não siliconadas (p. ex., polimetilmetacrilato [PMMA] ou acrílico) em pacientes com uveíte para minimizar a inflamação e a opacificação capsular posterior no pós-operatório.

Se houver um reflexo vermelho ruim ou se houver preocupação sobre a possibilidade de se poder fazer uma capsulorrexe contínua, considerar o uso de um corante capsular para permitir uma visualização mais fácil da cápsula anterior (ver a seção de Corantes capsulares mais adiante nesse capítulo).

5. Uso pré-operatório e intraoperatório de antibióticos.

O uso pré-operatório e intraoperatório de antibióticos (diluído no frasco de BSS) é controverso, e há muita variação no seu uso. Verificar a literatura quanto a informações atualizadas.

Tabela 8.1 Fórmulas recomendadas para determinados comprimentos axiais e lentes intraoculares

Comprimento	Fórmulas recomendadas
Olhos curtos (≤ 22,0 mm)	Hoffer Q ou Holladay II
Olhos médios (22,1–24,4 mm)	Hoffer Q ou Holladay I ou II
Olhos médios-longos (24,5–25,9 mm)	Holladay I ou II
Olhos longos (≥ 26,0 mm)	SRK/T ou Holladay II

Instrumentação

- Balão de Honan (opcional)
- Blefarostato
- Compasso Castroviejo
- Pinça de dentes finos (p. ex., Colibri ou Castroviejo reta de 0,12 mm)
- Tesoura Westcott
- Esponjas de celulose
- Cautério (tipo *underwater eraser* ou descartável)
- Lâmina de incisão escleral (p. ex., Beaver #64, #69)
- Lâmina de incisão crescente/túnel (p. ex., Beaver #38, #48)
- Bisturi microcirúrgico (p. ex., Beaver #75, microvitreorretiniano [MVR], MicroSharp, Superblade)
- Substância viscoelástica (p. ex., Healon, Amvisc, Viscoat)
- Anel de fixação Fine-Thornton 13 mm
- Cerátomo (p. ex., Beaver #55, diamante ou aço, 2,7 mm a 3,2 mm)
- Cistótomo
- Pinça Utrata
- Espátula giradora para vítreo ou de ciclodiálise
- Gancho Kuglen
- Ganchos de íris (p. ex., Grieshaber)
- Manipulador de núcleo Drysdale (para girar a lente)
- *Pre-chopper*
- *Chopper*
- Pinça de sutura McPherson reta e angulada
- Porta-agulhas
- Unidade de facoemulsificação
- Polidor de cápsula
- Lâmina de implante (p. ex., Beaver #47)
- Dobrador ou sistema de injeção de LIO
- Pinça de LIO
- Gancho Sinskey
- Tesoura Vannas
- Fio de sutura (náilon 10-0, Vicryl 10-0, Vicryl 8-0)
- Solução de acetilcolina (p. ex., Miochol)

Procedimento operatório

1. Anestesia: Tópica, peribulbar ou retrobulbar mais bloqueio palpebral, ou geral (ver Capítulo 4).
   Tópica: Aplicar 1 gota de tetracaína a 0,5% 15 minutos antes da cirurgia e 1 gota antes do início da cirurgia. Opcional: Gel de xylocaína a 2% no fórnice inferior 5 minutos antes da cirurgia.
2. Opcional: Aplicar o balão de Honan por ~ 10-15 minutos para descomprimir o olho e a órbita, minimizando a pressão positiva do vítreo.

Nota: Os balões de Honan não são usados em casos de anestesia tópica.

3. Preparar e colocar os campos cirúrgicos. Usar Steri-Strips ou uma fita cortada na metade para cobrir completamente os cílios.
4. Colocar o Blefarostato.
5. Assegurar-se de uma dilatação pupilar adequada (preferir um diâmetro pupilar de 7 mm ou mais).
6. Opcional: Fazer a medida de "branco a branco" (limbo a limbo) com compasso ou régua para o caso de necessitar de uma LIO de câmara anterior.

Técnicas de incisão

Técnica do túnel escleral

1. Preparar uma peritomia conjuntival com base no fórnice ao nível do limbo usando uma tesoura Westcott e pinça para tecido; ~ 9 mm para lente de peça única; ~ 5 mm se usar uma lente dobrável. A peritomia costuma ser centrada na posição de 11 ou 1 hora do relógio no lado da mão dominante do cirurgião.
2. Assegurar a hemostasia com cautério em campo úmido.
3. Criar um túnel escleral autosselante:
   a. Usar uma lâmina arredondada (p. ex., lâmina Beaver #64 ou #69) e pinça de 0,12 mm para fazer uma incisão linear de espessura parcial (50%) vertical e perpendicularmente à esclera, 2 a 3 mm do limbo (**Fig. 8.1**).

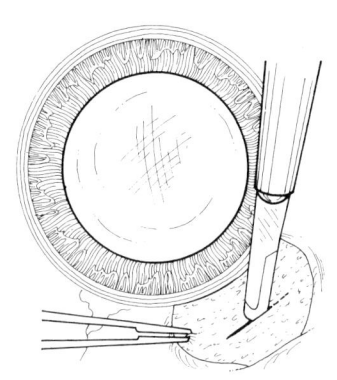

Figura 8.1

   b. Estender a incisão autosselante (*groove*) de espessura parcial em 2,7 mm a 3,5 mm se planejar usar uma lente dobrável e em 6,0 mm se usar uma lente de PMMA.
   c. Usar lâmina para incisão em crescente ou em túnel (p. ex., Beaver #38, #48) para formar um túnel escleral da mesma profundidade na córnea clara. Manter um plano cirúrgico paralelo ao globo ocular segurando a lâmina deitada contra a esclera (p. ex., manter a curvatura da lâmina para baixo) (**Fig. 8.2**).

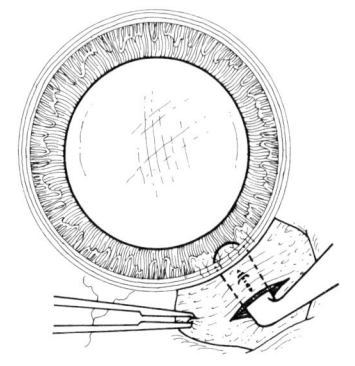

Figura 8.2

d. Continuar a construção do túnel logo após os vasos límbicos anteriores.
4. Realizar uma paracentese através da córnea clara adjacente ao limbo (ver **Fig. 7.1**, página 23). Localizá-la na posição de 10 ou 2 horas do relógio no lado da mão não dominante, utilizando um bisturi microcirúrgico (p. ex., Beaver #75, MVR) **(Fig. 8.3)**.

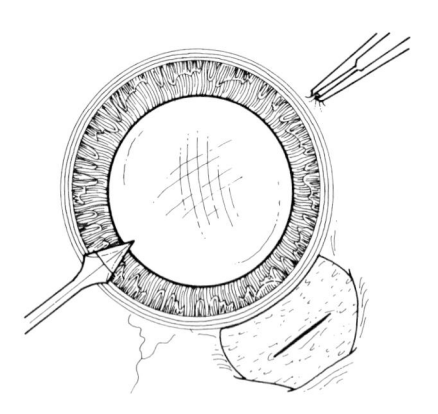

Figura 8.3

5. Opcional: Injetar 1 mL de lidocaína intracameral a 1% sem conservantes (também pode-se usar epinefrina a 1:100.000 sem conservantes para auxiliar na dilatação pupilar).
6. Injetar substância viscoelástica na câmara anterior através da porta de entrada da paracentese.
7. Usar o cerátomo (2,7 mm a 3,2 mm) para penetrar lentamente a câmara anterior na borda anterior do túnel escleral, 0,5 mm antes da margem anterior da arcada vascular, no lado da mão dominante **(Fig. 8.4)**.

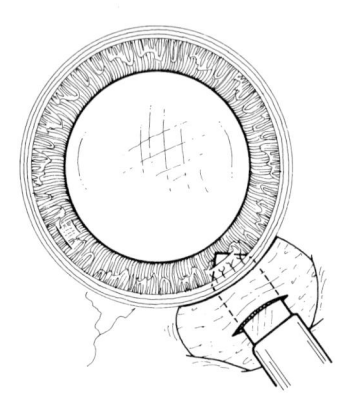

Figura 8.4

Técnica da córnea clara

1. Estabilizar e fixar o globo ocular usando pinça 0,12, anel de fixação Fine-Thornton de 13 mm ou extremidade cortada de uma esponja Wexcel.

2. Realizar uma paracentese através de córnea clara adjacente ao limbo usando bisturi microcirúrgico (p. ex., Beaver #75, MVR) (ver **Fig. 7.1**, página 23, e **Fig. 8.3**).
   a. Localizá-la na posição de 10 ou 2 horas do relógio no lado da mão não dominante, se uma abertura superior for utilizada.
   b. **Nota:** Se estiver trabalhando a partir do lado temporal, posicionar o local da paracentese em 7 ou 11 horas do relógio para o olho direito ou em 1 ou 5 horas para o olho esquerdo, no lado da mão não dominante.
3. Opcional: Injetar 1 mL de lidocaína intracameral a 1% sem conservantes para casos de anestesia tópica.
4. Injetar substância viscoelástica na câmara anterior através da porta de entrada da paracentese.
5. Com um cerátomo, criar uma incisão na córnea limpa no local desejado (superior ou temporal). Pode ser feita uma incisão triplanar ou biplanar.
6. As técnicas podem variar dependendo das especificações do fabricante da lâmina.
   a. Para uma incisão triplanar **(Fig. 8.5)**:

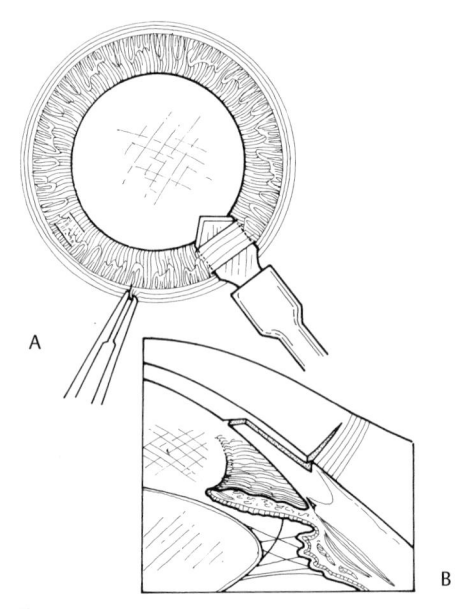

Figura 8.5

   i. Fazer a primeira incisão na córnea clara e perpendicular ao plano da córnea. Localizar a incisão à frente dos vasos límbicos em uma profundidade de ~ 250 um utilizando um cerátomo. Opcional: Pode-se colocar um sulco inicial de 3,0 mm na margem anterior da arcada vascular. Se for realizado um sulco inicial, fazer a próxima incisão deprimindo a borda posterior do sulco com a lâmina de diamante ou aço escolhida.
   ii. Abaixar a lâmina contra a superfície do olho.
   b. Para uma incisão biplanar: Usar uma lâmina para córnea clara reta ou angulada com dois biséis.
      i. Colocar a ponta da lâmina logo à frente dos vasos límbicos anteriores.

ii. Fazer uma pressão suave para baixo contra o bulbo, ao longo do cabo da lâmina, de modo a prender a córnea clara em aproximadamente metade da profundidade com a ponta.
iii. Empurrar para frente à medida que o olho é estabilizado com uma cânula colocada de maneira segura no local da paracentese (ou segurando-se a conjuntiva/esclera com uma pinça 0,12 mm). Não costuma ser necessário um movimento de báscula.
7. Construir o segundo plano da incisão no estroma corneano paralelo ao plano corneano (**Fig. 8.5A**). Levar a ponta da lâmina através do estroma até que esteja a 2 mm centralmente à incisão externa. Algumas lâminas têm linhas marcadas na superfície para indicar o ponto de referência de 2 mm.
8. Direcionar a ponta da lâmina levemente para baixo para cortar a membrana de Descemet.
9. Restabelecer um plano paralelo ao plano estromal da incisão e paralelo à íris (**Fig. 8.5B**).
10. Direcionar a lâmina para o ápice anterior do cristalino e o centro da pupila, tendo cuidado para evitar o cristalino e a íris.
11. Conduzir a lâmina na câmara anterior até sua base e, então, retirá-la pelo mesmo plano (**Fig. 8.5A**).

Nota: Vantagens da incisão temporal:
a. Não há obstrução pelas sobrancelhas (especialmente em órbitas de localização mais profunda).
b. A drenagem dos líquidos de irrigação é mais fácil (evita o acúmulo).
c. Induz menos astigmatismo do que incisões superiores.
d. Há menor perda de células endoteliais centrais.
12. Ajustar a iluminação no microscópio para melhorar a visualização da cápsula anterior. Se houver um reflexo vermelho ruim, considerar o uso de um corante de cápsula.
13. Para pupilas pequenas:
a. Realizar a lise de sinéquias, se houver necessidade.
b. Posicionar dois ganchos Kuglen ou um gancho Y na margem da pupila com ângulo de 180 graus ou 90 graus entre eles (em localizações diferentes) por alguns segundos. Se a pupila for pequena secundariamente ao uso de um antagonista α-1, não estirar a pupila com os ganchos, pois isso pode piorar os sinais de síndrome da frouxidão da íris intraoperatória (ver Considerações cirúrgicas pré-operatórias, 3d).
c. Pode-se usar um dilatador pupilar Behler.
d. Pode-se usar ganchos para a íris.
i. Criar 4 locais de paracentese nas posições 2, 4, 8 e 10 horas do relógio.
ii. Posicionar as incisões de paracentese posteriormente no limbo e paralelas à íris para evitar a formação de elevações na íris quando os ganchos estiverem no lugar.
iii. Segurar o gancho de íris com pinça fina ou porta-agulhas e inseri-lo na câmara anterior com o gancho paralelo ao plano da íris (**Fig. 8.6**).

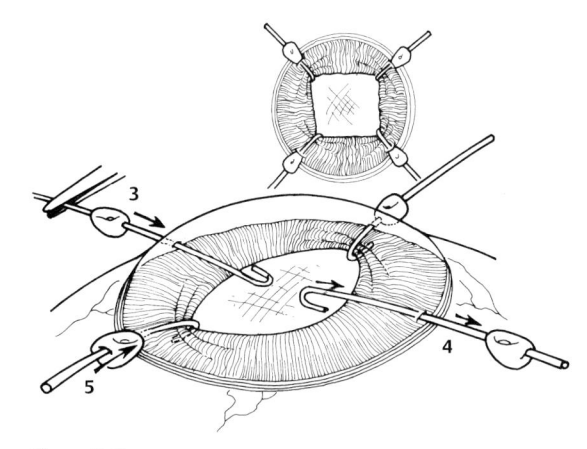

Figura 8.6

iv. Girar o gancho 90 graus para prender a borda da íris.
v. Deslizar o anel de silicone para baixo até o limbo para segurar o gancho.
e. Podem ser realizadas esfincterotomias em múltiplos quadrantes.
14. Realizar uma capsulorrexe curvilínea contínua com um cistótomo ou pinça de capsulorrexe Utrata, com ~ 5,0-5,5 mm de diâmetro. Se não houver reflexo vermelho (p. ex., uma catarata branca ou brunescente), ou se a visualização da capsulorrexe anterior for ruim, usar um corante capsular (ver a seção Corantes capsulares mais adiante nesse capítulo).

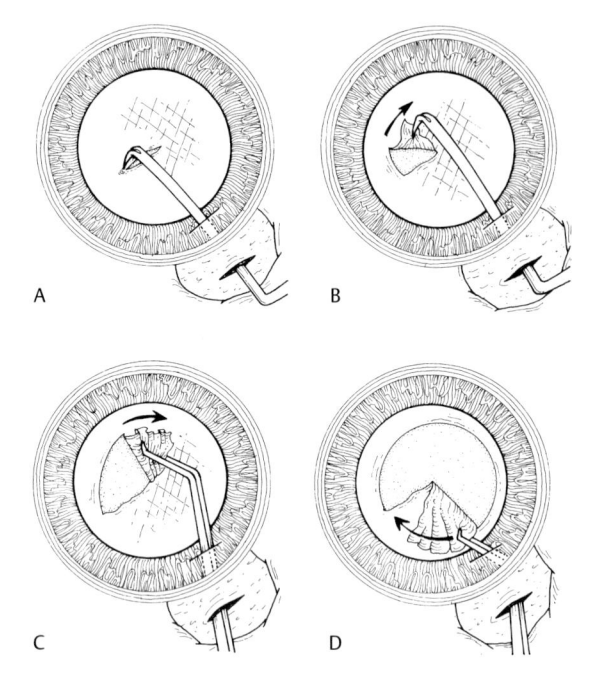

Figura 8.7

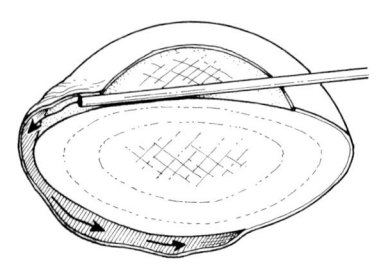

Figura 8.8

a. Puncionar a cápsula perto do centro do cristalino com o cistótomo e movê-lo em direção à periferia (**Fig. 8.7A**).

Alternativamente, usar a "técnica de pinçamento (*pinch*)". Usar a pinça Utrata posicionada sobre a porção central da cápsula, abri-la e pinçar a porção central da cápsula para criar uma laceração. Abaixar suavemente a laceração inicial para propagar a laceração em direção circular ou empurrar para fora para uma capsulorrexe em sentido anti-horário.

b. Dobrar a borda do retalho (**Fig. 8.7B**).
c. Irrigar a córnea com frequência com BSS para auxiliar a visualização.
d. Usar a pinça Utrata em movimentos circulares para completar a capsulorrexe, segurando novamente o retalho de cápsula em intervalos (**Figs. 8.7C** e **8.7D**).
e. Se a borda da capsulorrexe tornar-se difícil de ser visualizada, se a câmara anterior ficar muito rasa ou se a borda da capsulorrexe começar a dirigir-se para o equador do cristalino, injetar substância viscoelástica na câmara anterior para achatar a cápsula e tornar mais fácil a capsulorrexe.
f. Remover a cápsula anterior com a pinça Utrata.

Nota: Se a laceração da cápsula estender-se demais para a periferia, completar a capsulotomia usando a técnica do "abridor de latas". (ver o Capítulo 9).

15. Realizar a hidrodissecção e a hidrodelineação com BSS:

a. Colocar a ponta de uma cânula plana ou arredondada ligada a uma seringa com BSS sob a margem anterior distal da capsulorrexe (**Fig. 8.8**).
b. Posicionar a cânula em direção ao equador e injetar delicadamente a BSS, observando a progressão do líquido.
c. Opcional: Hidrodelineação (**Figs. 8.9A** e **8.9B**).
   i. Inserir a ponta da cânula no centro do cristalino entre o endonúcleo e o epinúcleo e entre o epi-

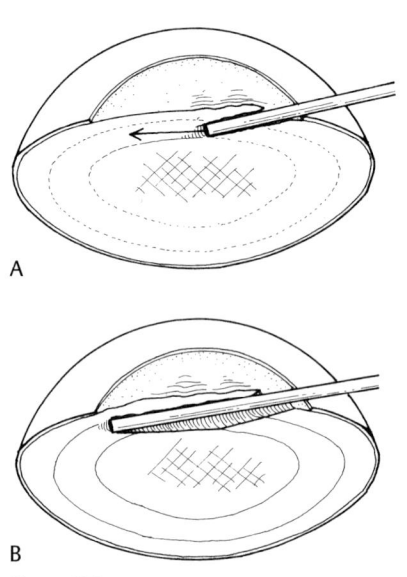

Figura 8.9

núcleo e o córtex, tracionando minimamente, então, a ponta da cânula para criar um espaço para o líquido seguir.
   ii. Injetar delicadamente a BSS ao longo do trajeto para delinear o epinúcleo e o endonúcleo (pode-se ver um duplo anel dourado).
d. Opcional: Girar delicadamente o núcleo ou empurrá-lo na direção das 6 horas do relógio para separar parcialmente a parte superior do equador do núcleo e o córtex (pode-se usar cistótomo, gancho Kuglen, espátula de ciclodiálise ou girador de núcleo).

16. Preparar a unidade de facoemulsificação.
    a. Acrescentar 0,3-0,5 mL de epinefrina a 1:1.000 para cada 500 mL de solução de irrigação para ajudar a manter a dilatação pupilar.
    b. Funções do pedal.
        i. Posição 1 = apenas irrigação.
        ii. Posição 2 = irrigação/aspiração.
        iii. Posição 3 = irrigação/aspiração/facoemulsificação.
    c. Ajustar a potência inicial: Dependendo da densidade do núcleo e da máquina usada, pode-se ajustar em 50% para densidades moderadas e até 90% para cataratas duras.

Nota: Os parâmetros de potência irão variar dependendo da máquina, da densidade nuclear, da ponta faco utilizada e da experiência do cirurgião. O cirurgião deve aprender parâmetros específicos para uma determinada máquina e instrumentação.

    d. Ajustar o parâmetro inicial de vácuo.

Nota: Os parâmetros irão variar dependendo da máquina usada e das preferências do cirurgião. A força do vácuo será afetada pelo tamanho do acesso e dos tubos.

    e. Ajustar a aspiração inicial em 20 (variação de 10-40).
17. Realizar a facoemulsificação:

Técnicas de facoemulsificação

Técnica padrão "dividir e conquistar"

1. Ajustar a força faco suficientemente alta para emulsificar o núcleo sem causar estresse nas zônulas. Se o núcleo se mover de forma excessiva durante a facoemulsificação, aumentar o parâmetro de força.
2. Criar um sulco linear inicial (**Fig. 8.10**).

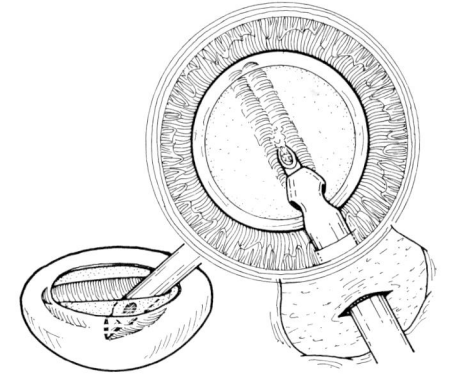

Figura 8.10

   a. Esculpir o núcleo iniciando próximo ao polo superior da posição de 12 horas do relógio para a de 6 horas sob a capsulorrexe.
   b. Estar sempre consciente da borda da cápsula. É útil manter a ponta da facoemulsificação em ângulo de 30 ou 45 graus.
   c. Utilizar ultrassom (posição 3) enquanto avança lentamente a ponta do ultrassom em direção superior para inferior e retira as camadas.
   d. Voltar para a posição 1 ou 2 ao reposicionar para a próxima passagem, mantendo a cânula do ultrassom à vista.
   e. Usar *groove* inicial de 1 ½ vezes a largura da ponta faco; use tamanhos menores para núcleos mais macios para auxiliar na rotação.
   f. Continuar a esculpir até alcançar dois terços da profundidade do núcleo, observando o reflexo vermelho.
3. Posicionar um segundo instrumento (p. ex., manipulador de núcleo Drysdale, espátula de ciclodiálise ou giradora para vítreo, *chopper*) através da paracentese para estabilizar o núcleo.
4. Girar o núcleo: usar a ponta faco e o segundo instrumento (p. ex., espátula de ciclodiálise, manipulador de núcleo Drysdale) através da paracentese para girar delicadamente o núcleo em 180 graus (**Fig. 8.11**).

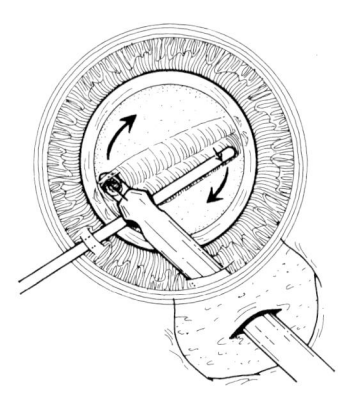

Figura 8.11

5. Continuar a esculpir em direção à periferia na posição de 6 horas.
6. Girar o cristalino em 90 graus.

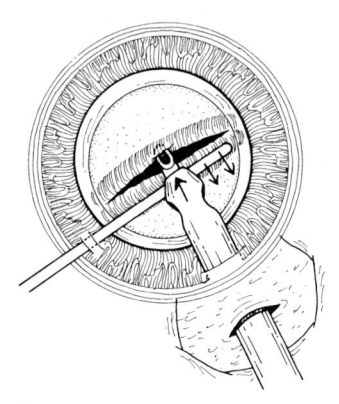

Figura 8.12

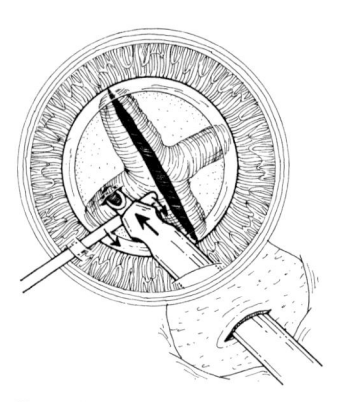

Figura 8.14

7. Fraturar o núcleo (**Fig. 8.12**):
   a. Posicionar a ponta faco e o segundo instrumento profundamente e contra paredes opostas do sulco ou trincheira inicial.
   b. Usar um segundo instrumento (p. ex., girador de núcleo, *chopper*) através da entrada da paracentese para quebrar o núcleo na metade. Um movimento de ação cruzada é opcional.

Nota: Não fazer pressão para baixo sobre o núcleo, pois isso pode danificar as zônulas.

Nota: Manter o pedal na posição 1 (irrigação) todo o tempo para evitar o colapso da câmara anterior.

8. Faco em direção à periferia anterior (**Fig. 8.13**).

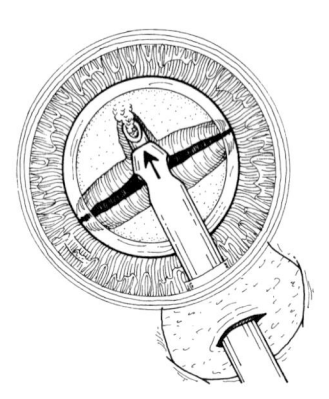

Figura 8.13

9. Girar o cristalino 180 graus e o faco em direção à periferia inferior.
10. Quebrar ambas as metades ao meio para formar quatro quadrantes (**Fig. 8.14**).

Alternativamente, todas as trincheiras podem ser escavadas antes de quebrar os quadrantes. Ao dividir os quadrantes, empurrar lateralmente com cuidado para ver o reflexo vermelho entre as partes. Evitar empurrar para baixo.

11. Aumentar o parâmetro de vácuo na máquina de facoemulsificação.

Nota: Os parâmetros de vácuo irão variar dependendo da máquina usada.

12. Completar a remoção do núcleo emulsificando os segmentos cortados em forma de "torta".
    a. Segurar um quarto do núcleo com a sonda faco usando o modo aspiração (posição 2 no pedal) (**Fig. 8.15A**).

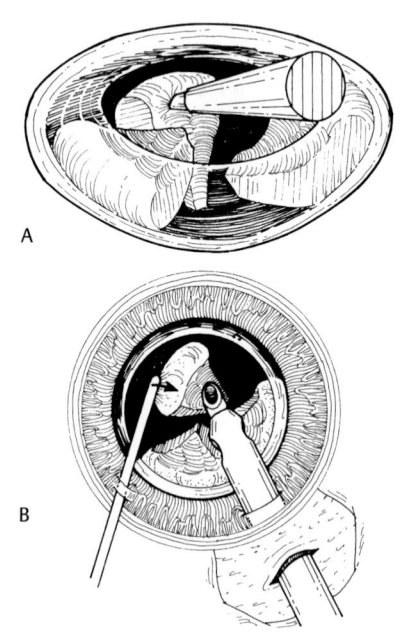

A

B

Figura 8.15

b. Trazer a porção do núcleo para o centro da pupila perto do plano da íris.
c. Usar disparos curtos de ultrassom para emulsificar.
d. O segundo instrumento através da entrada da paracentese irá estabilizar e ajudar a manobrar as partes do núcleo (**Fig. 8.15B**).
e. Girar o núcleo usando o girador de núcleo ou *chopper*, trazendo sucessivas partes de núcleo para o centro da capsulorrexe, e emulsificá-las.

13. Precauções
    a. Evitar deslocamento do núcleo, pois isso pode causar trauma ao endotélio corneano e à cápsula posterior.
    b. O girador de núcleo ou o segundo instrumento podem ser usados para manipular o material do cristalino pela entrada.
    c. Pode-se usar substância viscoelástica para empurrar de forma atraumática fragmentos nucleares para a proximidade da ponta faco. (Isso também ajuda a proteger o endotélio corneano durante o uso do ultrassom.)
    d. Evitar o contato dos fragmentos do cristalino com a córnea.
    e. Não perseguir fragmentos através da câmara anterior enquanto o ultrassom estiver sendo usado.
    f. Diminuir a força para evitar a "trepidação" de pequenos remanescentes do núcleo dentro da câmara anterior.
    g. O uso de substância viscoelástica adicional pode cobrir e proteger o endotélio corneano.

Técnica *chopping*

1. Faco *chop*
   a. Usar ponta de facoemulsificação de 0 ou 15 graus para empalar o núcleo. Usar a menor quantidade de ultrassom necessária para empalar completamente a ponta metálica faco dentro do núcleo. Permitir então que o vácuo aumente (**Fig. 8.16**).

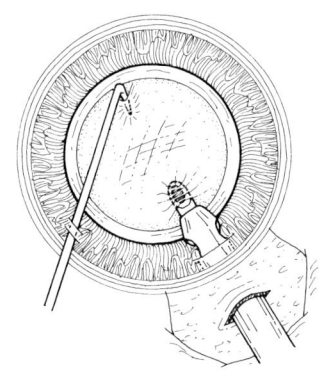

Figura 8.16

b. Usar um segundo instrumento (*chopper* Nagahara ou variante) através da entrada lateral.
c. Para *chop* horizontal: Colocar o *chopper* de ponta romba na periferia do núcleo na posição de 6 horas do relógio sob a cápsula (**Figs. 8.16 e 8.17**).

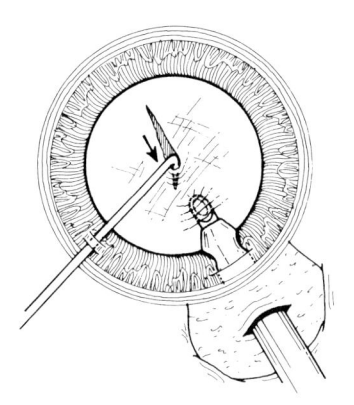

Figura 8.17

d. Para um *chop* vertical: usar um *chopper* de ponta afiada e colocá-lo adjacente à ponta faco empalada (**Fig. 8.17**).
e. Segurar o núcleo usando um vácuo alto e usar o *chopper* para "cortar" para baixo e puxar em direção à incisão perfurante para um *chop* horizontal, e empurrar para baixo e então para fora, quando dividido, para um *chop* vertical (**Fig. 8.17**).
   i. Puxar o *chopper* na direção da ponta faco e, então, direcioná-lo para a esquerda e a ponta faco para a direita para fraturar o núcleo à medida em que os dois instrumentos são afastados.
   ii. Girar o núcleo 90 graus, enterrando a ponta do faco na metade inferior do núcleo, e cortar (**Fig. 8.18**).

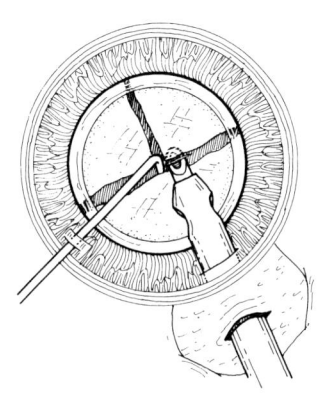

Figura 8.18

f. Girar o núcleo 180 graus e cortar o núcleo remanescente na metade, resultando em quatro quadrantes.
g. Fazer a facoemulsificação de cada quadrante separadamente.
h. A criação de múltiplos fragmentos por corte manual diminui o tempo total de faco.

2. Variantes do Faco *chop*

Nota: Muitas variantes do faco *chop* envolvem a quebra (*choping*) do núcleo em segmentos menores antes da emulsificação.

Técnica *bowl and crack*

Essa técnica pode ser útil se você não conseguir dividir o núcleo (p. ex., sulco mal construído) ou se houver preocupação com a integridade da capsulorrexe e você quiser evitar uma força lateral sobre a cápsula.

1. Ajustar a força faco suficientemente alta para emulsificar o núcleo sem empurrar o cristalino e provocar estresse nas zônulas.
2. Esculpir o núcleo começando a partir do polo superior da posição de 12 horas para a de 6 horas para fora e em direção à margem do núcleo (**Fig. 8.19**).

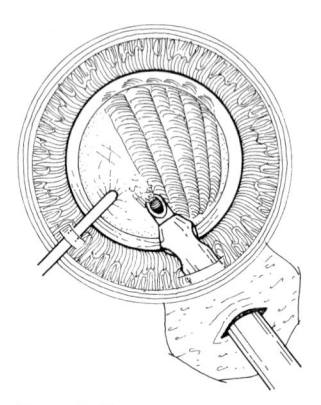

Figura 8.19

   a. Utilizar o ultrassom (pedal na posição 3) enquanto avança lentamente a ponta do ultrassom na direção de superior para inferior.
   b. Dessa maneira, continuar removendo núcleo para formar um núcleo em formato de tigela (*bowl*).
   c. Pode-se usar *chopper* ou Drysdale através da paracentese para estabilizar o núcleo.
3. Usar a ponta faco e o segundo instrumento (p. ex., Drysdale, *chopper*) para quebrar a periferia do núcleo nas margens (**Fig. 8.20**).

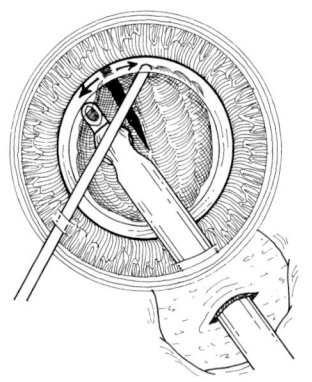

Figura 8.20

4. Girar o núcleo e realizar uma segunda fratura.
5. Emulsificar cada parte individualmente (**Fig. 8.21**).

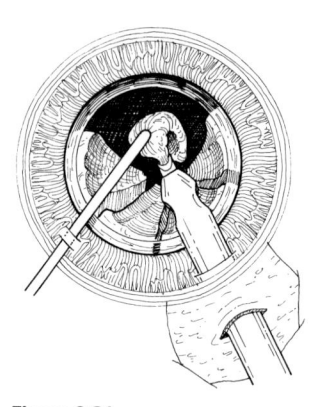

Figura 8.21

6. Remover o material cortical residual com a ponta de 0,3 mm de irrigação/aspiração da unidade de facoemulsificação.

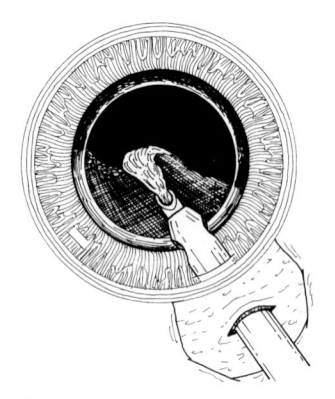

Figura 8.22

   a. Pegar o córtex na periferia e retirá-lo em camadas em direção ao centro da pupila (**Fig. 8.22**).

Nota: Se aparecerem "teias de aranha" (formação de pregas) na cápsula posterior, tirar o pé dos pedais para refluir. Não puxar a ponta de irrigação/aspiração, pois isso pode lacerar a cápsula.

   b. Pode-se usar um ângulo de 45 ou 90 graus na ponta de irrigação/aspiração para o córtex na posição de 12 horas do relógio.
   c. Se a porção sob a incisão for de difícil remoção, considerar o uso de instrumentos de aspiração e irrigação em separado ("*chopstiscks*" bimanuais). Pode ser necessário alargar um pouco a porta de entrada da paracentese para o ajuste da peça de irrigação. Alternativamente, pode-se fazer uma segunda paracentese para evitar que a câmara anterior fique muito rasa, o que pode ocorrer se a córnea clara for usada na forma de irrigação e aspiração (I&A) em separado.

7. Opcional: Polir a cápsula posterior centralmente utilizando um polidor de cápsula. Algumas máquinas têm um ajuste para polimento de cápsula com fluxo diminuído.
8. Injetar substância viscoelástica, como um coesivo viscoelástico que será fácil de remover, no saco capsular.
9. Poderá ser necessário um aumento no tamanho da ferida operatória (p. ex., Beaver #47) dependendo do tipo de LIO utilizado.
    a. Se estiver planejando a inserção de LIO de uma peça com a incisão em túnel escleral, estender a ferida na mesma profundidade do túnel para 0,5 mm maior do que o tamanho de óptica usando o cerátomo ou lâmina crescente.
    b. Verificar com o fabricante da LIO sobre o uso de um injetor, já que muitas feridas não precisam ser estendidas.
10. Colocar a LIO de câmara posterior no saco. (Ver a seção Lentes intraoculares e técnicas de inserção de lente mais adiante nesse capítulo.)
11. Remover a substância viscoelástica residual com o instrumento de irrigação/aspiração usando sucção mínima.
12. Opcional: Irrigar Miochol na câmara anterior para fazer constrição da pupila.
13. Hidratar a incisão operatória de entrada na córnea clara, se houver, com BSS ou Miochol residual.
    Opcional: Hidratar a paracentese.
14. Verificar a incisão operatória quanto a vazamentos aplicando uma suave pressão na ferida (esponjas de celulose) ou atrás dela. Verificar a pressão com palpação utilizando uma cânula com pressão suave contra o globo ocular. Injetar BSS ou liberar a pressão realizando a manobra de *burping* (aliviar a pressão liberando aquoso e substância viscoelástica pela ferida) na paracentese com a ponta da cânula conforme a necessidade.
    Opcional: Se necessário, fechar a ferida com sutura interrompida de náilon 10-0 ou de Vicryl 10-0.
    a. Suturas interrompidas.
    b. Sutura tipo colchoeiro (*mattress*)/duplo X.
15. Se necessário, reposicionar a conjuntiva e segurar com suturas (p. ex., náilon ou Vicryl 10-0) ou cautério.
16. Administrar injeções subconjuntivais ou subtenonianas de antibióticos (p. ex., cefalexina) e esteroides (p. ex., Decadron ou SoluMedrol).
17. Remover o blefarostato e o campo cirúrgico palpebral.
18. Opcional: Aplicar topicamente uma pomada combinada de antibiótico/esteroide.

Nota: Em geral, não são usadas pomadas na córnea clara. Usar antibiótico tópico ou uma combinação de colírio antibiótico e esteroide.

19. Aplicar curativo se não tiver feito sob anestesia tópica. Colocar protetor claro tipo *Fox shield*.

Lentes intraoculares e técnicas de inserção de lente

Polimetilmetacrilato

Ver o Capítulo 9.

Lentes dobráveis

- Silicone
- Acrílico

1. Técnica de dobra: Atualmente, muitas lentes podem ser montadas em um injetor (ver as especificações do fabricante da LIO). Alternativamente, essas lentes podem ser dobradas manualmente.

Pode ser mais fácil dobrar algumas lentes de acrílico de primeira geração e algumas lentes de acrílico refrativas de primeira geração após aquecê-las um pouco (p. ex., colocar sobre um autoclave ou monitor de computador ou irrigar com BSS aquecida antes de dobrar).

   a. Usar pinça lisa (p. ex., McPherson angulada) para remover a lente do estojo pela alça. Tenha cuidado para não arranhar a óptica, especialmente com uma LIO refrativa.

Nota: Irrigar as lentes de acrílico com BSS. Não irrigar as lentes de silicone (elas ficam escorregadias).

   b. Segurar a lente usando a pinça de fixação através da óptica com as alças na posição de "S" invertido **(Fig. 8.23)**.

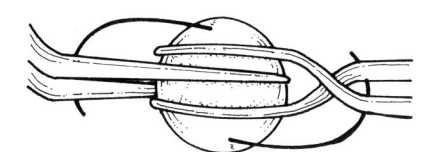

Figura 8.23

   c. Dobrar lentamente a lente, de maneira controlada, com a pinça de implante; fazer uma pressão para baixo sobre a óptica permitirá que ela seja dobrada **(Fig. 8.23)**.
   d. Liberar a pinça de fixação à medida que fecha a pinça de implante **(Fig. 8.24)**.

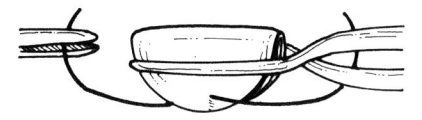

Figura 8.24

2. Técnica de dobra alternativa:
   a. Usar pinça lisa (p. ex., McPherson angulada) para retirar a lente do estojo pelas alças. Tenha cuidado para não arranhar a óptica, especialmente com uma LIO refrativa.

Nota: Irrigar as lentes de acrílico com BSS. Não irrigar as lentes de silicone.

   b. Colocar a lente em uma superfície plana (pode-se usar o estojo da lente sobre a mesa cirúrgica).
   c. Colocar as pás da pinça usada para dobrar a lente em lados opostos da óptica, paralelamente à direção do "S" invertido das alças **(Fig. 8.25)**.

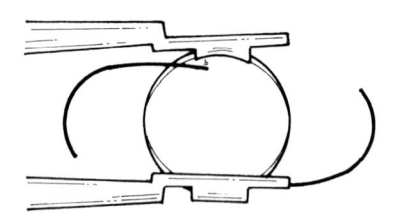

Figura 8.25

   d. Manter pressão contra as margens da óptica e levantar a lente da superfície.

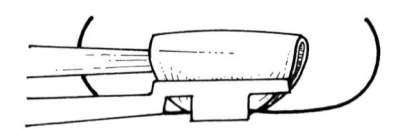

Figura 8.26

   e. Apertar delicadamente a lente, fechando a pinça de dobrar **(Fig. 8.26)**.
   f. Colocar a pinça de implante em ambos os lados da óptica dobrada, empurrando a alça superior para a direita **(Fig. 8.27)**.

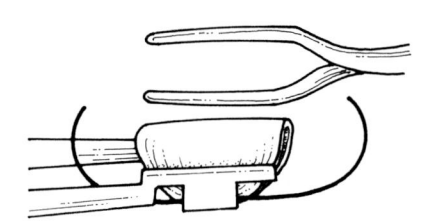

Figura 8.27

   g. Colocar as lâminas da pinça de implante sobre e paralelamente à pinça de dobradura.
   h. Remover a pinça de dobradura.

   i. Verificar o alinhamento da óptica dobrada na pinça. Uma LIO dobrada de maneira simétrica passará através de uma incisão menor do que uma dobrada de maneira assimétrica **(Fig. 8.28)**.

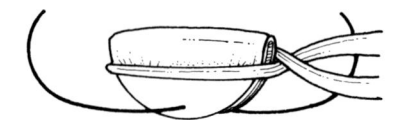

Figura 8.28

3. Opcional: Cobrir a margem dianteira da lente com substância viscoelástica. A alça dianteira pode ser colocada no interior da dobradura da óptica.
4. Inserir a alça inferior e a óptica através da incisão (túnel escleral ou córnea clara), colocando a alça inferior dentro do saco capsular **(Fig. 8.29)**.

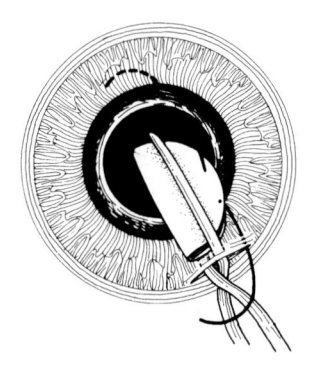

Figura 8.29

5. Girar a pinça de implante 90 graus de maneira que a óptica esteja perpendicular à cápsula posterior **(Fig. 8.30)**.

Nota: A alça superior permanece fora da incisão operatória.

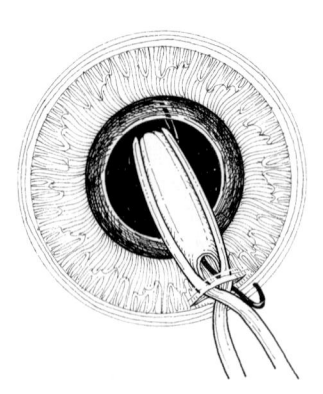

Figura 8.30

6. Abrir a pinça lentamente e removê-la do olho, permitindo que a lente abra (**Fig. 8.31**).

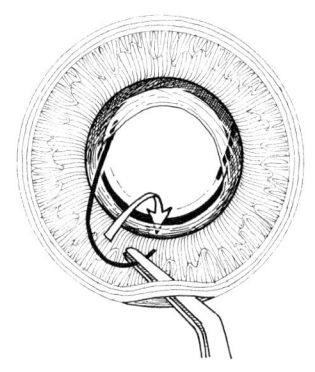

Figura 8.31

7. Segurar a alça superior com a pinça McPherson angulada.
8. Empurrar a alça para dentro da câmara anterior e fazer pronação da mão para fletir o joelho da alça atrás da íris, liberando-a na posição desejada.
9. Centralizar a lente usando o gancho Sinskey.

Lente de fixação no sulco

Nota: Uma LIO de fixação no sulco é inserida para casos de sustentação instável da cápsula posterior. Ao colocar uma lente de sulco, diminuir a força da LIO em 0,5-1,0 D dependendo da refração desejada.

1. Abrir a ferida para 0,5 mm maior do que a óptica, se necessário.
2. Assegurar-se de que não haja vítreo na câmara anterior.
3. Injetar substância viscoelástica logo abaixo da íris inferior, sobre o folheto anterior da cápsula.
4. Segurar a porção superior da LIO PMMA com pinça lisa. Se estiver usando lente dobrável, referir-se às **Figs. 8.23-8.29**, observando que a colocação será feita no sulco e não no saco capsular.
5. Colocar a alça inferior no sulco ciliar, logo abaixo da íris inferior.
6. Segurar a alça superior com a pinça McPherson antes de liberar a LIO para evitar movimentos não controlados.
7. Avançar a óptica pela pupila empurrando-a delicadamente na porção inferior.
8. Colocar a alça superior.
    a. Segurar com a pinça McPherson angulada.
    b. Empurrar a alça para dentro da câmara anterior.
    c. Fazer pronação da mão para fletir o joelho da alça atrás da íris.
    d. Liberar a alça na localização desejada.
9. Centrar a LIO; girá-la cuidadosamente se não estiver centrada.
10. Com o sistema injetor, a outra alça pode ser girada com a língua metálica do injetor colocada na câmara anterior durante a inserção ou com um gancho Kuglen ou Y. Muitos sistemas injetores não exigem o aumento da ferida operatória.

Lente intraocular de câmara anterior

Segue uma discussão resumida. Para uma discussão completa, ver o Capítulo 11, seção Implante de lente intraocular de câmara anterior.

Nota: A inserção de uma LIO de câmara anterior é usada para casos complicados que resultam na ausência de qualquer sustentação na câmara posterior.

1. Assegurar-se de que não há vítreo na câmara anterior, incluindo aderências na incisão de catarata ou paracentese (ver Capítulo 12).
2. Irrigar a câmara anterior com Miochol para fazer constrição da pupila.
3. Reconstituir a câmara anterior com substância viscoelástica.
4. Opcional: Colocar um deslizador (*Sheets glide*) através da câmara.
    a. O deslizador guia a colocação da lente e evita que a alça inferior da LIO cause uma dobra na íris. Pode ser necessário cortar a largura do deslizador dependendo do tamanho da incisão.
    b. Inclinar o deslizador para gerar uma discreta curvatura para cima facilita um posicionamento acurado sobre a pupila e a íris.
5. Colocar a LIO na câmara anterior.
    a. Segurar a alça superior com pinça McPherson
    b. Deslizar a lente através da câmara anterior até o ângulo inferior.
    c. Estabilizar a lente com a pinça na mão esquerda antes de liberar a pinça da LIO para evitar o deslocamento da lente do ângulo.
    d. Remover o deslizador. (Estabilizar a alça superior com pinça para evitar o deslocamento da LIO do ângulo inferior ao remover o deslizador.)
    e. Assegurar-se de que a pupila está redonda e sem dobras na íris.
    f. Retrair o lábio posterior da ferida com pinça de tecido e colocar a alça superior da LIO no ângulo superior. Pode ser usada uma lente de Koeppe para verificar a posição da alça no ângulo.
    g. Realizar iridectomia usando pinça Colibri e tesoura Vannas (ver Capítulo 31). Se for muito difícil a realização de uma iridectomia periférica (IP) no momento da cirurgia ou se a IP não estiver aberta no primeiro dia pós-operatório, pode ser realizada uma iridotomia periférica a *laser* (ver Capítulo 33, seção Iridotomia a *laser*).
6. Remover a substância viscoelástica residual com o instrumento de I&A usando o mínimo de sucção.
7. Fechar a ferida com suturas interrompidas de náilon 10-0 (p. ex., agulha Alcon CU-5).
    a. As suturas devem ter ~ 90% da profundidade da ferida.
    b. Assegurar uma boa aposição da ferida.
    c. Colocar os nós no lado escleral da ferida.
8. Verificar a presença de vazamentos na ferida aplicando uma pressão suave em pontos da ferida (esponjas de celulose).

Lente intraocular suturada

Ver o Capítulo 11, seção Implante de lente intraocular de câmara posterior suturada.

Procedimentos pós-operatórios

1. Manter o curativo (se for colocado) e o protetor ocular no local até que o paciente seja examinado no primeiro dia de pós-operatório.
2. Colírio de esteroides (p. ex., Pred Fort a 1%) 4 vezes ao dia, reduzido gradualmente ao longo de ~ 4-6 semanas, à medida que diminui a inflamação.
3. Antibióticos tópicos (p. ex., moxifloxacina a 0,5% [Vigamox], gatifloxacina a 0,3% [Zymar]) 4 vezes ao dia por 1 semana.
4. AINEs tópicos: Verificar a literatura para estudos adequados sobre a eficácia de AINEs tópicos e as práticas atuais, quando indicado. As opções atuais incluem nepafenaco a 0,1% [Nevanac] 3 vezes ao dia; cetorolaco de trometamina [Acular] 4 vezes ao dia; bronfenaco em solução oftálmica a 0,009% [Xibrom] 2 vezes ao dia para ajudar a evitar o edema macular cistoide por 1 semana a 3 meses, dependendo do tempo cirúrgico e de fatores predisponentes (diabete, glaucoma, história de uveíte, etc.).
5. Controlar elevações na pressão intraocular conforme a necessidade com colírios (tartarato de brimonidina a 0,1%; maleato de timolol a 0,25 ou 0,5%) ou com medicações orais (i. e., acetazolamida 500 mg por via oral em uma dose única) antes de realizar a drenagem da incisão (quando são administrados Betadine e uma quinolona de quarta geração antes e depois).
6. Em pacientes com uveíte ativa deve-se continuar os esteroides orais com redução gradual ao longo de vários meses após a cirurgia, dependendo da inflamação.
7. Explicar o manejo pós-operatório ao paciente (ver o Capítulo 6).

Plano de acompanhamento

1. Primeiro dia de pós-operatório.
2. Quarto ou quinto dia de pós-operatório (quando é maior a incidência de início de endoftalmite).
3. Com duas e quatro semanas de pós-operatório e, então, conforme a necessidade. Muitos oftalmologistas reavaliam seus pacientes em 3-6 meses e, depois em 1 ano.
4. A refração final costuma ser feita após o paciente suspender os colírios de esteroides (cerca de 1 mês de pós-operatório).

Complicações

1. Ruptura da cápsula posterior antes de completar a remoção do núcleo.
2. Em todos os casos de perda de vítreo considerar o uso do método de Burke para coloração de vítreo:

    Coloração de vítreo, Kenalog 40 mg/mL (para coloração da capsulorrexe durante a cirurgia)

    Materiais:
    a. Injeção de Kenalog 40 mg/mL, 0,2 mL
    b. Filtro GV de 0,22 μm (amarelo arredondado)
    c. Duas seringas de TB
    d. Seringa de 3 mL
    e. Frasco de 15 mL de BSS estéril

    Métodos:
    a. Colocar 0,2 mL de Kenalog 40 mg/mL na seringa de TB.
    b. Remover a agulha da seringa de TB, substituir pelo filtro de 0,22 μm, empurrar o Kenalog através do filtro para prender partículas.
    c. Abrir a seringa de 3 mL, colocar a agulha na extremidade do filtro mícron e trocar a seringa de TB pela de 3 mL.
    d. Abrir o frasco de BSS; esse é um método de lavagem para remover conservantes do Kenalog. Aspirar a BSS através do filtro até encher a seringa de 3 mL. Empurrar a BSS novamente e descartá-la para recapturar cristais do Kenalog no filtro. Repetir 3-4 vezes, deixando BSS suficiente para a diluição final de 0,8 mL.
    e. Na lavagem final, aspirar a BSS através do filtro em uma quantidade suficiente para aproximadamente 0,8 mL.
    f. Tampar com tampa amarela estéril, rotular e usar imediatamente.
3. Se permanecer vítreo posteriormente à cápsula:
    a. Usar substância viscoelástica para manter o vítreo afastado posteriormente.
    b. Considerar o uso de um deslizador para evitar a perda de fragmentos nucleares.
    c. Pode-se continuar de maneira cuidadosa a remoção de material do núcleo por facoemulsificação. Baixar a altura do frasco para evitar pressão posterior adicional.
    d. Considerar o alargamento da ferida e a conversão para uma técnica extracapsular se a bolsa estiver instável.
4. Se o vítreo misturar-se ao material do núcleo:
    a. Não continuar a facoemulsificação.
    b. Alargar a ferida e remover os fragmentos nucleares remanescentes com alça de lente. (Se o vítreo estiver aderido, remover uma parte para reduzir o risco para a retina.)
    c. Remover o vítreo da câmara anterior com uma abordagem anterior ou através da *pars plana*, se indicado (ver Capítulo 12 e Capítulo 63).
5. Perda de fragmentos do núcleo na cavidade vítrea.
    a. Não tentar buscar um fragmento que tenha caído na cavidade vítrea.
    b. Remover o vítreo na câmara anterior com uma abordagem anterior ou através da *pars plana*, se indicado (ver Capítulo 12 e Capítulo 63).
    c. Se houver sustentação capsular, uma lente de fixação no sulco pode ser colocada após a remoção do vítreo da câmara anterior. Caso contrário, colocar uma LIO de câmara anterior com IP e fechar a ferida (ver Capítulo 11, seção Implante de lente intraocular de câmara anterior).
    d. Solicitar ajuda de um especialista em retina no momento do incidente, se possível, antes de colocar uma LIO e fechar a ferida ou, caso contrário, no dia seguinte.
6. Aumento transitório na pressão intraocular.
7. Hifema.
8. Dano ao endotélio corneano e consequente ceratopatia bolhosa.
9. Hemorragia ou efusão supracoroidal.
10. Opacificação da cápsula posterior.
11. Endoftalmite: qualquer aumento de dor ou de sensibilidade à luz após a cirurgia necessita de uma avaliação imediata.
12. Descolamento de retina.
13. Edema macular cistoide.

■ Corantes capsulares

Indicações

Usadas nos casos em que o reflexo vermelho está ausente na retroiluminação (p. ex., casos com catarata branca densa, fundo intensamente pigmentado ou ambos). Os corantes capsulares permitem uma melhor distinção entre a cápsula anterior e o tecido subjacente do cristalino. Ajuda a diminuir o risco de capsulorrexe incompleta ou de lacerações radiais na cápsula e as complicações associadas.

Opções de colorações capsulares

1. Azul tripano a 0,1% (Gurr).
2. Indocianina verde (ICV) a 0,5%.
3. Fluoresceína sódica a 2%.
4. Violeta genciana a 0,1% e azul de metileno a 1% (relatos de toxicidade ao endotélio corneano).
5. Hemocoloração da cápsula com sangue autólogo.

Procedimentos pré-operatórios

Dilatação da pupila com a preparação pré-operatória habitual para extração de catarata.

1. Azul tripano:

    Colocar 0,1 mL de azul tripano a 0,1% em cloreto de sódio tamponado com fosfato em seringa estéril de 1 mL. Colocar na mesa cirúrgica.

2. ICV:

    Preparar a ICV: misturar o frasco de 25 mg de ICV com 10 mL de diluente aquoso para gerar uma solução a 0,25%. Misturar 0,5 mL desta solução com 4,5 mL de BSS. Agitar bem o frasco. Aspirar em uma seringa de 5 mL. Passar a solução através de um filtro de miliporos. Colocar cânula de 30 G na seringa.

Instrumentação

- Corante capsular: azul tripano a 0,1% em cloreto de sódio tamponado com fosfato ou ampola de ICV de 25 mg
- Seringa de 1 mL ou de 5 mL
- Filtro de miliporos
- Lâmina 15
- Cânula 27-30 G
- Substância viscoelástica (p. ex., Healon, Viscoat)
- Cistótomo
- Pinça capsular Utrata

Procedimento operatório

1. Anestesia: como de costume (p. ex., retrobulbar com bloqueio palpebral, peribulbar, subtenoniana ou tópica).
2. Preparar e colocar campos cirúrgicos no olho.
3. Colocar o blefarostato.
4. Criar uma pequena paracentese de câmara anterior através de córnea clara na posição de 10 horas ou 2 horas do relógio com a lâmina #15 (ver Capítulo 7). Uma paracentese menor irá evitar a saída de ar.
5. Através do filtro, injetar uma única e grande bolha de ar na câmara anterior. Não é necessário aspirar o aquoso antes, já que a bolha de ar irá deslocar o aquoso para longe da paracentese. A cápsula irá se corar adequadamente sem uma bolha de ar, embora muitos cirurgiões notem um resultado melhor e mais uniforme com uma bolha de ar.
6. Inserir a seringa e a cânula contendo o corante. Aplicar gotas do corante de maneira uniforme sobre a cápsula. (Opcional, embora não seja necessário em muitos casos: usar a lateral da cânula para espalhar o corante sobre a cápsula.)
7. Esperar 1-2 minutos para a ICV; esperar alguns segundos para o azul tripano.
8. Injetar substância viscoelástica para deslocar a bolha de ar para fora da câmara anterior. Injetar abaixo e além da bolha enquanto se faz a manobra de refluxo pela paracentese de modo que a bolha saia mais rapidamente.
9. Alternativamente, fazer a incisão corneana maior para retirar o ar remanescente, se necessário. Com o azul tripano, alguns cirurgiões primeiro irrigam completamente com BSS para retirar o excesso de corante antes de injetar a substância viscoelástica, embora isso não necessariamente deva ser feito.
10. Usar o cistótomo e depois a pinça capsular conforme a necessidade para iniciar e completar a capsulorrexe contínua.
11. Opcional: Se a cápsula ainda não estiver bem definida em algumas áreas com ICV, injetar mais ICV sob o retalho da cápsula anterior uma vez que o retalho inicial tenha sido criado.
12. Opcional: uma iluminação lateral pode ser útil em áreas de coloração ruim.
13. Continuar a capsulorrexe e o restante do procedimento conforme descrito no passo 10 da seção inicial.

Complicações

Tem sido relatado edema corneano com a combinação de violeta de genciana a 0,1% e azul de metileno a 1%. Acredita-se que isso se deva a toxicidade endotelial. Não tem sido relatada toxicidade endotelial com ICV ou azul tripano.

Tem sido relatada a coloração da cápsula posterior causando perda temporária do reflexo vermelho com obstrução da visão do fundo posterior em olhos após vitrectomia.

9
Extração extracapsular de catarata

Indicações

- Catarata visualmente significativa que prejudica o estilo de vida do paciente.
- Catarata densa que obstrui a visão do fundo do olho.
- Possíveis vantagens da cirurgia de catarata extracapsular em relação a de facoemulsificação:
  - Incidência reduzida de descompensação corneana em pacientes com comprometimento corneano.
  - Facilidade de remoção do núcleo duro.

Procedimento pré-operatório

Ver o Capítulo 3.

1. Calcular o poder da lente intraocular (LIO).
2. Diversas fórmulas para o cálculo do poder da LIO têm sido derivadas com base em teorias de óptica e em dados empíricos. A fórmula de Sanders-Retzlaff-Kraff (SRK) é uma das mais amplamente usadas.
3. Fórmula SRK: Poder da LIO = $A - (2{,}5 \times AL) - (0{,}9 \times K)$, onde
   a. A = constante determinada pelo fabricante da lente específica. Um valor típico é de A = 118,4.
   b. K = medida média de ceratometria em dioptrias.
   c. AL = comprimento axial do olho em milímetros medido com ultrassonografia em modo A.
4. Determinar o objetivo de refração pós-operatória:
   a. As decisões sobre o objetivo de refração pós-operatória dependem de vários fatores, incluindo o desejo do paciente de uma boa visão para perto ou para longe, a dominância ocular, a refração e a situação do cristalino no outro olho e o tipo de LIO planejada (multifocal, lentes refrativas de nova geração).
   b. Conversar com o paciente sobre as opções de refração ajuda a escolher os objetivos apropriados.
5. Dilatação da pupila e colírios pré-operatórios:
   a. Tropicamida a 1%, fenilefrina a 2,5% e ciclopentolato a 1%, a cada 15 minutos iniciando 1 hora antes da cirurgia, é um regime típico. Outros exemplos de regime são: Fen/Trop 1 gota a cada 5 minutos por 3 doses. Coll 3&38 ¼ 1 gota a cada 5 minutos por 3 doses.
   b. Colírio de antibiótico pré-operatório (p. ex., moxifloxacina a 0,5% [Vigamox], gatifloxacina a 0,3% [Zymar]) 1 gota antes da cirurgia.
   c. Opcional: Anti-inflamatórios não esteroides (AINEs) tópicos 1 gota a cada 15 minutos por 3 doses iniciando 1 hora antes da cirurgia (para minimizar a miose intraoperatória) (p. ex., flurbiprofeno a 0,03% 1 gota a cada 5 minutos por 2 doses). Outros AINEs tópicos (p. ex., nepafenaco a 0,1% [Nevanac] 3 vezes ao dia, cetorolaco de trometamina [Acular] 4 vezes ao dia ou bronfenaco em solução oftálmica a 0,009% [Xibrom] 2 vezes ao dia) podem ser usados por 5-7 dias antes da cirurgia em pacientes com história de diabete, uveíte, edema macular cistoide prévio, membrana epirretiniana ou oclusão venosa, e depois por aproximadamente 3 meses após a cirurgia para ajudar a evitar o edema macular cistoide. Alguns cirurgiões usam AINEs pré-operatórios e pós-operatórios em todos os pacientes. Verificar a literatura quanto a estudos atualizados da eficácia entre os AINEs tópicos e as práticas atuais conforme a indicação.
   d. O uso pré-operatório (nos dias anteriores à cirurgia) e intraoperatório (diluído no frasco de BSS: vancomicina 1 mg/0,1 mL de BSS; cefuroxima intracameral: 1 mg de cefuroxima em 0,1 mL de solução salina 0,9%; moxifloxacina intracameral 100 µg/0,1 mL [diluição 1:5 de moxifloxacina com BSS]) de antibióticos é controverso em termos de benefícios comprovados. O seu uso varia amplamente. Verificar a literatura sobre informações atualizadas.
   e. Um regime comumente usado são os antibióticos pré-operatórios em "pulsos": fluoroquinolonas de quarta geração a cada 10 minutos por 4 doses 1 hora antes da cirurgia. Uma fluoroquinolona de quarta geração é usada imediatamente após a cirurgia e depois continuada durante a primeira semana de pós-operatório (p. ex., moxifloxacina a 0,5% [Vigamox], gatifloxacina a 0,3% [Zymar]).

6. Recomendado:
Usar lentes de acrílico ou polimetilmetacrilato (PMMA) em pacientes com diabete, uveíte ou glaucoma.

Instrumentação

- Balão de Honan (opcional)
- Blefarostato
- Compasso Castroviejo
- Pinça de tecido de dentes finos (p. ex., Colibri e/ou Castroviejo reta de 0,12 mm)
- Fios de sutura (seda 4-0, Vicryl 7-0, Vicryl 10-0, náilon 10-0)
- Pinça Elschnig
- Porta-agulhas Kalt
- Porta-agulhas fino
- Tesoura Westcott
- Esponjas de celulose
- Cautério (tipo *underwater eraser* ou descartável)
- Lâmina de incisão escleral (p. ex., Beaver #64 ou #69)
- Bisturi microcirúrgico (p. ex., Beaver #75M, Superblade)
- Substância viscoelástica (p. ex., Healon, Amvisc, Viscoat)
- Cistótomo ou agulha de ponta curva 22 G de 2,5 cm
- Pinça de sutura McPherson reta e angulada
- Tesouras corneoesclerais para mão esquerda e direita
- Espátula de ciclodiálise
- Alça de lente
- Gancho de músculo
- Agulha 19 G em seringa
- Unidade de irrigação/aspiração (automática ou manual)
- Gancho Kuglen ou retrator Graether
- Gancho Sinskey
- Pinça de joalheiro
- Tesoura Vannas
- Polidor de cápsula
- Pinça de LIO
- Solução de acetilcolina (p. ex., Miochol)

Procedimento operatório

1. Anestesia: Geral ou retrobulbar mais bloqueio palpebral ou bloqueio peribulbar. (Ver o Capítulo 4.)
2. Opcional: Aplicar o balão de Honan por ~ 10-15 minutos para descomprimir o olho e a órbita, minimizando a pressão positiva do vítreo.
3. Preparar e colocar campos cirúrgicos.
4. Colocar o blefarostato.
5. Colocar suturas de seda 4-0 em rédea através das inserções dos músculos retos superior e inferior (pinça de Elschnig, porta-agulhas Kalt, seda 4-0, p. ex., agulha cortante Ethicon #734, gancho de músculo) **(Fig. 9.1)**.
   a. Facilitar a visualização pedindo que um assistente faça rotação do olho inferiormente com o gancho muscular colocado no fórnice conjuntival.
   b. Elevar a inserção do músculo com a pinça Elschnig enquanto desliza a sutura sob o tendão do músculo.

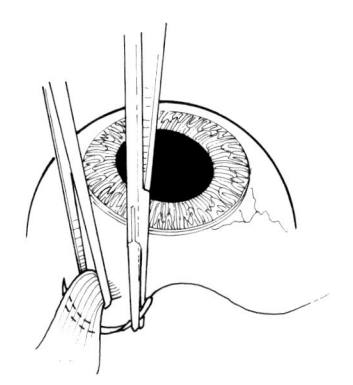

Figura 9.1

6. Preparar uma peritomia conjuntival no fórnice ao nível do limbo com tesoura Westcott romba e pinça de tecido **(Fig. 9.2)**.

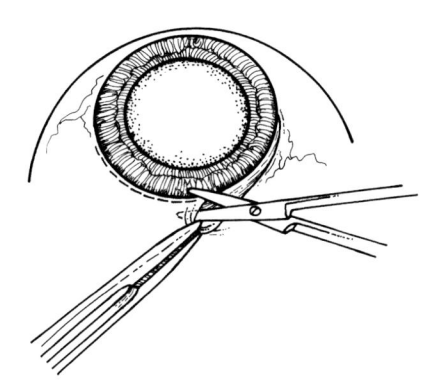

Figura 9.2

7. Assegurar a hemostasia com cautério de campo úmido.
8. Realizar uma incisão em *groove* da espessura parcial no limbo (p. ex., pinça de 0,12 mm, lâmina Beaver #64 ou #69) **(Fig. 9.3A)**.
   a. Colocar no limbo posterior.
   b. O comprimento de corda do *groove* deve ser de ~ 11-12 mm.
   c. Fazer a incisão perpendicular ao tecido com profundidade de cerca de dois terços da espessura escleral.
      i. Para uma incisão pequena, extração extracapsular de catarata (EECC) sem sutura: usar uma lâmina arredondada ou em crescente (p. ex., lâmina Beaver #64 ou #69) e pinça de 0,12 mm para fazer uma incisão de espessura parcial (50%) de 6 mm, linear ou franzida, paralela ao plano do limbo, perpendicular à esclera e distante em 1,5 mm ou 2 mm do limbo na loca-

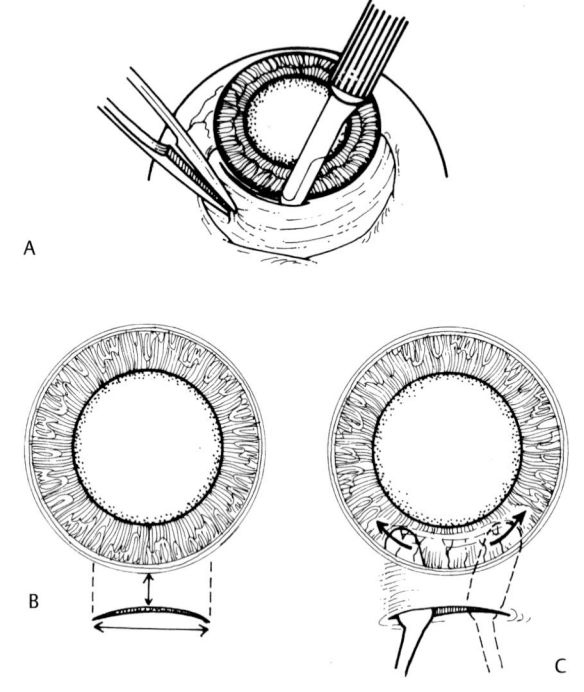

Figura 9.3

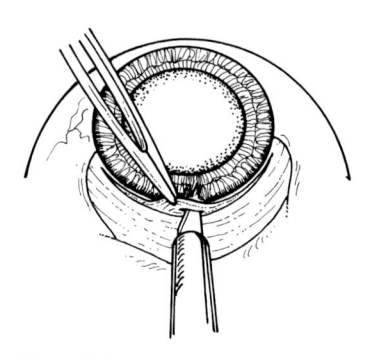

Figura 9.4

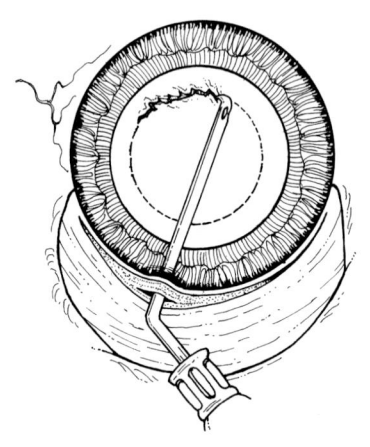

Figura 9.5

lização desejada (p. ex., superior). Cauterizar conforme a necessidade (**Fig. 9.3B**).

ii. Construir um túnel escleral da mesma profundidade na córnea clara. Manter um plano cirúrgico uniforme segurando o cabo da lâmina deitado contra a esclera. Avançar com um movimento circular para a esquerda e para a direita pode ser útil (**Fig. 9.3C**).

iii. Continuar a construção do túnel logo depois dos vasos límbicos anteriores, de modo que a abertura interna seja maior do que a incisão externa. Isso ajudará na retirada do núcleo.

iv. Para uma grande catarata brunescente, pode ser necessário aumentar as aberturas interna e externa (p. ex., 7 mm). Alternativamente, o núcleo pode ser dividido ao meio antes da retirada.

v. Usar um cerátomo para penetrar na câmara anterior após injetar substância viscoelástica através de uma paracentese para criar uma válvula corneana autosselante (ver **Fig. 8.4**, pág. 28).

vi. Não costuma ser necessário nenhum outro alargamento da ferida com tesoura ou cerátomo na EECC com incisão pequena.

9. Entrar na câmara anterior com bisturi microcirúrgico; evitar a cápsula (**Fig. 9.4**).
10. Instilar substância viscoelástica na câmara anterior.
11. Realizar uma capsulotomia anterior de 360 graus em estilo "abridor de latas", com um cistótomo ou agulha 22 G de ponta curva e 2,5 cm, com diâmetro de ~ 5 a 6 mm (**Fig. 9.5**).

Nota: Pode ser usada uma capsulorrexe contínua curvilínea. Porém, deve ser realizada uma incisão de relaxamento para a expressão mais fácil do núcleo do saco capsular.

12. Remover o retalho capsular anterior com pinça McPherson angulada (**Fig. 9.6**).

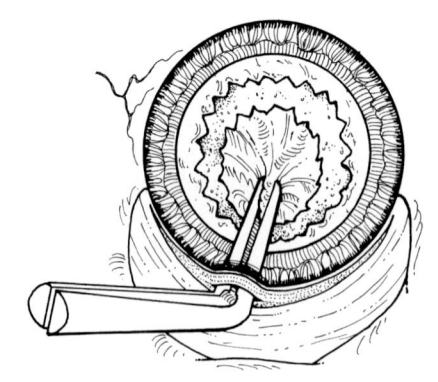

Figura 9.6

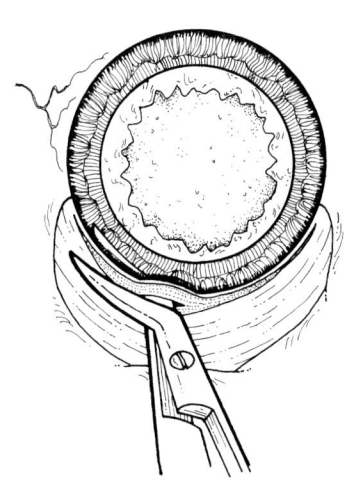

Figura 9.7

13. Estender a ferida com tesoura corneoescleral, angulando as lâminas em ~ 45 graus em relação ao tecido para criar uma incisão biplanar para a EECC tradicional (**Fig. 9.7**).
14. Pré-colocar suturas de Vicryl 7-0 ou náilon 10-0 nas posições de 10 e 2 horas, separadas por 7 mm e deixadas sem amarrar.
15. Realizar suturas em alça fora da ferida usando uma espátula de ciclodiálise.
16. Opcional: realizar hidrodissecção com BSS e uma cânula 30 G para soltar o núcleo.
17. Espremer o núcleo (**Figs. 9.8A e 9.8B**).
    a. Aplicar uma pressão delicada no limbo na posição de 6 horas com um gancho muscular e 2 mm posteriormente à posição de 12 horas com uma alça de lente.
    b. Quando o núcleo alcançar a ferida o assistente pode:
        i. Levantar a córnea.
        ii. Usar uma agulha 19 G ou outro instrumento para girar o núcleo para fora do olho (**Fig. 9.8B**).
18. Irrigar a câmara anterior com BSS.
19. Amarrar as suturas pré-colocadas.
20. Colocar uma sutura adicional de náilon 10-0 na posição de 12 horas do relógio.

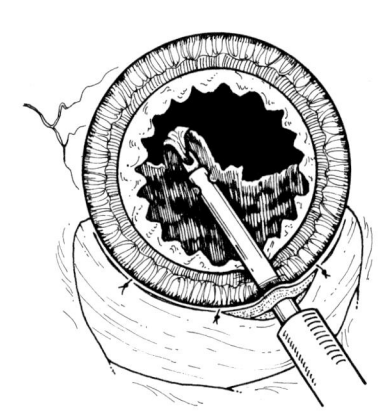

Figura 9.9

21. Remover o material cortical residual com irrigação/aspiração automatizada (**Fig. 9.9**).
    a. Adicionar 0,3-0,5 mL de epinefrina a 1:1.000 para cada garrafa de 500 mL de solução de irrigação para ajudar a manter a dilatação da pupila.
    b. Colocar a ponta de irrigação/aspiração no fórnice capsular.
    c. Prender o córtex com a sucção; direcionar a ponta para a face inferior da margem anterior da cápsula.
    d. Retirar em camadas, delicadamente, o córtex da cápsula posterior em direção ao centro da pupila.
    e. Pode-se usar um gancho Kuglen ou retrator Graether para retrair a íris e visualizar melhor o córtex.

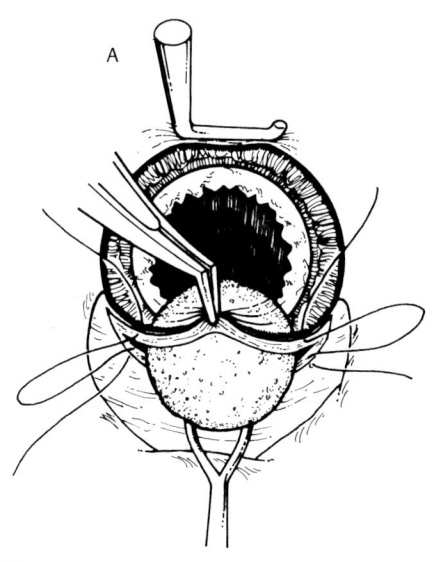

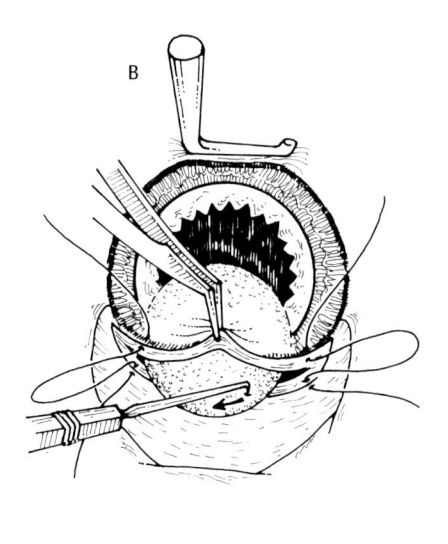

Figura 9.8

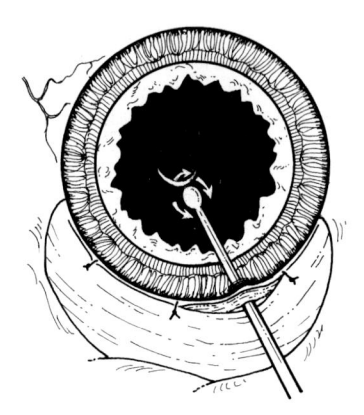

Figura 9.10

22. Opcional: polir a cápsula posterior centralmente com o polidor de cápsula **(Fig. 9.10)**.
23. Remover a sutura da posição de 12 horas.
24. Irrigar substância viscoelástica no saco capsular.
25. Colocar a LIO de câmara posterior: é descrito o implante-padrão para lentes com alças em J. Lentes de outros estilos podem exigir técnicas de implantação alternativas **(Fig. 9.11)**.
    a. Segurar a porção superior da óptica com pinça de LIO.
    b. Colocar a alça inferior no saco capsular ou sulco ciliar dependendo do tipo de fixação de LIO desejado. (Segurar a alça superior com pinça McPherson antes de liberar a pinça de LIO para evitar movimentos descontrolados da LIO.) **(Fig. 9.11A)**
    c. Avançar a óptica pela pupila empurrando-a inferiormente com cuidado (pinça McPherson).
    d. Colocar a alça superior.
        i. Segurar com pinça McPherson angulada **(Fig. 9.11B)**.
        ii. Empurrar a alça para dentro da câmara posterior.
        iii. Fazer a pronação da mão para fletir o joelho da alça atrás da íris. Liberar a alça na posição desejada **(Fig. 9.11C)**.
26. Centrar a LIO e girá-la horizontalmente (gancho Sinskey). Alças nas posições de 3 e 9 horas **(Figs. 9.12A e 9.12B)**.

Nota: Nos casos em que a cápsula posterior está significativamente rompida ou com diálise zonular, a lente pode ser posicionada no sulco ciliar.

a. Assegurar-se de que não há vítreo na câmara anterior.
b. Injetar substância viscoelástica atrás da íris e sobre os folhetos anteriores da cápsula.
c. Segurar a porção superior da LIO PMMA com pinça lisa.
d. Colocar a alça inferior no sulco ciliar, logo abaixo da íris inferior.

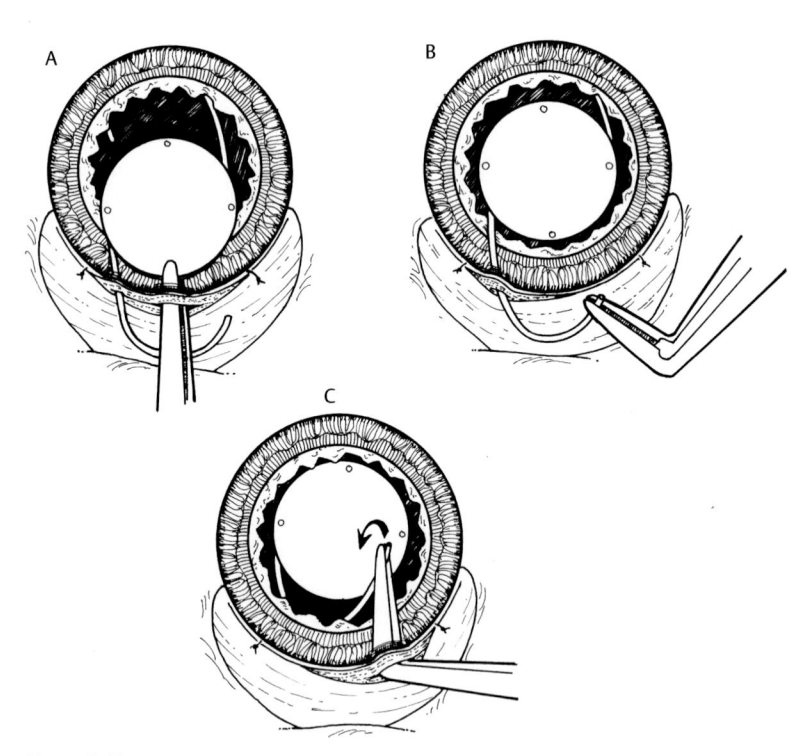

Figura 9.11

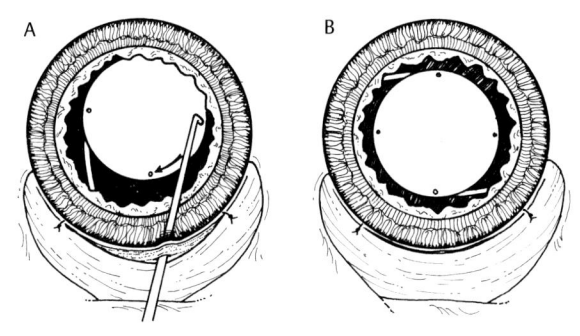

Figura 9.12

e. Segurar firme a alça superior com a pinça McPherson antes de liberar a LIO para evitar movimentos descontrolados.
f. Avançar a óptica pela pupila empurrando-a inferiormente com cuidado.
g. Colocar a alça superior.
   i. Segurar com pinça McPherson angulada.
   ii. Empurrar a alça para dentro da câmara anterior.
   iii. Fazer a pronação da mão para fletir o joelho da alça atrás da íris.
   iv. Liberar a alça na posição desejada.
h. Centrar a LIO; girá-la com cuidado se não estiver centrada.

27. Remover a substância viscoelástica com instrumento de irrigação/aspiração usando o mínimo de sucção.
28. Irrigar Miochol na câmara anterior para fazer constrição da pupila.

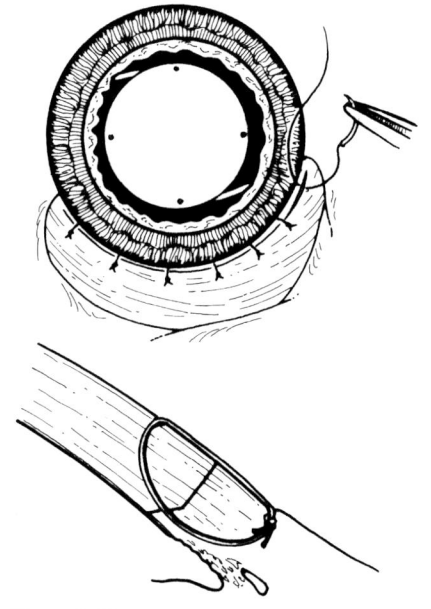

Figura 9.13

29. Fechar a ferida com suturas interrompidas de náilon 10-0 **(Fig. 9.13)**.

   a. As suturas devem ter ~ 90% da profundidade da ferida.
   b. Assegurar uma boa aposição da ferida.
   c. Esconder os nós no lado escleral da ferida.
   d. Remover as suturas de Vicryl 7-0 colocadas previamente.
30. Verificar quanto a vazamentos na ferida aplicando pressão delicada em pontos da ferida com esponja de celulose.
31. Remover as suturas em rédea (se presentes).
32. Reposicionar a conjuntiva e fixar com suturas (p. ex., náilon ou Vicryl 10-0) ou cautério.
33. Realizar injeções subconjuntivais ou subtenonianas de antibióticos (i. e., cefalexina) e esteroides (i. e., Decadron ou SoluMedrol).
34. Remover o blefarostato.
35. Aplicar topicamente uma pomada combinada de antibiótico/esteroide.
36. Aplicar curativo e colocar o protetor ocular.

Procedimento pós-operatório

1. Fornecer instruções por escrito aos pacientes quanto ao uso de medicações.
2. Manter o curativo e o protetor ocular até que o paciente seja examinado no primeiro dia de pós-operatório.
3. Colírio esteroide (p. ex., Pred Fort a 1%) 4 vezes ao dia, reduzido gradualmente ao longo de ~ 6 semanas conforme a inflamação.
4. Antibióticos tópicos (p. ex., moxifloxacina a 0,5% [Vigamox], gatifloxacina a 0,3% [Zymar]) 4 vezes ao dia por 1 semana.
5. AINEs tópicos: verificar a literatura quanto a estudos atualizados da eficácia entre os AINEs tópicos e as práticas atuais conforme a indicação. As opções atuais incluem nepafenaco a 0,1% (Nevanac) 3 vezes ao dia; cetorolaco de trometamina (Acular) 4 vezes ao dia; bronfenaco em solução oftálmica a 0,009% (Xibrom) 2 vezes ao dia. O uso por 1 semana a 3 meses está recomendado para ajudar a evitar o edema macular cistoide, dependendo do tempo cirúrgico e de fatores predisponentes (diabete, glaucoma, história de uveíte, etc).
6. Controlar as elevações da pressão intraocular conforme a necessidade com colírios (i. e., tartarato de brimonidina a 0,1%; maleato de timolol a 0,25 ou 0,5%) ou medicações orais (i. e., acetazolamida 500 mg por via oral em dose única) antes de fazer drenagem da incisão (quando se administra Betadine e uma fluoroquinolona de quarta geração antes e depois).
7. Em pacientes com uveíte ativa, continuar os esteroides orais reduzidos lentamente ao longo de vários meses após a cirurgia, dependendo da inflamação.
8. Explicar o manejo pós-operatório ao paciente (ver o Capítulo 6).

Plano de acompanhamento

1. Primeiro dia pós-operatório.
2. Quarto ou quinto dia de pós-operatório (maior incidência de início de endoftalmite nesse momento).
3. Segunda semana de pós-operatório, 1 mês, 3 meses, 6 meses, 1 ano; depois disso, anualmente.

Remoção de suturas

1. Pode-se cortar seletivamente as suturas para controle do astigmatismo começando com ~ 6 semanas de pós-operatório, dependendo da estabilidade da ferida, do uso de colírios esteroides e de outros fatores de risco, como o diabete. Tomar cuidado com a remoção superzelosa das suturas, já que isso pode comprometer a incisão e produzir alargamento da ferida.
2. Remover as suturas soltas, expostas ou infiltradas à medida que aparecerem.
3. Suturas bem escondidas e assintomáticas podem ser deixadas indefinidamente.
4. Técnica
    a. Administrar colírio estéril de tetracaína ou proparacaína. Recomendado: administrar uma gota de Betadine a 10% e/ou uma gota de antibiótico antes da remoção da sutura.
    b. Cortar a sutura com bisturi (p. ex., lâmina Bard-Parker #11 ou extremidade de agulha 25 G).
    c. Remover a sutura com pinça de joalheiro; pode-se deixá-la no local se as extremidades estiverem escondidas.
    d. Administrar colírio antibiótico após a remoção da sutura e continuar 4 vezes ao dia por 3 dias.

Complicações

1. Ruptura da cápsula posterior
2. Perda de vítreo (ver o Capítulo 12). Ver também o Capítulo 8, seção de Complicações, que discute o método de Burke para coloração de vítreo com Kenalog, página 38
3. Hemorragia ou efusão supracoroidal
4. Hifema
5. Aumento transitório da pressão intraocular
6. Endoftalmite
7. Vazamento na ferida
8. Opacificação da cápsula posterior
9. Ceratopatia bolhosa
10. Descolamento de retina
11. Edema macular cistoide
12. Edema corneano prolongado, especialmente na distrofia de Fuchs

10

Extração intracapsular de catarata/lente intraocular de câmara anterior

Indicações

- Casos selecionados de subluxação de cristalino.
- Casos selecionados de glaucoma induzido pelo cristalino.
- Uveíte facoanafilática.
- Casos selecionados de catarata traumática com deiscência zonular.

Procedimento pré-operatório

Ver o Capítulo 3.

1. Examinar o ângulo da câmara anterior com um gonioscópio para verificar a presença de sinéquia anterior periférica (SAP) ou de outras anormalidades que possam interferir ou impedir a implantação de lente intraocular (LIO) de câmara anterior.
2. Calcular o poder da LIO.

   Várias fórmulas para o cálculo do poder da LIO têm sido derivadas com base em óptica teórica e dados empíricos. A fórmula de Sanders-Retzlaff-Kraff (SRK) é uma das mais amplamente usadas.

   Fórmula SRK: Poder da lente = $A - 2,5 (AL) - 0,9 (K)$, onde

   a. A = constante determinada pelo fabricante de uma lente específica. Um valor típico é A = 116,7.
   b. K = medida média de ceratometria em dioptrias.
   c. AL = comprimento axial do olho em milímetros medido com ultrassonografia em modo A.
3. Determinar o objetivo de refração pós-operatória.
4. Dilatar a pupila: tropicamida a 1%, fenilefrina a 2,5% e ciclopentolato a 1% a cada 15 minutos iniciando 1 hora antes da cirurgia.
5. Uso pré-operatório de colírio antibiótico (p. ex., moxifloxacina a 0,5% [Vigamox], gatifloxacina a 0,3% [Zymar]) 1 gota antes da cirurgia.
6. Opcional: agentes anti-inflamatórios não esteroides (AINEs) tópicos a cada 15 minutos iniciando 1 hora antes da cirurgia (para minimizar a miose intraoperatória).
7. Opcional: sugere-se o uso de agentes AINEs (p. ex., nepafenaco a 0,1% [Nevanac] 3 vezes ao dia; cetorolaco de trometamina [Acular] 4 vezes ao dia ou bronfenaco em solução oftálmica a 0,009% [Xibrom] 2 vezes ao dia) por 5-7 dias antes da cirurgia em diabéticos e depois por ~ 3 meses após a cirurgia para ajudar a evitar o edema macular cistoide (EMC). Isso também é sugerido para pacientes com uveíte estável que não tenham demonstrado inflamação por 3 meses antes da cirurgia. Considerar a internação hospitalar do paciente 1 dia antes da cirurgia para esteroides intravenosos se houver uveíte ativa. Verificar a literatura quanto a estudos atualizados da eficácia entre AINEs tópicos conforme a indicação.
8. Opcional: tratar o paciente com um agente hiperosmótico para desidratar o vítreo e minimizar a pressão positiva do vítreo. As seguintes opções podem ser usadas:
   a. Manitol a 20%, 1-2 g/kg IV administrados em 1 hora, 90 minutos antes da cirurgia.
   b. Manitol a 25%, 50 mL IV em bolo administrados logo antes da cirurgia.

Instrumentação

- Balão de Honan
- Blefarostato
- Compasso Castroviejo
- Pinça com dentes finos (p. ex., Colibri e/ou Castroviejo reta de 0,12 mm)
- Fios de sutura (seda 4-0, Vicryl 8-0 e 10-0, náilon 10-0)
- Pinça Elschnig
- Porta-agulhas Kalt
- Porta-agulhas fino
- Tesoura Westcott
- Esponjas de celulose
- Cautério (tipo *underwater eraser* ou descartável)
- Lâmina de incisão escleral (Beaver #64 ou #69)
- Bisturi microcirúrgico (p. ex., Beaver #75M, Superblade)
- Tesoura corneoescleral para mão esquerda e direita
- Pinça de joalheiro

- Tesoura Vannas
- Solução de acetilcolina (p. ex., Miochol)
- Alfaquimotripsina a 1:10.000
- Cânula 30 G ou com ponta de oliva
- Retrator de íris
- Crioextrator
- Espátula de íris
- Pinça de sutura McPherson reta e angulada
- Substância viscoelástica (p. ex., Healon, Amvisc, Viscoat)
- Deslizador (*Sheets glide*)
- Pinça de LIO

Procedimento operatório

1. Anestesia: retrobulbar mais bloqueio palpebral ou geral. Ver o Capítulo 4.
2. Aplicar o balão de Honan por ~ 20 minutos para descomprimir o olho e a órbita, minimizando a pressão positiva do vítreo.
3. Preparar e colocar campos cirúrgicos.
4. Inserir o blefarostato.

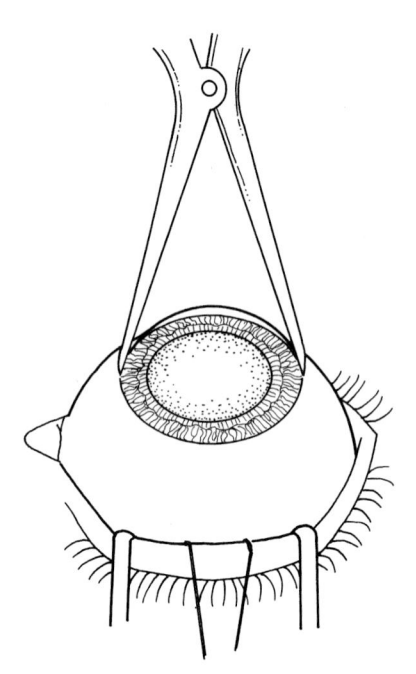

Figura 10.1

5. Medir a distância de "branco a branco" (limbo a limbo) com o compasso. Selecionar o tamanho da LIO de câmara anterior aproximadamente igual à medida de branco a branco mais 1 mm **(Fig. 10.1)**.

6. Colocar suturas de seda 4-0 em rédea através das inserções dos músculos reto superior e reto inferior (ver a **Fig. 9.1**, pág. 41).
7. Preparar uma peritomia conjuntival com base no fórnice ao nível do limbo superior (tesoura Westcott, pinça de tecido) (ver a **Fig. 9.2**, pág. 41).
8. Assegurar a hemostasia com cautério.

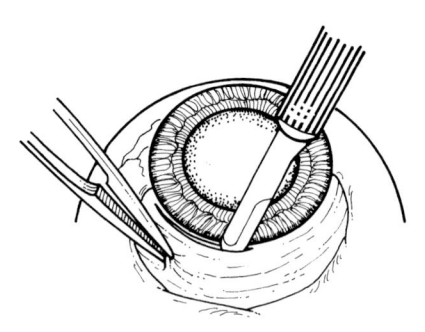

Figura 10.2

9. Realizar uma incisão em túnel de espessura parcial no limbo (pinça de 0,12 mm, lâmina Beaver #64) **(Fig. 10.2)**.
   a. Posicionar na porção média do limbo para formar um lábio da ferida posterior adequado, sob o qual se coloca a LIO de câmara anterior.
   b. O comprimento de corda do túnel deve ser de ~ 12 mm.
   c. Fazer a incisão perpendicular ao tecido, com profundidade de aproximadamente dois terços da espessura escleral.

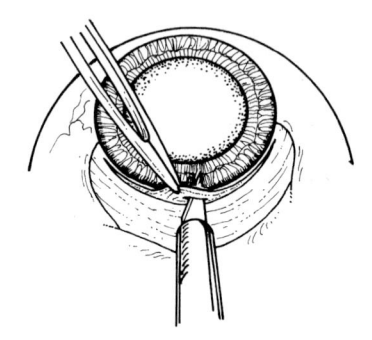

Figura 10.3

10. Entrar na câmara anterior com o bisturi microcirúrgico **(Fig. 10.3)**.

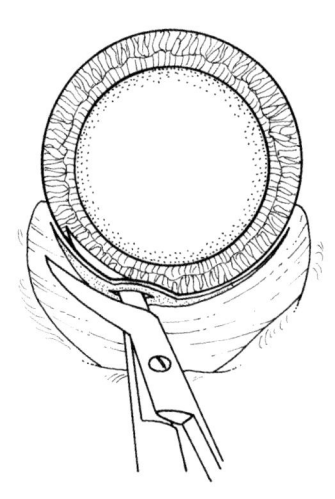

Figura 10.4

11. Estender a ferida com tesoura corneoescleral, angulando as lâminas em ~ 45 graus em relação ao tecido para criar uma incisão biplanar **(Fig. 10.4)**.
12. Pré-colocar suturas de Vicryl 7-0 nas posições de 10 horas e 2 horas do relógio, separadas por 7 mm e deixadas sem amarrar.
13. Fazer suturas em alça fora da ferida (espátula de ciclodiálise).

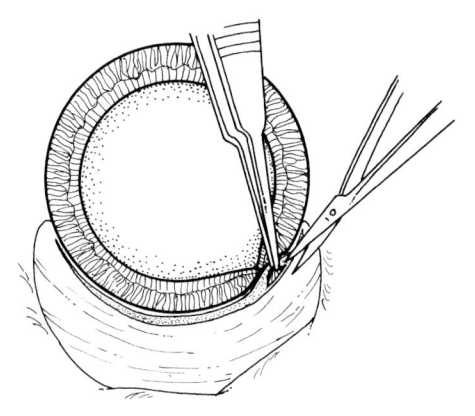

Figura 10.5

14. Realizar uma iridectomia periférica pequena (pinça de joalheiro, tesoura Vannas) **(Fig. 10.5)**.

    Posicionar a iridectomia de forma a não interferir com as alças da LIO.

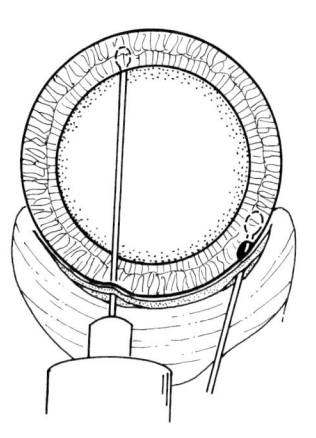

Figura 10.6

15. Irrigar alfaquimotripsina (1:10.000) na câmara posterior (cânula 30 G ou ponta de oliva) **(Fig. 10.6)**.
    a. Usar ~ 0,5 mL da solução.
    b. Irrigar superiormente através das iridectomias e inferiormente logo abaixo da íris.
    c. Permitir a ação enzimática por 2 minutos.

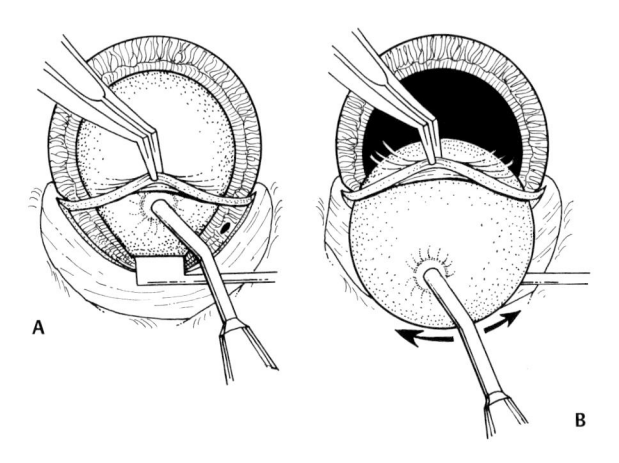

Figura 10.7

16. Irrigar as câmaras anterior e posterior com BSS para remover a alfaquimotripsina e os fragmentos zonulares.
17. Fazer a crioextração do cristalino **(Figs. 10.7A e 10.7B)**.
    a. Se a pupila não for suficientemente grande, realizar esfincterotomia ou iridectomia em setor/fechadura.
    b. Solicitar que o assistente faça a retração da córnea.
    c. Secar o cristalino com esponja de celulose.
    d. Retrair a íris superior (retrator de íris ou esponja de celulose).

Figura 10.8

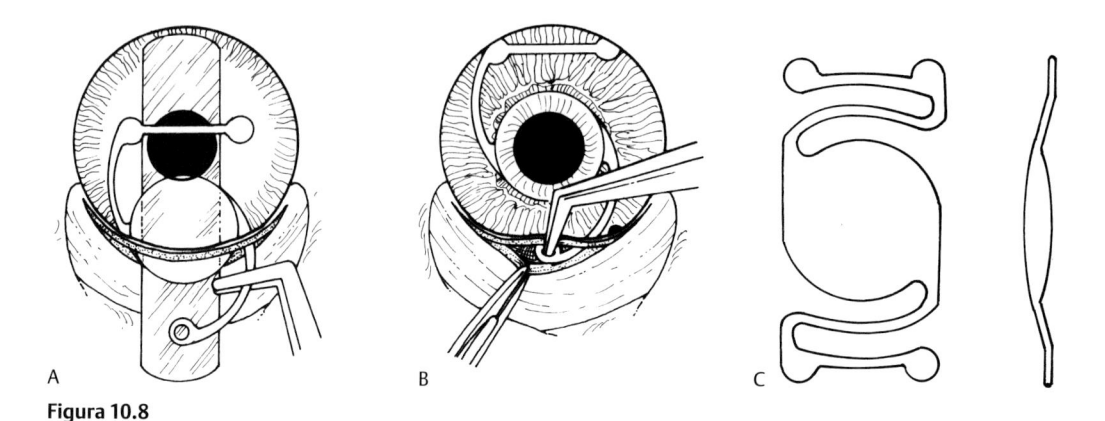

   e. Colocar a criossonda a meio caminho entre o centro do cristalino e o equador superior.
   f. Ativar a criossonda e permitir que se forme uma bola de gelo.
   g. Balançar delicadamente o cristalino enquanto se levanta de maneira lenta o polo superior para longe do olho.
   h. Se a criossonda congelar de maneira inadvertida na íris ou na córnea, irrigar com BSS para descongelar as aderências.
18. Reposicionar a íris com BSS.
19. Amarrar as suturas de Vicryl pré-colocadas.
20. Irrigar a câmara anterior com Miochol para fazer constrição da pupila.
21. Reconstruir a câmara anterior com substância viscoelástica.
22. Opcional: colocar o deslizador sobre a íris no ângulo inferior.
    a. O deslizador direciona a colocação da lente e evita a dobradura da íris pela alça inferior da LIO.
    b. A curvatura do deslizador, para dar uma forma ligeiramente ascendente, facilita a sua colocação acurada sobre a pupila e a íris.
23. Colocar a LIO de câmara anterior (**Figs. 10.8 A-10.8C**).
    a. Segurar a alça superior com pinça lisa (p. ex., McPherson).
    b. Deslizar a lente através da câmara anterior para dentro do ângulo inferior.
    c. Estabilizar a LIO com pinça na mão esquerda antes de liberar a pinça da LIO para evitar que a lente se desloque do ângulo.
    d. Remover o deslizador. (Estabilizar a alça superior com pinça para evitar o deslocamento da LIO do ângulo inferior enquanto se remove o deslizador.)
    e. Assegurar-se de que a pupila está redonda e sem dobras na íris.
    f. Retrair o lábio posterior da ferida com pinça de tecido e colocar a alça superior da LIO no ângulo superior. (Evitar os locais de iridectomia.)
    g. Pode ser usada uma LIO de câmara anterior com 3 ou 4 pontos de fixação (**Fig. 10.8C**).
24. Irrigar/aspirar a substância viscoelástica residual da câmara anterior.

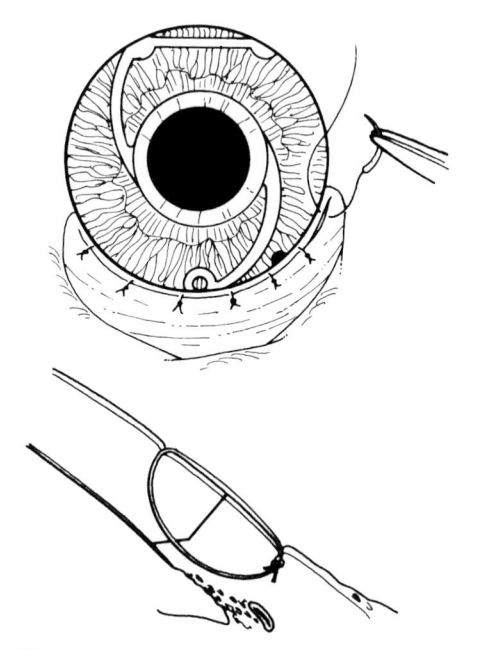

Figura 10.9

25. Fechar a ferida com suturas interrompidas de náilon 10-0 (p. ex., Alcon CU-5) (**Fig. 10.9**).
    a. As suturas devem ter ~ 90% da profundidade da ferida.
    b. Assegurar uma boa aposição da ferida.
    c. Esconder os nós no lado escleral da ferida.
    d. Remover as suturas de Vicryl 7-0 previamente colocadas.
26. Verificar a presença de vazamentos na ferida aplicando uma pressão delicada em pontos da ferida (esponjas de celulose).
27. Remover as suturas em rédea.
28. Reposicionar a conjuntiva e fixar com suturas (p. ex., náilon ou Vicryl 10-0) ou cautério.
29. Realizar injeções subconjuntivais de antibiótico (p. ex., cefalexina) e esteroide (p. ex., Decadron ou SoluMedrol).
30. Remover blefarostato.
31. Aplicar topicamente uma pomada combinada de antibiótico/esteroide.

32. Aplicar curativo e colocar protetor tipo *Fox shield*.

Procedimento pós-operatório

1. Manter o curativo e o protetor ocular no local até que o paciente seja examinado no primeiro dia de pós-operatório.
2. Colírio de esteroide (p. ex., Pred Fort a 1%) 4 vezes ao dia, com redução gradual ao longo de 6 semanas, conforme a inflamação.
3. Antibióticos tópicos (p. ex., moxifloxacina a 0,5% [Vigamox], gatifloxacina a 0,3% [Zymar]) 4 vezes ao dia por 1 semana.
4. Agente AINE tópico (p. ex., nepafenaco a 0,1% [Nevanac], cetorolaco de trometamina [Acular]) é recomendado 4 vezes ao dia para ajudar a evitar o EMC por 1 semana a 3 meses, dependendo do tempo cirúrgico e de fatores predisponentes (p. ex., diabete, glaucoma, história de uveíte, EMC, cirurgia intraocular prévia).
5. Controlar as elevações da pressão intraocular conforme a necessidade: recomenda-se o tratamento clínico máximo (tartarato de brimonidina a 0,1%; maleato de timolol a 0,25 ou 0,5%; acetazolamida 500 mg por via oral em dose única) antes de fazer a drenagem da incisão (quando se administra Betadine e uma fluoroquinolona de quarta geração antes e depois).
6. Explicar o manejo pós-operatório ao paciente (ver o Capítulo 6).

Plano de acompanhamento

1. Primeiro dia de pós-operatório.
2. Quarto ou quinto dia de pós-operatório (maior incidência de início de endoftalmite nesse período).
3. Duas a quatro semanas, 3 meses, 6 meses, 1 ano, e depois anualmente.

Remoção de suturas

1. Pode-se cortar de maneira seletiva as suturas para controle do astigmatismo iniciando com ~ 6 semanas de pós-operatório. (Fazer isso de maneira cuidadosa, pois a remoção superzelosa de suturas pode comprometer a ferida e produzir correção exagerada.)
2. Remover as suturas frouxas, expostas ou infiltradas à medida que aparecerem.
3. As suturas bem escondidas e assintomáticas podem ser deixadas no local indefinidamente.
4. Técnica
    a. Administrar colírio estéril de tetracaína ou proparacaína; administrar, então, colírio de Betadine a 10%.
    b. Cortar as suturas com bisturi (p. ex., lâmina Bard-Parker #11 ou extremidade de agulha 25 G).
    c. Remover a sutura com pinça de joalheiro ou deixar no local se as extremidades estiverem escondidas.
    d. Administrar colírio estéril de antibiótico (p. ex., moxifloxacina a 0,5% [Vigamox], gatifloxacina a 0,3% [Zymar]) e continuar 4 vezes ao dia por 3-7 dias.

Complicações

1. Ruptura da cápsula durante a extração do cristalino
2. Perda de vítreo (ver o Capítulo 12)
3. Hemorragia ou efusão supracoroidal
4. Hifema
5. Aumento transitório na pressão intraocular (secundário à alfaquimotripsina e/ou substância viscoelástica)
6. Prega da íris pela lente
7. Bloqueio pupilar
8. Vazamento da ferida
9. Endoftalmite
10. Ceratopatia bolhosa
11. Descolamento de retina
12. EMC

11

Colocação de lente intraocular secundária

■ Implante de lente intraocular de câmara anterior

Indicações

- Afacia monocular em paciente que não tolera lente de contato, na ausência de suporte na cápsula posterior.
- Casos selecionados de afacia binocular nos quais o paciente é incapaz de usar lentes de contato ou óculos afácicos.
- Os pacientes com degeneração macular, em particular, podem se beneficiar das consequências ópticas de lentes intraoculares (LIO) (ausência de escotoma em anel, menos aumento do escotoma central) em comparação com a correção por óculos afácicos.

Contraindicações

- Contagem celular baixa no endotélio corneano
- Edema macular cistoide
- Uveíte
- Sinéquia anterior periférica
- Rubeose
- Necessidade de vitrectomia anterior ao colocar o implante
- Glaucoma de ângulo fechado

Procedimento pré-operatório

Ver o Capítulo 3.

1. Examinar o ângulo da câmara anterior com o gonioscópio para inspecionar a presença de sinéquia anterior periférica, a profundidade do ângulo e a localização de quaisquer iridectomias periféricas.
2. Avaliar a integridade do endotélio corneano com exame cuidadoso por lâmpada de fenda, paquimetria e/ou microscopia especular.
3. Examinar a mácula sob lâmpada de fenda com uma lente de contato de fundo e/ou angiografia com fluoresceína para pesquisar sinais de edema macular cistoide.
4. Determinar a necessidade de vitrectomia anterior antes de a lente ser implantada. Por exemplo, um olho com vítreo e uma face hialoide intacta atrás do plano da íris pode não precisar de vitrectomia. Por outro lado, um olho com uma face hialoide rompida e com vítreo na câmara anterior irá precisar de uma vitrectomia anterior. Isso irá evitar a perda não controlada de vítreo bem como o encarceramento de vítreo pelo implante ou na ferida operatória. Em casos selecionados, uma pequena quantidade de vítreo solto pode ser afastada posteriormente pela irrigação de substância viscoelástica na câmara anterior ou por um deslizador de lente, evitando a vitrectomia.
5. Calcular o poder da LIO: várias fórmulas para o cálculo do poder da LIO têm sido derivadas com base em óptica teórica e dados empíricos. A fórmula de Sanders-Retzlaff-Kraff (SRK) é uma das mais amplamente usadas.

    Fórmula SRK: Poder da LIO = A − 2,5 (AL) − 0,9(K), onde

    a. A = constante determinada pelo fabricante de uma lente específica. Um valor típico de é de A = 115,1.
    b. K = medida média de ceratometria em dioptrias.
    c. AL = comprimento axial do olho em milímetros medido com ultrassonografia em modo A.

    Nota: Ajustar a unidade de ultrassom para olhos afácicos, e não com catarata.

6. Opcional: agente anti-inflamatório não esteroide (AINE) tópico a cada 15 minutos por 3 doses iniciando 1 hora antes da cirurgia (para minimizar a miose intraoperatória).
7. Opcional: se não for planejada uma vitrectomia, um agente hiperosmótico pode ser administrado para desidratar o vítreo em um esforço para mantê-lo posterior ao plano da íris durante a cirurgia. O regime a seguir pode ser usado:
    a. Manitol a 20%, 1-2 g/kg IV administrados em 1 hora, 90 minutos antes da cirurgia.
    b. Manitol a 25%, 50 mL IV em bolo administrados logo antes da cirurgia.

Instrumentação

- Balão de Honan
- Blefarostato
- Compasso Castroviejo
- Fios de sutura (náilon 10-0, Vicryl 10-0)
- Pinça Elschnig
- Porta-agulhas Kalt
- Porta-agulhas fino
- Pinça de tecido com dentes finos (p. ex., Colibri e/ou Castroviejo reta de 0,12 mm)
- Tesoura Westcott
- Esponjas de celulose
- Cautério (tipo *underwater eraser* ou descartável)
- Escarificador (p. ex., Beaver #64, #69)
- Bisturi microcirúrgico (p. ex., Beaver #75M, microvitreorretiniano [MVR], Micro-Sharp, Superblade)
- Instrumentação de sucção/corte para microvitrectomia
- Solução de acetilcolina (p. ex., Miochol)
- Substância viscoelástica (p. ex., Healon, Amvisc, Viscoat)
- Tesoura corneoescleral para mão esquerda e direita
- Pinça de sutura McPherson reta e angulada
- Deslizador de lente (p. ex., *Sheets glide*)
- Pinça de LIO

Procedimento operatório

1. Anestesia: tópica, peribulbar ou retrobulbar mais bloqueio palpebral; ou geral se indicada.

   (Ver o Capítulo 4.)

2. Aplicar o balão de Honan por ~ 10-15 minutos para descomprimir o olho e a órbita. Isso minimiza a pressão positiva do vítreo.

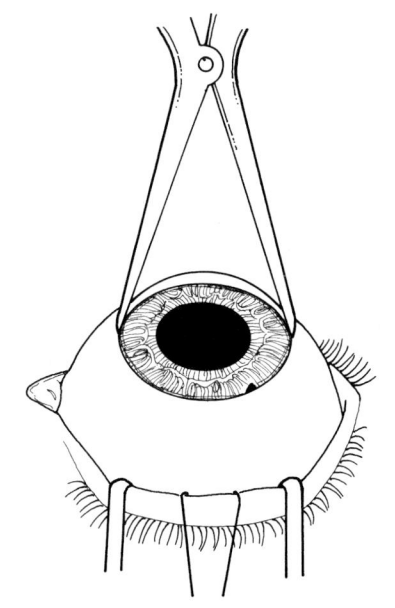

Figura 11.1

3. Opcional: realizar a cirurgia usando uma incisão temporal para evitar a incisão original, sinéquias anteriores periféricas e iridectomias periféricas.
4. Preparar e colocar os campos cirúrgicos.
5. Colocar o blefarostato.
6. Medir a distância horizontal de "branco a branco" (limbo a limbo) com o compasso. Selecionar o tamanho da LIO de câmara anterior (LIO-CA) aproximadamente igual à medida de branco a branco mais 1 mm (**Fig. 11.1**).

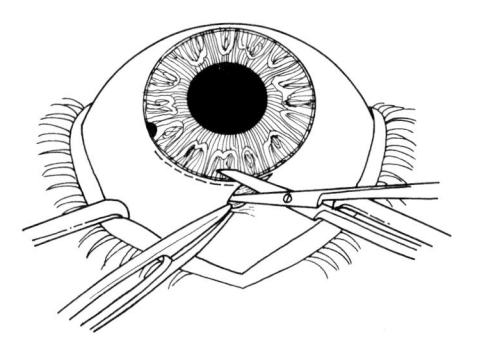

Figura 11.2

7. Preparar uma peritomia conjuntival com base no fórnice ao nível do limbo (tesoura Westcott, pinça de tecido) (**Fig. 11.2**).
8. Assegurar a hemostasia com cautério.

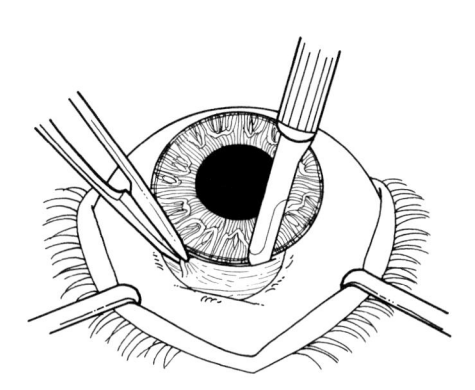

Figura 11.3

9. Realizar uma incisão em *groove* de espessura parcial no limbo (pinça 0,12 mm, lâmina Beaver #64 ou #69) (**Fig. 11.3**).
   a. O comprimento de corda da incisão tunelizada deve ser de ~ 7 mm.
   b. Posicionar na porção média do limbo para formar um lábio posterior adequado na ferida, sob o qual se colocará a LIO-CA.

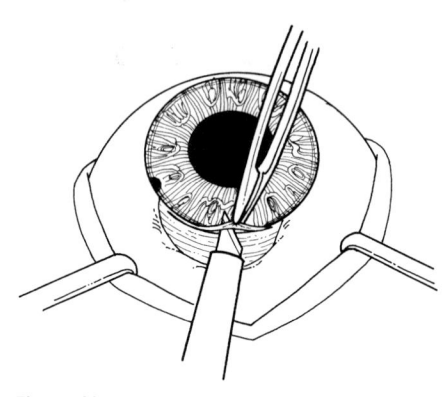

Figura 11.4

10. Entrar na câmara anterior com o bisturi microcirúrgico (**Fig. 11.4**).

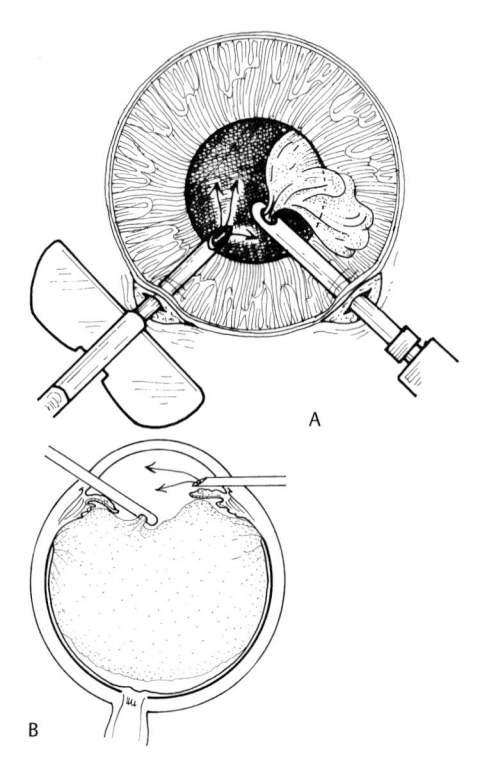

Figura 11.5

11. Se necessário, realizar vitrectomia anterior (ver o Capítulo 12) (**Figs. 11.5A e 11.5B**).
    a. Pode-se usar instrumentação de sucção/corte para microvitrectomia e luva de infusão separada através de paracentese.
    b. Parâmetros do instrumento de vitrectomia:
        i. Velocidade de corte: ~ 800 cps.
        ii. Sucção: começar com ~ 50-75 mmHg e aumentar conforme a necessidade.
    c. A vitrectomia está completa quando:
        i. Não há vítreo na ferida.
        ii. Não há vítreo na câmara anterior.
        iii. A pupila não está pontiaguda.
        iv. A pressão positiva do vítreo está aliviada com a íris caída posteriormente.
    d. Alternativamente, a vitrectomia pode ser realizada usando uma técnica a céu aberto após a ferida ser estendida no passo 14.
12. Irrigar Miochol na câmara anterior para fazer constrição da pupila.
13. Irrigar substância viscoelástica na câmara anterior para manter a profundidade da câmara anterior e, em alguns casos, manter o vítreo em posição mais posterior.

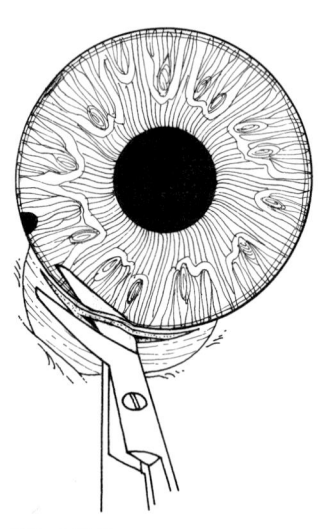

Figura 11.6

14. Estender a ferida com tesoura corneoescleral (**Fig. 11.6**).
15. Opcional: colocar o deslizador sobre a íris no ângulo oposto (**Fig. 11.7**).
    a. O deslizador direciona a colocação da lente e evita que a íris seja dobrada pela alça dianteira da LIO.
    b. Em casos selecionados, o deslizador pode ajudar a evitar que o vítreo anterior interfira com a colocação da lente.
    c. A curvatura do deslizador, para gerar uma inclinação ligeiramente superior, facilita a sua colocação acurada sobre a pupila e a íris.
16. Colocar a LIO-CA (**Fig. 11.8**; ver também a **Fig. 10.8C**, pág. 50).
    a. Segurar a alça com pinça de LIO ou McPherson.
    b. Deslizar a lente através da câmara anterior até o ângulo oposto.
    c. Estabilizar a LIO com pinça na mão esquerda antes de liberar a pinça de LIO para evitar que a lente seja deslocada do ângulo.

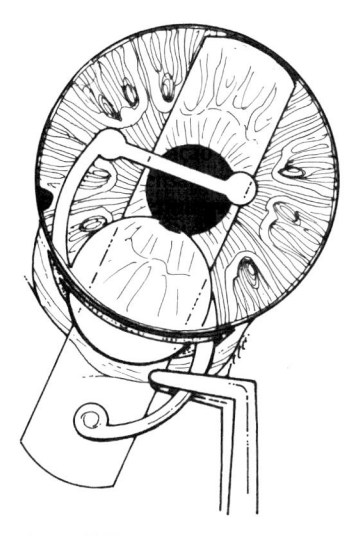

Figura 11.7

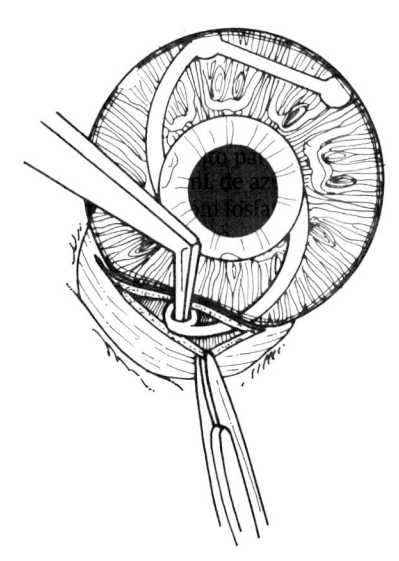

Figura 11.8

d. Remover o deslizador da lente. (Estabilizar a alça superior com pinça para evitar que a LIO seja deslocada do ângulo inferior enquanto remove o deslizador).
e. Assegurar-se de que a pupila está redonda e sem dobras na íris.
f. Retrair o lábio posterior da ferida com pinça de tecido e colocar a alça da LIO no ângulo.
17. Remover a substância viscoelástica residual com irrigação/aspiração usando sucção mínima.
18. Realizar uma iridectomia periférica se ainda não tiver sido feita (pinça de joalheiro, tesoura Vannas) (ver o Capítulo 31).
19. Fechar a ferida com sutura interrompida de náilon 10-0 (p. ex., agulha Alcon CU-5).
   a. As suturas devem ter ~ 90% da profundidade da ferida.
   b. Assegurar uma boa aposição da ferida.
   c. Esconder os nós no lado escleral da ferida.
20. Verificar se há vazamentos na ferida aplicando uma pressão delicada em pontos da ferida (esponjas de celulose).
21. Reposicionar a conjuntiva e fixar com suturas (p. ex., náilon ou Vicryl 10-0) ou cautério.
22. Realizar injeções subconjuntivais de gentamicina e Solu-Medrol.
23. Remover o blefarostato.
24. Aplicar topicamente uma pomada combinada de antibiótico/esteroide.
25. Aplicar curativo se não tiver sido feito sob anestesia tópica.
26. Colocar o protetor ocular.

Procedimento pós-operatório

1. Manter o curativo (se houver) e o protetor ocular no local até que o paciente seja examinado no primeiro dia de pós-operatório.
2. Colírio de esteroide (p. ex., Pred Fort a 1%) 4 vezes ao dia, reduzido gradualmente ao longo de ~ 4 semanas conforme a inflamação.
3. Antibiótico tópico 4 vezes ao dia por 1 semana.
4. Controlar elevações na pressão intraocular conforme a necessidade.
5. Explicar o manejo pós-operatório ao paciente (ver o Capítulo 6).

Plano de acompanhamento

1. Primeiro dia de pós-operatório.
2. Quarto ou quinto dia de pós-operatório (maior incidência de início de endoftalmite nesse período).
3. Duas e quatro semanas de pós-operatório e, depois, conforme a necessidade.

Remoção de suturas

1. Pode-se cortar seletivamente as suturas para controle do astigmatismo iniciando com ~ 6 semanas de pós-operatório. (Fazer isso com cuidado, já que a remoção superzelosa das suturas pode comprometer a ferida e produzir correção excessiva.)
2. Remover as suturas frouxas, expostas ou infiltradas à medida que aparecerem.
3. As suturas bem escondidas e assintomáticas podem ser deixadas no local indefinidamente.
4. Técnica
   a. Administrar colírio estéril de tetracaína ou paracaína e Betadine a 5%.
   b. Cortar as suturas com bisturi (p. ex., lâmina Bard-Parker #11 ou extremidade de agulha 25 G).
   c. Remover a sutura com pinça de joalheiro ou deixá-la no local se as extremidades estiverem escondidas.
   d. Administrar colírio antibiótico e continuar 4 vezes ao dia por 5 dias.

Complicações

1. Encarceramento de vítreo na incisão
2. Pregas da íris pela LIO

3. Bloqueio pupilar pela lente ou vítreo
4. Hemorragia ou efusão supracoroidal
5. Hifema
6. Elevação transitória na pressão intraocular
7. Vazamento na ferida
8. Endoftalmite
9. Dano ao endotélio corneano e consequente ceratopatia bolhosa
10. Descolamento de retina
11. Edema macular cistoide

■ Implante de lente intraocular de câmara posterior

Indicações

- Afacia monocular em paciente que não tolera lente de contato na presença de suporte na cápsula posterior ou capsulorrexe anterior intacta.
- Casos selecionados de afacia binocular em que o paciente é incapaz de usar lentes de contato ou óculos afácicos.
- Os pacientes com degeneração macular, em particular, podem se beneficiar das consequências ópticas de LIO (ausência de escotoma em anel, menor aumento do escotoma central) em comparação com a correção por óculos afácicos.
- O implante secundário de LIO de câmara posterior (LIO-CP) pode ser realizado através de túnel escleral ou de córnea clara. Além disso, a LIO pode ser colocada no saco capsular se houver sustentação capsular suficiente, ou no sulco, se houver comprometimento da cápsula. Para uma discussão completa de cada técnica, ver o Capítulo 8.

Contraindicações

- Se não houver sustentação capsular adequada, está indicada uma LIO suturada na íris ou esclera (ver a seção Implante de lente intraocular de câmara posterior suturada mais adiante nesse capítulo).
- Edema macular cistoide.
- Uveíte ativa.

Procedimento pré-operatório

Ver o Capítulo 3.

1. Avaliar cuidadosamente a integridade da cápsula, a presença de vítreo na câmara anterior e diálise zonular através de uma pupila bem dilatada.
2. Fazer uma determinação preliminar de possível implante na bolsa ou sulco e escolher o poder da LIO conforme a opção. Para implante no sulco, a regra geral a seguir é usada:
   a. Se o poder da LIO planejada na bolsa for de +28,5 D a +30,0 D, subtrair 1,50 D de força para o implante no sulco.
   b. Se o poder da LIO planejada na bolsa for de +17,5 D a +28,0 D, subtrair 1,00 D de força para o implante no sulco.
   c. Se o poder da LIO planejada na bolsa for de +9,5 D a +17,0 D, subtrair 0,50 D de força para o implante no sulco.
   d. Se o poder da LIO planejada na bolsa for de +5,0 D a +9,0 D, não é necessário nenhum ajuste na força da LIO para implante no sulco.
3. Examinar o ângulo da câmara anterior com o gonioscópio para inspecionar a presença de sinéquia anterior periférica, a profundidade do ângulo e a localização de quaisquer iridectomias periféricas se houver necessidade de LIO-CA em vez de uma LIO-CP.
4. Avaliar a integridade do endotélio corneano com exame cuidadoso em lâmpada de fenda, paquimetria e/ou microscópio especular.
5. Examinar a mácula sob lâmpada de fenda com uma lente de contato de fundo e/ou angiografia com fluoresceína quanto a sinais de edema macular cistoide.
6. Determinar a necessidade de vitrectomia anterior antes do implante da lente. Por exemplo, um olho com face hialoide intacta e vítreo atrás do plano da íris pode não precisar de vitrectomia. Por outro lado, um olho com a face hialoide rompida e vítreo na câmara anterior irá precisar de uma vitrectomia anterior. Isso irá evitar a perda descontrolada de vítreo bem como o encarceramento de vítreo pelo implante ou na ferida cirúrgica. Em casos selecionados, uma pequena quantidade de vítreo solto pode ser afastada posteriormente pela irrigação de substância viscoelástica na câmara anterior ou por um deslizador de lente, evitando a vitrectomia.
7. Calcular o poder da LIO: várias fórmulas para o cálculo do poder da LIO têm sido derivadas com base em óptica teórica e dados empíricos. A fórmula SRK é uma das mais amplamente usadas.

   Fórmula SRK: Poder da LIO = A − 2,5 (AL) − 0,9 (K), onde:

   a. A = constante determinada pelo fabricante de uma lente específica. Um valor típico é de A = 118,4.
   b. K = medida média de ceratometria em dioptrias.
   c. AL = comprimento axial do olho em milímetros medido com ultrassonografia em modo A.

Nota: Ajustar a unidade de ultrassom para olho afácico, e não com catarata.

8. Opcional: AINE tópico a cada 15 minutos por 3 doses iniciando 1 hora antes da cirurgia para minimizar a miose intraoperatória.

Instrumentação

- Balão de Honan (opcional)
- Blefarostato
- Compasso Castroviejo se usar incisão em túnel escleral
- Pinça com dentes finos (p. ex., Colibri e/ou Castroviejo reta 0,12 mm)
- Tesoura Westcott se usar incisão em túnel escleral
- Esponjas de celulose
- Cautério se usar incisão em túnel escleral (tipo *underwater eraser* ou descartável)
- Lâmina de incisão escleral (p. ex., Beaver #64, #69) se usar incisão em túnel escleral
- Lâmina de incisão em túnel/crescente (p. ex., Beaver #38, #48) se usar incisão em túnel escleral
- Substância viscoelástica (p. ex., Healon, Amvisc, Viscoat, Provisc)
- Anel de fixação Thornton fino de 13 mm (opcional)

- Cerátomo (p. ex., Beaver #55, diamante ou aço, 2,7 mm a 3,2 mm)
- Cistótomo
- Pinça Utrata
- Espátula giradora para vítreo ou de ciclodiálise
- Gancho Kuglen
- Pinça de sutura McPherson reta e angulada
- Porta-agulhas
- Dobrador de LIO ou sistema injetor
- Pinça de LIO
- Gancho Sinskey
- Tesoura Vannas
- Fios de sutura (náilon 10-0, Vicryl 10-0, Vicryl 8-0)
- Solução de acetilcolina (p. ex., Miochol)

Procedimento operatório

1. Anestesia: tópica, peribulbar ou retrobulbar mais bloqueio palpebral, ou geral. (Ver o Capítulo 4.)
   a. Tópica: aplicar 1 gota de tetracaína a 0,5% 15 minutos antes da cirurgia e 1 gota antes de iniciar a cirurgia.
   b. Opcional: gel de Xylocaína a 2% no fórnice inferior 5 minutos antes da cirurgia.
2. Opcional: aplicar o balão de Honan por ~ 10-15 minutos para descomprimir o olho e a órbita, minimizando a pressão positiva do vítreo.

Nota: O balão de Honan não é usado em casos de anestesia tópica.

3. Preparar e colocar campos cirúrgicos. Uma fita de sobrancelha cortada ao meio para cobrir completamente os cílios e as glândulas pode ser preferível ao Steri-Strips em alguns casos.
4. Colocar o blefarostato.
5. Assegurar dilatação pupilar adequada (dar preferência a um diâmetro pupilar de 7 mm ou mais).
6. Técnicas de incisão
   a. Técnica de túnel escleral
      i. Preparar uma peritomia conjuntival com base no fórnice ao nível do limbo usando tesoura Westcott, pinça de tecido; ~ 9 mm para uma lente de peça única; 5 mm para lente dobrável. A peritomia costuma estar centrada ao redor da posição de 11 horas ou 1 hora do relógio do lado da mão dominante do cirurgião.
      ii. Assegurar a hemostasia com cautério de campo úmido.
      iii. Criar um túnel escleral autosselante:
         A. Usar uma lâmina arredondada (p. ex., lâmina Beaver #64 ou #69) e uma pinça de 0,12 mm para fazer uma incisão linear com espessura parcial (50%), vertical e perpendicular à esclera, a uma distância de 2 a 3 mm do limbo (ver a **Fig. 8.1**, pág. 27).
         B. Estender a incisão em *groove* de espessura parcial por 3,5 mm se planejar uma lente dobrável e por 6,0 mm se planejar uma lente de polimetilmetacrilato (PMMA).
         C. Usar a lâmina de incisão em túnel ou crescente (p. ex., Beaver #38, #48) para construir um túnel escleral da mesma profundidade na córnea clara. Manter um plano cirúrgico paralelo ao globo ocular mantendo a lâmina deitada contra a esclera (p. ex., manter a base da lâmina abaixada) (ver a **Fig. 8.2**, pág. 27).
         D. Continuar a construção do túnel até passar dos vasos límbicos anteriores.
      iv. Realizar uma paracentese através da córnea clara adjacente ao limbo (ver o Capítulo 7). Colocá-la na posição de 10 ou 2 horas do lado da mão não dominante, usando bisturi microcirúrgico (p. ex., Beaver #75, MVR) (ver a **Fig. 8.3**, pág. 28).
      v. Opcional: injetar 1 mL de lidocaína a 1% intracameral sem conservante.
      vi. Injetar substância viscoelástica na câmara anterior através da porta de entrada da paracentese.
      vii. Usar o cerátomo (2,65 mm a 3,20 mm) para penetrar lentamente na câmara anterior na borda anterior do túnel escleral, a uma distância de 0,5 mm anteriormente à margem anterior da arcada vascular, do lado da mão dominante (ver a **Fig. 8.4**, pág. 28).
   b. Técnica da córnea clara
      i. Estabilizar e fixar o globo ocular usando pinça de 0,12 mm ou anel de fixação Thornton fino de 13 mm.
      ii. Realizar uma paracentese através da córnea clara adjacente ao limbo usando bisturi microcirúrgico (p. ex., Beaver #75, MVR) (ver a **Fig. 7.1**, pág. 23, e a **Fig. 8.3**, pág. 28).
         A. Colocar na posição de 10 ou 2 horas do relógio no lado da mão não dominante se for usada uma ferida superior.
         B. **Nota:** Se estiver trabalhando a partir do lado temporal, colocar a paracentese em posição de 7 ou 11 horas para o olho direito, ou 1 ou 5 horas para o olho esquerdo, do lado da mão não dominante.
      iii. Opcional: injetar 1 mL de lidocaína a 1% intracameral não preservada para casos de anestesia tópica.
      iv. Injetar substância viscoelástica na câmara anterior através da porta de entrada da paracentese.
      v. Usando um cerátomo, criar uma incisão na córnea clara na localização desejada (superior ou temporal). Pode ser feita uma incisão triplanar ou biplanar.
      vi. As técnicas podem variar dependendo das especificações do fabricante da lâmina.
         A. Para uma incisão triplanar (ver a **Fig. 8.5**, pág. 28):
            I. Fazer a primeira incisão na córnea clara e perpendicular ao plano da córnea. Posicionar a incisão à frente dos vasos límbicos a uma profundidade de ~ 250 μm usando um cerátomo. Opcional: um sulco inicial de 3,0 mm pode ser colocado na margem anterior da arcada vascular. Se for feito um *groove* inicial, fazer a próxima incisão deprimindo a margem posterior do sulco com a lâmina de diamante ou aço escolhida.
            II. Deitar a lâmina contra a superfície do olho.
         B. Para uma incisão biplanar: usar uma lâmina de córnea clara reta ou angulada com dois biséis.

i. Colocar a ponta da lâmina logo à frente dos vasos límbicos anteriores.
ii. Pressionar delicadamente para baixo contra o globo ocular com a ponta, ao longo do cabo da lâmina de modo que a córnea fique com aproximadamente metade de sua profundidade.
iii. Empurrar para frente à medida que o olho é estabilizado com uma cânula colocada de modo seguro na paracentese (ou segurando a conjuntiva/esclera com pinça 0,12 mm). Não costuma ser necessário um movimento de sacudida.
vii. Construir o segundo plano da incisão no estroma corneano paralelo ao plano da córnea. Guiar a ponta da lâmina através do estroma até que esteja 2 mm central à incisão externa. Algumas lâminas têm marcas em linha na superfície da lâmina para indicar o ponto de referência de 2 mm (ver a **Fig. 8.5A**, pág. 28).
viii. Apontar a extremidade da lâmina um pouco para baixo para entalhar a membrana de Descemet.
ix. Restabelecer um plano paralelo ao plano estromal da incisão e paralelo à íris (ver a **Fig. 8.5B**, pág. 28).
x. Levar a lâmina em direção ao ápice anterior do cristalino e centro da pupila tendo o cuidado de evitar o cristalino e a íris.
xi. Colocar a lâmina na câmara anterior até a base e depois retirá-la pelo mesmo plano (ver a **Fig. 8.5A**, pág. 28).
xii. Injetar mais substância viscoelástica na bolsa ou no sulco dependendo de onde se planeja colocar a LIO-CP. Não inflar em excesso: usar substância viscoelástica suficiente para inflar a bolsa ou para separar a íris posterior da superfície capsular anterior para um implante no sulco.
7. Implante da LIO: ver o Capítulo 8.

Polimetilmetacrilato (PMMA)

Ver os Capítulos 8 e 9 para a técnica de implante.

Lentes dobráveis

- Silicone
- Acrílico

1. Técnica de dobradura: muitas lentes atualmente podem ser montadas em um injetor (ver as especificações do fabricante da LIO). Alternativamente, essas lentes podem ser dobradas manualmente.

As lentes de acrílico de primeira geração e algumas lentes de acrílico refrativas de primeira geração podem ser mais fáceis de dobrar após serem aquecidas um pouco (p. ex., colocando-as no topo da autoclave ou do monitor de computador, ou irrigando-as com BSS aquecida antes de dobrá-las).

a. Usar pinça lisa (p. ex., McPherson angulada) para remover a lente do estojo pela alça. Ter cuidado para não arranhar a óptica, especialmente em LIOs refrativas.

Nota: Irrigar as lentes de acrílico com BSS. Não irrigar as lentes de silicone.

b. Segurar a lente usando a pinça através da óptica com as alças em posição de "S" invertido (ver a **Fig. 8.23**, pág. 35).
c. Dobrar lentamente a lente de maneira controlada com a pinça de implante; usar pressão para baixo sobre a óptica irá permitir que a lente seja dobrada (ver a **Fig. 8.23**, pág. 35).
d. Liberar a pinça que segura a lente enquanto fecha a pinça de implante (ver a **Fig. 8.24**, pág. 35).

2. Técnica de dobradura alternativa:
a. Usar pinça lisa (p. ex., McPherson angulada) para remover a lente do estojo pela alça. Ter cuidado para não arranhar a óptica, especialmente com lentes refrativas.

Nota: Irrigar as lentes de acrílico com BSS. Não irrigar as lentes de silicone.

b. Colocar a lente em uma superfície plana (pode-se usar o estojo da lente sobre a mesa cirúrgica).
c. Colocar os braços da pinça de dobradura em lados opostos da óptica, paralelamente à direção da "S" invertido das alça (ver a **Fig. 8.25**, pág. 36).
d. Manter uma pressão sobre as bordas da óptica e levantar a lente.
e. Apertar delicadamente a lente, fechando a pinça de dobradura (ver a **Fig. 8.26**, pág. 36).
f. Colocar a pinça de implante em ambos os lados da óptica dobrada, empurrando a alça superior para a direita (ver a **Fig. 8.27**, pág. 36).
g. Colocar as lâminas da pinça de implante acima e paralelas à pinça de dobradura.
h. Remover a pinça de dobradura.
i. Verificar o alinhamento da óptica dobrada na pinça. Uma LIO dobrada de modo simétrico irá passar através de uma incisão menor do que uma LIO dobrada assimetricamente (ver a **Fig. 8.28**, pág. 36).

3. Opcional: cobrir a margem dianteira da lente com substância viscoelástica. A alça dianteira pode ser colocada para dentro do espaço na óptica dobrada.
4. Inserir a haste inferior e a óptica através da incisão (túnel escleral ou córnea clara), colocando a alça inferior dentro do saco capsular (ver a **Fig. 8.29**, pág. 36).
5. Fazer rotação de 90 graus da pinça de implante de modo que a óptica fique perpendicular à cápsula posterior (ver a **Fig. 8.30**, pág. 36).

Nota: A alça superior permanece fora da ferida.

6. Abrir a pinça lentamente e removê-la do olho, permitindo que a lente se abra (ver a **Fig. 8.31**, pág. 37).
7. Segurar a alça superior com a pinça de McPherson angulada.
8. Empurrar a alça para dentro da câmara anterior e fazer pronação da mão para fletir o joelho da alça atrás da íris, liberando a alça na posição desejada.
9. Centrar a lente usando o gancho Sinskey.

Lente de fixação no sulco

Nota: Uma LIO de fixação no sulco é inserida em casos de sustentação instável na cápsula posterior.

1. Abrir a ferida em mais 0,5 mm em relação à óptica.
2. Assegurar-se de que não há vítreo na câmara anterior.
3. Injetar substância viscoelástica logo abaixo da íris inferior, sobre os folhetos anteriores da cápsula.
4. Segurar a porção superior da LIO de PMMA com pinça lisa. Se estiver usando uma lente dobrável, referir-se às **Figs. 8.23-8.29**, pág. 35-36, observando que a colocação será feita no sulco e não no saco capsular.
5. Colocar a alça inferior no sulco ciliar, logo abaixo da íris inferior.
6. Segurar a alça superior com a pinça de McPherson antes de liberar a LIO para evitar movimentos não controlados.
7. Avançar a óptica pela pupila empurrando-a inferiormente de maneira delicada.
8. Colocar a alça superior.
    a. Segurar com pinça McPherson angulada.
    b. Empurrar a alça para dentro da câmara anterior.
    c. Fazer pronação da mão para fletir o joelho da alça atrás da íris.
    d. Liberar a alça na posição desejada.
9. Centrar a LIO; girá-la cuidadosamente se não estiver centrada.
10. Com o sistema injetor, a outra alça pode ser girada com a língua de metal do injetor colocada na câmara anterior durante a inserção ou com um gancho Kuglen ou Y. Muitos sistemas injetores não exigem o alargamento da ferida.
11. Remover a substância viscoelástica residual com irrigação/aspiração usando sucção mínima.
12. Fechar a ferida com suturas interrompidas de náilon 10-0 (p. ex., agulha Alcon CU-5).
    a. As suturas devem ter profundidade de ~ 90% da ferida.
    b. Assegurar uma boa aposição da ferida.
    c. Esconder os nós no lado escleral da ferida.
13. Verificar quanto a vazamentos na ferida aplicando uma pressão delicada em pontos da ferida (esponjas de celulose).
14. Reposicionar a conjuntiva e fixar com suturas (p. ex., náilon ou Vicryl 10-0) ou cautério se for realizada incisão em túnel escleral.
15. Realizar injeções subconjuntivais de gentamicina e Solu-Medrol.
16. Remover o blefarostato.
17. Aplicar topicamente pomada combinada de antibiótico/esteroide.
18. Aplicar curativo se não tiver sido feito sob anestesia tópica.
19. Colocar o protetor ocular. Aplicar escudo claro se for feito sob anestesia tópica.

Procedimento pós-operatório

1. Manter o curativo (se colocado) e o protetor ocular no local até que o paciente seja examinado no primeiro dia de pós-operatório.
2. Colírio de esteroide (p. ex., Pred Fort a 1%) 4 vezes ao dia, reduzido gradualmente ao longo de ~ 4 semanas conforme a inflamação.
3. Antibiótico tópico 4 vezes ao dia por 1 semana.
4. Controlar as elevações na pressão intraocular conforme a necessidade.
5. Explicar o manejo pós-operatório para o paciente (ver o Capítulo 6).

Plano de acompanhamento

1. Primeiro dia de pós-operatório.
2. Quarto ou quinto dia de pós-operatório (maior incidência de início de endoftalmite nesse período).
3. Com 2 e 4 semanas de pós-operatório e, depois, conforme a necessidade.

Remoção de suturas

1. Pode-se cortar de maneira seletiva as suturas para controle do astigmatismo iniciando com ~ 6 semanas de pós-operatório. (Fazer isso com cuidado, já que a remoção superzelosa de suturas pode comprometer a ferida e produzir correção excessiva.)
2. Remover suturas frouxas, expostas ou infiltradas à medida que aparecerem.
3. As suturas escondidas e assintomáticas podem ser deixadas no local indefinidamente.
4. Técnica
    a. Administrar colírio estéril de tetracaína ou proparacaína e Betadine a 5%.
    b. Cortar as suturas com bisturi (p. ex., lâmina Bard--Parker#11 ou extremidade de agulha, de 25 G).
    c. Remover as suturas com pinça de joalheiro ou deixar no local se as extremidades estiverem escondidas.
    d. Administrar colírio antibiótico e continuar 4 vezes ao dia por 5 dias.

Complicações

1. Encarceramento de vítreo na ferida
2. Dobradura da íris pela LIO
3. Bloqueio pupilar pela lente ou vítreo
4. Hemorragia ou efusão supracoroidal
5. Hifema
6. Elevação transitória na pressão intraocular
7. Vazamento na ferida
8. Endoftalmite
9. Dano ao endotélio corneano e consequente ceratopatia bolhosa
10. Descolamento de retina
11. Edema macular cistoide

■ Implante de lente intraocular de câmara posterior suturada

Indicações

1. Casos selecionados como parte da cirurgia de catarata primária ou secundária se não houver sustentação capsular suficiente para uma LIO-CP (dentro do saco capsular ou fixada no sulco).
2. Casos selecionados de troca de LIO para uma LIO deslocada ou subluxada.
3. Casos selecionados de olhos com extensas sinéquias anteriores periféricas ou com tecido insuficiente na íris para sustentar uma LIO-CA.
4. LIO-CPs suturadas podem ser preferíveis em relação a LIO-CAs em certas situações. Em ambos os procedimen-

tos, tenha cuidado em pacientes com história de glaucoma, contagens celulares baixas no endotélio corneano, uveíte crônica ou edema macular cistoide crônico.

Procedimento pré-operatório

Ver o Capítulo 3.

1. Antes da cirurgia, examinar cuidadosamente a esclera do paciente quanto à presença de bolhas filtrantes atuais ou prévias, ectasia escleral ou fibrose conjuntival.

Ver também o Capítulo 8 para uma discussão completa sobre condutas pré-operatórias e recomendações de cálculo e poder da LIO.

2. Calcular o poder da LIO.
    a. Os avanços no cálculo do poder da LIO continuam. Várias fórmulas para o cálculo do poder da LIO têm sido derivadas com base em óptica teórica e dados empíricos. A fórmula SRK é uma das mais amplamente usadas.
    b. Fórmula *SRK*: Poder da LIO = A − 2,5 (AL) − 0,9 (K), onde
        i. A = constante determinada pelo fabricante de uma lente específica. Um valor típico é de A = 118,4.
        ii. K = medida média de ceratometria em dioptrias.
        iii. AL = comprimento axial do olho em milímetros medido com ultrassonografia em modo A.
3. Dilatar a pupila: tropicamida a 1%, fenilefrina a 2,5% e ciclopentolato a 1% a cada 15 minutos iniciando 1 hora antes da cirurgia.
4. Opcional: AINE tópico (p. ex., nepafenaco a 0,1% [Nevanac], cetorolaco de trometamina [Acular]) 1 gota a cada 15 minutos por 3 doses iniciando 1 hora antes da cirurgia (para minimizar a miose intraoperatória).

Instrumentação

- Balão de Honan (opcional)
- Blefarostato
- Compasso Castroviejo
- Marcador de ceratotomia radial (RK, do inglês *radial keratotomy*) de 8 linhas ou 12 linhas
- Pinça com dentes finos (p. ex., Colibri ou Castroviejo reta de 0,12 mm)
- Pinça Elschnig (ou outra pinça sem trava)
- Tesoura Westcott
- Esponjas de celulose
- Cautério (tipo *underwater eraser* ou descartável)
- Escarificador (Beaver #64, #69)
- Tesoura corneoescleral (direita e esquerda)
- Bisturi microcirúrgico (p. ex., Beaver #75, MVR, MicroSharp, Superblade)
- Substância viscoelástica (p. ex., Healon, Amvisc, Viscoat)
- Cerátomo (p. ex., Beaver #55, diamante ou aço, 2,9 mm a 3,2 mm)
- Conjunto de vitrectomia
- Pinça de sutura McPherson reta e angulada
- Pinça de LIO
- Tesoura Vannas
- Porta-agulhas fino
- Gancho (Sinskey, Kuglen)
- Fios de sutura (náilon 10-0, Vicryl 8-0 e 10-0, cromado 8-0)

- Sutura de polipropileno em agulha Ethicon CIF-4, Ethicon STC-6, Ethicon TG 160-8 ou Ethicon TG 160-6. Ethicon BV-100-4 pode ser usada para LIO-CPs suturadas na íris.
- Alcon Pair Pack Fixation Suture
- Solução de acetilcolina (p. ex., Miochol)
- Escolher a LIO-CP apropriada com orifícios nas alças para ajudar na fixação da sutura e óptica grande (7 mm) para auxiliar na centralização (Pharmacia U152S, Alcon CZ70BD ou C540MC). Alguns cirurgiões usam uma óptica de 6,5 mm (p. ex., P366UV, Bausch & Lomb Inc.).

Técnicas

Estão disponíveis várias técnicas para suturar uma LIO em uma posição estável. As técnicas a seguir são clássicas. Múltiplas variações ou combinações de técnicas estão descritas aqui. Verificar a literatura para estudos de longo prazo. As técnicas incluem:

1. Técnica ab interno

a. *Ab interno* clássica (fixação em dois pontos)
b. *Ab interno* clássica (fixação em um ponto)
c. Técnica de Lane (para evitar retalhos esclerais)

2. Técnica ab externo

a. *Ab externo* clássica (fixação em um ponto)
b. *Ab externo* com incisão pequena
c. Técnica *ab externo* modificada para LIOs suturadas

3. Técnica de LIO suturada na íris

Considerações gerais

1. As duas considerações principais com qualquer técnica são:
    a. Posicionamento adequado e estabilidade da lente para evitar a rotação da lente e, assim, induzir a erro de refração.
    b. Colocação e durabilidade das suturas para evitar o rompimento a longo prazo das suturas, o que pode causar deslocamento da LIO, e para evitar a dor no pós-operatório por pontos muito apertados na íris.
2. Técnica para suturar a LIO-CP
    a. A lente usada é uma Bausch & Lomb modelo 6190B de peça única, PMMA com óptica de 6,5 mm, biconvexa, comprimento de 12,75 mm, com alças com dois orifícios em meia-alça.
    b. São criados retalhos esclerais triangulares com base no limbo e espessura de 50% ou incisões esclerais circunferenciais com espessura de 60%, centrados nas posições de 3 e 9 horas do relógio.
    c. Para pupilas pequenas: retratores de íris flexíveis são colocados nas posições de 2, 4, 8 e 10 horas através de incisões límbicas criadas com lâmina afiada, e a pupila é amplamente dilatada (**Fig. 11.18A**).
    d. Se o olho não foi submetido anteriormente a uma vitrectomia, é realizada uma vitrectomia convencional de 3 acessos de entrada. O vítreo periférico é dissecado de forma meticulosa.

Procedimento operatório

1. Anestesia: peribulbar ou retrobulbar mais bloqueio palpebral, ou geral (ver o Capítulo 4).
2. Opcional: aplicar o balão de Honan por ~ 10-15 minutos para descomprimir o olho e a órbita, minimizando a pressão positiva do vítreo.
3. Preparar e colocar campos cirúrgicos.
4. Colocar o blefarostato.
5. Assegurar uma dilatação pupilar adequada (preferir diâmetros pupilares de 7 mm ou mais).
6. Opcional: usar um marcador de RK de 8 ou 12 linhas pintado com marcador permanente ou azul de metileno para marcar a córnea, já que isso irá assegurar que as suturas transesclerais estejam afastadas em 180 graus.
7. Preparar peritomias conjuntivais com base no fórnice usando tesoura Westcott e pinça de tecido:
   a. Criar uma peritomia com tamanho de 4 horas (de 11 a 3 horas do relógio).
   b. Criar uma pequena peritomia na posição de 8 horas.
   c. Opcional: pode-se criar 3 peritomias distintas: uma para o local de incisão da lente em 12 horas, e uma para cada local de retalho escleral em 2 e 8 horas.
8. Assegurar a hemostasia com cautério.
9. Criar retalhos esclerais:

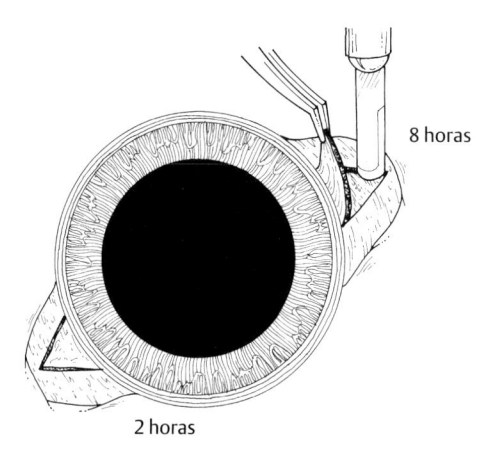

Figura 11.9

   a. Realizar retalhos esclerais de espessura parcial (triangulares ou retangulares) nas posições de 8 horas e 2 horas (pinça 0,12 mm, lâmina Beaver #64 ou #69) (**Fig. 11.9**).
      i. Os retalhos esclerais devem ter tamanho de ~ 2 mm por 2 mm se forem retangulares e base de 2 mm no limbo se forem triangulares.
      ii. **Nota:** Evitar os vasos ciliares nas posições de 3 horas e 9 horas.
   b. Alternativa: criar tuneis esclerais em vez de retalhos:

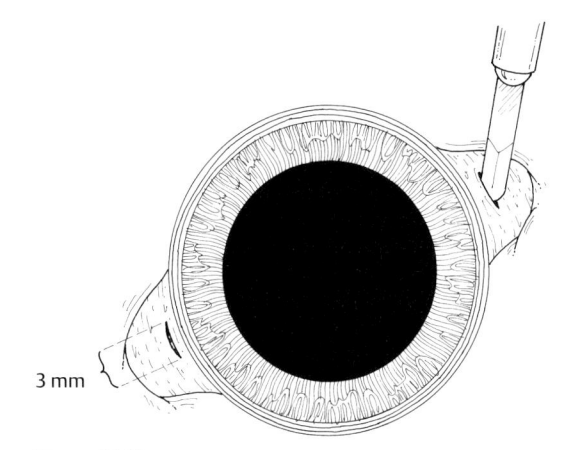

Figura 11.10

Fazer um *groove* vertical único com 3 mm de tamanho e 1 mm posteriormente ao limbo, com espessura de 50% nas posições de 8 horas e 2 horas (**Fig. 11.10**).

10. Criar a incisão:
    a. Realizar uma incisão em tunel de espessura parcial na posição de 12 horas no limbo (pinça 0,12 mm, lâmina Beaver #64 ou #69) (ver a **Fig. 10.2**, pág. 48).
       i. Posicionar no limbo posterior
       ii. O comprimento de corda do túnel deve ser de ~ 7,0-7,5 mm.
       iii. Fazer a incisão perpendicular ao tecido, com profundidade de aproximadamente dois terços da espessura escleral.
    b. Penetrar na câmara anterior com bisturi microcirúrgico; evitar a cápsula (ver a **Fig. 10.3**, pág. 48).
    c. Estender a ferida com tesoura corneoescleral, angulando as lâminas em ~ 45 graus em relação ao tecido para criar uma incisão biplanar (ver a **Fig. 10.4**, pág. 49).
11. Se for necessário, realizar vitrectomia anterior bimanual (ver o Capítulo 12).
12. Instilar substância viscoelástica na câmara anterior.
13. Colocar a LIO.

I. Técnica ab interno

A. *Ab interno* clássica (fixação em dois pontos)
1. Preparar a sutura e a LIO:
   a. Usando uma sutura de polipropileno de armação dupla com a agulha apropriada para a passagem do *ab interno* (Ethicon CIF-4, Ethicon STC-6, Ethicon TG-160-6), passar cada extremidade através de cada orifício das alças.
   b. Amarrar a sutura ao redor da alça ou
   c. Usar um nó do tipo *girth hitch* para prender a sutura de polipropileno à alça (**Fig. 11.11**).
2. Passar a agulha amarrada na alça inferior através da incisão cirúrgica, sob a íris e em direção ao sulco ciliar inferior na posição de 8 horas, fornecendo pressão contrária sobre a esclera com a pinça 0,12 mm e saindo 0,75 mm posteriormente ao limbo (**Fig. 11.11**).
3. Passar a outra agulha da sutura de armação dupla por um trajeto semelhante, saindo do olho 0,75 mm posterior ao

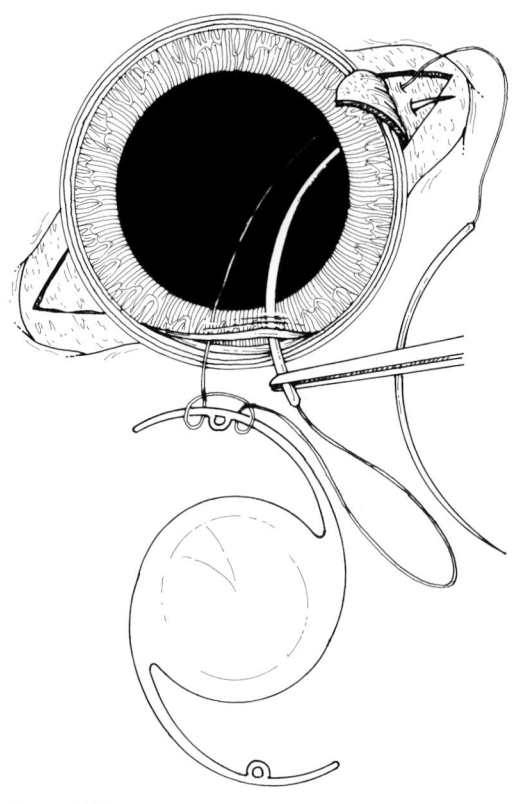

Figura 11.11

limbo e lateral à primeira sutura de modo que as suturas estejam distantes em ~ 1,0-1,5 mm (**Fig. 11.11**).
4. Passar o segundo conjunto de suturas com agulhas curtas (p. ex., Ethicon TG 160-8) sob a íris superior na posição de 2 horas usando pressão contrária; cada sutura deve sair ~ 0,75 mm posterior ao limbo e com distância de ~ 1,0-1,5 mm entre elas.
5. Segurar cuidadosamente a LIO em posição no sulco ciliar com a quantidade apropriada de tensão na sutura para evitar que a lente saia da posição central.
6. Apertar e amarrar a sutura inferior e, então, a superior com um nó de cirurgião 2-1-1- pequeno (ver a **Fig. 11.18H**).
7. Cortar cuidadosamente as extremidades para que fiquem curtas.
8. Fazer rotação interna dos nós, se isso for possível.

B. *Ab interno* clássica (fixação em um ponto)
1. Preparar a sutura e a LIO:
   a. Escolher a agulha apropriada para a passagem do *ab interno* (Ethicon TG-160-6, Ethicon CIF-4, Ethicon STC-6).
   b. Cortar uma sutura de polipropileno 10-0 de armação dupla de 15 cm em dois segmentos iguais (metades).

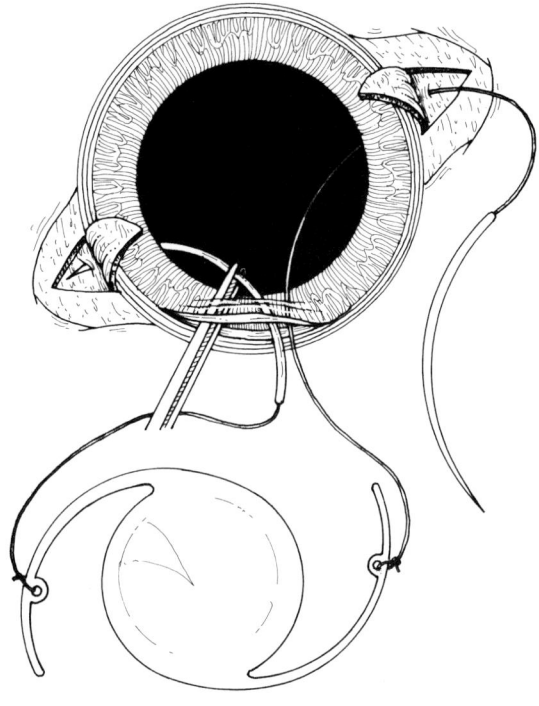

Figura 11.12

   c. Amarrar cada extremidade livre ao orifício de cada alça usando vários nós quadrados (**Fig. 11.12**).
2. Passar a agulha amarrada à alça inferior através da incisão cirúrgica, sob a íris e em direção ao sulco ciliar inferior na posição de 8 horas, fornecendo pressão contrária sobre a esclera com a pinça 0,12 mm, e saindo ~ 0,75 mm posterior ao limbo (**Fig. 11.12**).
3. Passar a segunda agulha para a alça superior sob a íris superior na posição de 2 horas usando pressão contrária e saindo ~ 0,75 mm posterior ao limbo (**Fig. 11.12**).
4. Usar a pinça de lente para introduzir a LIO na câmara anterior; a alça inferior é introduzida primeiro.
5. Posicionar a alça inferior no sulco ciliar inferior na posição de 8 horas enquanto o assistente ajusta a tensão das suturas externamente.

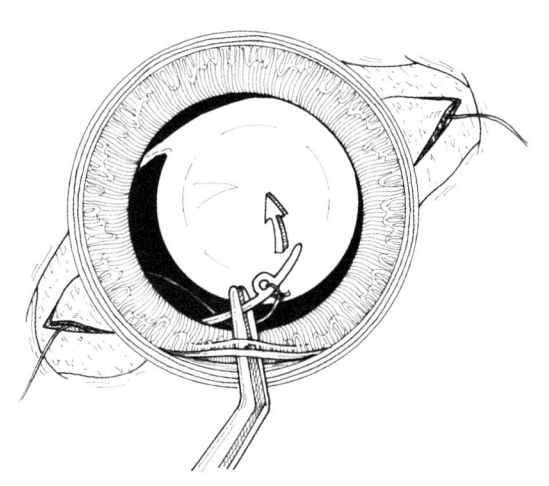

Figura 11.13

6. Colocar a alça superior:
   a. Segurar com a pinça McPherson angulada e empurrar a alça para dentro da câmara anterior (**Fig. 11.13**).
   b. Fazer pronação da mão para fletir o joelho da alça atrás da íris (**Fig. 11.13**).
   c. Liberar a alça na posição desejada de 2 horas na periferia (**Fig. 11.13**)

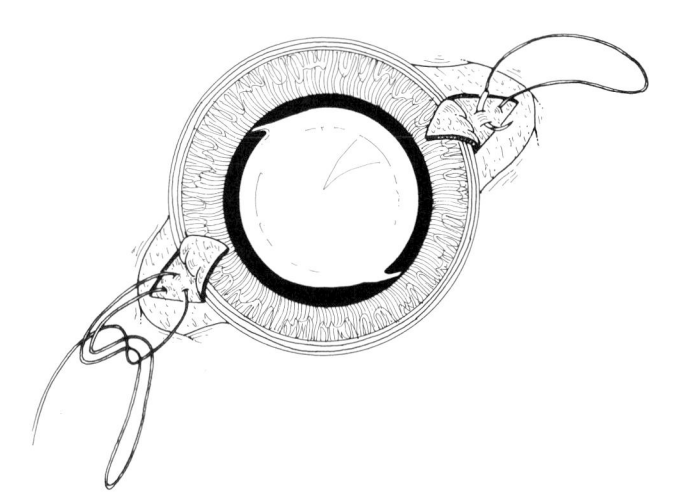

Figura 11.14

7. Amarrar a sutura em si mesma passando cada agulha no leito escleral para criar uma alça a ser amarrada em si mesma (**Fig. 11.14**).
8. Opcional: usar uma segunda sutura de polipropileno 10-0 com uma agulha semicircular para pegar no leito escleral na posição de 8 horas logo anteriormente à saída da primeira sutura.
   a. Amarrar a extremidade curta da segunda sutura à primeira para formar a sutura híbrida.
   b. Amarrar a extremidade longa da segunda sutura à sutura híbrida em um nó quadrado 2-1-1.

9. Remover a substância viscoelástica com instrumento de irrigação/aspiração usando sucção mínima.
10. Irrigar Miochol na câmara anterior para fazer constrição da pupila.
11. Fechar a ferida superior com sutura interrompida de náilon 10-0.
    a. As suturas devem ter ~ 90% da profundidade da ferida.
    b. Assegurar uma boa aposição da ferida.
    c. Esconder os nós no lado escleral da ferida.
12. Verificar a presença de vazamentos na ferida aplicando uma pressão suave em pontos da ferida com esponjas de celulose.
13. Fechar os retalhos esclerais nos seus cantos com sutura de náilon 10-0 ou Vicryl 8-0 em uma agulha espatulada.
14. Reposicionar a conjuntiva em todos os locais e fixar com suturas (p. ex., náilon ou Vicryl 10-0).
15. Realizar injeções subconjuntivais de antibióticos e esteroides.
16. Remover o blefarostato.
17. Aplicar topicamente uma pomada combinada de antibiótico/esteroide.
18. Aplicar curativo e colocar protetor ocular tipo *Fox shield*.

C. Técnica de Lane para evitar retalhos esclerais
1. Criar uma peritomia de 1-2 horas nas posições de 2 horas e 8 horas do relógio.
2. Assegurar a hemostasia com cautério.
3. Criar uma incisão:
   a. Realizar uma incisão em túnel de espessura parcial no limbo em posição de 12 horas (pinça 0,12 mm, lâmina Beaver #64 ou #69) (ver a **Fig. 10.2**, pág. 48).
      i. Posicionar no limbo posterior.
      ii. Comprimento de corda do túnel deve ser de ~ 7 mm-7,5 mm.
      iii. Fazer a incisão perpendicular ao tecido, com aproximadamente dois terços da profundidade da espessura escleral.
   b. Entrar na câmara anterior com bisturi microcirúrgico; evitar a cápsula (ver a **Fig. 10.3**, pág. 48).
   c. Estender a ferida com tesoura corneoescleral, angulando as lâminas em ~ 45 graus em relação ao tecido para criar uma incisão biplanar (ver a **Fig. 10.4**, pág. 49).
4. Se necessário, realizar vitrectomia anterior bimanual (ver o Capítulo 12).
5. Instilar substância viscoelástica na câmara anterior.
6. Preparar a sutura e a LIO:
   a. Usar uma sutura de polipropileno de armação dupla com agulha curta para a passagem do *ab interno* (p. ex., Ethicon CIF-4, Ethicon TG-160-6).
   b. Passar uma sutura de polipropileno de armação dupla através de cada orifício das alças.
   c. Opcional: amarrar a sutura ao redor da alça.
7. Passar uma extremidade da sutura de polipropileno de armação dupla sob a íris em direção ao sulco ciliar inferior na posição de 8 horas, fazendo pressão contrária sobre a esclera com a pinça 0,12 e saindo ~ 0,75 mm posterior ao limbo (ver a **Fig. 11.11**).
8. Passar a outra agulha da sutura de armação dupla por um trajeto semelhante de modo que saia 0,75 mm posterior ao limbo na posição de 8 horas e 1,0-1,5 mm distante da outra sutura (ver a **Fig. 11.11**).

9. Repetir isso para fixação da haste superior. Passar sob a íris, através do sulco ciliar inferior e sair pela esclera 0,7 mm posterior ao limbo e 1,0-1,5 mm distantes entre si.
10. Passar a alça inferior atrás da íris para dentro do sulco ciliar, enquanto retira cuidadosamente as extremidades da sutura através da esclera com a pinça de sutura.
11. Repetir isso para a alça superior, assegurando que a LIO esteja centralizada.

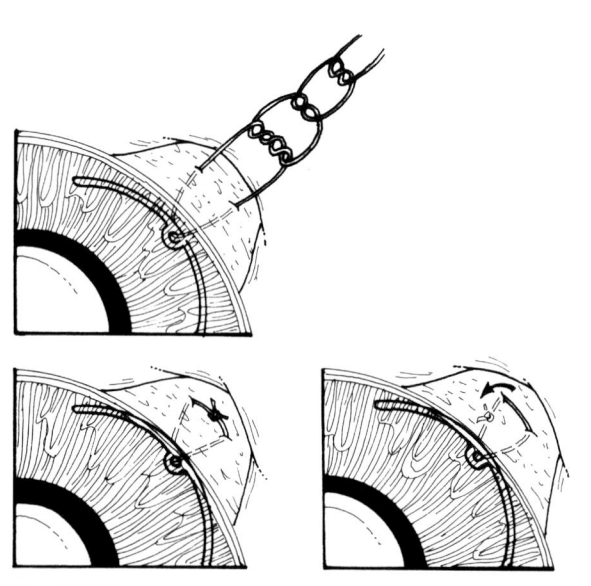

Figura 11.15

12. Apertar e amarrar a sutura inferior e depois a superior com um pequeno nó de cirurgião 2-1-1. Aparar de forma curta as extremidades da sutura **(Fig. 11.15)**.
13. Fazer rotação interna dos nós **(Fig. 11.15)**.
14. Remover a substância viscoelástica com instrumento de irrigação/aspiração usando sucção mínima.
15. Irrigar Miochol na câmara anterior para fazer constrição da pupila.
16. Fechar a ferida superior com sutura interrompida de náilon 10-0.
    a. As suturas devem ter ~ 90% da profundidade da ferida.
    b. Assegurar uma boa aposição da ferida.
    c. Esconder os nós no lado escleral da ferida.
17. Verificar vazamentos na ferida aplicando pressão suave em pontos da ferida com esponjas de celulose.
18. Reposicionar a conjuntiva nos locais de peritomia e fixar com suturas (p. ex., náilon ou Vicryl 10-0).
19. Realizar injeções subconjuntivais de antibióticos e esteroides.
20. Remover o blefarostato.
21. Aplicar topicamente uma pomada combinada de antibiótico/esteroide.
22. Aplicar curativo e colocar protetor ocular tipo *Fox shield*.

II. Técnica ab externo

A. *Ab externo* clássica (fixação em um ponto)
   (ver as **Figs. 11.18A-11.18I**)
   1. Criar retalhos esclerais (ou *grooves*) e incisão posterior no limbo (ou túnel escleral) conforme discutido anteriormente (passos 1-12). (ver a **Fig. 11.9 e Figs. 10.2-10.4**, pág. 48-49).
   2. Usar uma agulha apropriada com sutura de polipropileno 10-0 para a passagem do *ab externo* (Ethicon STC-6 com agulha reta longa, Alcon Pair Pack Fixation Suture).

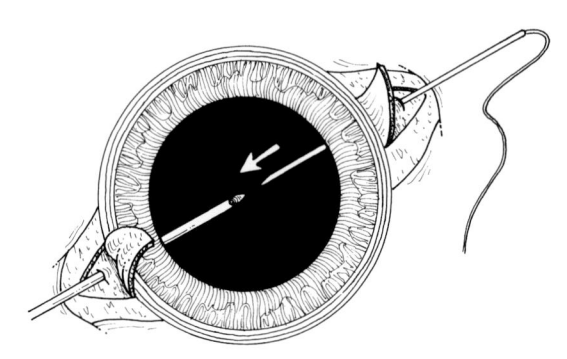

Figura 11.16

3. Passar a agulha reta longa através da esclera, sob o retalho escleral de espessura parcial na posição de 2 horas ~ 0,75 mm posterior ao limbo, entrando no olho no sulco ciliar superior **(Fig. 11.16)**.

Nota: A agulha deve ser visualizada atrás da pupila.

4. Passar uma agulha oca 26, 27 ou 28 G sob o retalho escleral de espessura parcial na posição de 8 horas ~ 0,75 mm posterior ao limbo, entrando no olho no sulco ciliar inferior **(Fig. 11.16)**.

Nota: A ponta da agulha oca deve ser visualizada atrás da pupila.

5. Colocar a agulha reta longa sólida dentro da ponta da agulha oca e tracionar a agulha oca com a agulha sólida dentro dela, a partir de sua entrada sob o retalho escleral na posição 8 horas **(Fig. 11.16)**.

Nota: A sutura deve ser visualizada atravessando o olho atrás da pupila.

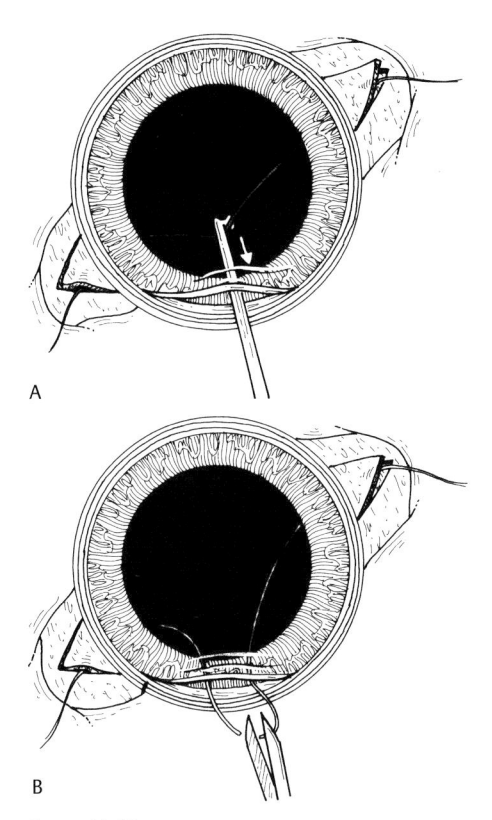

Figura 11.17

6. Usar um gancho Sinskey ou Kuglen para puxar a sutura para fora através da ferida cirúrgica superior **(Fig. 11.17A)**.
7. Cortar a alça da sutura na metade **(Fig. 11.17B)**.
8. Amarrar uma extremidade no orifício da alça superior e outra extremidade no orifício da alça inferior (ver a **Fig. 11.12**).
9. Usar a pinça de lente para introduzir a LIO na câmara anterior; a alça inferior é introduzida primeiro.
10. Posicionar a alça inferior no sulco ciliar inferior na posição de 8 horas enquanto o assistente ajusta a tensão das suturas externamente.
11. Colocar a alça superior (ver a **Fig. 11.13**):
    a. Segurar com pinça McPherson angulada e empurrar a alça para dentro da câmara anterior.
    b. Fazer pronação da mão para fletir o joelho da alça atrás da íris.
    c. Liberar a alça na posição desejada na periferia em 2 horas.
12. Ajustar a tensão das suturas inferior e superior de modo simétrico.
13. Amarrar a sutura em si mesma passando cada agulha por dentro do leito escleral para criar uma alça a ser amarrada em si mesma (ver a **Fig. 11.14**).
14. Opcional: usar uma segunda sutura de polipropileno 10-0 com agulha semicircular para pegar uma porção pequena do leito escleral na posição de 8 horas logo anterior à saída da primeira sutura.
    a. Amarrar a extremidade curta da segunda sutura à primeira sutura para formar uma sutura híbrida.
    b. Amarrar a extremidade longa da segunda sutura à sutura híbrida com um nó quadrado 2-1-1.
15. Fechar o túnel escleral com náilon 10-0.
16. Fechar os retalhos esclerais nos seus cantos usando sutura de náilon 10-0 ou Vicryl 8-0 em agulha espatulada.
17. Suturar a conjuntiva com náilon ou Vicryl 10-0.

B. *Ab externo* com incisão pequena
1. Criar retalhos esclerais ou *grooves* conforme discutido anteriormente (passos 1-9). (ver a **Fig. 11.9** e **Figs. 10.2-10.4**, pág. 48-49).
2. Se necessário, realizar vitrectomia anterior bimanual (ver o Capítulo 12).
3. Criar uma incisão na córnea clara superiormente usando um cerátomo.
    a. Fazer a primeira incisão na córnea clara e perpendicular ao plano da córnea; posicionar a incisão à frente dos vasos límbicos a uma profundidade de ~ 250 µm (p. ex., cerátomo 3 mm).
    b. Deitar a lâmina contra a superfície do olho.
    c. Construir o segundo plano da incisão no estroma corneano paralelo ao plano da córnea.
    d. Levar a ponta da lâmina através do estroma até que esteja 2 mm central à incisão externa.
    e. Direcionar a ponta da lâmina discretamente para baixo para cortar a membrana de Descemet.
    f. Restabelecer um plano paralelo ao plano estromal da incisão e à íris.
    g. Direcionar a lâmina para o centro da pupila, tendo cuidado de evitar a íris.
    h. Levar a lâmina lentamente para dentro da câmara anterior até a base e então retirá-la pelo mesmo plano.
4. Instilar substância viscoelástica na câmara anterior.
5. Usar uma agulha apropriada com sutura de polipropileno 10-0 para a passagem do *ab externo* (Ethicon STC-6 com agulha reta longa, Alcon Pair Pack Fixation Suture) (ver a **Fig. 11.16**).
6. Passar a agulha reta longa através da esclera, sob o retalho escleral de espessura parcial na posição de 8 horas ~ 0,75 mm posterior ao limbo, entrando no olho no sulco ciliar superior (ver a **Fig. 11.16**).

Nota: A agulha deve ser visualizada atrás da pupila.

7. Passar uma agulha oca de 26, 27 ou 28 G sob o retalho escleral de espessura parcial na posição de 2 horas ~ 0,75 mm posterior ao limbo, entrando no olho no sulco ciliar inferior (ver a **Fig. 11.16**).

Nota: A ponta da agulha oca deve ser visualizada atrás da pupila.

8. Colocar a agulha sólida reta longa dentro da ponta da agulha oca e tracionar a agulha oca com a agulha sólida dentro dela, a partir de sua entrada sob o retalho escleral na posição de 8 horas.

Nota: A sutura deve ser visualizada atravessando o olho atrás da pupila.

9. Usar um gancho Sinskey ou Kuglen para puxar a sutura para fora através da ferida cirúrgica superior (ver a **Fig. 11.17A**).
10. Cortar a alça da sutura na metade (ver a **Fig. 11.17B**).
11. Amarrar uma extremidade na alça superior e a outra na alça inferior da LIO dobrável (ver a **Fig. 11.12**).
12. Se necessário, aumentar o tamanho da ferida para 4 mm. Caso contrário, se estiver usando uma lente dobrável, dobrar a lente em um dobrador padrão de LIO conforme recomendado pelo fabricante da LIO (ver as **Figs. 8.23-8.28**, pág. 35-36, com o texto apropriado).
13. Colocar a haste superior (ver a **Fig. 11.13**).
    a. Segurar com pinça McPherson angulada e empurrar a alça para dentro da câmara anterior.
    b. Fazer pronação da mão para fletir o joelho da alça atrás da íris.
    c. Liberar a alça na posição desejada de 2 horas na periferia.
14. Puxar delicadamente as duas suturas até que a LIO esteja centrada de modo adequado com as alças superior e inferior no sulco ciliar nas posições de 2 e 8 horas do relógio (ver a **Fig. 11.14**).
15. Amarrar a sutura em si mesma passando cada agulha no leito escleral para criar uma alça a ser amarrada em si mesma (ver a **Fig. 11.14**).

Opcional: usar uma segunda sutura de polipropileno 10-0 com uma agulha semicircular para pegar um pedaço pequeno do leito escleral logo anteriormente à saída da primeira sutura. Amarrar a extremidade curta da segunda sutura na primeira para formar a sutura híbrida. Amarrar a extremidade longa da segunda sutura na sutura híbrida com um nó quadrado 2-1-1.

16. Fechar a ferida na córnea clara com sutura de náilon 10-0 ou Vicryl 10-0.
17. Suturar a conjuntiva com fio de náilon ou Vicryl 10-0.

C. Técnica *ab externo* modificada para LIOs suturadas

1. Uma agulha curva e longa de 27 G é inserida *ab externo* 1 mm posterior ao limbo na posição de 3 horas saindo na posição de 9:15 horas no sulco ciliar (**Fig. 11.18A**).
2. Uma agulha reta e longa de 16 mm com fio Ethicon de polipropileno (Prolene) 10-0 é avançada com a parte traseira da agulha primeiramente por dentro da agulha de 27 G e maximamente avançada (**Fig. 11.18B**).
3. O conjunto inteiro é retirado até a cavidade vítrea.
4. O conjunto inteiro é direcionado para fora do olho através do sulco ciliar na posição de 8:45 horas (**Fig. 11.18C**).
5. A agulha de 27 G é retirada do olho. Essa manobra cria uma alça intraocular de Prolene 10-0 centrada na posição de 9 horas com duas suturas exteriorizadas sob o retalho escleral (**Fig. 11.18D**).
6. Um túnel escleral ou uma incisão límbica biselada de espessura parcial para implante da LIO-CP é feita na posição de 12 horas. Se for feita uma incisão límbica, a câmara anterior é penetrada com uma lâmina afiada apenas na posição de 12 horas (**Fig. 11.18E**).
7. A alça de Prolene 10-0 é exteriorizada através do túnel escleral usando um gancho (**Fig. 11.18F**).
8. Uma agulha curva longa de 27 G é inserida *ab externo* 1 mm posterior ao limbo na posição de 9 horas (entre as suturas de Prolene) saindo na posição de 3:15 horas no sulco ciliar. Os mesmos passos são seguidos na posição de 3 horas no leito escleral para criar a segunda alça exteriorizada de Prolene 10-0.
9. A alça de Prolene é girada e passada através do orifício da alça da LIO. É feita uma alça com a sutura de Prolene ao redor da alça da LIO sem utilizar um nó (**Fig. 11.18G**).
10. O túnel escleral é ampliado conforme a necessidade ou a incisão límbica é aberta completamente com lâmina afiada para acomodar a LIO.
11. A LIO-CP é introduzida no olho; as alças são assentadas no sulco ciliar e a lente é centralizada no sulco puxando-se as suturas exteriorizadas (**Fig. 11.18H**).

    Pode-se evitar o entrelaçamento inadvertido da sutura intraocular puxando-se delicadamente as suturas exteriorizadas sob os retalhos de modo que as suturas estejam sob tensão leve. À medida que a LIO-CP é guiada para o sulco ciliar com uma das mãos, o cirurgião pode usar a outra mão para puxar mais as extremidades livres da sutura associadas com a alça que está entrando no olho.
12. As suturas exteriorizadas são amarradas e aparadas um pouco longas de modo que fiquem caídas contra a esclera. Os nós são escondidos sob os retalhos esclerais, os quais são fechados com suturas de náilon 10-0 (**Fig. 11.18I**).
13. O túnel escleral é fechado com sutura de náilon 10-0; as esclerotomias são fechadas com Vicryl 7-0 e as incisões conjuntivais são fechadas com categute 6-0.

III. Técnica de lente intraocular suturada na íris

1. A técnica de sutura na íris geralmente leva menos tempo do que as técnicas de retalho escleral. A LIO pode ser suturada na íris sob anestesia local com lidocaína intracameral e, para pacientes em uso de cumarínicos, geralmente sem sangramento intraocular significativo.
2. Deve ser usada uma LIO de três peças. Se for colocada no sulco, sabe-se que LIOs de acrílico de peça única causam desgaste da íris na junção da alça e da óptica da LIO e inflamação intraocular e, desse modo, não devem ser usadas para LIOs suturadas na íris. Verificar com o fabricante da LIO antes de sutura planejada da LIO na íris conforme a necessidade.
3. Uma LIO de três peças, dobrável ou não dobrável, pode ser suturada na íris como parte da cirurgia de catarata de rotina quando não existe mais sustentação capsular, em casos de deslocamento de LIO ou como procedimento de LIO secundária.

Procedimentos Cirúrgicos em Oftalmologia **67**

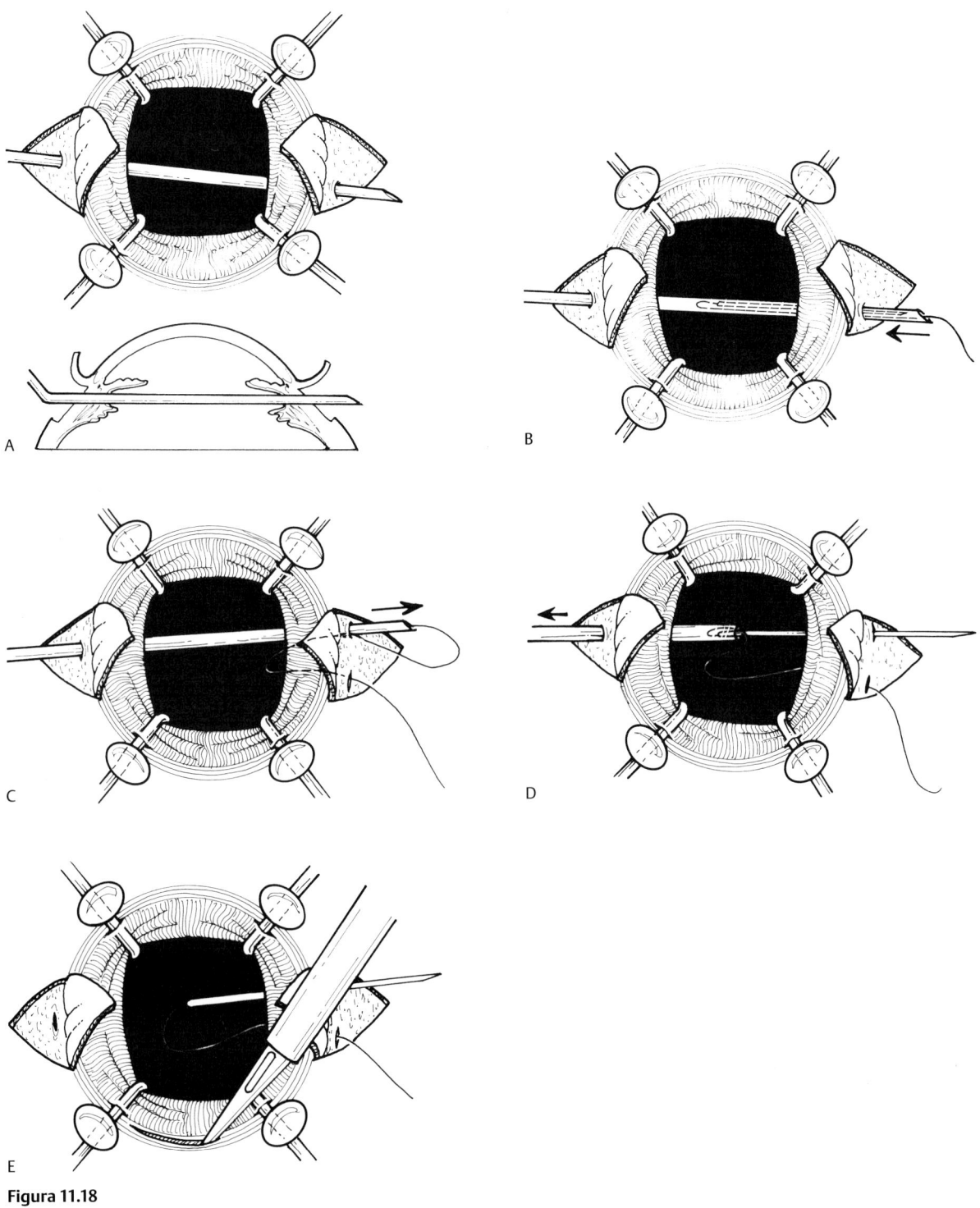

Figura 11.18

Figura 11.18 *(Continuação)*

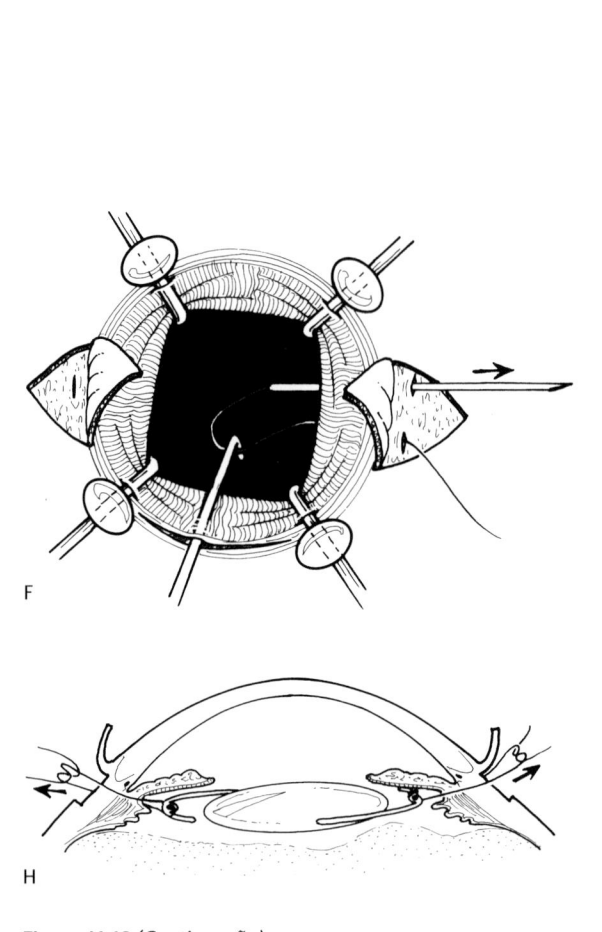

4. Em uma íris atrófica, uma agulha CIF-4 pode ser preferível em relação a uma agulha STC-6, já que o diâmetro da agulha é discretamente menor e tem menos probabilidade de causar dano.
5. Procedimento:
   a. Anestesia: recomenda-se a peribulbar. A anestesia tópica com lidocaína intracameral pode ser usada.
   b. Se houver vítreo, realizar uma vitrectomia anterior (ver o Capítulo 12) antes de colocar a LIO ou suturar a íris.
   c. Preparar a sutura e a LIO: usar uma sutura de polipropileno 10-0 com armação dupla, Ethicon CIF-4 ou Ethicon STC-6. A CIF-4 pode ser mais fácil de usar por causa de sua curvatura na maioria dos casos.
   d. Posicionar duas paracenteses límbicas 2 a 3 horas distantes do local planejado para sutura da íris em uma posição conveniente para amarrar as extremidades da sutura com facilidade. Posicionar as paracenteses no lado da mão dominante para permitir que um segundo instrumento (p. ex., gancho Y ou Kuglen) prolapse a óptica da LIO através da pupila (**Fig. 11.19**).
   e. Instilar substância viscoelástica na câmara anterior através da paracentese.
   f. Injetar Miochol na câmara anterior para fazer constrição da pupila antes de colocar a sutura.
   g. Colocar as alças da LIO no sulco, tendo o cuidado de manter a óptica da LIO acima do plano da pupila, se não houver sustentação na cápsula posterior.
   h. Usar um segundo instrumento através da paracentese para elevar a óptica da LIO em sua junção com a alça para permitir que a haste levante a íris. Isso permite que se visualize onde a sutura da íris deve ser passada.
   i. Passar a sutura de polipropileno 10-0 através da paracentese, pela íris sobre o lado proximal da alça, sob a alça e, então, para cima através do lado distal da íris e para fora através da córnea clara periférica oposta (**Figs. 11.19** e **11.20**).

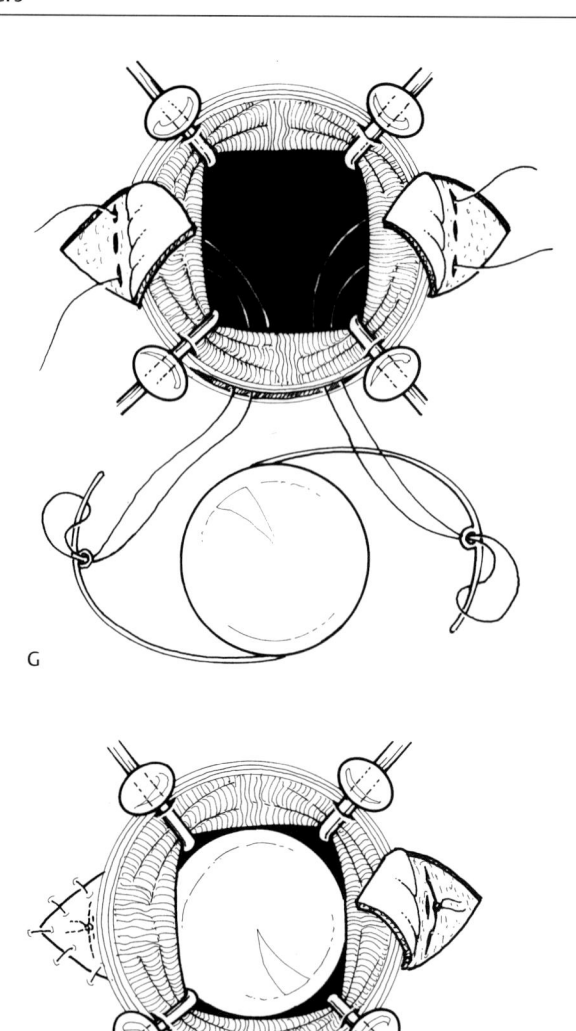

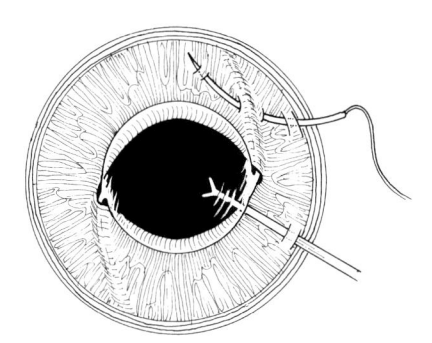

Figura 11.19

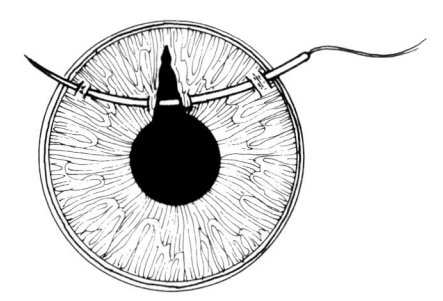

Figura 11.20

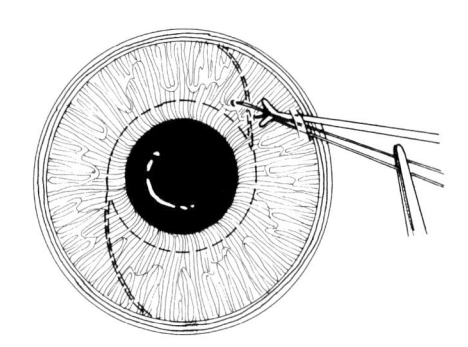

Figura 11.22

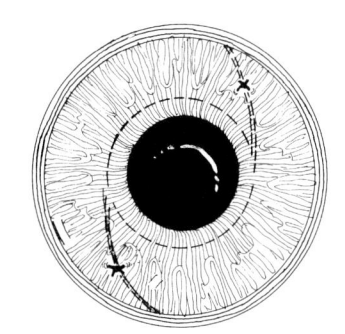

Figura 11.23

j. Cortar fora a agulha.
k. Introduzir o gancho Kuglen através da paracentese e pegar um laço da sutura.
l. Retrair o gancho Kuglen através da paracentese, enquanto segura a extremidade oposta da sutura com pinça de sutura **(Fig. 11.21)**.
m. Puxar a íris em direção à ferida e amarrar firmemente a sutura com quatro movimentos (3-1-1-1) ou (1-1-

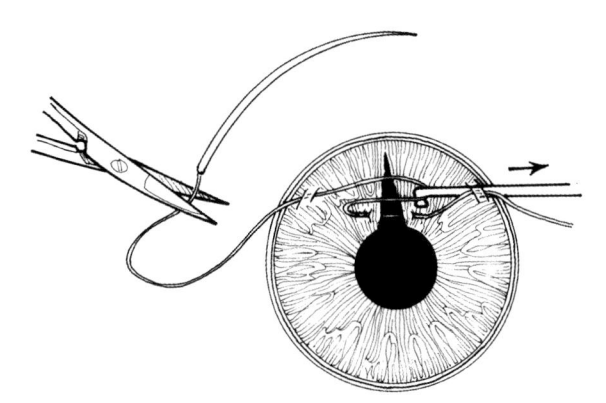

Figura 11.21

1-1). Evitar que os pontos fiquem apertados demais já que isso pode fazer romper as suturas ou aumentar a dor no pós-operatório **(Figs. 11.22 e 11.23)**.

n. **Nota:** Se a íris não estiver suficientemente flácida para permitir que o nó seja feito fora da paracentese, pode-se fazer alças de sutura dentro da câmara anterior e deslizar o nó até o plano da íris com um gancho Y **(Fig. 11.22)**.
o. Após apertar o nó, cortar as extremidades da sutura de forma curta arrastando o nó através da ferida **(Fig. 11.23)**.
(Ver também as **Figs. 11.24 e 11.25**).
p. Alternativamente, o cirurgião pode introduzir uma lâmina afiada (p. ex., lâmina Wheeler) através da paracentese para cortar as extremidades da sutura sem colocar tração sobre a íris.
q. Hidratar a paracentese com BSS e verificar a sua integridade; se necessário, colocar sutura interrompida de náilon 10-0.
r. Remover a substância viscoelástica com instrumento de irrigação/aspiração usando o mínimo de sucção.
s. Fechar a ferida superior, se tiver sido criada e se for necessário, com sutura interrompida de náilon 10-0.
  i. As suturas devem ter ~ 90% da profundidade da ferida.
  ii. Assegurar uma boa aposição da ferida.
  iii. Esconder os nós no lado escleral da ferida.
t. Realizar injeções subconjuntivais de antibióticos e esteroides.
u. Remover o blefarostato.
v. Aplicar topicamente uma pomada combinada de antibiótico/esteroide.
w. Aplicar curativo e colocar protetor ocular tipo *Fox shield*.

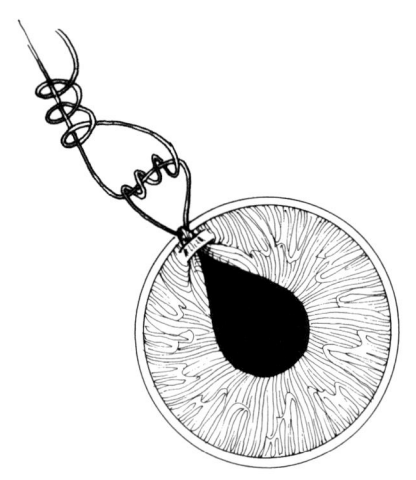

Figura 11.24

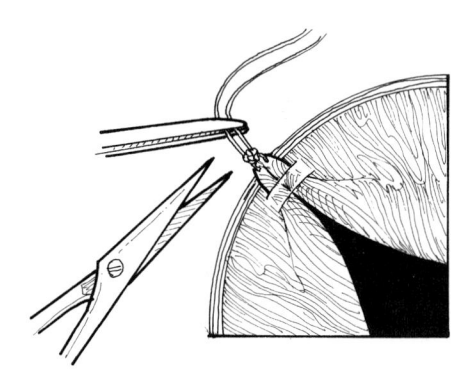

Figura 11.25

Procedimento pós-operatório

Ver também o Capítulo 8 para o procedimento pós-operatório.
1. Manter o curativo (se tiver sido colocado) e o protetor ocular no local até que o paciente seja examinado no primeiro dia de pós-operatório.
2. Colírio esteroide (p. ex., Pred Fort a 1%) 4 vezes ao dia, reduzido gradualmente ao longo de ~ 4-6 semanas conforme a inflamação.
3. Antibióticos tópicos (p. ex., moxifloxacina a 0,5% [Vigamox], gatifloxacina a 0,3% [Zymar]) 4 vezes ao dia por 1 semana.
4. Controlar as elevações na pressão intraocular com beta-bloqueadores (p. ex., Timoptic) ou inibidores da anidrase carbônica.
5. Evitar o uso de análogos de prostaglandina no período pós-operatório imediato para evitar edema macular cistoide ou irite induzida por fármacos.
6. Explicar o manejo pós-operatório ao paciente (ver o Capítulo 6).
7. Plano de acompanhamento:
    a. Primeiro dia de pós-operatório.
    b. Quarto ou quinto dia de pós-operatório (maior incidência de início de endoftalmite nesse período).
    c. Com 2, 4 e 6 semanas de pós-operatório e, depois, conforme a necessidade.

Complicações

1. Hifema
2. Hemorragia vítrea
3. Dano ao endotélio corneano e consequente ceratopatia bolhosa
4. Hemorragia ou efusão supracoroidal
5. Exposição de sutura e endoftalmite
6. Risco aumentado de descolamento de retina, hemorragia coroidal
7. Edema macular cistoide
8. Glaucoma
9. Deslocamento da lente
10. Uveíte
11. Astigmatismo induzido por inclinação da lente
12. Dor pós-operatória

12
Procedimentos de vitrectomia do segmento anterior

Indicações

Este capítulo irá revisar vários procedimentos de vitrectomia do segmento anterior que utilizam instrumentação dos segmentos anterior e posterior, incluindo a manejo de (1) perda de vítreo na cirurgia de catarata; (2) complicações tardias do vítreo na câmara anterior; (3) espaço pupilar inadequado; (4) cirurgia de cristalino; (5) hifema; e (6) epitélio na câmara anterior.

Princípios gerais

- Local da incisão: Limbo *versus pars plana*.
  - Escolher a abordagem do limbo se os problemas ou objetivos mecânicos forem anteriores à *pars plana*; essa abordagem tem menos risco de dano à retina (por causa de encarceramento do vítreo no local da esclerotomia na *pars plana*, com tração vitreorretiniana secundária e formação de lacerações na retina).
  - Uma abordagem pela *pars plana* oferece um melhor acesso para o espaço retroiridiano (p. ex., para lise de aderências iridovítreas), uso de iluminação intraocular e acesso aos dois terços posteriores da cavidade vítrea.
- Obtenção de tecido na sonda de vitrectomia. Um tecido rígido é mais fácil de ser encarcerado e cortado com a máquina de vitrectomia ajustada para uma baixa taxa de corte (p. ex., 100-300 cpm) e alto vácuo (p. ex., 200-300 mmHg), já que esses parâmetros permitem um maior modelamento do tecido para o acesso de corte (**Tabela 12.1**). Se o vácuo for alto, a pressão de infusão deve ser aumentada para evitar o colapso do globo ocular.

Tabela 12.1 Obtenção de tecido na sonda de vitrectomia

Obtenção de tecido	Rígido	Mole
Tamanho do acesso	Grande	Pequeno
Taxa de corte	Lenta	Rápida
Pressão de infusão	Alta	Baixa
Vácuo	Alto	Baixo

- Mecanismo de corte: Corte guilhotinado *versus* rotacional. Novos *chopper* rotacionais oferecem uma remoção altamente eficiente do vítreo. *Chopper* guilhotinados podem fornecer um corte mais efetivo de tecidos rígidos sem induzir tração no tecido.
- Técnicas para corte de tecido rígido:

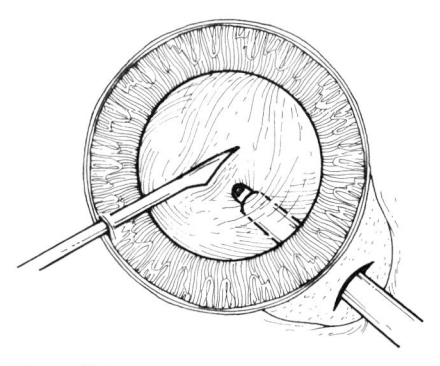

Figura 12.1

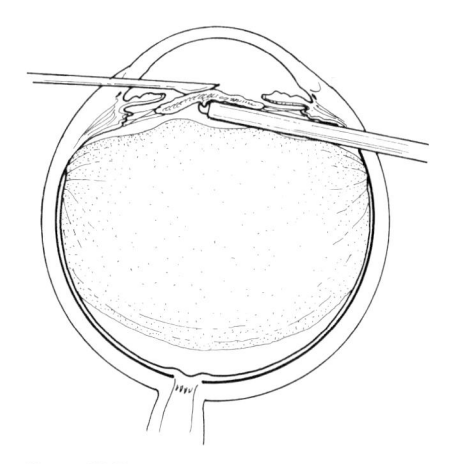

Figura 12.2

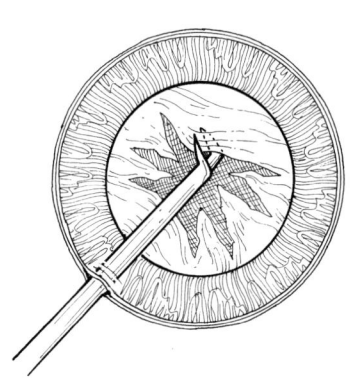

Figura 12.3

- *Chopping* em bloco (**Figs. 12.1 e 12.2**).
- Tesoura intraocular (**Fig. 12.3**).
- Diatermia.
- Manejo do sangramento
  - Aumentar a pressão intraocular elevando a pressão de infusão, já que as incisões de vitrectomia são resistentes a vazamentos (um sistema hidraulicamente fechado).
  - Diatermia.
- Vitrectomia através de incisões no limbo (p. ex., manejo de perda de vítreo na cirurgia de catarata).
  - Excisar vítreo suficiente para evitar o prolapso do vítreo para a câmara anterior (anterior ao plano do diafragma da íris).
  - Excisar vítreo ao longo do eixo pupilar: direcionar a sonda para o centro do espaço pupilar.
  - Trabalhar no terço anterior da cavidade vítrea: posicionar a sonda logo posteriormente ao diafragma da íris com o acesso de corte sob visão clara o tempo todo. (O uso de microscópio cirúrgico não permite o foco na ponta da sonda se ela for avançada mais profundamente do que ~ 1/3 anterior da cavidade vítrea, a menos que lentes especiais sejam usadas.)
  - Infusão: luva *versus* segundo instrumento.
    - A infusão em luva oferece simultaneamente infusão de fluido e remoção de vítreo através de uma única incisão. Porém, a incisão é um pouco maior (para acomodar a luva), e a infusão é direcionada na ponta da sonda, o que pode dificultar o encarceramento adequado de vítreo na sonda.
    - Um segundo instrumento oferece capacidades bimanuais (p. ex., deslocamento periférico da íris para visualizar resíduos periféricos de córtex), mas exige um segundo ponto de entrada. Em geral, esse local no limbo já foi criado durante a cirurgia de catarata.
  - Iluminação: sonda de fibra óptica *versus* iluminação coaxial do microscópio cirúrgico.
    - A sonda de fibra óptica pode ser usada externamente (colocação da sonda no limbo com visualização por iluminação escleral dispersa) ou internamente (através de uma incisão em separado). É provável que a sonda de fibra óptica ofereça uma melhor visualização de bandas de vítreo na câmara anterior e melhor visualização da cavidade vítrea anterior do que a iluminação coaxial do equipamento.
    - A iluminação coaxial do microscópio cirúrgico evita a necessidade de um segundo instrumento no olho, mas oferece uma visão mais limitada da cavidade vítrea e do prolapso do vítreo para a câmara anterior.
- Remoção de instrumentos: passos para evitar o prolapso do vítreo para a câmara anterior e incisão límbica.
  - Reduzir a pressão intraocular.

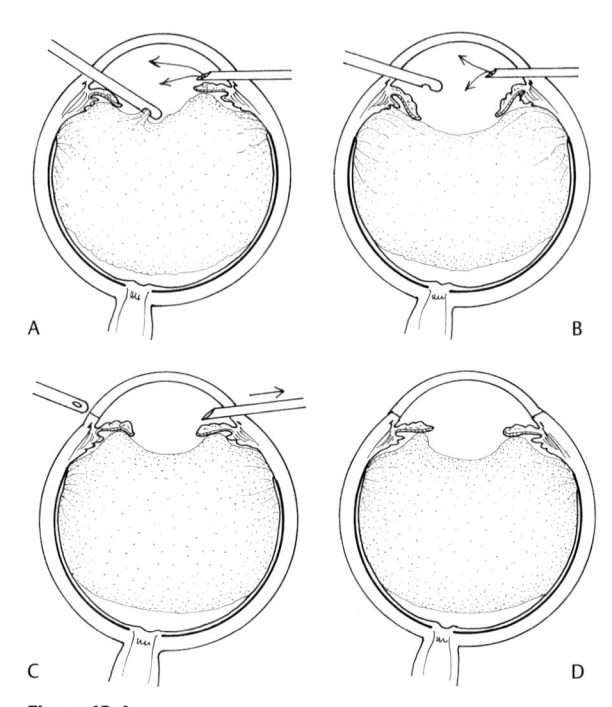

Figura 12.4

- Alguns cirurgiões infundem ar para evitar o encarceramento do vítreo nas feridas (**Figs. 12.4A, B**).
- Retirar os instrumentos (**Figs. 12.4C, D**).
- Se tiver sido infundido ar, substituí-lo por BSS.

Procedimento pré-operatório

Ver o Capítulo 3.

Manejo da pupila: para procedimentos que exijam uma boa visualização atrás da íris (p. ex., excisão de córtex periférico do cristalino retido), dilatar a pupila no pré-operatório (p. ex., ciclopentolato a 1% mais fenilefrina a 2,5% a cada 15 minutos por 3 doses, iniciando 1 hora antes da cirurgia) ou usar retratores flexíveis de íris durante a cirurgia. Em outros casos (p. ex., vitrectomia anterior precedendo a colocação de uma lente intracular [LIO] secundária), a dilatação pode não ser necessária.

Instrumentação

- Blefarostato
- Instrumentação de sucção/corte para vitrectomia. Neste capítulo é usada a máquina de vitrectomia Alcon Accurus

para propósitos ilustrativos. Os autores reconhecem que outras máquinas excelentes estão disponíveis e não têm interesse financeiro no sistema Accurus.

- Fios de sutura (náilon 10-0, Vicryl 7-0 e 8-0, categute 6-0)
- Pinça de tecido com dentes finos (p. ex., Colibri ou Castroviejo reta 0,12 mm)
- Porta-agulhas
- Alça de lente
- Agulha ou cânula de infusão 23 G com *butterfly*
- Solução de acetilcolina (p. ex., Miochol)
- Espátula giradora para vítreo ou de ciclodiálise
- Seringa de tuberculina com cânula 30 G
- Esponjas de celulose
- Pinça de joalheiro
- Tesoura Vannas
- Tesoura Westcott
- Cautério (tipo *underwater eraser* ou descartável)
- Bisturi microcirúrgico (p. ex., lâmina Beaver #75M)
- Lâmina microvitrorretiniana (MVR) 20 G
- Tesoura Gill-Vannas ou vítrea 20 G
- Pinça intraocular 20 G

Procedimento operatório

Manejando a perda de vítreo na cirurgia de catarata

No momento da ruptura zonular ou da cápsula posterior, a extensão do dano capsular e a presença ou ausência de perda de vítreo devem ser avaliados. Em casos selecionados que demonstrem sustentação capsular adequada, uma LIO de câmara posterior (LIO-CP) pode ser fixada no sulco ciliar. A remoção do vítreo prolapsado com instrumentos automatizados permite a excisão completa do vítreo da câmara anterior enquanto minimiza a tração vitreorretiniana, em comparação com a remoção de vítreo da câmara anterior usando esponjas de celulose e tesoura para cortar diretamente as bandas de vítreo. Segue uma descrição do manejo de um olho com ruptura capsular cirúrgica significativa e perda de vítreo.

1. Tomar medidas para limitar a extensão da perda de vítreo.
    a. Se uma ruptura posterior for notada e não estiver certo se o vítreo moveu-se para frente, injetar substância viscoelástica delicadamente no saco capsular através do local de paracentese antes de remover a ponta faco ou de permitir que a câmara anterior fique rasa.
    b. Soltar as suturas em rédea e procurar qualquer outra fonte externa de pressão positiva no vítreo (p. ex., blefarostato).
    c. Examinar à procura de qualquer fonte ocular de pressão positiva no vítreo (p. ex., hemorragia ou efusão coroidal, hemorragia retrobulbar).
2. Se o núcleo do cristalino permanecer *in situ*, usar substância viscoelástica para "prender" o remanescente nuclear na câmara anterior. Usar uma alça de lente para a remoção (evitar pressão posterior no vítreo e perda adicional de vítreo). Pode-se usar facoemulsificação de baixo fluxo para remover o núcleo remanescente se não houver vítreo e dependendo do tamanho do remanescente nuclear e da laceração capsular. Um deslizador colocado sob fragmentos "presos" pode ser útil.
3. Se a ferida não for uma incisão corneana autosselante, fechá-la com suturas interrompidas (p. ex., náilon 10-0) deixando espaços (~ 2 a 3 mm) para colocar os instrumentos de vitrectomia.

a. Uma câmara anterior adequadamente fechada irá minimizar a taxa de infusão necessária para manter a câmara anterior e facilitará o controle da profundidade da câmara anterior.
b. Alternativamente, pode ser realizada vitrectomia anterior usando uma técnica a céu aberto através da incisão límbica não suturada sem infusão.

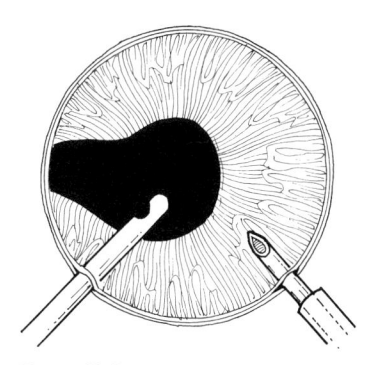

Figura 12.5

4. Manter a câmara anterior formada durante a vitrectomia com agulha de infusão. Usar *butterfly* ou cânula 23 G para a infusão quando utilizar técnica bimanual. A **Figura 12.5** mostra a colocação da cânula para limitar a entrada da agulha na câmara anterior. (**Fig. 12.5**).

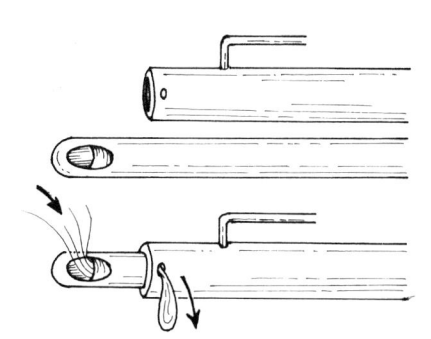

Figura 12.6

Alternativamente, uma luva de infusão pode ser colocada diretamente sobre a sonda de vitrectomia. Essa abordagem tem a desvantagem de maior distorção da ferida (a luva adiciona volume) e a tendência de que as correntes de fluidos direcionadas na ponta da sonda dificultem o encarceramento eficiente do vítreo no acesso de corte. Muitos cirurgiões preferem uma porta de irrigação separada por essa razão (**Fig. 12.6**).

5. Colocar a sonda de vitrectomia na câmara anterior.
    a. Iniciar a irrigação antes da colocação para evitar a perda de volume da câmara anterior.
    b. Observar sempre a posição da cânula de infusão e da sonda de vitrectomia para evitar trauma ao endotélio corneano (**Fig. 12.7**).
    c. Manter a ponta do instrumento perto do centro da pupila. (Não fazer movimentos abruptos com a sonda.)

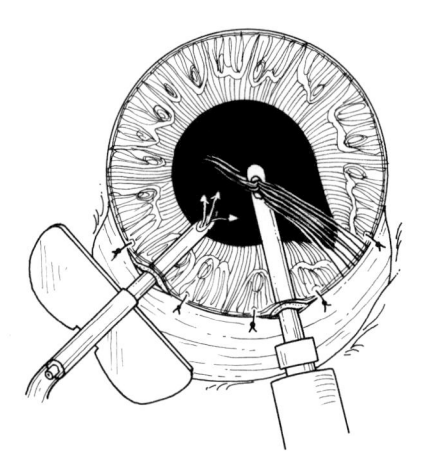

Figura 12.7

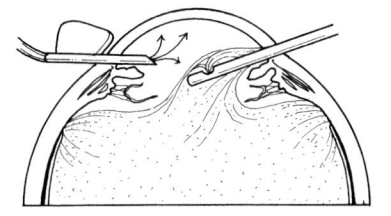

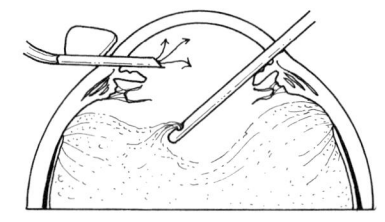

Figura 12.8

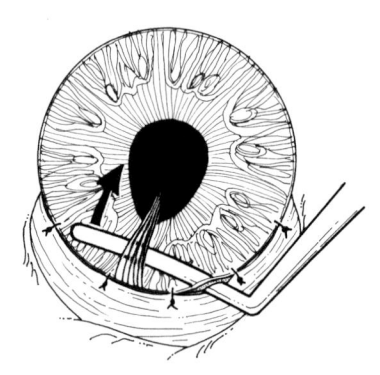

Figura 12.9

d. Parâmetros de velocidade, vácuo e pressão de infusão: a Alcon fornece diferentes sondas de vitrectomia que têm diferentes velocidades de corte e diferentes mecanismos de ação. Por exemplo, as sondas Accurus 800 e 2500 têm ação de guilhotina, enquanto a sonda InnoVit tem ação rotatória. Os parâmetros descritos abaixo são apenas sugestões. Diferentes cirurgiões preferem diferentes parâmetros.
   i. Sonda Accurus 800: velocidade de corte de 800 cpm, vácuo de 150 mmHg, pressão de infusão de 25-35 mmHg.
   ii. Sonda InnoVit: velocidade de corte de 1.200 cpm, vácuo de 75-125 mmHg, pressão de infusão de 35 mmHg.
   iii. Sonda Accurus 2500: velocidade de corte de 2.500 cpm, vácuo de 75-150 mmHg, pressão de infusão de 35 mmHg.
e. Para evitar dano à íris, virar o acesso de corte de modo que fique virado posteriormente e tentar evitar vácuos altos, já que isso pode encarcerar inadvertidamente a íris na sonda de vitrectomia.
f. A íris deve cair posteriormente quando a vitrectomia adequada estiver completa.

6. Remover qualquer material cortical residual e desnecessário da cápsula.
   a. Aspirar o córtex e cortar conforme a necessidade. A maior parte do córtex pode ser removida apenas com aspiração. O mecanismo de corte deve ser ativado apenas quando o acesso de corte estiver sob visão clara para reduzir o risco de criar uma laceração na cápsula posterior.
   b. Velocidade de corte (se necessário): aproximadamente 150-300 cpm.
   c. Vácuo: 100-180 mm Hg e ajustar conforme a necessidade.
   d. Pode-se levar os retalhos capsulares até a sonda de vitrectomia usando agulha de infusão **(Fig. 12.8)**.
7. Remover os instrumentos do olho.
   a. Usar as pontas dos dois instrumentos para limpar qualquer aderência de vítreo um do outro antes da remoção.
   b. Remover a sonda de vitrectomia antes da agulha de irrigação.
8. Irrigar a câmara anterior com solução de acetilcolina para fazer constrição da pupila.
9. Examinar a câmara anterior quanto à presença de vítreo conforme evidenciado por abaulamentos na pupila **(Fig. 12.9)**.
10. Limpar a ferida com um girador de vítreo em todas as áreas de suspeita de encarceramento de vítreo.
    a. Entrar na câmara anterior a ~ 90 graus de áreas suspeitas de aderências vítreas.
    b. Colocar a ponta no ângulo e girar centralmente em direção à pupila.
    c. Observar a pupila quanto a qualquer movimento durante a limpeza, indicando predomínio de bandas vítreas nessa área.
    d. Qualquer abaulamento da pupila deve receber essa manobra à medida que as bandas vítreas são eliminadas da ferida.
    e. Algumas vezes a iluminação da câmara anterior com endoiluminador de fibra óptica e iluminação escleral dispersa revelará bandas vítreas na câmara anterior.
11. Realizar vitrectomia adicional se a câmara anterior não estiver totalmente livre de vítreo ou se ainda houver pressão positiva no vítreo.
12. Considerar a realização de iridectomia periférica (pinça de joalheiro e tesoura Vannas ou usar apenas a sonda de vitrectomia).
13. Verificar a ferida com esponja de celulose seca quanto à qualquer evidência adicional de vítreo na ferida.

14. Quando a vitrectomia anterior estiver completa, a câmara anterior deve estar sem vítreo e a pupila deve estar redonda (**Fig. 12.10A**).

Se o vítreo fizer prolapso através da ferida límbica (**Figs. 12.10B e 12.10C**), um retalho escleral pode ser usado para tamponar o local (**Figs. 12.10D-12.10F**).
   a. Elevar metade da espessura do retalho escleral após o corte do vítreo prolapsado (**Fig. 12.10D**).
   b. Fechar o retalho anteriormente para cobrir a fístula (**Figs. 12.10E e 12.10F**).

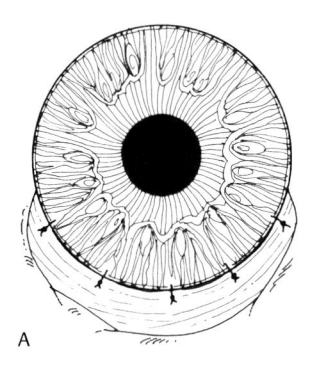

15. Fechar a ferida completamente com sutura interrompida de náilon 10-0. Opcional: remover as suturas de Vicryl 7-0 colocadas anteriormente no procedimento.
16. Completar o procedimento conforme descrito no Capítulo 9.

Vitrectomia secundária para tratamento de complicações tardias do vítreo no segmento anterior

O vítreo no segmento anterior, seja pós-cirúrgico ou pós-traumático, pode causar complicações como descompensação do endotélio corneano envolvendo o eixo visual, glaucoma por bloqueio pupilar afácico (não responsivo à iridotomia a *laser*), uma cicatriz filtrante persistente (síndrome de prolapso do vítreo) e edema macular cistoide crônico (secundário ao encarceramento de vítreo na ferida ou a aderências iridovítreas). A descrição a seguir irá enfocar a vitrectomia anterior através de uma abordagem límbica. Para casos selecionados, uma abordagem via *pars plana* pode ser preferível.

1. Anestesia: geral ou retrobulbar mais bloqueio palpebral.
2. Preparar e colocar campos cirúrgicos. Fitas adesivas plásticas mantêm de forma eficiente os cílios fora do campo cirúrgico. Se houver preocupação com movimentos da cabeça do paciente sob anestesia local, considerar a fixação da cabeça do paciente na maca com fita.

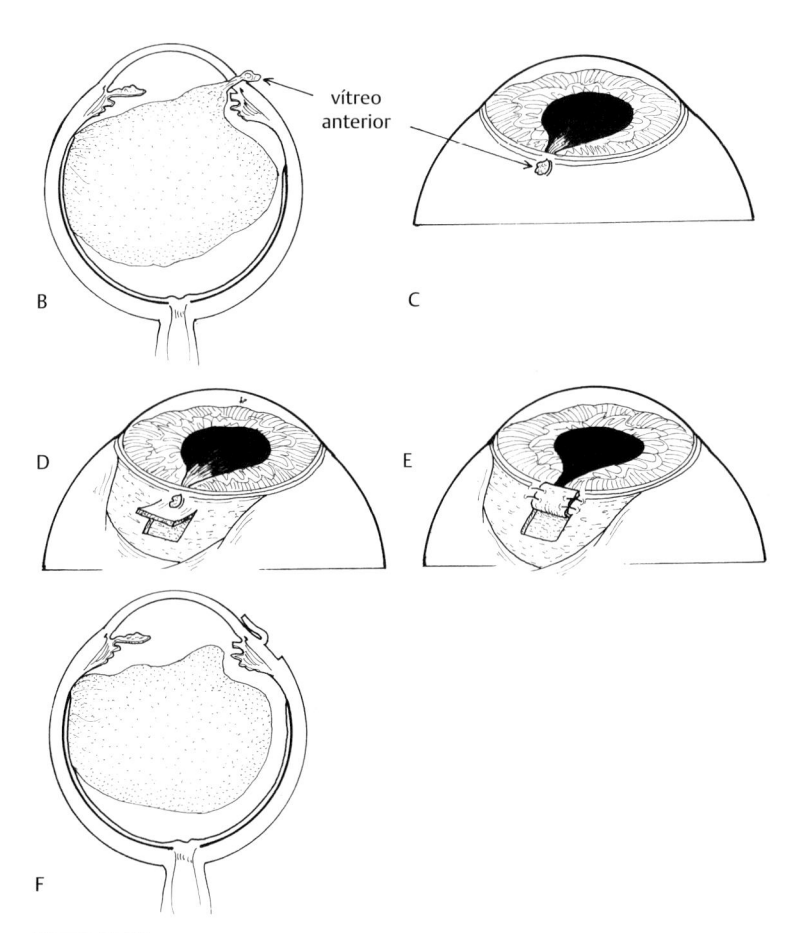

Figura 12.10

3. Colocar o blefarostato.
4. Preparar peritomias com base no fórnice nas posições de 2 e 10 horas, cada uma medindo ~ 4 mm (tesoura Westcott, pinça 0,12 mm).
5. Assegurar a hemostasia com cautério.
6. Entrar na câmara anterior em cada um dos dois locais (lâmina MVR).
    a. A entrada pode ser feita no limbo ou 3 mm posterior ao limbo através da *pars plana*.

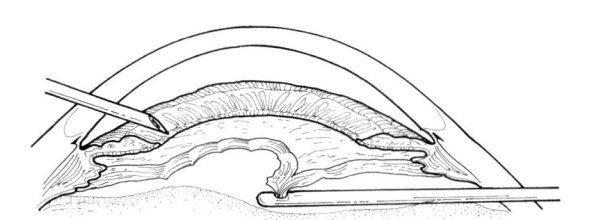

Figura 12.11

   b. Uma abordagem via *pars plana* provavelmente permita um acesso mais efetivo ao espaço retroiridiano e uma lise mais eficiente de aderências iridovítreas, que costumam estar presentes na periferia da margem pupilar **(Fig. 12.11)**.

Uma abordagem via *pars plana* exige a colocação de uma cânula de infusão em posição inferotemporal, 3 mm posterior ao limbo ou o uso de um tubo de infusão leve (ver o Capítulo 63).

7. Colocar uma agulha de infusão *butterfly* 23 G através de um dos locais de entrada e iniciar a irrigação para manter a câmara anterior. Alternativamente, uma infusão em luva pode ser colocada no instrumento de vitrectomia.

Para abordagem via *pars plana*, colocar cânula de infusão na *pars plana* ou usar um tubo de infusão leve conforme

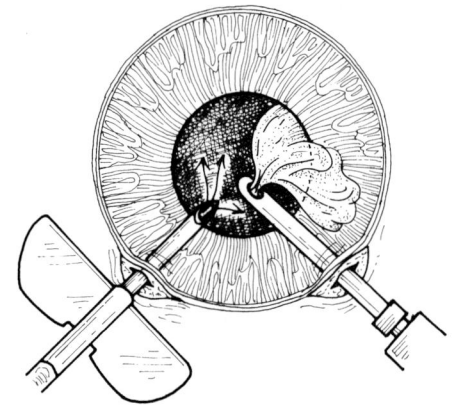

Figura 12.12

descrito no Capítulo 63.

8. Colocar a sonda de vitrectomia na câmara anterior **(Fig. 12.12)**.
9. Realizar a vitrectomia anterior.
    a. Velocidade de corte e vácuo.
        i. Sonda Accurus 800: velocidade de corte de 800 cpm, vácuo de 75-100 mmHg, pressão de infusão de 25-35 mmHg.
        ii. Sonda InnoVit: velocidade de corte de 1.000 cpm, vácuo de 75-100 mmHg, pressão de infusão de 35 mmHg.
        iii. Sonda Accurus 2500: velocidade de corte de 2.500 cpm, vácuo de 75-100mm Hg, pressão de infusão de 35 mmHg.
    b. Se for usada uma abordagem via *pars plana*, manter a sonda 2-3 mm posterior ao diafragma da íris, ativar o vácuo e o corte, e mover lentamente a sonda atrás da íris com rotação do acesso para longe do diafragma da íris em direção ao espaço pupilar (para evitar uma iridectomia inadvertida). Se os folhetos da íris se moverem durante essa manobra, é provável que existam aderências iridovítreas periféricas. Quando a vitrectomia anterior estiver completa, esse movimento de varredura não irá afetar a íris. A manobra deve ser completada com a sonda introduzida através de incisões temporais e nasais.
    c. Se tecido membranoso tiver que ser removido com a sonda de vitrectomia, aumentar o vácuo (~ 180-300 mmHg) e diminuir a velocidade de corte (~ 100-300 cpm) para encarcerar o material firme no acesso de vitrectomia. Manter o acesso de vitrectomia sob visão o tempo todo ao trabalhar com esses parâmetros para evitar a criação de tração vitreorretiniana periférica.
    d. Remover o equipamento do olho.
        i. Usar as pontas dos dois instrumentos para limpar qualquer porção de vítreo aderente entre eles.
        ii. Remover primeiramente a sonda de vitrectomia e, depois, remover a sonda de irrigação.
    e. Irrigar a câmara anterior com Miochol para fazer constrição da pupila.
    f. Examinar a câmara anterior quanto à presença de vítreo conforme sugerido por apiculamentos da pupila ou iluminação escleral dispersa com sonda de fibra óptica.
    g. Varrer a câmara anterior com um girador de vítreo para liberar qualquer vítreo encarcerado na ferida.
    h. Se necessário, realizar vitrectomia adicional até que não haja vítreo na câmara anterior e nem encarcerado na ferida, e até que a íris tenha caído posteriormente.
    i. Fechar a ferida do limbo com suturas interrompidas de náilon 10-0 (usar Vicryl 7-0 para esclerotomias).
    j. Fazer injeção subconjuntival de cefazolina (100 mg) e Decadron (4-8 mg). Se o paciente for alérgico à penicilina, considerar o uso de vancomicina (50 mg).
    k. Remover o blefarostato.
    l. Aplicar topicamente pomada de antibiótico e esteroide.
    m. Aplicar curativo e colocar protetor ocular tipo *Fox shield*.

Espaço pupilar inadequado

Pode-se tratar catarata membranosa, pupila ocluída ou puxada para cima e material de cristalino retido obstruindo o espaço pupilar com técnicas de vitrectomia do segmento anterior. O objetivo é limpar o eixo visual. É preferível uma abordagem límbica.

1. Preparar o olho e os locais de entrada e colocar as sondas de vitrectomia e de irrigação conforme descrito anteriormente (passos 1-8, Manejando a perda de vítreo na cirurgia de catarata).
2. Ajustar os parâmetros iniciais de vitrectomia para remoção de membrana e cristalino e alterar conforme a necessidade.
    a. Velocidade de corte: aproximadamente 100-300 cpm.
    b. Vácuo: aproximadamente 150-230 mmHg.
3. Várias manobras podem facilitar a remoção do material anormal.
    a. A agulha de irrigação pode ser usada para levar o tecido à sonda de vitrectomia.
    b. Uma membrana densa pode ser seccionada primeiramente para formar bordas, as quais podem ser encarceradas no acesso de vitrectomia e cortadas (agulha de irrigação, tesoura Gills ou Vannas, tesoura intraocular 20 G ou lâmina MVR).
4. Após a excisão adequada da membrana e/ou material do cristalino, realizar uma vitrectomia anterior conforme descrito anteriormente nos passos 1-17 (ver Manejando a perda de vítreo na cirurgia de catarata, neste capítulo).

Cirurgia de cristalino com uso de instrumentos de vitrectomia na câmara anterior

Os cenários clínicos em que os cirurgiões podem preferir a excisão de material do cristalino com instrumentos de vitrectomia incluem catarata congênita ou juvenil, cristalino rompido ou subluxado, catarata complicada (p. ex., catarata traumática com mistura de cristalino e vítreo), e microcórnea ou endotélio corneano comprometido. Os tipos de catarata congênita ou juvenil que podem ser removidos prontamente através de instrumentos de vitrectomia incluem catarata polar anterior, lamelar ou nuclear; lentiglobo posterior; vítreo primário hiperplásico persistente (VPHP); e catarata total (rubéola, trauma, metabólica, etc). As indicações para cirurgia incluem a prevenção de ambliopia, a melhora da visão e a prevenção de glaucoma ou *phthisis*. É provável que uma abordagem límbica seja mais segura para a maioria dos casos (particularmente se o cirurgião não for altamente especializado no exame da retina periférica), porque a *pars plana* é pequena na maioria dos olhos, sendo provável que os instrumentos passem perto ou através da base do vítreo. Os resultados visuais dependem do momento de início da catarata e da intervenção, de oclusão ou correção óptica pós-operatória e de patologias associadas (p. ex., hipoplasia foveal em VPHP).

1. Catarata congênita, juvenil.
    a. Técnica cirúrgica (abordagem límbica).
    b. Preparar o olho e os locais de entrada e colocar as sondas de vitrectomia e irrigação conforme descrito anteriormente (ver os passos 1-8, Manejando a perda de vítreo na cirurgia de catarata).
    c. Ajustar os parâmetros iniciais de vitrectomia para remoção de membrana e cristalino e alterar conforme a necessidade.
        i. Velocidade de corte: aproximadamente 100-300 cpm. Em pacientes dessa idade, muito do material do cristalino pode ser removido apenas com a aspiração. A ativação do mecanismo de corte deve ser feita apenas com o acesso de corte sob visão clara para reduzir o risco de criar uma laceração não planejada na cápsula posterior.
        ii. Vácuo: aproximadamente 150-300 mmHg.
    d. Remover córtex e núcleo. Para facilitar a remoção do material do cristalino, a agulha de irrigação pode ser usada para levar o material do cristalino até a sonda de vitrectomia.
    e. Excisar a cápsula posterior e anterior central. Se o paciente for capaz de sentar e colaborar com o exame sob lâmpada de fenda, o cirurgião pode adiar a capsulotomia e vitrectomia anterior (ver adiante) e planejar a realização de capsulotomia Nd:YAG após a cirurgia em um momento apropriado.
    f. Vitrectomia anterior limitada (sem vítreo na ferida).
    g. Sem iridectomia periférica.
    h. Considerar a colocação de LIO, dependendo da idade do paciente.
    i. Complicações
        i. Precoces: infecção, descompensação corneana, hemorragia intraocular.
        ii. Tardias: ambliopia, glaucoma, membrana secundária, edema macular, descolamento de retina.
2. Vítreo primário hiperplásico persistente.
    a. Técnica cirúrgica: Abordagem límbica, já que a *pars plana* pode ser muito pequena (ou inexistente), e a retina pode ser puxada anteriormente sobre os processos ciliares.
    b. Seguir os passos 1a-1e.
    c. Incisar a membrana retrolenticular e o vítreo anterior.
    d. Aplicar diatermia para vasos hialoides persistentes.
    e. Seguir os passos 1f-1g.
    f. No momento da remoção dos instrumentos, alguns cirurgiões preferem infundir ar na câmara anterior para reduzir a chance de encarceramento de vítreo nas feridas.
3. Cirurgia de catarata traumática
    a. Abordagem
        i. Límbica: se a cápsula posterior estiver intacta e o material do cristalino for macio.
        ii. *Pars plana*: se a cápsula posterior estiver rompida ou o material do cristalino for duro (p. ex., paciente mais velho).
    b. Indicações
        i. Extração do cristalino como procedimento primário: o cristalino é opaco; as fibras do cristalino são flocosas.
        ii. Extração do cristalino como procedimento secundário: presença de pequena ruptura na cápsula anterior ou posterior; o exame não é conclusivo.
    c. Objetivos cirúrgicos
        i. Fechar a ferida.
        ii. Limpar o eixo visual.
        iii. Evitar leucoma aderente, sinéquias e glaucoma secundário, pupila puxada para cima, catarata membranosa, tração vitreorretiniana, edema macular.
    d. Técnica cirúrgica: abordagem límbica.
        i. Anestesia: geral. (A anestesia retrobulbar não é aconselhável com o globo ocular aberto, mas pode ser feita se as circunstâncias demandarem.)
        ii. Preparar e colocar campos cirúrgicos. Os adesivos plásticos mantêm de forma eficiente os cílios fora do campo cirúrgico. Deve-se tomar cuidado para não aplicar pressão sobre o globo ocular aberto.

iii. Colocar o blefarostato. Um espéculo de autorretenção (p. ex., Maumenee-Park) pode transmitir menos pressão ao globo ocular aberto.
iv. Fechar a ferida corneana com sutura de náilon 10-0. Fechar a ferida escleral com seda preta 8-0 posterior ao limbo. Posteriormente à inserção do músculo, considerar o uso de sutura de seda preta 6-0.
v. Entrar na câmara anterior nas posições de 2 e 10 horas (lâmina MVR 20 G).
vi. Colocar uma agulha de infusão *butterfly* 23 G através de uma das entradas e iniciar a infusão para manter formada a câmara anterior.
vii. Introduzir a sonda de vitrectomia na câmara anterior.
viii. Limpar a superfície corneana posterior (remover vítreo aderente, sangue, tecido necrótico).
ix. O tecido necrótico pode ser manipulado para fora da córnea e para dentro da sonda de vitrectomia com a agulha de infusão.
x. Parâmetros da vitrectomia:
   A. Sonda Accurus 800: velocidade de corte de 800 cpm, vácuo de 75-100 mmHg, pressão de infusão de 25-35 mmHg.
   B. Sonda InnoVit: velocidade de corte de 1.000 cpm, vácuo de 75-100 mmHg, pressão de infusão de 35 mmHg.
   C. Sonda Accurus 2500: velocidade de corte de 2.500 cpm, vácuo de 75-100 mmHg, pressão de infusão de 35 mmHg.
xi. Excisar o material do cristalino.
   A. Remover primeiramente o vítreo da câmara anterior e, se a cápsula posterior estiver rompida, da cavidade vítrea anterior com sonda de vitrectomia.
   B. Algumas vezes o material do cristalino pode ser removido com a sonda de vitrectomia. Se o núcleo for duro, usar facoemulsificação.
   C. Aspirar o córtex periférico centralmente.
   D. Deixar a cápsula posterior se ela estiver intacta. Se a cápsula estiver rompida, excisar o vítreo com vitrectomia anterior limitada. Em alguns casos, a ruptura capsular anterior é suficientemente pequena para permitir a sustentação capsular anterior para uma LIO-CP fixada no sulco, mesmo se a cápsula posterior estiver rompida.
xii. Infundir uma bolha de ar (opcional).
xiii. Colocar a LIO, se for apropriado.
xiv. Realizar iridectomia periférica com sonda de vitrectomia (vácuo de 50-150 mmHg, corte de 800-2.500 cpm).
4. Catarata membranosa: técnica cirúrgica.
   a. Abordagem límbica: ver os passos 3.d.i-vi.
   b. Fazer lise de sinéquias posteriores (com lâmina MVR ou com tesoura intraocular vertical e horizontal).
   c. Fazer lise de aderências corneanas usando gancho Sinskey, *pick* retiniano, lâmina MVR ou pinça e tesoura intraocular.

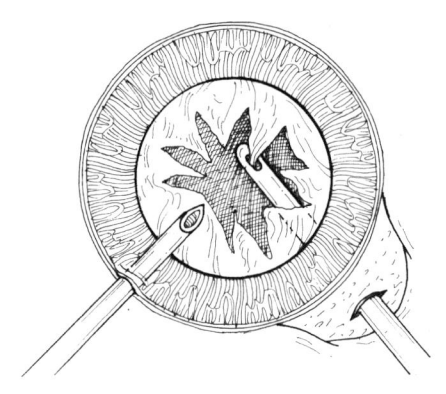

Figura 12.13

d. Incisar a membrana com uma lâmina MVR ou tesoura intraocular. Pode ser necessário dividir o tecido fibroso em pedaços em forma de cunha para facilitar o encarceramento na sonda de vitrectomia para o corte adequado com o mecanismo de guilhotina (**Fig. 12.13**).
e. Extrair o tecido incisado com a sonda de vitrectomia (usando velocidade de corte relativamente baixa [p. ex., 300 cpm] e vácuo relativamente alto [p. ex., 300 mmHg]).
f. Realizar vitrectomia anterior, removendo ~ 1/4-1/3 de gel vítreo.

Procedimento pós-operatório

1. Manter o curativo e o protetor ocular no local até que o paciente seja examinado no primeiro dia de pós-operatório.
2. Colírio esteroide (p. ex., acetato de prednisolona a 1%) conforme o grau de inflamação.
3. Antibióticos tópicos (p. ex., moxifloxacina a 0,5% [Vigamox], gatifloxacina a 0,3% [Zymar]) 4 vezes ao dia.
4. Colírio de escopolamina a 0,25% ou atropina a 1% duas vezes ao dia.
5. Controlar a pressão intraocular com antagonistas β-adrenérgicos tópicos (p. ex., timolol), agonistas α-adrenérgicos (p. ex., tartarato de brimonidina a 0,2%) e inibidores da anidrase carbônica (p. ex., dorzolamida) conforme a necessidade.
6. Liberar o paciente quando estiver estável.

Complicações

1. Aumento transitório na pressão intraocular
2. Hifema
3. Inflamação persistente com formação de sinéquias e alterações fibróticas no segmento anterior
4. Bandas de vítreo permanecendo encarceradas na ferida.
5. Edema macular cistoide
6. Laceração ou descolamento de retina.
7. Endoftalmite
8. Hemorragia coroidal.
9. Hemorragia vítrea.
10. Crescimento epitelial anormal (*downgrowth*).

13
Cirurgia de catarata traumática com anel de tensão capsular

Indicações

- Fraqueza zonular, diálise zonular ou perda zonular após trauma.
- Subluxação do cristalino.
- Sustentação do saco capsular *durante* facoemulsificação.
- Prevenção de aspiração do saco capsular durante irrigação/aspiração do córtex.
- Sustentação do saco capsular *após* facoemulsificação.
- Melhora da centralização de lente intraocular (LIO).
- Risco reduzido de fibrose capsular e estrias de cápsula posterior.

Procedimento pré-operatório

1. Realizar um exame cuidadoso sob lâmpada de fenda na córnea, câmara anterior, íris e cristalino.
2. Medir a pressão intraocular.
3. Observar cuidadosamente a presença de facodonese, deiscência zonular e vítreo na câmara anterior.
    a. Quantificar em número de horas do relógio a deiscência zonular.
    b. Documentar as áreas exatas de comprometimento zonular (útil para guiar a direção em que deve ser colocado o anel de tensão capsular [ATC]).
4. Realizar oftalmoscopia sob dilatação para descartar corpo estranho intraocular (evitar depressão escleral se houver suspeita de ruptura de globo ocular).
5. Ultrassonografia em modo B, tomografia computadorizada (TC), ressonância magnética (RM) (se não houver suspeita de corpo estranho metálico), biomicroscopia com ultrassom (UBM) podem estar indicadas para descartar um corpo estranho oculto.
6. Realizar ultrassonografia em modo A e medidas de ceratometria de ambos os olhos. (As medidas no olho não comprometido podem ser necessárias em casos de trauma corneano grave.) Ver o Capítulo 8.

Momento do procedimento

No momento do reparo inicial corneoescleral e da íris
Se a visualização cirúrgica for adequada, considerar a remoção de uma catarata traumática, preferivelmente com implante de LIO.

Procedimento postergado

Pode-se postergar a extração da catarata em olhos gravemente traumatizados (p. ex., com reação fibrinosa significativa e lesões da córnea ou íris) até que o olho esteja menos inflamado após o reparo do bulbo rompido.

Procedimento eletivo

Cristalinos deslocados ou subluxados com cápsula anterior intacta podem ser removidos eletivamente, a menos que a pressão intraocular esteja elevada.

Procedimento pré-operatório

Ver a seção sobre Lacerações conjuntivais no Capítulo 28 para medidas completas de suporte pré-operatório.

Dilatação da pupila

1. Tropicamida a 1%, fenilefrina a 2,5% e ciclopentolato a 1% a cada 15 minutos (por 3 doses) iniciando 1 hora antes da cirurgia.
2. Opcional: agente anti-inflamatório não esteroide tópico (p. ex., flurbiprofeno a 0,3% [Ocufen]) a cada 30 minutos iniciando 2 horas antes da cirurgia para minimizar a miose intraoperatória.

Colírio antibiótico pré-operatório

Colírios antibióticos (p. ex., moxifloxacina a 0,5% [Vigamox], gatifloxacina a 0,3% [Zymar]) são administrados antes da cirurgia.

Instrumentação

- ATCs
  - Morcher
  - Três tamanhos disponíveis: 14 (12,3 mm): para comprimentos axiais < 24 mm (comprimem 2-3 mm); 14A (14,5 mm): para comprimentos axiais > 28 mm; 14c (13 mm): para comprimentos axiais 24-28 mm
- ATCs Morcher
- Tipo 14, MR-1400
  - Para olhos normais
  - Expandido: 12,3 mm
  - Compressibilidade: 10 mm
  - Comprimento do bulbo < 24 mm
- Tipo 14A, MR-1410
  - Para olhos altamente míopes
  - Expandido: 14,5 mm
  - Compressibilidade: 12 mm
  - Comprimento do bulbo > 28 mm
- Tipo 14c, MR-1420
  - Para olhos normais ou míopes
  - Expandido: 13 mm
  - Compressibilidade: 11 mm
  - Comprimento do bulbo 24-28 mm
- Pinça lisa
  - (Recomendado) Injetor de anel capsular (Geuder)
  - Retratores de íris (titânio ou náilon descartável)
  - Gancho em Y (p. ex., gancho em Y Osher)
  - Cânula 24 G
  - Pinça Castroviejo reta 0,12 mm
  - Esponjas de celulose
  - Blefarostato Barraquer ou Lieberman
  - Porta-agulhas Kalt
  - Instrumentação de facoemulsificação
  - Instrumentação de sucção/corte para microvitrectomia
  - Fio de náilon 10-0
  - Cerátomo (p. ex., 3 mm)
  - Hemostáticas
  - Cautério de campo úmido
  - Bisturi microcirúrgico (p. ex., Superblade, 15 graus)
  - Substância viscoelástica (p. ex., Healon, Amvisc, Viscoat)
  - Cistótomo
  - Pinça de capsulorrexe (p. ex., Utrata)
  - Espátula de ciclodiálise
  - Alça de lente
  - Gancho Kuglen
  - Pinça de lente intraocular
  - Gancho Sinskey
  - Solução de acetilcolina (p. ex., Miochol)
  - Tesoura Vannas
  - Tesoura corneoescleral (direita e esquerda)
  - Pinça de sutura McPherson
  - Cânula de ar
  - Corante de cápsula anterior (p. ex., ICV ou azul de metileno)
  - LIO de câmara posterior ou anterior (LIO-CP ou LIO-CA)

Procedimento operatório

Técnica preferida de remoção de catarata traumática em casos de diálise zonular moderada.

1. Anestesia: bloqueio peribulbar ou retrobulbar; a anestesia tópica pode ser usada em casos selecionados.
2. Preparar e colocar campos cirúrgicos.
   a. Iodopovidona a 5% em aplicador com ponta de algodão para limpar delicadamente os cílios e as margens palpebrais.
   b. Colocar uma ou duas gotas de iodopovidona no fórnice conjuntival.
3. Inserir delicadamente o blefarostato.
4. Reparar a córnea e lacerações esclerais usando suturas interrompidas de náilon 10-0 (córnea) e 8-0 (esclera) (ver a seção sobre Lacerações conjuntivais no Capítulo 28).

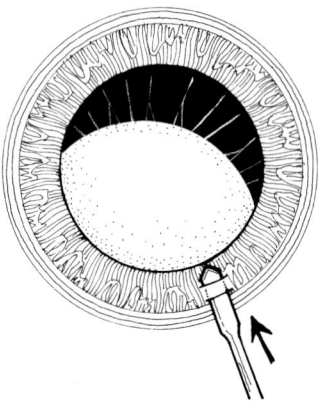

Figura 13.1

5. Criar uma paracentese através da córnea clara usando uma lâmina MicroSharp; posicionar a 2 ou 3 horas do local da futura incisão (**Fig. 13.1**).
6. Injetar uma substância viscoelástica altamente retentiva (p. ex., Viscoat) na câmara anterior e sobre qualquer área de fraqueza zonular ou prolapso vítreo.
7. Reposicionar qualquer tecido viável da íris (ver a seção sobre Lacerações conjuntivais no Capítulo 28).
8. Reinflar a câmara anterior com substância viscoelástica colocando uma quantidade generosa sobre áreas de diálise zonular.
9. Usar o cerátomo para criar uma incisão em túnel no limbo, córnea clara ou esclera (pode exigir peritomia localizada).
   a. Posicionar a incisão longe de áreas de dano corneano.
   b. Posicionar a incisão longe da área de maior instabilidade zonular.
   c. Fazer um incisão biplanar autosselante (ver o Capítulo 8).
10. Corrigir a dilatação pupilar ruim e/ou a visualização ruim da cápsula anterior (ver o Capítulo 8).

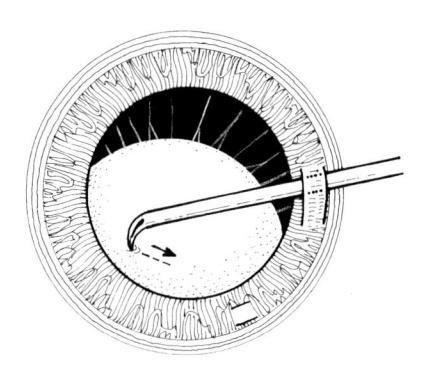

Figura 13.2

11. Realizar a capsulotomia anterior **(Fig. 13.2)**.
    a. Usar um cistótomo para iniciar a capsulorrexe em uma área distante da diálise zonular (usando, assim, as zônulas remanescentes mais fortes para tração contrária).
    b. Usar pinça (p. ex., Utrata) ou agulha de cistotomia para completar a capsulorrexe curvilínea.
    c. A capsulotomia deve ser suficientemente grande (p. ex., 6 a 7 mm) para permitir a fácil manipulação do núcleo.
    d. Se necessário, estabilizar o saco capsular com instrumento rombo ou retrator de íris para completar a capsulorrexe.
12. Se necessário, inserir 1 a 4 retratores de íris (titânio ou náilon descartável) para estabilizar o saco capsular.
    a. Criar incisões perfurantes no limbo em um a quatro quadrantes (lâmina MicroSharp).

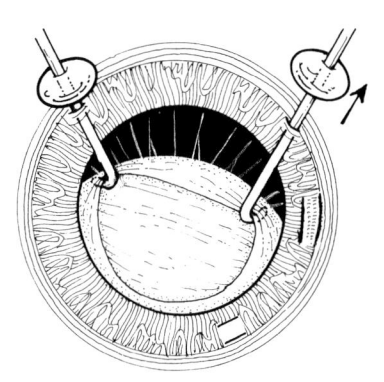

Figura 13.3

   b. Inserir o retrator através da ferida e segurar a borda capsular anterior **(Fig. 13.3)**.

13. Fazer hidrodissecção delicada com BSS ou substância viscoelástica (cânula de irrigação).

    Opcional: colocar o ATC dentro da bolsa nesse estágio do procedimento; porém, o volume do material nuclear torna difícil essa manobra e costuma encarcerar material epinuclear e cortical na bolsa, o que impede a remoção.

Nota: Se o núcleo for mole e a capsulorrexe for suficientemente grande, o prolapso do núcleo para a câmara anterior reduzirá marcadamente o estresse zonular durante a facoemulsificação.

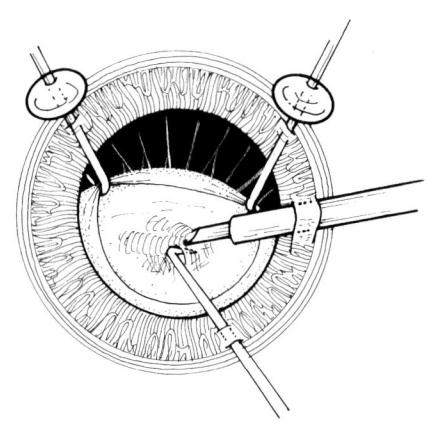

Figura 13.4

14. Emulsificação do núcleo (a chamada facoemulsificação em câmera lenta) **(Fig. 13.4)**.
    a. Usar parâmetros baixos de aspiração e vácuo.
    b. Ajustar uma altura baixa para o frasco para evitar a hidratação do vítreo.
    c. Usar técnicas de corte com forças opostas iguais para diminuir o estresse zonular.
    d. Injetar substância viscoelástica entre as metades ou quadrantes do núcleo e o saco capsular periférico para "levantar" fragmentos para fora do saco e emulsificá-los.
    e. Evitar golpes vigorosos e manipulação do cristalino.

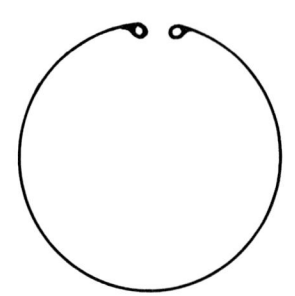

Figura 13.5

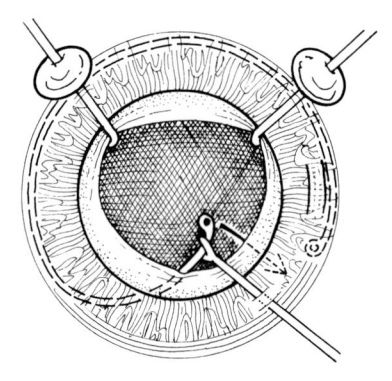

Figura 13.6

15. Inserção do ATC (**Figs. 13.5-13.6**).
    a. Colocar substância viscoelástica sob a superfície da borda da cápsula anterior para criar um espaço para o anel.
    b. Usar viscoelástico para dissecar o córtex residual da periferia da cápsula, tornando mais difícil o encarceramento pelo ATC.
    c. Usar pinça lisa para segurar uma extremidade do ATC (**Fig. 13.6**).
    d. Inserir o ATC através da incisão principal no limbo para dentro do saco capsular.

Nota: Entrar na bolsa na área de maior fraqueza zonular, o que coloca o estresse sobre as zônulas fortes distantes em 180 graus.

    e. Girar o ATC dentro da cápsula anterior com tração contrária por um segundo instrumento (p. ex., gancho em Y) (**Figs. 13.5 e 13.6**).
    f. Observar a capsulorrexe anterior tornar-se oval, indicando que o ATC está no saco capsular.

Nota: Alternativamente, usar o injetor de anel capsular (Geuder).

Nota: A inserção do ATC pode traumatizar mais ainda as zônulas.

16. Remoção do córtex.
    a. Preencher o saco capsular com substância viscoelástica.
    b. Usar cânula 24 G para remoção manual do material cortical.
    c. Puxar o córtex ao longo da parede do saco capsular em vez de afastá-lo diretamente (reduz o estresse zonular).
    d. Evitar a irrigação/aspiração automatizada, se possível.
17. Se houver vítreo por ruptura da cápsula posterior ou deiscência zonular:
    a. Remoção do vítreo com esponja de celulose na ferida.
    b. Preencher a câmara anterior com substância viscoelástica.
    c. Usar equipamento de vitrectomia automatizado com técnica "seca" para remover todo o material do vítreo e qualquer material remanescente do cristalino da câmara anterior.
    d. Usar abordagem pela *pars plana* para recuperar fragmentos do cristalino que tiverem caído posteriormente ao saco capsular (ver o Capítulo 66).
18. Colocação da LIO.
    a. *Colocação no saco capsular* – técnica preferida se o suporte capsular for adequado.
        i. Preencher a bolsa com material viscoelástico.
        ii. Usando um injetor, inserir a lente dobrável de acrílico diretamente na bolsa (p. ex., sistema de liberação Monarch II e AcrySof SA60) (ver o Capítulo 8).
    b. *Colocação no sulco ciliar* – confirmar que as alças estejam colocadas em áreas de boa sustentação zonular e capsular.
    c. *Colocação da lente na câmara anterior* – risco de inflamação e comprometimento corneano a longo prazo (principalmente se houver lesão corneana significativa pelo trauma inicial).
    d. *Lente de câmara posterior com sutura transescleral* – risco de lesão retiniana e deslocamento.
19. Remover cuidadosamente quaisquer ganchos de íris que tiverem sido colocados.
    a. Empurrar inicialmente para frente para largar a borda da cápsula.
    b. Puxar o gancho delicadamente através das incisões perfurantes.
20. Aspirar o material viscoelástico da câmara anterior e do saco capsular.
21. Instilar Miochol na câmara anterior para fazer constrição da pupila.
    a. Se a pupila apresentar picos em uma área, limpar o vítreo com espátula de ciclodiálise.
    b. Usar um instrumento de vitrectomia manual automatizado para remoção adicional de todo o vítreo da câmara anterior.
22. Hidratar as feridas corneanas com BSS.
23. Verificar a integridade das feridas e, se necessário, colocar suturas interrompidas de náilon 10-0.
24. Realizar injeção subconjuntival de antibióticos (p. ex., gentamicina 20-40 mg) e esteroides (p. ex., Decadron 4-8 mg).
25. Remover o blefarostato.
26. Aplicar topicamente pomada de antibiótico e esteroide.
27. Colocar curativo e protetor ocular tipo *Fox shield*.

Procedimento pós-operatório

1. Manter o curativo e o escudo no local até que o paciente seja examinado no primeiro dia de pós-operatório.
2. Uso tópico de colírio de antibiótico (p. ex., moxifloxacina a 0,5% [Vigamox], gatifloxacina a 0,3% [Zymar]) 4 vezes ao dia por 1 semana.

3. Colírio de esteroide (p. ex., acetato de prednisolona a 1%) 4 a 6 vezes ao dia, reduzido gradualmente ao longo de ~ 2 a 4 semanas, conforme a inflamação diminui.
4. Medicações para reduzir a pressão intraocular, se necessário.
5. O paciente pode aumentar gradualmente o nível de atividade.

Plano de acompanhamento

1. Primeiro dia de pós-operatório.
2. Terceiro ou quarto dia de pós-operatório.
3. Uma, duas e quatro semanas de pós-operatório e, então, conforme a necessidade.

Complicações

1. Deslocamento do cristalino ou de seus fragmentos para dentro da cavidade vítrea
2. Deslocamento do ATC para dentro da cavidade vítrea
3. Extensão da diálise ou fraqueza zonular
4. Encarceramento do orifício dianteiro do ATC dentro do fórnice capsular causando ruptura da cápsula
5. Endoftalmite
6. Pressão intraocular elevada
7. Hipotonia ou vazamento na ferida
8. Encarceramento vítreo ou uveal na ferida
9. Descolamento de retina
10. Dano cirúrgico à córnea ou à íris
11. Irite persistente
12. Edema macular cistoide
13. Síndrome uveíte-glaucoma-hifema (após colocação de LIO-CA)
14. Deslocamento de LIO-CP
15. Rotação da LIO-CP ou ruptura da sutura (LIO-CP com fixação transescleral)

14

Capsulotomia posterior com *laser* Nd:YAG

Indicações
Opacificação capsular posterior, fibrose ou enrugamento da cápsula posterior causando diminuição da acuidade visual após extração de catarata.

Procedimento pré-operatório
Examinar o paciente para determinar o grau de perda visual causada pela cápsula posterior.
Por exemplo:
1. Julgar a clareza da visualização do fundo do olho com oftalmoscopia direta.
2. Medir a acuidade com medida de acuidade potencial ou teste de ofuscamento, se necessário.
3. Opcional: realizar angiografia com fluoresceína para descartar edema macular cistoide.
4. Se a pupila for pequena, fazer dilatação com tropicamida a 1%. Antes da dilatação, examinar cuidadosamente a cápsula posterior, identificando e fazendo um diagrama dos pontos de referência para centralização da capsulotomia.
5. Medida basal da pressão intraocular (PIO). Em pacientes com glaucoma, pode-se fazer um pré-tratamento com um β-bloqueador tópico (p. ex., Timoptic a 0,5%) ou α-agonista (Iopidine a 1% ou tartarato de brimonidina a 0,15%) para bloquear qualquer pico de PIO após o *laser*.

Instrumentação
- *Laser* Nd:YAG
- Lente de contato (p. ex., lente Abraham-YAG)

Procedimento operatório
1. Aplicar anestésico tópico (p. ex., proparacaína).
2. Colocar a lente de contato para estabilizar o olho, aumentar a visualização e diminuir a quantidade total de energia necessária.
3. Parâmetros do *laser*:
    a. Potência: começar com ~ 1 mJ.
    b. Ajustar o *laser* para obter o mínimo de força que consiga um corte efetivo.
4. Focar o *laser* de hélio-neônio direcionando o feixe diretamente sobre a cápsula posterior. Se uma lente intraocular (LIO) estiver em aposição muito próxima da cápsula, focar o *laser* de hélio-neônio um pouco mais posteriormente para não pontilhar a lente.
5. Realizar a capsulotomia.

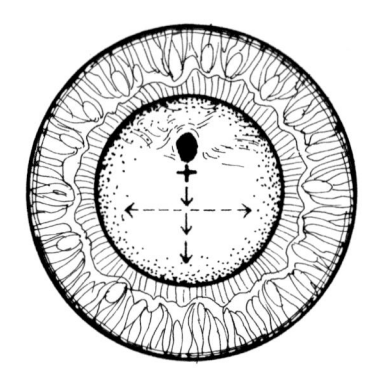

Figura 14.1

a. Começar o tratamento superiormente e progredir para baixo, "abrindo" a cápsula (**Fig. 14.1**).

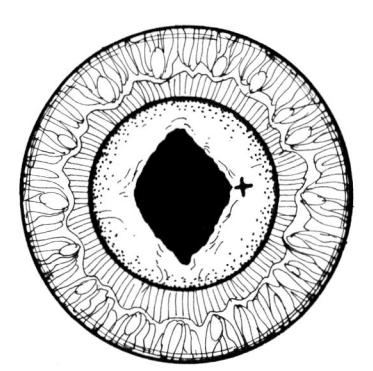

Figura 14.2

b. Se necessário, realizar incisões cruzadas nas posições de 3 e 9 horas para aumentar o diâmetro da capsulotomia **(Fig. 14.2)**.
c. Se uma LIO estiver em aposição muito próxima da cápsula, iniciar o tratamento onde exista espaço adequado, evitando aplicações diretamente ao longo do eixo visual.
d. O tamanho final da capsulotomia deve ser aproximadamente aquele da pupila não dilatada.

Procedimento pós-operatório

1. Anti-inflamatórios não esteroides (p. ex., nepafenaco a 0,1% [Nevanac], cetorolaco de trometamina [Acular]) ou esteroides (p. ex., acetato de prednisolona a 1%) 4 vezes ao dia por 1 semana para tratar a inflamação.
2. Opcional: para profilaxia contra elevação da PIO, usar topicamente β-bloqueadores (p. ex., Timoptic a 0,5% 2 vezes ao dia por 1 semana) ou α-agonistas (Iopidine a 1% ou tartarato de brimonidina a 0,15% 2 vezes ao dia por 1 semana).
3. Tratar qualquer elevação aguda na PIO com β-bloqueadores, inibidores da anidrase carbônica e agentes hiperosmóticos, conforme a necessidade. (Elevações transitórias na PIO são encontradas em 50 a 75% dos pacientes; as pressões de pico são encontradas ~ 1 a 3 horas após a cirurgia.)

Plano de acompanhamento

1. Medir a PIO 1 hora após o *laser*.
2. Medir a PIO em 3 a 4 horas em:
   a. Pacientes com elevação maior do que 5 mmHg na PIO na verificação de 1 hora.
   b. Pacientes com glaucoma.
3. Opcional: verificar a PIO em 24 horas.
4. Consulta de acompanhamento com 1 semana após o *laser*.

Complicações

1. Elevação transitória na PIO
2. Aparecimento de marcas na LIO
3. Inflamação ocular
4. Dano ou perda celular no endotélio corneano
5. Hifema em pacientes com rubeose (p. ex., diabete, oclusão venosa)
6. Rupturas e descolamento de retina
7. Edema macular cistoide
8. Movimento anterior do vítreo para a câmara anterior

ID

Córnea

15
Ceratoplastia penetrante

Indicações

- Substituição de córnea opticamente inadequada para reabilitação visual (p. ex., fibrose, edema, distrofia, degeneração).
- Suporte tectônico em casos de *melting* corneano grave, afinamento ou perfuração iminente ou franca.
- Remoção de córnea infectada em certos casos de ceratite microbiana recalcitrante.
- Lesões corneanas traumáticas selecionadas.
- Casos selecionados de opacificação corneana desfigurante para fins cosméticos.

Procedimento pré-operatório

Ver o Capítulo 3.

Manejo da pupila

1. Olho fácico
   Pilocarpina a 1% a cada 15 minutos iniciando 1 hora antes da cirurgia até um total de 3 gotas para produzir miose, a qual protege o cristalino durante a cirurgia. Alternativamente, pode-se usar acetilcolina (Miochol) intraoperatória.
2. Olho afácico
   a. Se for prevista uma vitrectomia anterior, ela pode ser facilitada pela dilatação pupilar pré-operatória (p. ex., tropicamida a 1%, ciclopentolato a 1% e fenilefrina a 2,5% a cada 15 minutos iniciando 1 hora antes da cirurgia).
   b. Se não for planejada uma vitrectomia, não é necessário fazer dilatação ou constrição pré-operatória.

Instrumentação

- Balão de Honan
- Solução de manitol a 20%
- Blefarostato (Lieberman ou Barraquer)
- Pinça fina para tecidos (p. ex., Castroviejo reta 0,12 mm, Pierse, Colibri 0,12)
- Pinça Bishop-Harmon
- Bloco de corte em teflon
- Esponjas de celulose
- Trépano descartável (p. ex., Katena, Storz, Weck)
- Trépano a vácuo (p. ex., Hessburg-Barron)
- Fios de sutura (Vicryl 7-0, seda 4-0, náilon 10-0)
- Porta-agulhas forte Kalt ou outro
- Porta-agulhas fino sem trava
- Marcador RK
- Caneta marcadora (p. ex., azul de metileno, violeta genciana)
- Cautério
- Bisturi microcirúrgico (p. ex., Superblade, 15 graus, Beaver #75M)
- Substância viscoelástica (p. ex., Healon, Amvisc, Viscoat)
- Tesoura corneana (direita e esquerda)
- Espátula de córnea Paton
- Tesoura Vannas
- Tesoura Westcott
- Tesoura de lente intraocular (LIO)
- Pinça de sutura McPherson
- Espátula de ciclodiálise
- Anel escleral Flieringa
- Hemostáticas
- Pinça de joalheiro
- Instrumentação de sucção/corte para microvitrectomia
- Solução de acetilcolina (p. ex., Miochol)

Procedimento operatório

Ceratoplastia penetrante fácica

1. Anestesia: injeção retrobulbar ou peribulbar mais bloqueio palpebral. Pode-se usar anestesia geral se houver preferência e em pacientes mais jovens e pouco colaborativos, pacientes com dificuldade auditiva ou problemas mentais, aqueles com obstáculos de linguagem ou em pacientes com ruptura de globo ocular.
2. Descomprimir o olho para evitar pressão positiva no vítreo.
    a. Solução de manitol a 20%, 250 mL por via intravenosa (gotejo lento em 1 hora), administrada 1 hora antes da cirurgia.
    b. Os pacientes devem urinar antes de entrar na sala de cirurgia.
    c. Segurar o balão de Honan em posição por ~ 15 minutos (exceto em casos de perfuração do globo ocular).
3. Preparar e colocar campos cirúrgicos.
    a. Usar iodopovidona a 5% em um aplicador com ponta de algodão para limpar delicadamente os cílios e margens palpebrais.
    b. Colocar 1 ou 2 gotas de iodopovidona no fórnice conjuntival.

Nota: Existem muitos trépanos e *punches* corneanos diferentes. O sistema usado se baseia na preferência do cirurgião.

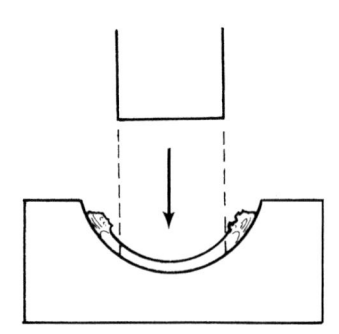

Figura 15.1

4. Trepanar o botão doador da borda corneoescleral (**Fig. 15.1**).

Nota: Garantir uma área de trabalho esterilizada com acesso confortável para o cirurgião e iluminação adequada, longe dos instrumentos cirúrgicos e do paciente (p. ex., mesa de trabalho com assento).

    a. Segurar a borda corneoescleral com pinça denteada (p. ex., Bishop-Harmon).
    b. Remover líquido residual do lado epitelial do doador para evitar o deslizamento durante o uso do trépano (esponjas de celulose).
    c. Colocar o lado epitelial do tecido doador para baixo (lado endotelial para cima) e centralizar no bloco de corte em Teflon.
    d. Trepanar um botão de tamanho apropriado (trépano descartável em cabo universal).

Nota: Um botão de doador de 8,0 mm colocado em um leito receptor de 7,5 mm é o padrão para diferencial de tamanho.

    i. Mantenha o trépano perpendicular à córnea.
    ii. Faça o *punch* do botão em um movimento fluido através de toda a espessura do doador para evitar o biselamento da margem (atentar para o ruído audível).
    iii. Pode-se usar trépano de estilo guilhotina para um melhor controle da trepanação.
    e. Antes de remover trépano, assegurar que o corte tenha sido feito através de toda a espessura da córnea levantando delicadamente a borda escleral remanescente do bloco de corte com pinça denteada, deixando o botão doador para trás.
    f. Remover o trépano.
    g. Colocar algumas gotas de meio de armazenamento sobre o lado endotelial do botão e cobrir o bloco para evitar o ressecamento do doador.
    h. Manter o doador corneano sobre a mesa de trabalho em localização segura e informar toda a equipe da sala de cirurgia.
    i. Enviar a margem corneoescleral e o meio de armazenamento para cultura.
5. Voltar a atenção para o olho do paciente.
6. Inserir o blefarostato, tentando minimizar sua pressão contra o globo ocular.
    a. Opcional: colocar suturas em rédea de seda 4-0.

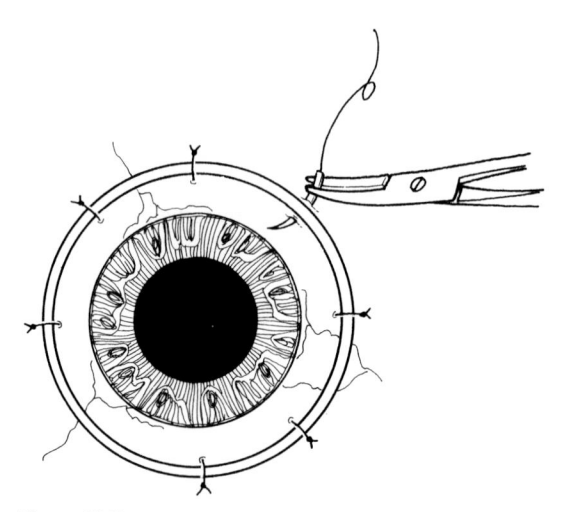

Figura 15.2

7. Fixar o anel Flieringa (**Fig. 15.2**).
    a. Escolher um tamanho de anel que deixe ~ 2-3 mm entre o anel e o limbo.
    b. Segurar o bulbo com pinça denteada.
    c. Fixar o anel usando quatro a oito suturas interrompidas de Vicryl 7-0 igualmente espaçadas.
    d. Colocar as suturas entre a conjuntiva e a episclera.
    e. Amarrar todas as suturas com tensão igual para evitar a distorção do bulbo.

Nota: Não é necessário um anel Flieringa na ceratoplastia fácica, a menos que haja possibilidade de remoção do cristalino no momento da cirurgia.

8. Opcional: marcar os pontos cardinais e o centro da trepanação sobre o receptor com marcador de RK e corante (violeta genciana ou azul de metileno).
   a. Corar as chanfraduras corneanas com caneta marcadora de azul de metileno ou violeta genciana ou
   b. Usar o cautério no limbo para marcar de maneira mais permanente os pontos cardinais.
9. Secar a superfície corneana do receptor usando esponjas Weck-Cel.
10. Realizar a trepanação do receptor.

Nota: O sistema de trépano se baseia na preferência do cirurgião. Os sistemas incluem Hessburg-Barron, Storz, Hanna e Krumeich.

   a. Trépano manual Storz ou Weck:
      i. Pré-ajustada em ~ 0,6 mm de profundidade, dependendo da medida da espessura corneana.
      ii. Estabilizar o globo ocular usando pinça 0,12 para segurar a episclera límbica sem distorcer o olho.
      iii. Centralizar o trépano sobre a córnea e pressionar delicadamente para baixo para marcar a córnea, removendo depois o trépano para verificar a posição central.
      iv. Uma vez verificada a centralização, colocar o trépano sobre as marcas corneanas e girar para frente e para trás (de modo circular) entre o polegar e o dedo médio ou indicador para realizar a trepanação.
         I. Manter o trépano perpendicular ao olho.
         II. Aplicar uma pressão delicada e igual em todas as áreas da ferida de trepanação para assegurar um corte uniforme.

Nota: Pode ser necessário descentralizar ou aumentar o tamanho do enxerto com base na patologia presente.

   ii. Centralizar o trépano sobre a córnea, pressionar delicadamente para marcar a córnea e, então, remover o trépano para verificar a colocação central.
   iii. Retornar o trépano três quartos de volta em sentido anti-horário.
   iv. Posicionar firmemente sobre o olho (centralizar sob microscopia usando linhas cruzadas para o alinhamento).
   v. Aplicar sucção. (Pode-se remover o epitélio irregular com esponja de celulose se a sucção não puder ser obtida ou se o trépano deslizar.)
   vi. Virar três quartos de volta em sentido horário de volta para o ponto zero e, então, voltas adicionais dependendo da espessura corneana do receptor. Cada quarto de volta = 0,0625 mm.
   vii. Girar em sentido horário oito quartos de volta e entrar na câmara anterior de modo controlado com bisturi microcirúrgico.

Nota: Alguns cirurgiões avançam o trépano até entrar na câmara anterior (esguicho aquoso notado).

   viii. Uma vez penetrada a câmara anterior, não avançar o trépano.
   ix. Liberar a sucção e remover o trépano.
11. Se for notado sangramento por neovascularização da córnea, aplicar esponja de celulose embebida em fenilefrina a 2,5%. (Pode-se tentar cauterizar os vasos antes da trepanação para evitar o sangramento excessivo.)
12. Inspecionar o *groove* da trepanação em 360 graus usando pinça reta 0,12 mm.
13. Se a câmara anterior não tiver sido penetrada com trepanação, entrar lentamente com bisturi microcirúrgico (p. ex., lâmina 15 graus, Superblade, Beaver #75M).
14. Irrigar substância viscoelástica na câmara anterior.
15. Levantar a borda do botão corneano usando pinça Colibri 0,12 mm.

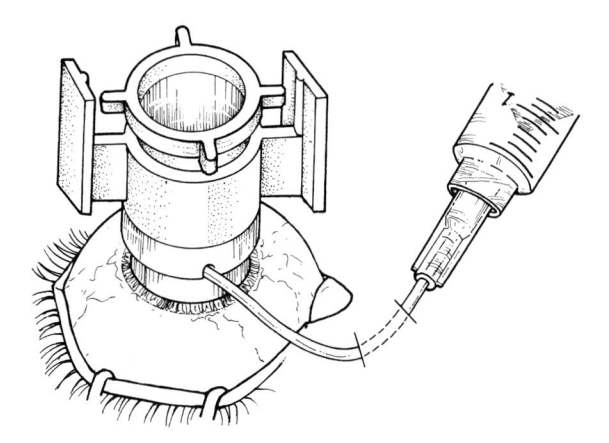

Figura 15.3

   b. Trépano de sucção Hessburg-Barron (**Fig. 15.3**).
      i. Zerar a lâmina do trépano sob microscopia.

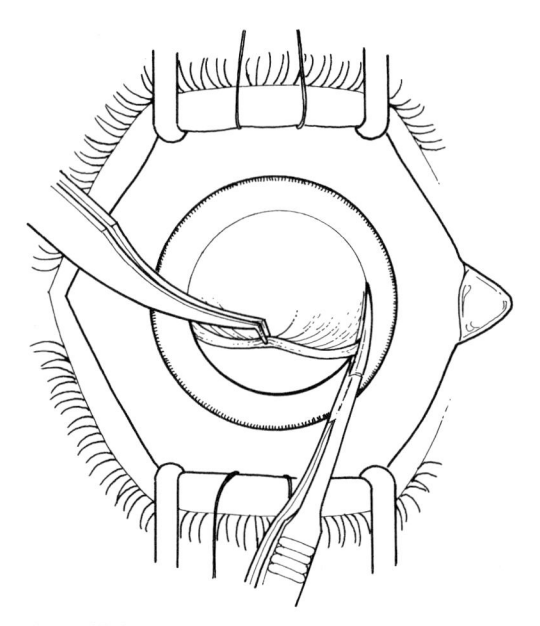

Figura 15.4

16. Excisar o botão corneano com tesoura corneana (direita e esquerda) paralelamente ao plano da íris; manter a ponta da tesoura para cima para evitar o corte da íris **(Fig. 15.4)**.
    a. As lâminas da tesoura devem cortar perpendicularmente à córnea para criar uma incisão vertical, evitando a formação de um lábio interno amplo e biselado.
    b. Deve ser usada uma pinça fina para tecido para "puxar" de maneira tangencial a córnea do receptor para longe da margem de corte, permitindo que a tesoura caia no *groove* criado pelo trépano.

Nota: Alguns cirurgiões preferem biselar levemente a ferida posterior para formar uma incisão em dois níveis.

17. Remover o excesso de bisel posterior e qualquer resíduo da membrana de Descemet ou estroma com tesoura corneana ou Vannas.
18. Enviar o botão corneano do receptor para testagem em laboratório.
19. Realizar iridectomia periférica em olhos propensos à inflamação ou a mal-direcionamento do aquoso (tesoura Vannas, pinça 0,12) ou se estiver prevista a colocação de lente de câmara anterior.
20. Irrigar substância viscoelástica sobre o cristalino e dentro do ângulo da câmara anterior para manter a estrutura da câmara e proteger o cristalino e o endotélio do doador.
21. Usar a espátula corneana Paton sobre a superfície epitelial para transferir o botão do doador do bloco para o local receptor (irrigar substância viscoelástica sobre o endotélio do botão do doador antes de colocá-lo sobre o local receptor).

Nota: Manter a mão livre sob a córnea durante a transferência.

22. Usar pinça Colibri para ancorar o doador com oito suturas interrompidas de náilon 10-0 (pode-se usar apenas quatro suturas cardinais na técnica de sutura contínua de 24 passagens pelo tecido).

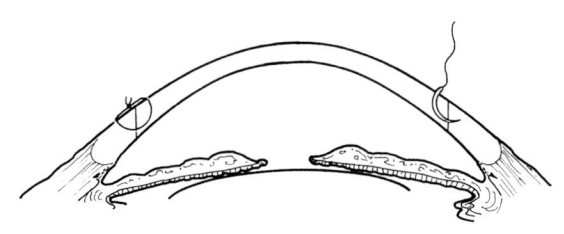

Figura 15.5

a. As suturas devem ter comprimento de ~ 0,75-1 mm de cada lado da junção enxerto-hospedeiro e profundidade de 90% da espessura **(Fig. 15-5)**.
b. Para a primeira sutura (12 horas do relógio), o assistente pode estabilizar o doador com pinça 0,12 mm na posição de 6 horas para facilitar a colocação da sutura.
c. Colocar e amarrar a segunda sutura na posição de 6 horas, em oposição de 180 graus em relação à primeira.

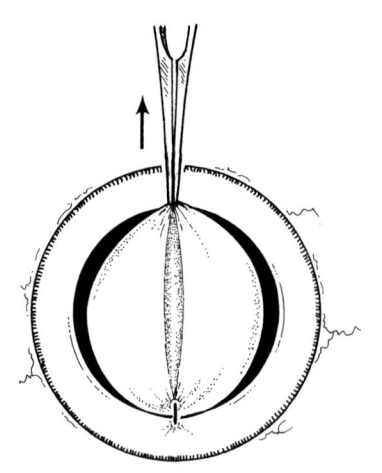

Figura 15.6

Assegurar a correta colocação segurando na posição de 6 horas com pinça 0,12 mm e observando a prega corneana irradiando-se a partir da primeira sutura em direção à posição de 6 horas. Isso deve dividir o doador em duas partes **(Fig. 15.6)**.
d. Colocar e amarrar as suturas de 3 e 9 horas.
e. Para as quatro suturas remanescentes, dividir a distância entre cada par de suturas.

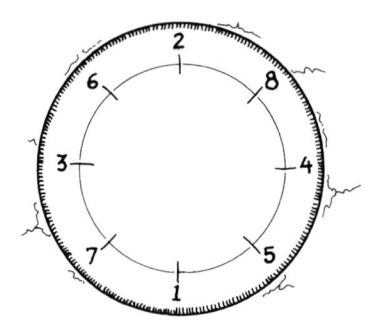

Figura 15.7

f. Assegurar que todas as suturas sejam radiais e de comprimento semelhante **(Fig. 15.7)**.
g. Verificar se todas as suturas estão fixadas e com igual tensão.
h. Trocar qualquer sutura frouxa, apertada demais ou que não seja radial.

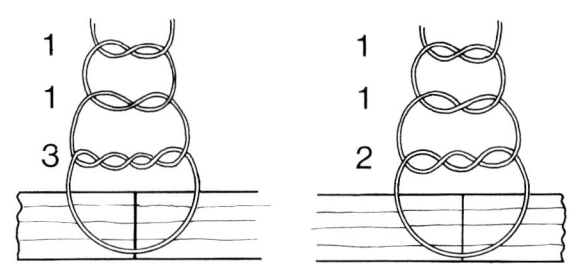

Figura 15.8

 i. Técnicas para amarrar as suturas **(Fig. 15.8)**.
   i. Nó de cirurgião com laçadas 3-1-1.
   ii. Nó de cirurgião com laçadas 2-1-1 (é necessário segurar firmemente a primeira laçada para manter a tensão enquanto completa-se o nó).
   iii. Nó do tipo *slip knot* com laçadas 1-1-1 (tecnicamente mais difícil e pode desamarrar mais facilmente se não for adequadamente realizado).
23. Acrescentar BSS (usando uma cânula de ar) ou substância viscoelástica conforme a necessidade para reformar a câmara anterior.
24. Aparar as extremidades dos nós usando lâmina microcirúrgica ou tesoura Vannas.
25. Cobrir as extremidades dos nós com substância viscoelástica e irrigar (facilita para esconder os nós).

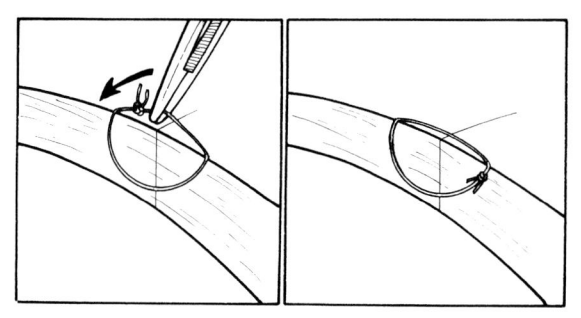

Figura 15.9

26. Esconder os nós no lado receptor com pinça de sutura **(Fig. 15.9)**.
    a. O nó deve ser colocado logo abaixo da superfície da córnea.
    b. As extremidades cortadas dos nós devem ser direcionadas para longe da superfície para facilitar a subsequente remoção das suturas.
    c. A manutenção da pressão intraocular (p. ex., instilação de BSS na câmara anterior) fará com que esconder os nós seja mais fácil.

27. Completar a sutura: três técnicas.
    a. Técnica 1: 16 suturas interrompidas.
       i. Acrescentar outras oito suturas interrompidas de náilon 10-0 até um total de 16.
    Pode ser vantajosa para receptores vascularizados ou inflamados ou em outros receptores nos quais a cicatrização da ferida pode variar em diferentes partes da junção enxerto-hospedeiro.
       ii. Aparar e esconder as suturas.
    b. Técnica 2: oito suturas interrompidas e suturas contínuas com 16 passagens pelos tecidos.
       i. Usar sutura de náilon 10-0 com armação dupla.
       ii. Colocar duas laçadas radiais entre cada par de suturas interrompidas.
    Cada laçada deve ter um quarto da distância da sutura interrompida adjacente para que as suturas contínuas tenham espaçamento uniforme.
       iii. Ao terminar, esticar a sutura.

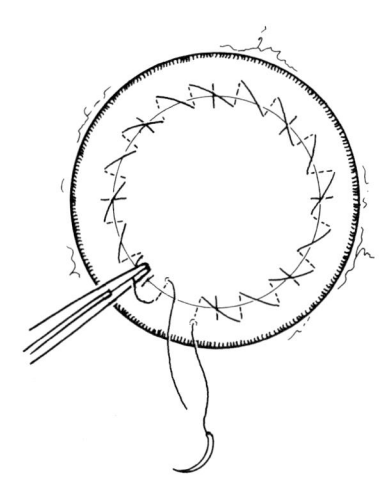

Figura 15.10

   I. Puxar para cima as alças individuais com pinça de sutura iniciando na posição de 6 horas e terminando em 12 horas, repetindo para o outro lado da sutura **(Fig. 15.10)**.
   II. Cortar fora uma das agulhas.
   III. Fixar a sutura com uma laçada de alça dupla.
   IV. Refazer a câmara anterior com BSS.
   V. Esticar novamente a sutura contínua.
   iv. Amarrar um nó 2-1-1 no lado receptor da ferida para esconder mais facilmente o nó.

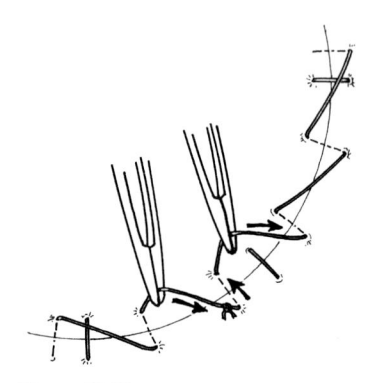

Figura 15.11

   v. Aparar o nó.
   vi. Esconder o nó: esticar novamente metade da sutura como em (I). Isso gerará folga suficiente para esconder o nó no lado receptor (**Fig. 15.11**).
   vii. Redistribuir a sutura para equilibrar a tensão sobre toda a junção enxerto-hospedeiro.
   viii. Verificar a presença de astigmatismo usando ceratômetro manual ou extremidade circular de um alfinete de segurança. Ajustar a sutura usando pinça de sutura para obter um formato esférico na córnea.
 c. Técnica 3: sutura contínua com 24 passagens pelos tecidos (a córnea deve ser marcada inicialmente com marcador de RK com lâmina 12).
   i. Usar fio de náilon 10-0 com armação dupla.
   ii. Colocar laçadas radiais nas marcações e entre elas até um total de 24 passagens pelos tecidos.
   iii. Ao terminar, esticar a sutura e ajustar conforme descrito anteriormente.
   iv. Amarrar nó 2-1-1 no lado receptor da ferida para escondê-lo mais facilmente.
   v. Aparar o nó.
   vi. Esconder o nó.
   vii. Redistribuir a sutura para equilibrar a tensão sobre toda a junção enxerto-hospedeiro.
   viii. Verificar a presença de astigmatismo usando ceratômetro manual ou extremidade circular de alfinete de segurança. Ajustar a sutura usando pinça de sutura para obter um formato esférico na córnea.
28. Reconstruir a câmara anterior com BSS, irrigando a substância viscoelástica residual para fora pelo lado oposto do enxerto.
29. Assegurar que não há porção de íris encarcerada na ferida (se houver, reposicionar a íris com substância viscoelástica, BSS ou espátula de ciclodiálise).
30. Verificar a ferida quanto à impermeabilidade (esponja de celulose ou fita de fluoresceína).
31. Administrar injeções subconjuntivais de dexametasona (2 mg/0,5 mL) e cefazolina (100 mg/0,5 mL).
32. Remover cuidadosamente o blefarostato.
33. Aplicar topicamente pomada de antibiótico e esteroide.
34. Fazer curativo e colocar o protetor ocular de Fox.

Ceratoplastia penetrante afácica

Nota: A ceratoplastia penetrante em olhos afácicos é essencialmente o procedimento descrito para olhos fácicos. Porém, manobras adicionais facilitam a cirurgia e melhoram o prognóstico do transplante de córnea em olhos afácicos. Frequentemente, a troca da lente anterior com remoção de uma LIO de câmara anterior (LIO-CA) de modelo antigo está incluída no procedimento.

1. Preparar o paciente e o tecido doador como nos passos 1 a 6 descritos anteriormente.
2. Opcional: colocar anel Flieringa para evitar colapso escleral (ver a **Fig. 15.2**).
   a. Escolher um tamanho de anel que deixe ~ 2-3 mm entre o anel e o limbo.
   b. Fixar o globo ocular com pinça denteada.
   c. Fixar o anel usando quatro a oito suturas interrompidas de Vicryl 7-0 igualmente espaçadas.
   d. Colocar as suturas através da conjuntiva e episclera.
   e. Amarrar todas as suturas com tensão igual para evitar distensão do globo ocular.
3. Remover o botão do receptor como nos passos 10 a 18 descritos anteriormente.
4. Remoção da LIO-CA:
   a. Indicações para remoção
      i. LIO-CA de modelo antigo com alça fechada ou rígida.
      ii. Posicionamento ruim da lente.
      iii. Alças da lente encarceradas.

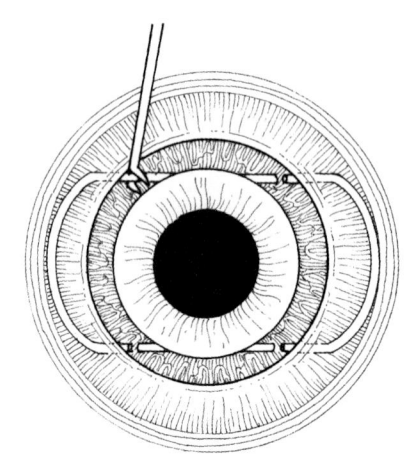

Figura 15.12

   b. Cortar a junção óptica-alça com tesoura de lente (**Fig. 15.12**).
   c. Remover a óptica com pinça McPherson.
      i. Prosseguir com cuidado.
      ii. Cortar qualquer vítreo aderente.
   d. Girar as alças remanescentes em sentido horário ou anti-horário a partir do ângulo.
      i. As alças costumam estar encarceradas em um casulo fibroso no ângulo.
      ii. Se não conseguir remover de maneira atraumática, cortar curtas as alças e deixar as porções aderentes no local.

5. Determinar a necessidade de vitrectomia anterior.
   a. Olhos com a cápsula posterior intacta não necessitam de vitrectomia.
   b. Olhos com a cápsula posterior ausente ou rompida, mas sem vítreo atrás do plano da íris nem sempre necessitam de vitrectomia. (Realizar vitrectomia apenas se parecer que o vítreo formado irá entrar na câmara anterior no pós-operatório.)
   c. Se houver vítreo na câmara anterior deve-se sempre realizar vitrectomia anterior.

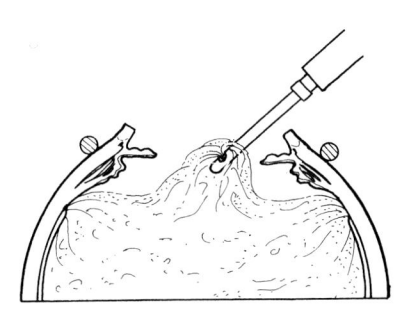

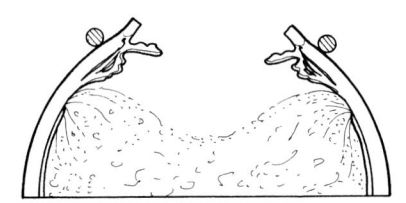

Figura 15.13

6. Realizar vitrectomia anterior a céu aberto (se indicado) (**Fig. 15.13**).
   a. Usar instrumento de sucção/corte para microvitrectomia. (A infusão não é necessária no procedimento a céu aberto.)
   b. Parâmetros do equipamento de vitrectomia.
      i. Velocidade de corte: ~ 400 cps.
      ii. Sucção: começar com 75-100 mmHg e aumentar conforme a necessidade.
      iii. Se for necessário remover membranas (p. ex., membranas pupilares) com sonda de vitrectomia, aumentar a sucção (~ 150 mmHg) e diminuir a velocidade de corte (~ 100 cps) (ver o Capítulo 12).
   c. Realizar vitrectomia anterior subtotal.
      i. Manter a sonda de vitrectomia perto do centro da pupila e com a abertura para cima.
      ii. Não realizar movimentos abruptos com o instrumento.
      iii. Remover todo o vítreo da câmara anterior.
      iv. No final da vitrectomia, a superfície anterior do vítreo deve estar côncava para evitar que o vítreo entre na câmara anterior ou faça aderências com a superfície posterior da íris no pós-operatório.

7. Usar esponjas de celulose para verificar a presença de vítreo residual na câmara anterior.
8. Irrigar a câmara anterior com Miochol para fazer constrição da pupila.
9. Realizar iridectomia periférica (pinça 0,12 mm, tesoura Vannas).
10. Irrigar substância viscoelástica na câmara anterior e no ângulo para manter a estrutura da câmara e proteger o endotélio doador.
11. Opcional: colocar LIO-CA.
    a. É preferível uma LIO flexível em peça única de polimetilmetacrilato.
    b. Assegurar que a pupila está redonda sem irregularidades na íris.
12. Colocar e fixar o tecido doador como nos passos 21-30 descritos anteriormente.
13. Remover o anel Flieringa.

Procedimento pós-operatório

Nota: O sucesso da ceratoplastia penetrante depende de cuidado pós-operatório completo e enérgico. As medicações utilizadas e o seguimento necessário irão variar dependendo dos problemas subjacentes do paciente e da velocidade e eficácia da recuperação. A seguir estão sugestões para casos de rotina e não complicados.

1. Uso tópico de colírio antibiótico (p. ex., moxifloxacina a 0,5% [Vigamox], gatifloxacina a 0,3% [Zymar]) 4 vezes ao dia nas primeiras 2-3 semanas.
2. Colírios esteroides (p. ex., acetato de prednisolona a 1%) de 4 vezes ao dia a até de hora em hora, dependendo do grau de inflamação.

Nota: Imunomoduladores tópicos como a ciclosporina podem ser benéficos em olhos cuja pressão é sensível aos esteroides ou com grande chance de rejeição do enxerto (p. ex., enxertos repetidos, enxertos de pacientes com doença imunológica).

3. Cicloplegia conforme a necessidade de acordo com a inflamação.

Nota: Não usar agente cicloplégico de longa ação em um olho com ceratocone, pois ele pode permanecer tonicamente dilatado.

4. Controlar a pressão intraocular conforme a necessidade com β-bloqueadores e inibidores da anidrase carbônica. (A pressão intraocular elevada é uma das principais causas de perda precoce de enxerto.) Evitar epinefrina, análogos de prostaglandinas e pilocarpina, se possível, já que eles podem aumentar a inflamação, podendo causar edema macular cistoide.
5. Liberar o paciente quando estiver estável (o paciente deve ser liberado para casa no mesmo dia do procedimento se não houver contraindicação clínica ou relacionada com a anestesia).
6. Para proteção, o paciente deve usar o protetor ocular de Fox ou óculos durante o dia e escudo à noite por 6 semanas.

Remoção de suturas

1. Remover suturas frouxas, vascularizadas ou infiltradas à medida que aparecerem.
2. Pode-se remover de maneira seletiva as suturas para controle do astigmatismo em ~ 3 meses. (Fazer isso com cuidado, já que a remoção superzelosa de suturas pode comprometer a ferida, causar astigmatismo irregular ou produzir correção exagerada.)
3. Pode-se remover as suturas quando a ferida estiver cicatrizada. As evidências de cicatrização incluem novos vasos na margem da ferida e um aspecto acinzentado e fibrótico na ferida.

Nota: A cicatrização adequada da ferida pode demorar mais de 1 ano. Além disso, diferentes áreas da ferida podem cicatrizar em velocidades diferentes. Assim, como suturas quiescentes não causarão problemas, deve-se deixá-las no local a menos que seja necessária sua remoção.

4. Tratar o olho com colírio esteroide e antibiótico após a remoção da sutura (p. ex., 4 vezes ao dia por 1 semana; se o paciente não estiver usando esteroides, pode-se usar uma combinação de esteroide/antibiótico e reduzir gradualmente ao longo de 1 a 2 semanas).
5. Técnica de remoção da sutura.
    a. Suturas interrompidas.
        i. Colocar 1 gota de anestésico tópico (p. ex., proparacaína a 0,5%) no olho.
        ii. Cortar a sutura sobre o receptor com bisturi (p. ex., lâmina Bard-Parker #11 ou ponta de agulha 25 G).
        iii. Puxar a extremidade da sutura para cima através do epitélio.
        iv. Remover com pinça de joalheiro.

Nota: Tentar remover o nó através do lado do receptor, se possível (menos dano ao endotélio do enxerto e menos chance de rejeição). Se não for possível a remoção completa da sutura, a sutura remanescente pode ser deixada no local, desde que não haja protrusão além da superfície endotelial.

    b. Suturas contínuas.
        i. Cortar a sutura em alças alternadas.
        ii. Remover cada segmento com pinça de joalheiro, segurando o segmento central da sutura.

Quando possível, pode-se começar a adaptação a lentes de contato 1 mês após a remoção da sutura em casos não complicados.

Complicações

1. Vazamento na ferida
2. Hipotonia
3. Câmara anterior rasa
4. Sinéquia anterior periférica
5. Descolamento de coroide
6. Glaucoma
7. Crescimento epitelial na incisão
8. Frouxidão ou rompimento de suturas
9. Infecção
10. Defeito epitelial persistente
11. Inflamação persistente
12. Astigmatismo grave
13. Perda primária do enxerto
14. Rejeição do enxerto

16

Combinação de ceratoplastia penetrante/extração extracapsular da catarata/lente intraocular na câmara posterior

Indicações

- Pacientes que necessitem de ceratoplastia penetrante para reabilitação visual de um olho que também tem uma catarata significativa.
- Pacientes com distrofia endotelial corneana (p. ex., Fuchs) sintomática que necessitem de cirurgia de catarata.

Procedimento pré-operatório

Ver os Capítulos 3 e 9.

Calcular o poder da lente intraocular (LIO) usando a fórmula de Sanders-Retzlaff-Kraff (SRK II):

Poder da LIO = A − 2,5 (AL) − 0,9 (K), onde:

- A constante (A) é determinada pelo fabricante de uma lente específica. Um valor típico para uma lente de câmara posterior é de 118,4.
- Comprimento axial (AL) do olho em milímetros.
- A medida de ceratometria (K) não pode ser diretamente determinada no pré-operatório.
  - O cirurgião pode usar resultados prévios de ceratometria pós-operatória obtida com uma técnica específica como uma leitura aproximada de K.
  - A curvatura da córnea não acometida pode ser medida e usada na fórmula SRK. Ao usar um enxerto com tamanho 0,5 mm maior, porém, subtrair 1 a 2 dioptrias do resultado SRK, já que o enxerto tipicamente tem ângulo mais agudo do que a córnea original.

Dilatar a pupila

1. Ciclopentolato a 1%, fenilefrina a 2,5% e tropicamida a 1% a cada 15 minutos iniciando 1 hora antes da cirurgia.
2. Opcional: uso tópico de agente anti-inflamatório não esteroide (p. ex., flurbiprofeno a 0,3% [Ocufen]) a cada 30 minutos iniciando 2 horas antes da cirurgia para minimizar a miose intraoperatória.
3. Opcional: uso pré-operatório de colírio antibiótico (p. ex., moxifloxacina a 0,5% [Vigamox], gatifloxacina a 0,3% [Zymar]) a cada 15 minutos até um total de 3 gotas como profilaxia.

Instrumentação

- Balão de Honan
- Solução de manitol a 20%
- Pinça Castroviejo reta 0,12 mm
- Pinça Colibri 0,12 mm
- Pinça Bishop-Harmon
- Bloco de corte em Teflon
- Caneta marcadora (p. ex., azul de metileno, violeta genciana)
- Esponjas de celulose
- Blefarostato (p. ex., Lieberman ou Barraquer)
- Porta-agulhas forte Kalt ou outro
- Porta-agulhas fino sem trava
- Anel Flieringa
- Suturas (Vicryl 7-0, seda 4-0, náilon 10-0)
- Hemostáticos
- Marcador de RK
- Trépano descartável (p. ex., Storz, Weck)
- Trépano a vácuo (p. ex., Hessburg-Barron)
- Cautério
- Bisturi microcirúrgico (p. ex., Superblade, 15 graus, Beaver #75M)
- Substância viscoelástica (p. ex., Healon, Amvisc, Viscoat)
- Tesoura corneana (direita e esquerda)
- Cistótomo
- Espátula de ciclodiálise
- Alça de lente
- Gancho Kuglen
- Pinça de LIO
- Gancho de músculo
- Gancho Sinskey
- Solução de acetilcolina (p. ex., Miochol)
- Pinça de joalheiro
- Espátula de córnea Paton
- Tesoura Vannas
- Pinça de sutura McPherson

Procedimento operatório

1. Anestesia: injeção retrobulbar ou peribulbar mais bloqueio palpebral. Pode-se usar anestesia geral em pacientes mais jovens ou não colaborativos, pacientes com problemas mentais ou auditivos, aqueles com obstáculos de linguagem ou pacientes com ruptura de globo ocular.
2. Descomprimir o olho para evitar pressão positiva no vítreo.
   a. Solução de manitol a 20%, 250 mL por via intravenosa (gotejo lento em 1 hora) 1 hora antes da cirurgia.
   b. Os pacientes devem urinar antes de entrar na sala de cirurgia.
   c. Segurar o balão de Honan em posição por ~ 10-15 minutos (exceto em casos de perfuração de globo ocular).
3. Preparar e colocar campos cirúrgicos.
   a. Usar iodopovidona a 5% em aplicador com ponta de algodão para limpar delicadamente os cílios e margens palpebrais.
   b. Colocar 1 ou 2 gotas de iodopovidona no fórnice conjuntival.

Nota: Existem muitos tipos de trépanos e *punches* corneanos. O sistema usado se baseia na preferência do cirurgião.

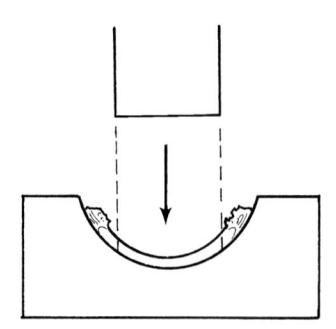

Figura 16.1

4. Trepanar o botão doador da borda corneoescleral (**Fig. 16.1**).

Nota: Assegurar uma área de trabalho estéril com acesso confortável para o cirurgião e iluminação adequada, longe dos instrumentos cirúrgicos e do paciente (p. ex., mesa de trabalho com assento).

   a. Segurar a borda corneoescleral com pinça denteada (p. ex., Bishop-Harmon).
   b. Remover o líquido residual do lado epitelial do doador para evitar deslizamento durante a trepanação (esponjas de celulose).
   c. Colocar o lado epitelial do tecido doador para baixo (lado endotelial para cima), sobre o bloco de corte em Teflon.
   d. Trepanar um botão de tamanho apropriado (trépano descartável em cabo universal).

Nota: Um botão de 8,0 mm colocado em um leito receptor de 7,5 mm é um diferencial de tamanho comumente usado.

   i. Manter o trépano perpendicular à córnea.
   ii. Fazer *punch* do botão em um movimento único através de toda a espessura do tecido doador para evitar o biselamento da margem (atentar para o ruído audível).
   iii. Pode-se usar trépano em estilo guilhotina para melhor controle da trepanação.
   e. Antes de remover o trépano, assegurar-se de que o corte foi feito através de toda a espessura da córnea levantando delicadamente a margem escleral remanescente do bloco de corte com pinça denteada, deixando o botão doador para trás.
   f. Remover o trépano.
   g. Colocar algumas gotas de meio de armazenamento sobre o lado endotelial do botão e cobrir o bloco para evitar o ressecamento do doador.
   h. Manter o tecido doador sobre a mesa de trabalho em localização segura e informar toda a equipe da sala de cirurgia.
   i. Enviar a borda corneoescleral e o meio de armazenamento para cultura.
5. Retornar a atenção para o olho do paciente.
6. Inserir o blefarostato de maneira atraumática. Minimizar a pressão contra o globo ocular.
   a. Opcional: colocar suturas em rédea de seda 4-0.

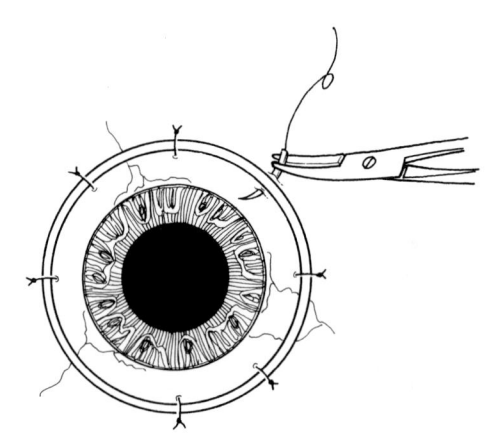

Figura 16.2

7. Fixar o anel Flieringa para evitar o colapso escleral (**Fig. 16.2**).
   a. Escolher um tamanho de anel que deixe ~ 2-3 mm entre o anel e o limbo.
   b. Segurar o bulbo com pinça denteada.
   c. Fixar o anel ao bulbo usando quatro a oito suturas interrompidas de Vicryl 7-0 igualmente espaçadas (agulha espatulada).
   d. Colocar as suturas através da conjuntiva e episclera. (Pode-se realizar peritomia conjuntival para facilitar a profundidade adequada das suturas através da episclera.)
   e. Amarrar todas as suturas com tensão igual para evitar distorção do bulbo.
8. Opcional: marcar os pontos cardinais e o centro da trepanação sobre o receptor com marcador de RK.
   a. Corar as chanfraduras corneanas com caneta marcadora de azul de metileno ou violeta genciana ou
   b. Pode-se usar cautério levemente no limbo para marcar os pontos cardinais.

9. Secar a superfície corneana do receptor usando esponjas de celulose.
10. Realizar a trepanação do receptor.
    a. Trépano manual Storz ou Weck.
        i. Ajustar previamente para ~ 0,6 mm de profundidade dependendo da medida de espessura corneana.
        ii. Estabilizar o globo ocular usando pinça 0,12 mm para agarrar a episclera límbica sem distorcer o olho.
        iii. Centralizar o trépano sobre a córnea, pressionar delicadamente para baixo para marcar a córnea e, então, remover o trépano para verificar se a posição é central.
        iv. Uma vez verificada a posição central, colocar o trépano sobre a marcação corneana e girar para frente e para trás (de modo circular) entre o polegar e o dedo (médio ou indicador) para realizar a trepanação.
            I. Manter o trépano perpendicular ao olho.
            II. Aplicar uma pressão delicada igual em todas as áreas da ferida de trepanação para garantir um corte uniforme.

Nota: Pode ser necessário que o enxerto seja descentralizado ou de tamanho maior dependendo da patologia.

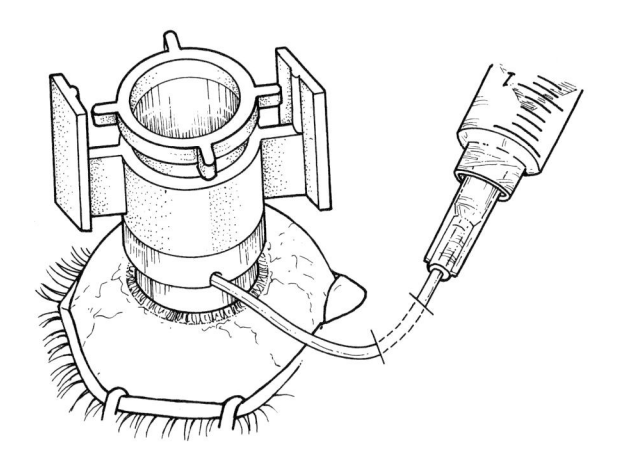

Figura 16.3

b. Trépano de sucção Hessburg-Barron (**Fig. 16.3**).
    i. Zerar a lâmina do trépano sob microscopia.
    ii. Centralizar o trépano sobre a córnea, pressionar delicadamente para marcar a córnea e, então, remover o trépano para verificar se a posição é central.
    iii. Retornar o trépano três quartos de volta em sentido anti-horário.
    iv. Colocar firmemente sobre o olho (centralizar sob microscopia, usando linhas cruzadas para o alinhamento).
    v. Aplicar sucção (pode-se remover o epitélio irregular com esponja de celulose se a sucção não puder ser obtida ou se o trépano deslizar).
    vi. Girar três quartos de volta em sentido horário de volta para o ponto zero e, então, voltas adicionais dependendo da espessura corneana do receptor. Cada quarto de volta = 0,0625 mm.
    vii. Girar oito quartos de volta em sentido horário e entrar na câmara anterior de maneira controlada com bisturi microcirúrgico.

Nota: Alguns cirurgiões avançam o trépano até entrar na câmara anterior (esguicho aquoso é notado).

        viii. Uma vez penetrada a câmara anterior, não avançar o trépano.
        ix. Liberar a sucção e remover o trépano.
11. Se for notado sangramento por neovascularização corneana, aplicar uma esponja de celulose embebida em fenilefrina a 2,5%. (Pode-se tentar cauterizar os vasos antes da trepanação para evitar sangramento excessivo.)
12. Inspecionar o *groove* da trepanação em 360 graus usando pinça reta 0,12 mm.
13. Se a câmara anterior não tiver sido penetrada com o trépano, entrar nela lentamente com bisturi microcirúrgico (p. ex., lâmina 15 graus, Superblade, Beaver #75M).
14. Irrigar substância viscoelástica na câmara anterior.
15. Levantar a margem do botão corneano usando pinça Colibri 0,12 mm.

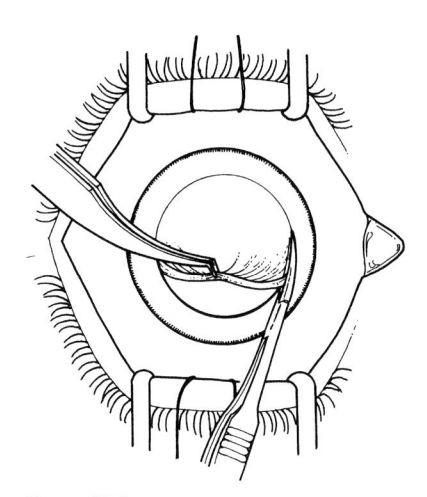

Figura 16.4

16. Excisar o botão corneano com tesoura corneana (direita e esquerda) paralelamente ao plano da íris; manter as pontas da tesoura para cima para evitar o corte da íris ou o entalhe da cápsula anterior (**Fig. 16.4**).
    a. As lâminas da tesoura devem cortar perpendicularmente à córnea para criar um incisão vertical, evitando a formação de um lábio interno amplo e biselado.
    b. Deve-se usar pinça fina para tecido para "puxar" tangencialmente a córnea do receptor para longe da margem de corte, permitindo que a tesoura caia no *groove* criado pelo trépano.

Nota: Alguns cirurgiões preferem biselar um pouco a ferida posterior para formar uma incisão em duas etapas.

17. Remover o excesso de bisel posterior e quaisquer resíduos da membrana de Descemet ou de estroma com tesoura Vannas ou corneana.
18. Enviar o botão corneano do receptor para testes de laboratório.

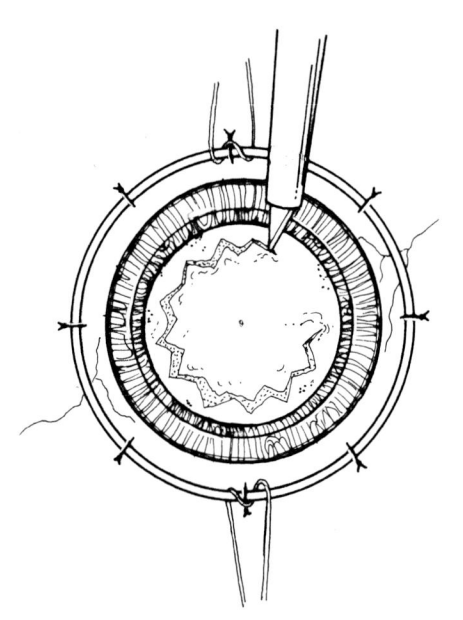

Figura 16.5

19. Realizar uma capsulotomia anterior **(Fig. 16.5)**.
    a. Pode-se usar um bisturi microcirúrgico ou um cistótomo para fazer perfurações do tipo "lata de cerveja" na cápsula.
    b. Pode-se usar a tesoura Vannas para cortar a cápsula anterior.
20. Remover o retalho capsular anterior (pinça McPherson).
21. Remover o núcleo do cristalino **(Figs. 16.6A e 16.6B)**.
    a. Balançar delicadamente o núcleo em sentido horizontal para desfazer as aderências entre o núcleo e o córtex (espátula de ciclodiálise ou cânula de irrigação) **(Fig. 16.6A)**.
    b. Usar espátula de ciclodiálise e alça de lente para girar delicadamente e levantar o núcleo para fora do olho **(Fig. 16.6B)**.
    c. Pode-se aplicar uma pressão suave no limbo para facilitar a liberação do núcleo (p. ex., gancho de músculo).

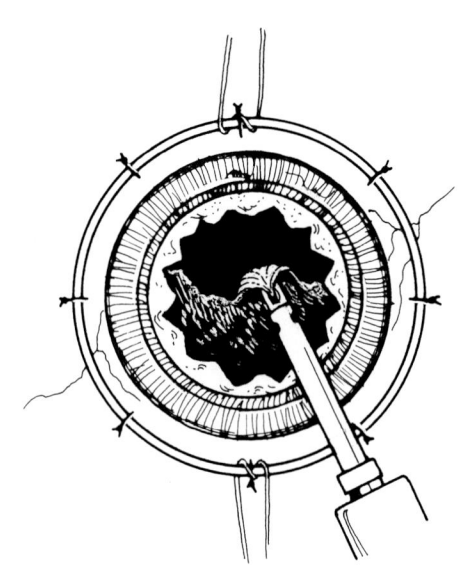

Figura 16.7

22. Remover o material cortical residual com um dispositivo de irrigação/aspiração automatizado ou manual **(Fig. 16.7)**. (Pode-se usar gancho Kuglen para retrair a íris, possibilitando a visualização do córtex.)
23. Irrigar substância viscoelástica nos fórnices do saco capsular.
24. Implantar a LIO de câmara posterior.
    a. Segurar a porção superior da óptica com pinça de LIO.
    b. Colocar a alça inferior no saco capsular ou no sulco ciliar, dependendo do estado da cápsula posterior.
    c. Colocar a alça superior **(Fig. 16.8)**.

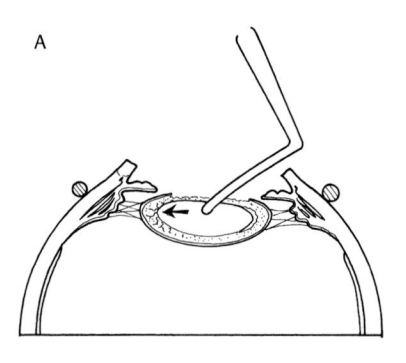

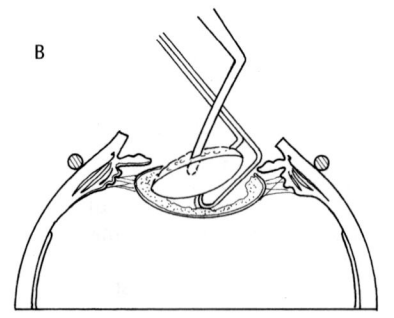

Figura 16.6

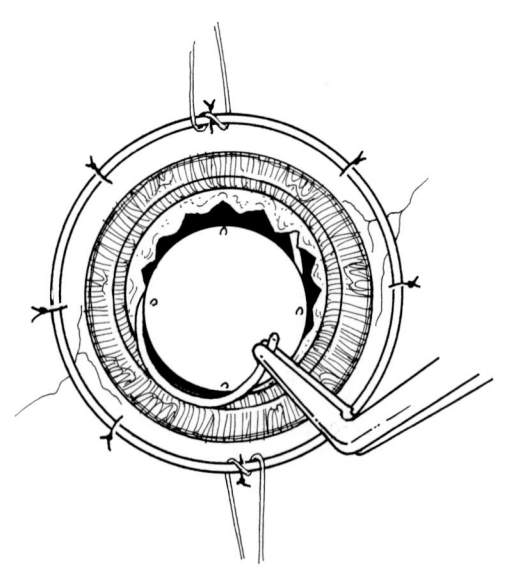

Figura 16.8

i. Segurar com pinça McPherson angulada.
   ii. Fazer pronação da mão para fletir o joelho da alça superior até sua posição.
  d. Centralizar a lente intraocular (gancho Sinskey).
25. Irrigar Miochol na câmara anterior para fazer constrição da pupila.
26. Opcional: realizar iridectomia periférica (pinça de joalheiro, tesoura Vannas).
27. Irrigar substância viscoelástica sobre a lente e dentro do ângulo da câmara anterior para manter a forma da câmara e proteger o endotélio doador.
28. Usar espátula corneana Paton sobre o lado epitelial para transferir o botão doador do bloco até o local receptor (irrigar substância viscoelástica sobre o endotélio do botão doador antes de colocá-lo no local receptor).

Nota: Manter a mão livre sob a córnea durante a transferência.

29. Usando pinça Colibri, ancorar o doador com oito suturas interrompidas de náilon 10-0.

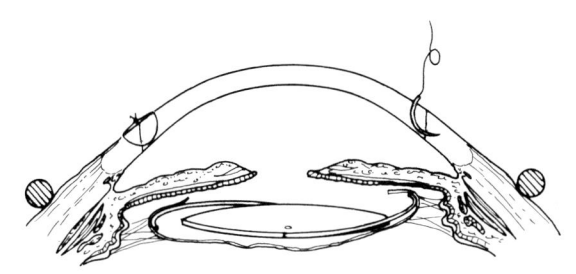

Figura 16.9

  a. As suturas devem ter comprimento de ~ 0,75-1 mm em ambos os lados da junção enxerto-hospedeiro e uma profundidade de 90% (**Fig. 16.9**).
  b. Para a primeira sutura (12 horas), o assistente pode estabilizar o doador com pinça 0,12 mm na posição de 6 horas para facilitar a colocação da sutura.
  c. Colocar e amarrar a segunda sutura na posição 6 horas, em oposição de 180 graus em relação à primeira.

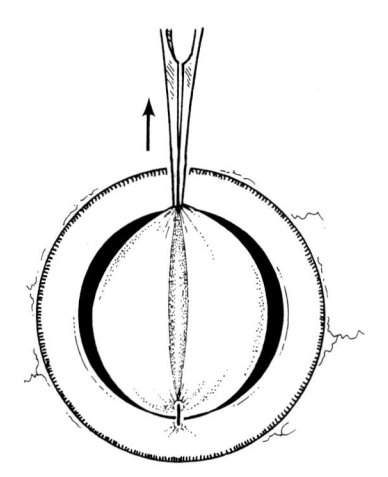

Figura 16.10

(Garantir um posicionamento correto segurando a posição de 6 horas com pinça 0,12 mm e observando a prega corneana irradiando-se da primeira sutura até a posição de 6 horas. Isso deve dividir em duas partes o doador.) (**Fig. 16.10**).

  d. Colocar e amarrar as suturas nas posições de 3 e 9 horas.
  e. Para as outras quatro suturas, dividir à metade a distância entre cada par de suturas.

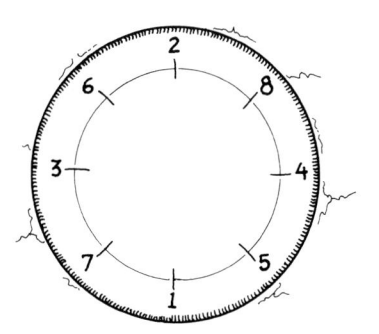

Figura 16.11

  f. Assegurar que todas as suturas sejam radiais e de comprimento semelhante (**Fig. 16.11**).
  g. Verificar se todas as suturas estão fixadas e com igual tensão.
  h. Trocar qualquer sutura frouxa, apertada demais ou que não seja radial.

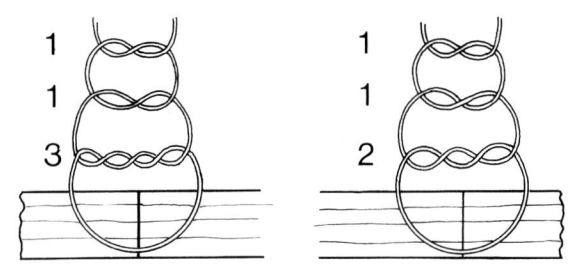

Figura 16.12

  i. Técnicas para amarrar as suturas: (**Fig. 16.12**)
      i. Nó de cirurgião com laçadas 3-1-1 (pode ser mais difícil de esconder no final do procedimento).
      ii. Nó de cirurgião com laçadas 2-1-1 (deve-se segurar firmemente a primeira laçada para manter a tensão até completar o nó).
      iii. Nó do tipo "*slip knot*" com movimentos 1-1-1 (tecnicamente mais difícil e pode desamarrar mais rápido se não for adequadamente realizado).
30. Aparar os nós usando bisturi microcirúrgico ou tesoura Vannas.
31. Cobrir as extremidades dos nós com substância viscoelástica e, então, irrigar (facilita para esconder o nó).

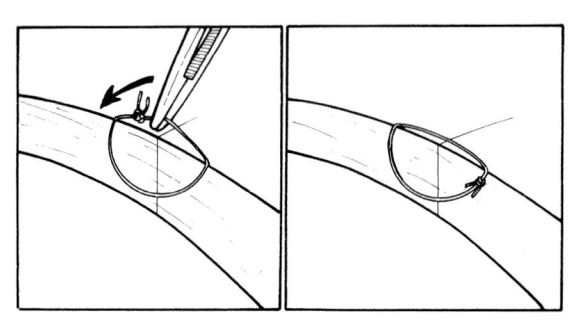

Figura 16.13

32. Esconder os nós no lado receptor com pinça de sutura (**Fig. 16.13**).
    a. O nó deve ser colocado logo abaixo da superfície da córnea.
    b. As extremidades cortadas do nó devem ser direcionadas para longe da superfície para facilitar a subsequente remoção da sutura.
    c. A manutenção da pressão intraocular (p. ex., instilando BSS na câmara anterior) irá facilitar o procedimento de esconder a sutura.
33. Completar a sutura: duas técnicas:
    a. Técnica de sutura interrompida
        i. O acréscimo de mais oito suturas interrompidas de náilon 10-0 até um total de 16 pode ser vantajoso para um receptor vascularizado ou para outros receptores nos quais a cicatrização da ferida possa variar em diferentes partes da junção enxerto-hospedeiro.
        ii. Aparar e esconder as suturas.
    b. Técnica de sutura contínua
        i. Usar fio de náilon 10-0 com armação dupla.
        ii. Colocar duas laçadas radiais entre cada par de suturas interrompidas (cada laçada deve ter um quarto da distância até a sutura interrompida mais próxima para que as passadas pelos tecidos da sutura contínua estejam uniformemente espaçadas).

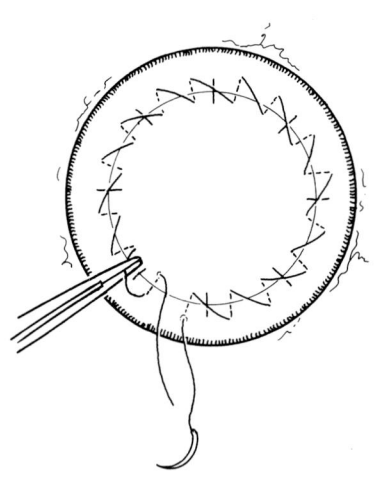

Figura 16.14

iii. Quando estiver terminado, esticar a sutura.
   I. Puxar as alças individualmente com pinça de sutura iniciando em 6 horas e terminando em 12 horas, repetindo o procedimento do outro lado da sutura (**Fig. 16.14**).
   II. Remover uma agulha.
   III. Fixar a sutura com uma laçada de alça dupla.
   IV. Reconstruir a câmara anterior com BSS.
   V. Esticar novamente a sutura contínua como descrito anteriormente em (I).
iv. Amarrar o nó 2-1-1 no lado receptor da ferida para que seja mais fácil escondê-lo.
v. Aparar o nó.

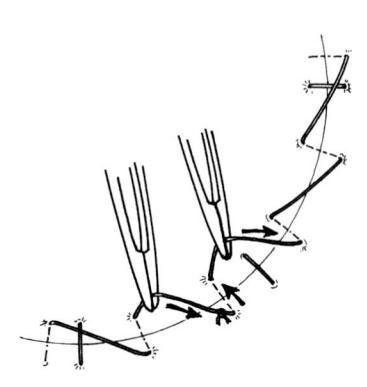

Figura 16.15

vi. Esconder o nó: esticar novamente metade da sutura conforme descrito acima em (I). Isso irá gerar folga suficiente para esconder o nó no lado receptor (**Fig. 16.15**).
vii. Redistribuir a sutura para equilibrar a tensão em toda a junção enxerto-hospedeiro.
34. Reconstruir a câmara anterior com BSS, irrigando e retirando a substância viscoelástica residual, se necessário.
35. Assegurar que não há íris encarcerada na ferida (se houver, reposicionar a íris com substância viscoelástica, BSS ou espátula de ciclodiálise).
36. Verificar a resistência da ferida contra vazamentos (esponja de celulose ou fluoresceína).
37. Remover o anel Flieringa.
38. Administrar injeções subconjuntivais de dexametasona (2 mg/0,5 mL) e cefazolina (100 mg/0,5 mL).
39. Remover o blefarostato de maneira atraumática.
40. Aplicar topicamente pomada de antibiótico e esteroide.
41. Colocar curativo e protetor ocular de Fox.

Procedimento pós-operatório

Nota: O sucesso da ceratoplastia penetrante depende de um cuidado pós-operatório completo e enérgico. As medicações usadas e o seguimento necessário irão variar dependendo dos problemas subjacentes do paciente e da velocidade e eficácia da recuperação. As sugestões a seguir são para casos de rotina e não complicados.

1. Uso tópico de antibióticos (p. ex., moxifloxacina a 0,5% [Vigamox], gatifloxacina a 0,3% [Zymar]) 4 vezes ao dia nas primeiras 2 a 3 semanas.
2. Colírio de esteroide (p. ex., acetato de prednisolona a 1%) variando de quatro vezes ao dia a até a cada hora, dependendo do grau de inflamação.
3. Imunomoduladores tópicos como a ciclosporina podem ser benéficos em olhos cuja pressão é sensível aos esteroides ou que têm alta chance de rejeitar o enxerto (p. ex., enxertos repetidos, enxertos de pacientes com doenças imunológicas).
4. Cicloplegia conforme a necessidade para a inflamação.
5. Controle da pressão intraocular conforme a necessidade com β-bloqueadores e inibidores da anidrase carbônica. (A pressão intraocular elevada é uma das principais causas de perda precoce do enxerto.) Evitar o uso de epinefrina, análogos de prostaglandinas e pilocarpina, se possível, já que eles podem aumentar a inflamação.
6. Liberar o paciente quando estiver estável. (O paciente pode ser liberado para casa no mesmo dia do procedimento se não houver contraindicação clínica ou relacionada à anestesia).
7. Para a proteção, o paciente deve usar protetor ocular de Fox ou óculos durante o dia e protetor ocular à noite por 6 semanas (ver o Capítulo 6).

Remoção da sutura

Ver o Capítulo 15.

Complicações

1. Ruptura da cápsula posterior
2. Perda de vítreo
3. Hifema
4. Vazamento na ferida
5. Hipotonia
6. Câmara anterior rasa
7. Sinéquia anterior periférica
8. Glaucoma
9. Infecção
10. Defeito epitelial persistente
11. Astigmatismo grave
12. Perda primária do enxerto
13. Rejeição do enxerto
14. Inflamação persistente
15. Descolamento coroidal
16. Edema macular cistoide
17. Opacificação da cápsula posterior
18. Afrouxamento/ruptura de suturas

17
Excisão de pterígio

Indicações

- Redução da acuidade visual por:
  - Pterígio que avança em direção ao eixo visual ou que já o atingiu.
  - Astigmatismo induzido.
- Cosmese.
- Desconforto significativo que não é aliviado pela terapia clínica.
- Motilidade ocular diminuída por restrição muscular.

Nota: A técnica de membrana amniótica ou enxerto conjuntival livre é a preferida para tratamento de pterígio avançado ou recorrente. Tem sido demonstrado que essa técnica diminui a taxa de recorrência e a gravidade do pterígio. A desvantagem principal da técnica de enxerto é o tempo cirúrgico prolongado.

Procedimento operatório

Tratar qualquer inflamação significativa com esteroides tópicos, já que é melhor realizar a cirurgia sobre o mínimo de inflamação tecidual possível. Opcional: antibióticos profiláticos (ver o Capítulo 3).

Instrumentação

- Blefarostato (p. ex., Lieberman ou Barraquer)
- Pinça Bishop-Harmon
- Pinça de tecido (p. ex., Castroviejo 0,12 mm e 0,3 mm)
- Pinça anatômica
- Cautério descartável
- Fios de sutura (seda 6-0, náilon 10-0, Vicryl 10-0)
- Escarificador (p. ex., Grieshaber #681.01 ou Beaver #57)
- Esponjas de celulose
- Aplicadores com ponta de algodão
- Tesoura Westcott
- Broca de diamante
- Compasso Castroviejo
- Porta-agulhas
- Clampe

Procedimento operatório

Excisão de pterígio com esclera nua

Nota: A excisão primária de pterígio com esclera nua tem uma alta taxa de recorrência.

1. Anestesia
   a. Anestesia tópica (p. ex., proparacaína).
   b. Peribulbar ou retrobulbar mais bloqueio palpebral em pacientes não colaborativos ou quando é previsto um tempo cirúrgico prolongado.
2. Preparar e colocar campos cirúrgicos.
   a. Usar iodopovidona a 5% em um aplicador com ponta de algodão para limpar delicadamente os cílios e margens palpebrais.
   b. Colocar uma ou duas gotas de iodopovidona no fórnice conjuntival.
3. Inserir o blefarostato.
4. Realizar o teste de ducção forçada para descartar restrição dos músculos retos por envolvimento pelo pterígio (pinça 0,3 mm).
5. Opcional: colocar uma sutura de ancoragem com seda 6-0 de armação dupla na episclera e limbo no meridiano de 6 ou 12 horas ou em ambos.
6. Posicionar o olho com suturas de ancoragem e clampe.

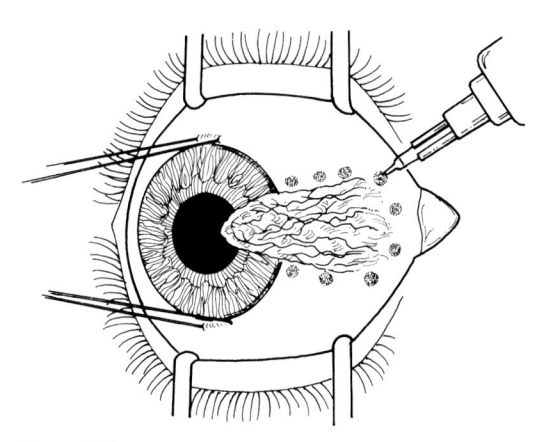

Figura 17.1

7. Demarcar o corpo do pterígio com cautério **(Fig. 17.1)**.
   a. Colocar marcações na conjuntiva normal ao longo da área a ser ressecada.
   b. **Nota:** Se for administrar lidocaína subconjuntival sob o corpo do pterígio, faça-o após colocar as marcações.

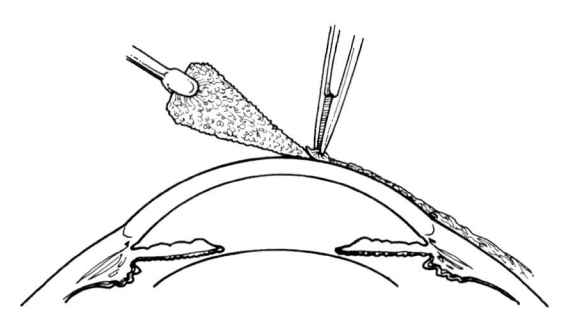

Figura 17.2

8. Usar a ponta de uma esponja de celulose seca para soltar de forma atraumática a cabeça do pterígio (a parte sobre a córnea em oposição à cauda, a qual está sobre a esclera) enquanto aplica tração contrária (levantando o pterígio) com pinça de tecido **(Fig. 17.2)**.

Nota: Remover o máximo possível de pterígio da superfície corneana usando esponjas de celulose. As esponjas precisarão ser trocadas constantemente.

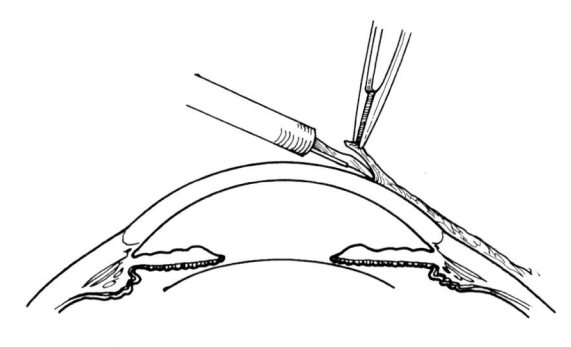

Figura 17.3

Alternativamente, segurar a cabeça do pterígio usando uma pinça 0,3 ou 0,12 mm e levantá-lo enquanto usa uma lâmina Beaver #57 para realizar uma ressecção lamelar **(Fig. 17.3)**.

9. Se necessário, realizar dissecção lamelar da cabeça do pterígio da córnea usando um escarificador (lâmina Beaver #57). Permanecer em um plano.

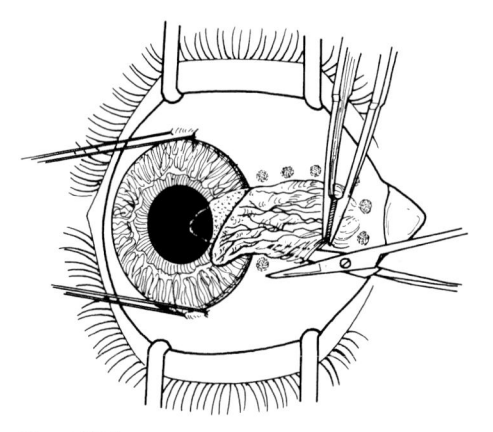

Figura 17.4

10. Excisar a porção episcleral do pterígio **(Fig. 17.4)**.
    a. Usar tesoura Westcott para cortar ao longo das marcas de cautério previamente feitas ("juntar os pontos").
    b. Soltar o pterígio com tesoura.
    c. Remover todo o pterígio e tecido subjacente (incluindo a cápsula de Tenon) até a esclera nua.
    d. Se necessário, identificar o músculo reto horizontal e isolá-lo com um gancho de músculo para evitar dano inadvertido enquanto remove o pterígio sobrejacente e tecidos vizinhos (Capítulo 37).
11. Remover o pterígio no limbo usando dissecção afiada e romba com tesoura.
12. Enviar o tecido excisado para avaliação patológica.
13. Obter hemostasia adequada com cautério descartável.

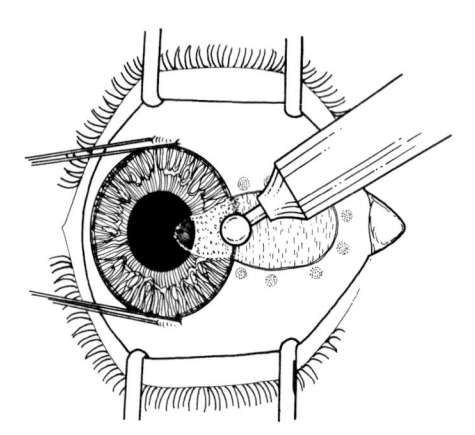

Figura 17.5

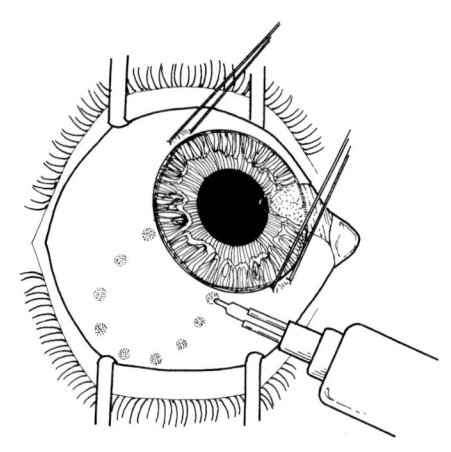

Figura 17.6

14. Remover saliências do limbo para obter um contorno normal (**Fig. 17.5**).
    a. Pode-se usar broca de diamante para polir o limbo (preferível), ou
    b. Raspar com a borda posterior da lâmina do escarificador.
15. Aplicar topicamente uma pomada combinada de antibiótico e esteroide (p. ex., tobramicina a 0,3% e dexametasona a 0,1% [Tobradex]).
16. Colocar curativo levemente compressivo e protetor ocular de Fox.

Excisão de pterígio com transplante conjuntival autógeno livre

Nota: Tem sido demonstrado que o uso de um enxerto conjuntival livre em conjunto com a excisão do pterígio reduz de maneira significativa a taxa de recorrência.

1. Anestesia: peribulbar ou retrobulbar mais bloqueio palpebral.
2. Preparar e colocar campos cirúrgicos.
3. Inserir o blefarostato.
4. Realizar o teste de ducção forçada para descartar restrição dos músculos retos por envolvimento pelo pterígio (pinça 0,3 mm).
5. Colocar uma sutura de ancoragem de seda 6-0 de armação dupla na episclera e limbo no meridiano de 6 ou 12 horas ou em ambos.
6. Posicionar o olho com suturas de ancoragem e clampe.
7. Remover o pterígio como descrito anteriormente; ver a seção "Excisão de pterígio com esclera nua" (passos 7-14) descrita neste capítulo.
8. Medir as dimensões horizontal e vertical da esclera nua com compasso.
9. Escolher o local doador (geralmente a conjuntiva bulbar superotemporal) e mover o olho até a posição com a(s) sutura(s) de ancoragem e clampe.
10. Demarcar o local doador com cautério ou caneta marcadora (**Fig. 17.6**).

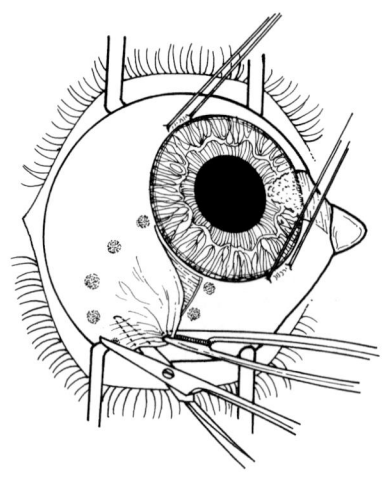

Figura 17.7

11. Dissecar um fino retalho conjuntival ao longo das marcas de cautério usando pinça anatômica e tesoura Westcott romba (**Fig. 17.7**).
    a. Remover toda a cápsula de Tenon e outro tecido subconjuntival do doador.

    Opcional: fazer injeção subconjuntival de lidocaína a 2% no local doador para criar um plano entre a cápsula de Tenon e a conjuntiva.

    b. Manusear o tecido de maneira muito delicada (um assistente pode ser útil para "levantar" a conjuntiva com duas pinças lisas à medida que a cápsula de Tenon é liberada com corte cuidadoso com tesoura Westcott). Não abrir a conjuntiva.
    c. Manter a orientação do tecido, mantendo a conjuntiva límbica do doador alinhada de maneira que seja colocada no limbo do local receptor.

Nota: A parte límbica do enxerto não terá qualquer queimadura por cautério.

    d. O local doador não precisa de sutura.

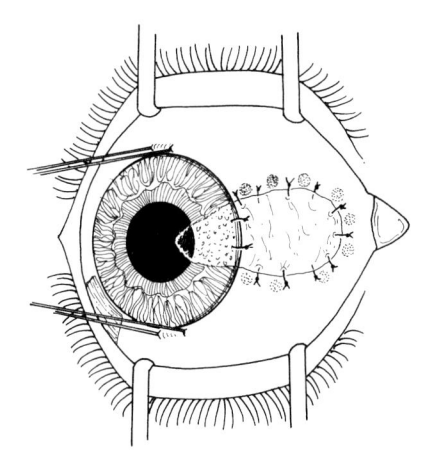

Figura 17.8

12. Fixar o transplante ao leito escleral com suturas interrompidas de náilon 10-0 e Vicryl 10-0 **(Fig. 17.8)**.
    a. Suturar dois ângulos límbicos, dois ângulos posteriores e a porção média da margem posterior do retalho usando náilon 10-0.

    Opcional: colocar suturas límbicas centrais.

    b. Suturar o enxerto remanescente usando Vicryl 10-0 ou náilon 10-0, fechando os espaços.
13. Fazer rotação dos nós para o lado receptor da conjuntiva. Se for difícil fazer a rotação dos nós, cortar as suturas um pouco longas de maneira que fiquem caídas (isso pode ajudar a diminuir o desconforto do paciente).
14. Aplicar topicamente uma pomada combinada de antibiótico e esteroide (p. ex., tobramicina a 0,3% e dexametasona a 0,1% [Tobradex]).
15. Aplicar curativo levemente compressivo e protetor ocular de Fox.

Terapia adjunta com mitomicina C

Antimetabólitos como a mitomicina C (MMC) previnem a proliferação de fibroblastos, reduzindo assim a incidência e a gravidade da recorrência do pterígio. Devido à possibilidade de complicações significativas – incluindo *melting* escleral, glaucoma e retardo na cicatrização epitelial – associadas com o uso tópico de MMC e a técnica de esclera nua, muitos cirurgiões utilizam uma única aplicação intraoperatória de MMC em conjunto com um enxerto conjuntival livre. O uso de MMC deve ser limitado a casos que envolvam pterígio recorrente, pterígio com padrões vasculares e fibrosos significativos e pacientes com recorrência prévia de pterígio no outro olho após procedimentos de autoenxerto conjuntival.

Aplicação intraoperatória de mitomicina C

1. Remover o pterígio como descrito anteriormente; ver a seção "Excisão de pterígio com esclera nua" (passos 1-14) neste capítulo.
2. Medir a área de esclera nua com o compasso.
3. Cortar esponja de celulose em tamanho um pouco menor do que a área de esclera nua. Diminuir a área da esponja em 1 mm verticalmente e 1 mm horizontalmente para minimizar a aplicação sobre as margens conjuntivais viáveis do tecido receptor.
4. Embeber a esponja em solução de MMC a 0,02%.
5. Colocar a esponja embebida em MMC sobre a esclera nua por 2 minutos.
6. Remover a esponja e irrigar bem toda a área (incluindo os fórnices) com BSS.

Uso de membrana amniótica com ou sem cola de fibrina (p. ex., cola de tecidos)

Nota: As formulações atuais de cola de fibrina exigem pelo menos 30 minutos de tempo de preparação; fazer um planejamento de acordo. Futuras formulações podem não precisar de tanto tempo de preparação.

1. Remover o pterígio conforme descrito anteriormente; ver a seção "Excisão de pterígio com esclera nua" (passos 1-14) neste capítulo.
2. Medir a área de esclera nua com o compasso.
3. Aplicar a MMC, se indicado, conforme descrito anteriormente.
4. Se for usada a MMC, aplicar irrigação vigorosa.
5. Secar a esclera nua e conjuntiva adjacente. Obter hemostasia completa no leito.

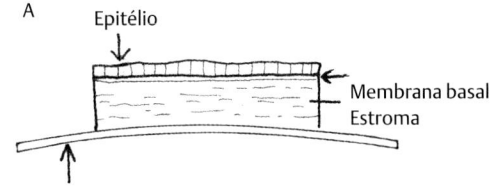

A Epitélio

Membrana basal
Estroma

Papel de nitrocelulose

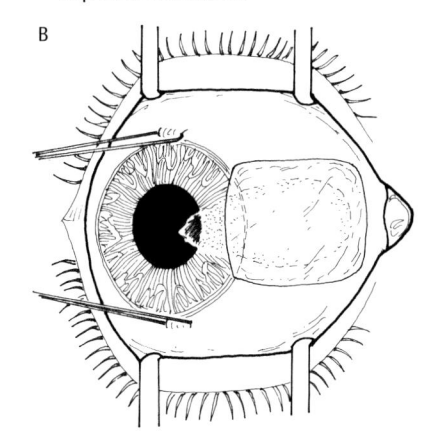

B

Figura 17.9

6. Cortar a membrana amniótica com tesoura Westcott romba, mantendo o lado da membrana basal para baixo. Usar um tamanho de enxerto de membrana amniótica maior em pelo menos 1 mm em todos os lados (**Figs. 17.9A e 17.9B**).
7. Usando a cola de fibrina:
   a. Aplicar a cola de fibrina sobre a esclera nua e conjuntiva adjacente.
   b. Colocar a membrana amniótica diretamente sobre a esclera nua e permitir a sobreposição da conjuntiva adjacente.
   c. Pedir que o enfermeiro conte 1 minuto no relógio. Garantir que não exista espaço livre entre a membrana amniótica e a conjuntiva adjacente.
   d. Permitir 2-4 minutos para a fixação da cola.
   e. Verificar cuidadosamente o fórnice e o blefarostato quanto a aderências de cola de fibrina. Remover delicadamente de modo que não acometa a membrana amniótica.
8. Usando suturas:
   a. Fixar o transplante ao leito escleral com sutura interrompida de Vicryl 10-0 ou náilon 10-0.
   b. Suturar os dois ângulos límbicos, os dois ângulos posteriores e a porção média da margem posterior do retalho usando náilon 10-0.

   Opcional: suturas na parte central do limbo.

   c. Pode ser usada uma técnica de sutura contínua ou interrompida; as suturas interrompidas geralmente demoram mais tempo.
9. Levantar cuidadosamente o blefarostato para preparar para a remoção do campo palpebral subjacente. Examinar novamente o blefarostato para ter certeza de não haver aderências se for usada a cola de fibrina.
10. Remover cuidadosamente os campos palpebrais e, então, o blefarostato à medida que o blefarostato é erguido para evitar o toque na córnea.
11. Colocar uma gota de antibiótico (p. ex., moxifloxacina a 0,5% [Vigamox], gatifloxacina a 0,3% [Zymar]) no fórnice.
12. Fechar cuidadosamente as pálpebras e aplicar uma pomada de antibiótico e esteroide sobre elas.
13. Fazer curativo no olho.
14. Primeiro dia de pós-operatório: ao remover o curativo, cuidar para que não exista aderência entre o enxerto e o curativo.
15. **Nota:** Se houver espaço livre entre a membrana amniótica e a superfície conjuntival adjacente durante a cirurgia ou no pós-operatório, ou se a cola de fibrina não for capaz de colar adequadamente o enxerto no local, deve-se colocar suturas interrompidas de Vicryl ou náilon 9-0 ou 10-0.

Procedimento pós-operatório

1. Pode ser necessário o controle da dor (p. ex., acetaminofeno com codeína, Tylex).
2. Colírio de esteroide (p. ex., acetato de prednisolona a 1%) 4 vezes ao dia; reduzir gradualmente ao longo de 6-8 semanas.
3. Colírio de antibiótico (p. ex., moxifloxacina a 0,5% [Vigamox], gatifloxacina a 0,3% [Zymar]) 4 vezes ao dia por 1 semana.

Nota: Deve-se continuar o antibiótico por mais tempo se houver defeito epitelial persistente na córnea ou conjuntiva.

4. Alternativamente, pode-se usar pomada combinada de antibiótico e esteroide (p. ex., Tobradex) 4 vezes ao dia na primeira semana se a adesão ao tratamento for um problema. Após a primeira semana, pode-se usar colírio esteroide e reduzir gradualmente ao longo de 6-8 semanas.
5. Remover as suturas de náilon após 1 mês.
6. Se for notada recorrência no período pós-operatório, pode ser benéfica a injeção subconjuntival de esteroide na área da recorrência para evitar crescimento adicional.

Complicações

1. Defeito epitelial na área de ceratectomia superficial
2. Inflamação/edema do enxerto conjuntival
3. Infecção
4. Retração do enxerto doador
5. *Dellen* corneoescleral na área adjacente ao fechamento conjuntival
6. Dano ao músculo reto
7. Fibrose corneana
8. Recorrência do pterígio

18
Retalho conjuntival

Indicações

- Defeitos epiteliais corneanos indolentes com ulceração estromal estéril.
- Olhos dolorosos com ceratopatia bolhosa ou outras anormalidades de superfície com pouco ou nenhum potencial visual.
- Ceratite fúngica recalcitrante.
- Olhos cegos para permitir a colocação confortável de concha protética.
- Outros distúrbios de afinamento corneano progressivo.

Contraindicações

- Ceratite bacteriana ativa.
- Perfuração corneana.

Procedimento pré-operatório

Ver o Capítulo 3.
1. Tratamento intensivo tópico ou sistêmico de qualquer processo infeccioso.
2. Ter certeza de que não há vazamento ativo na ferida ou perfuração corneana (teste de Seidel).

Instrumentação

- Blefarostato (p. ex., Lieberman)
- Pinça de tecido com dentes finos (p. ex., Castroviejo 0,12 mm)
- Tesoura Westcott
- Fios de sutura (seda 6-0, náilon 10-0)
- Pinça lisa (p. ex., Chandler, Bracken, pinça anatômica)
- Esponjas de celulose
- Compasso
- Álcool diluído (20%)
- Lidocaína a 1-2% com epinefrina
- Escarificador (p. ex., lâmina Beaver #57 ou Grieshaber #681.01)
- Cautério descartável
- Clampe

Procedimento operatório

Retalho "Gunderson" total

1. Anestesia: retrobulbar ou peribulbar mais bloqueio palpebral. Pode-se usar anestesia geral em pacientes mais jovens, com deficiência auditiva ou mental ou não colaborativos.
2. Preparar e colocar campos cirúrgicos.
   a. Usar iodopovidona a 5% em um aplicador com ponta de algodão para limpar delicadamente os cílios e margens palpebrais.
   b. Colocar uma ou duas gotas de iodopovidona no fórnice conjuntival.
3. Inserir o blefarostato.
4. Realizar peritomia conjuntival de 360 graus no limbo (tesoura Westcott).
5. Colocar uma sutura de tração com seda 6-0 na posição de 12 horas no limbo, logo na parte de dentro da córnea clara.
6. Usar a sutura de tração para fazer rotação do olho para baixo (clampe até o campo cirúrgico).
7. Opcional: fazer injeção subconjuntival lenta de 1-2 mL de lidocaína a 2% com epinefrina (com agulha 30 G) no canto medial ou lateral, longe do local do retalho, para dissecar a conjuntiva da cápsula de Tenon.

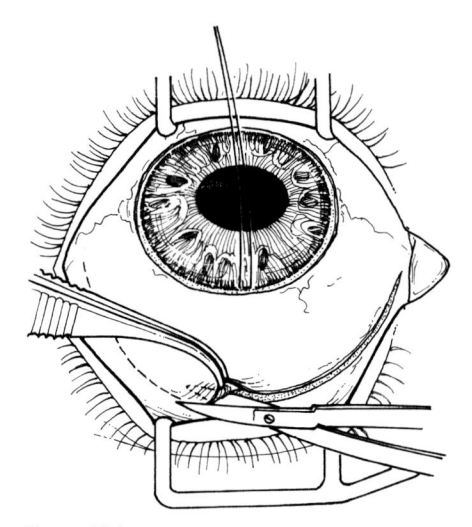

Figura 18.1

8. Incisar a conjuntiva bulbar superior, deixando intacta a cápsula de Tenon (pinça lisa, tesoura Westcott). A incisão deve ser curvilínea e iniciada o mais superiormente possível (perto de 12 mm do limbo) sem envolver a conjuntiva do fórnice **(Fig. 18.1)**.
9. Estender a incisão conjuntival em ~ 180 graus.

Nota: Tentar fazer a incisão tão ampla quanto possível (de 15 a 20 mm).

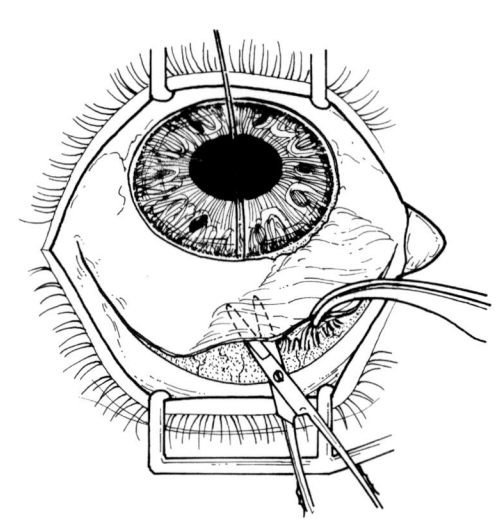

Figura 18.2

10. Soltar o retalho conjuntival, separando-o cuidadosamente da cápsula de Tenon subjacente com dissecção romba e afiada (pinça lisa, esponjas de celulose e tesoura Westcott) **(Fig. 18.2)**.
    a. O assistente pode ajudar a levantar o retalho conjuntival à medida que ele é criado.
    b. Tomar cuidado para não abrir a conjuntiva.

11. Estender a dissecção o mais inferiormente possível e, então, liberar o retalho no limbo. Deixar o retalho preso nas áreas de dobra, medial e lateralmente.
12. Remover o epitélio corneano.
    a. Pode-se aplicar álcool a 20% para soltar o epitélio.
    b. Desbridar o epitélio corneano com esponja seca de celulose e dorso de bisturi ou lâmina 57.
13. Remover a sutura de tração.
14. Trazer o retalho para a posição sobre a córnea desnudada. Assegurar que não exista tensão ou estiramento no tecido.

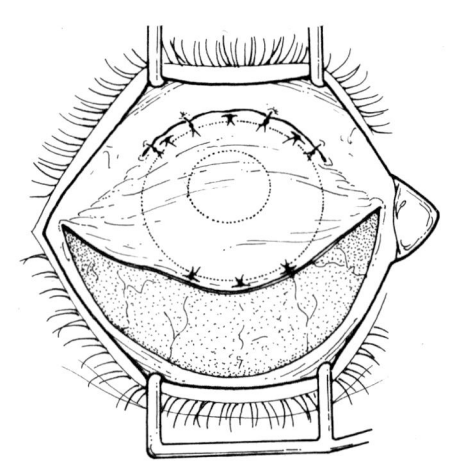

Figura 18.3

15. Fixar a borda superior do retalho na esclera no local de peritomia superior com 3 ou 4 suturas de colchoeiro horizontais de náilon 10-0, passando a sutura pelo retalho, através da episclera e novamente através do retalho **(Fig. 18.3)**.
16. Fixar a borda inferior do retalho na esclera no local de peritomia inferior com 4 a 6 suturas de colchoeiro horizontais de náilon 10-0.
17. Colocar 2 ou 3 suturas interrompidas de náilon 10-0 desde o retalho conjuntival até a borda da conjuntiva bulbar receptora.
18. Inspecionar cuidadosamente o tecido do retalho.
    a. Se houver alguma área aberta, repará-la com suturas interrompidas de náilon 10-0.
    b. Se houver algum espaço entre as áreas de aderência do retalho ao limbo, acrescentar suturas interrompidas de náilon 10-0 conforme a necessidade.
19. Remover o blefarostato.
20. Aplicar topicamente pomada de antibiótico e esteroide (p. ex., tobramicina a 0,3% e dexametasona a 0,1% [Tobradex]) e aplicar curativo levemente compressivo.

Retalho conjuntival parcial

As perfurações ou ulcerações periféricas pequenas podem ser tratadas com um retalho conjuntival pedunculado localizado.

A obtenção de um retalho que mantenha um bom suprimento vascular e que seja posicionado facilmente sem tensão significativa (o que pode causar deslocamento) é fundamental para um desfecho bem sucedido. Este tipo de retalho é especialmente útil se for necessária uma visualização da câmara anterior imediatamente após a cirurgia ou quando se planeja um subsequente transplante de córnea.

1. Anestesia: injeção retrobulbar ou peribulbar mais bloqueio palpebral. Pode-se usar anestesia geral em pacientes mais jovens, com deficiência mental ou auditiva ou que não são colaborativos.
2. Preparar e colocar campos cirúrgicos.
    a. Usar iodopovidona a 5% em um aplicador com ponta de algodão para limpar delicadamente os cílios e margens palpebrais.
    b. Colocar uma ou duas gotas de iodopovidona no fórnice conjuntival.
3. Inserir o blefarostato.
4. Desbridar o epitélio corneano sobre a área acometida e por mais uma área extra adjacente de 1 mm com lâmina Beaver 57 ou dorso de bisturi.
5. Medir a área total a ser coberta pelo retalho com compasso.
6. Delinear a área a ser mobilizada com cautério descartável ou caneta marcadora.

Nota: Não subestimar o tamanho do retalho parcial; se houver dúvida, faça-o um pouco maior do que o necessário.

7. Soltar o retalho conjuntival, separando-o cuidadosamente da cápsula de Tenon subjacente com dissecção romba e afiada (pinça lisa, esponjas de celulose e tesoura Westcott).
8. Posicionar o retalho sobre a área acometida na córnea. O tecido deve ser capaz de ficar em posição sem tensão.

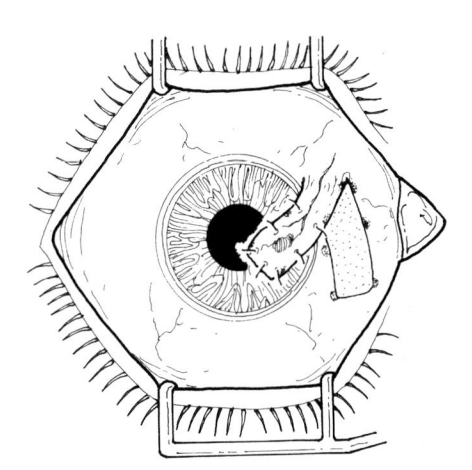

Figura 18.4

9. Suturar o tecido em posição com sutura interrompida de náilon 10-0. As suturas devem passar através da borda do retalho e ter aproximadamente dois terços da espessura corneana (**Fig. 18.4**).

Procedimento pós-operatório

1. Evitar um curativo muito compressivo para não causar estrangulamento do retalho.
2. Colírio de esteroide (p. ex., acetato de prednisolona a 1%) 4 vezes ao dia, reduzido gradualmente ao longo de 4-6 semanas.
3. Antibióticos (p. ex., moxifloxacina a 0,5% [Vigamox], gatifloxacina a 0,3% [Zymar]) 4 vezes ao dia nas primeiras uma ou duas semanas.

Curso pós-operatório

1. O afinamento gradual do retalho conjuntival acontecerá ao longo dos primeiros 3-6 meses, fornecendo alguma visualização do segmento anterior.
2. Suturas específicas devem ser removidas se houver abscessos em suturas ou reações granulomatosas localizadas.
3. Caso contrário, as suturas de náilon devem ser deixadas no local por pelo menos 6 meses ou indefinidamente.

Complicações

1. Perfuração no retalho
2. Tensão excessiva no retalho e subsequente retração
3. Hemorragia sob o retalho
4. Perfuração corneana sob o retalho
5. Abscesso em suturas
6. Cistos de inclusão epitelial (quando células epiteliais permanecem sob o retalho)
7. Ptose

19

Ceratectomia superficial/ceratectomia fototerapêutica

Indicações

A ceratectomia superficial e/ou a ceratectomia fototerapêutica podem remover tecidos epiteliais e subepiteliais patológicos em pacientes selecionados com:
- Síndrome de erosão recorrente ou visão diminuída em função de distrofia de membrana basal anterior.
- Distrofia corneana da camada de Bowman ou estromal anterior (p. ex., distrofia de Reis-Bucklers).
- Ceratopatia em faixa.
- *Pannus* superficial.

Outras irregularidades ou opacidades superficiais (p. ex., nódulos de Salzmann).

Procedimento pré-operatório

1. Exame sob lâmpada de fenda com atenção ao nível e à natureza da patologia corneana.
2. **Nota:** A análise com feixe de luz é melhor para avaliação da profundidade da anormalidade; a visualização com transiluminação após dilatação é útil para estabelecimento dos limites horizontais e verticais da patologia.

Instrumentação

- Blefarostato (p. ex., Lieberman)
- Pinça de tecido com dentes finos (p. ex., Colibri ou Castroviejo 0,12 mm)
- Pinça de joalheiro
- Álcool diluído (20%)
- Esponjas de celulose
- Escarificador (p. ex., Beaver #57 ou Grieshaber #681.01)
- Espátula de ciclodiálise
- *Excimer laser*
- Lentes de contato terapêuticas

Procedimento operatório

Ceratectomia superficial

1. Anestesia.
   a. Proparacaína tópica.
   b. Bloqueio peribulbar ou retrobulbar mais bloqueio palpebral em pacientes não colaborativos.
2. Preparar e colocar campos cirúrgicos.
   a. Usar iodopovidona a 5% em um aplicador com ponta de algodão para limpar delicadamente os cílios e margens palpebrais.
   b. Colocar uma ou duas gotas de iodopovidona no fórnice conjuntival.
3. Inserir o blefarostato.
4. Remover o epitélio que recobre a área acometida.
   a. Aplicar álcool a 20% em compressa para soltar as aderências epiteliais.
   b. Raspar o epitélio com esponja seca de celulose ou escarificador, evitando a dissecção afiada.
   c. Preservar o máximo de epitélio límbico possível (necessário para a reepitelização).
5. Manter a córnea seca com esponja de celulose (facilita a visualização e a manipulação do tecido anormal).

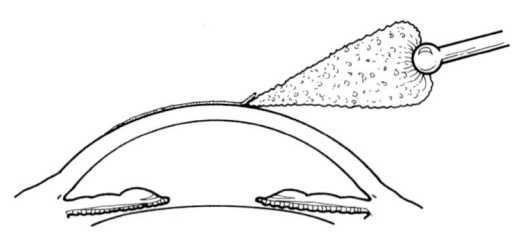

Figura 19.1

6. Identificar o plano de clivagem entre o tecido anormal e o estroma ou a camada de Bowman usando esponja de celulose seca, lâmina Beaver #57 ou escarificador (**Fig. 19.1**).

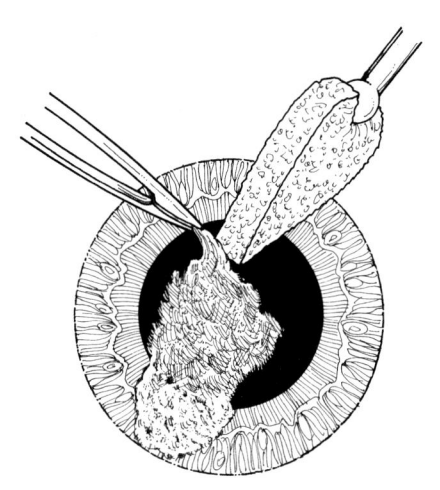

Figura 19.2

7. Aplicar tração contrária com pinça 0,12 mm e desnudar o material anormal ao longo do plano de clivagem (**Fig. 19.2**).
   a. A ponta de uma esponja de celulose seca pode ser usada como instrumento de dissecção.
   b. Em alguns casos (nódulos de Salzmann), o tecido aderente pode ser diretamente descascado com pinça de joalheiro.
   c. Um escarificador pode ser cuidadosamente usado para raspar ou dissecar o tecido anormal.

Nota: Tenha o cuidado de permanecer no plano de clivagem, evitando assim um dano excessivo à membrana de Bowman, o que produzirá fibrose na córnea.

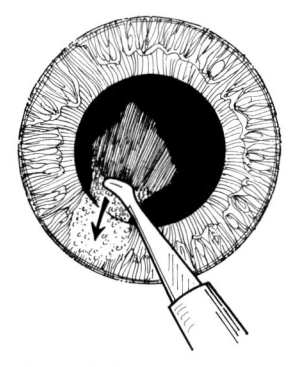

Figura 19.3

8. Alisar a superfície corneana raspando com esponja de celulose ou raspando delicadamente com o dorso do escarificador (**Fig. 19.3**).
9. Opcional: pode-se usar broca de diamante para polir a superfície irregular ou para alisar tecidos elásticos – apenas para patologias periféricas.
10. Opcional: aplicar lente de contato terapêuticas para facilitar a reepitelização.
11. Usar topicamente colírio de antibiótico e de anti-inflamatório se forem usadas lentes de contato. Caso contrário, pode-se usar pomadas.
12. Aplicar curativo compressivo com pomada se não tiver usado lentes de contato.

Ceratectomia fototerapêutica

1. Anestesia: proparacaína tópica.
2. Preparar e colocar campos cirúrgicos.
   a. Usar iodopovidona a 5% em um aplicador com ponta de algodão para limpar delicadamente os cílios e margens palpebrais.
   b. Colocar uma ou duas gotas de iodopovidona no fórnice conjuntival.
3. Inserir o blefarostato.
4. Remoção do epitélio.
   a. Técnica manual
      i. Aplicar etanol a 20% em compressas para soltar as aderências epiteliais.

Nota: Alguns cirurgiões utilizam um marcador de zona óptica como um "poço" para manter o líquido contra a córnea por um período definido (30 segundos para etanol a 20%).

Nota: Evitar a colocação de etanol no epitélio periférico (límbico), o qual é necessário para a reepitelização.

      ii. Desbridar o epitélio com esponja de celulose seca ou escarificador, evitando dissecção afiada.
   b. Técnica de ablação transepitelial
      i. Selecionar ablação planar ou "modo de ceratectomia fototerapêutica (PTK)" na plataforma de *excimer laser.*
      ii. Selecionar zona óptica para remoção epitelial que seja ligeiramente maior do que a ablação óptica planejada.

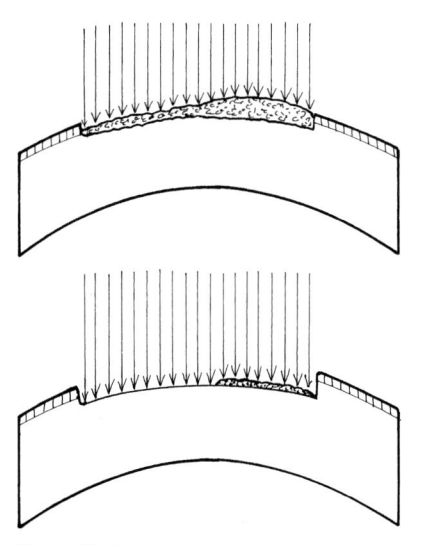

Figura 19.4

iii. Com ablação com profundidade de 50 um programada, realizar a ablação transepitelial **(Fig. 19.4)**.

Nota: O epitélio aparece fluorescente com uma cor azul cobalto quando é realizada a ablação com *excimer laser*. Quando a ablação passa através do epitélio, podem ser vistas ilhas de cor preta (correspondendo ao estroma não fluorescente).

iv. Usar uma técnica manual (esponjas de celulose) para remover o epitélio residual após terminar a ablação (quando for encontrada a fenda inicial através do epitélio).

v. Alternativamente, pode ser usada ablação transepitelial para remover todo o epitélio, e a PTK pode ser realizada sem manipulação da base da ablação (a chamada técnica "*no-touch*").

5. Secar a córnea com esponjas de celulose.

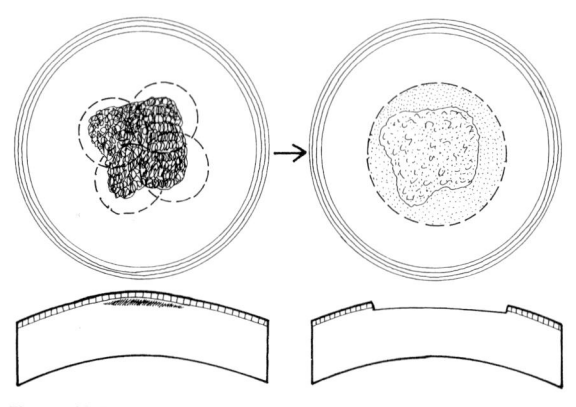

Figura 19.5

6. Programar o *excimer laser* para uma profundidade de ablação que remova a maior parte das opacidades estromais anteriores e aplicar o tratamento **(Fig. 19.5)**.

Nota: Não ser agressivo demais com o tratamento de ablação. Parar a ablação quando 50% da patologia for removida.

7. Para um nódulo central elevado, um agente mascarador (metilcelulose) para preencher a área ao redor da lesão ajuda a nivelar os tecidos.
8. Examinar novamente o paciente sob lâmpada de fenda para garantir a adequada remoção das opacidades e cicatrizes. Retornar para o *excimer laser* se for necessário tratamento adicional.
9. Opcional: aplicar lente de contato terapêuticas para facilitar a reepitelização.
10. Usar topicamente colírio de antibiótico e anti-inflamatório se forem usadas lentes de contato; caso contrário, aplicar curativo compressivo com pomada.

Procedimento pós-operatório

1. Manter a lente de contato macia terapêutica ou o curativo compressivo até a reepitelização da córnea.
2. Colírio antibiótico (p. ex., moxifloxacina a 0,5% [Vigamox], gatifloxacina a 0,3% [Zymar]) 4 vezes ao dia (pode-se usar pomada se não for utilizada lente de contato terapêutica) até o fechamento do defeito epitelial.
3. Colírio esteroide (p. ex., acetato de prednisolona a 1%) 4 vezes ao dia.
4. Colírio de anti-inflamatório não esteroide (AINE) (p. ex., diclofenaco de sódio [Voltaren]) 4 vezes ao dia.
5. Reduzir gradualmente os colírios de AINE e esteroide conforme a cicatrização do paciente.
6. Analgésicos orais conforme a necessidade.

Complicações

1. Defeito epitelial persistente
2. Fibrose estromal anterior e perda da melhor acuidade visual corrigida
3. Infecção
4. Recorrência da distrofia
5. Infiltrados estéreis*
6. Rejeição do enxerto corneano*
7. Hipermetropia*
8. Reativação de ceratite por herpes simples*

Complicações restritas à PTK

20
Ceratoplastia lamelar

Indicações

- Suporte tectônico em casos selecionados de *melting*, afinamento e perfuração da córnea
- Casos selecionados em que a fibrose estromal anterior impede a boa visão
- Casos selecionados de ceratocone e ceratoglobo
- Lesões corneanas traumáticas selecionadas com perda de tecido

Procedimento pré-operatório

Ver o Capítulo 3.

Assegurar que a córnea não esteja perfurada. Tratar qualquer processo infeccioso conforme a necessidade. Pode-se usar tecido doador viável (fresco) ou não viável (congelado ou preservado em glicerina).

Instrumentação

- Olho doador (fresco, congelado ou preservado em glicerina) Costuma ser útil ter um segundo olho disponível para o caso de haver dificuldade na preparação do primeiro botão doador. Além disso, deve estar disponível um adesivo de tecido e um tecido doador de espessura total viável se houver possibilidade de perfuração intraoperatória da córnea.
- Blefarostato (p. ex., Lieberman)
- Fios de sutura (seda 4-0, náilon 10-0)
- Pinça de tecido fina (p. ex., pinça Pierse, Colibri ou Castroviejo 0,12 mm)
- Bisturi (p. ex., lâmina Bard-Parker #15)
- Dissecador Martinez
- Escarificador (p. ex., Grieshaber #681.01 ou Beaver #57)
- Trépano descartável (p. ex., Storz, Weck)
- Trépano a vácuo (p. ex., Hessburg-Barron)
- Tesoura Vannas
- Porta-agulhas Kalt
- Porta-agulhas fino sem trava
- Pinça Elschnig
- Esponjas de celulose
- Bisturi Paufique
- Espalhador Suarez

Procedimento operatório

1. Anestesia: injeção peribulbar ou retrobulbar mais bloqueio palpebral. Pode-se usar anestesia geral, se preferir, em pacientes mais jovens ou não colaborativos, com deficiência auditiva ou mental, ou naqueles com obstáculos de linguagem.
2. Preparar e colocar campos cirúrgicos.
   a. Usar iodopovidona a 5% em um aplicador com ponta de algodão para limpar delicadamente os cílios e margens palpebrais.
   b. Colocar uma ou duas gotas de iodopovidona no fórnice conjuntival.
3. Preparação do doador.
   a. Usar olho doador inteiro fresco ou congelado.
   b. Para facilitar a manipulação, enrolar o olho em gaze, deixando a córnea visível.
   c. Se o epitélio doador não estiver viável, removê-lo raspando com esponja seca de celulose.

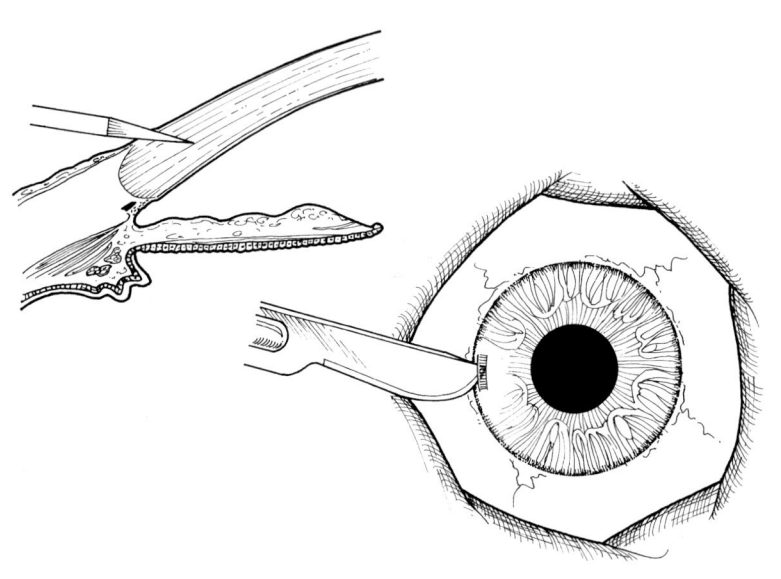

Figura 20.1

d. Incisar a córnea iniciando logo centralmente ao limbo até a profundidade desejada de dissecção **(Fig. 20.1)**.
   i. Segurar a lâmina quase paralela à córnea.
   ii. Dissecar anteriormente até a profundidade desejada ser alcançada (costuma ser entre metade e dois terços da espessura corneana e um pouco mais espessa que o leito receptor).

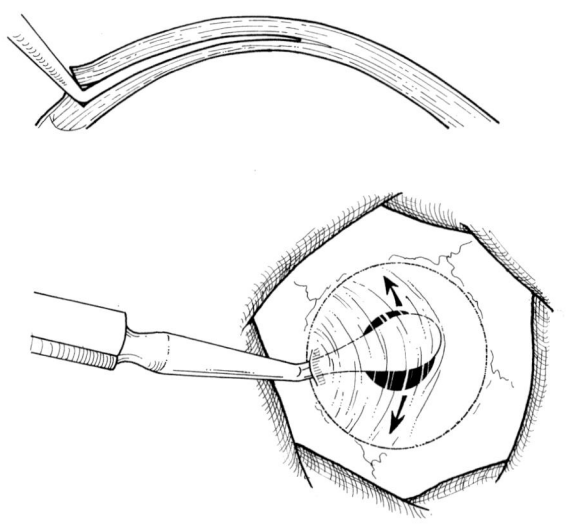

Figura 20.2

e. Usar o dissecador Martinez para separar delicadamente a córnea ao longo do plano de clivagem lamelar **(Fig. 20.2)**.
   i. Não forçar o dissecador sob pena de perder o plano de dissecção.
   ii. Estender o plano de dissecção ao longo de toda e extensão da córnea doadora.

f. Mover o botão de trépano diretamente do olho doador (trépano corneano manual). O botão doador deve ser ~ 0,5 mm maior do que o leito receptor.

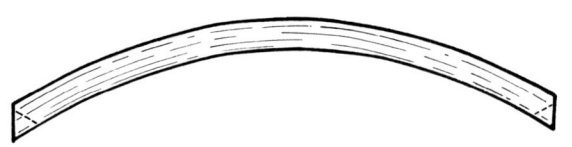

Figura 20.3

g. Biselar a margem posterior do botão doador com tesoura Vannas **(Fig. 20.3)**.
4. Colocar o blefarostato.
5. Colocar suturas em rédea de seda 4-0 (porta-agulhas Kalt, pinça Elschnig).
6. Preparação do leito receptor.
   a. Colocar a córnea no trépano até a profundidade necessária (trépano manual ou a vácuo).
      i. Tentar englobar toda a patologia em toda a sua profundidade.
      ii. Evitar a perfuração do globo ocular.
         I. Estimar a espessura corneana antes de ajustar a profundidade do trépano.
         II. Uma profundidade de 0,4 mm é comum ao realizar uma ceratoplastia lamelar em uma córnea de espessura normal.

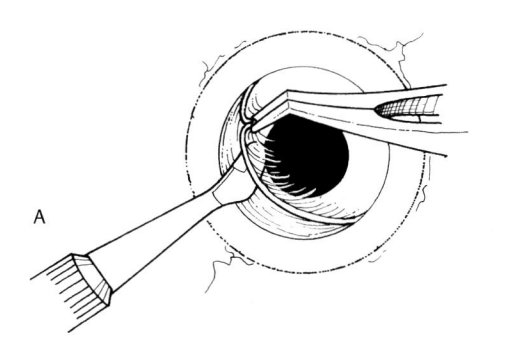

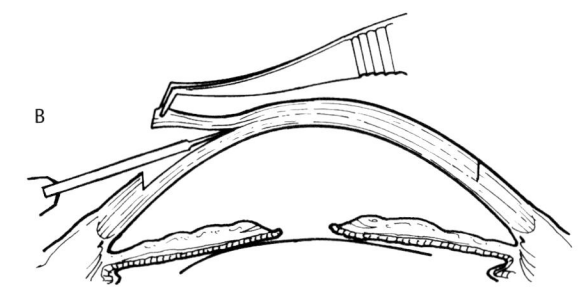

Figura 20.4

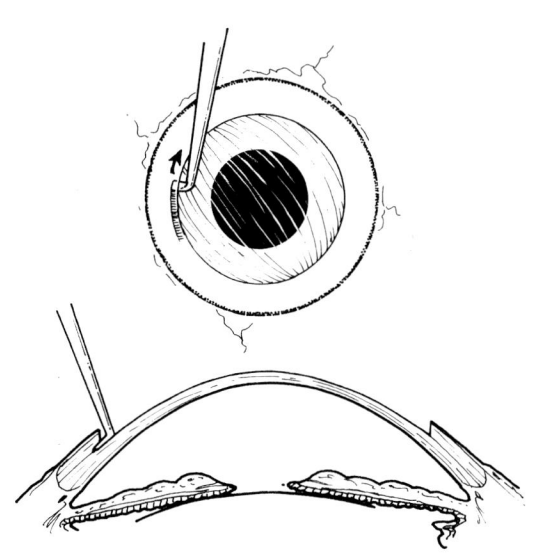

Figura 20.5

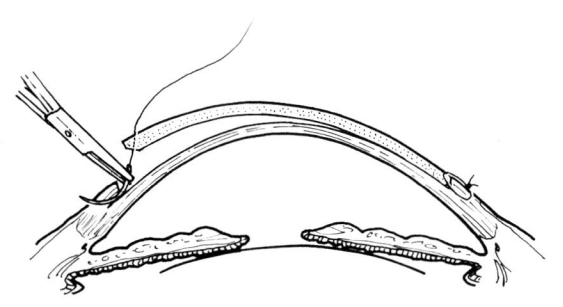

Figura 20.6

c. Soltar a borda do leito em 360 graus para criar um *groove* horizontal que irá guiar as suturas e melhorar a aposição enxerto-hospedeiro **(Fig. 20.5)**.
   i. O *groove* deve estender-se ~ 0,5-1 mm para dentro do receptor.
   ii. Usar bisturi Paufique ou espalhador Suarez.
7. Irrigar o leito com BSS e esfregar delicadamente com esponja de celulose para remover quaisquer células epiteliais ou corpos estranhos antes de colocar o botão doador.
8. Colocar o botão doador sobre o leito receptor.
9. Fixar o botão com 16 suturas interrompidas de náilon 10-0 ou oito suturas interrompidas mais uma contínua de náilon 10-0.

b. Realizar dissecção lamelar com escarificador ou dissecador Martinez **(Fig. 20.4)**.
   i. Segurar a lâmina quase paralela à córnea.
   ii. Manter o leito seco para facilitar a visualização do plano de clivagem (esponjas de celulose).
   iii. Se uma perfuração inadvertida da córnea ocorrer, as seguintes intervenções podem ser realizadas:
      I. Suturar cuidadosamente a perfuração com sutura interrompida ou de colchoeiro de náilon 10-0, colocando o nó na interface enxerto-hospedeiro.
      II. Fazer conversão para ceratoplastia penetrante (ver o Capítulo 15).

a. Passar a sutura através da espessura parcial (~ 90%) do botão doador e para fora através do *groove* no leito receptor **(Fig. 20.6)**.
b. Para a primeira sutura (12 horas), o assistente pode estabilizar o doador com pinça 0,12 mm na posição de 6 horas para facilitar a colocação da sutura.
c. Colocar e amarrar a segunda sutura na posição de 6 horas, em oposição de 180 graus em relação à primeira.
   i. Assegurar a colocação correta segurando a posição de 6 horas com pinça 0,12 mm e observando a prega corneana irradiando-se desde a sutura da posição de 12 horas até a posição de 6 horas. Isso deve dividir pela metade o doador (ver o Capítulo 15).
   ii. Se as margens do enxerto e do hospedeiro não puderam ser facilmente colocadas em aposição, pode ser realizada uma paracentese de câmara anterior para tornar o olho menos duro.
d. Colocar e amarrar as suturas nas posições de 3 e 9 horas.
e. Para as outras suturas interrompidas, dividir à metade a distância entre cada par de suturas, tendo certeza de que todas as suturas estejam igualmente espaçadas e radiais.

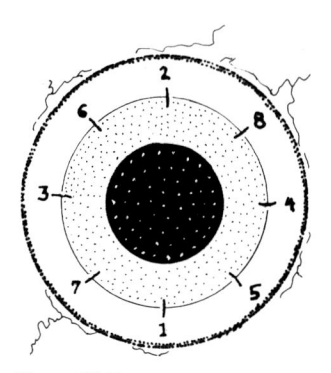

Figura 20.7

f. Assegurar-se de que o botão esteja apropriadamente ajustado no leito receptor **(Fig. 20.7)**.
g. Assegurar que todas as suturas estejam bem fixadas (um pouco mais tensas do que na ceratoplastia penetrante).
h. Aparar e esconder as suturas interrompidas.
   i. Colocar o nó logo abaixo da superfície da córnea receptora.
   ii. Direcionar as extremidades cortadas dos nós para longe da superfície para facilitar a subsequente remoção da sutura.
i. Se usar uma sutura contínua, esticar, amarrar e esconder conforme descrito anteriormente no Capítulo 15.
10. Remover as suturas em rédea.
11. Realizar injeções subconjuntivais de gentamicina (20-40 mg e Decadron 4-8 mg), se indicado.
12. Remover o blefarostato.
13. Aplicar topicamente uma pomada de antibiótico e esteroide.
14. Colocar curativo e protetor ocular de Fox.

Procedimento pós-operatório

Nota: As sugestões a seguir são feitas para casos de rotina. Os regimes pós-operatórios irão variar dependendo da indicação inicial para ceratoplastia lamelar e da velocidade e eficácia da recuperação do paciente.

1. Antibióticos tópicos (p. ex., moxifloxacina a 0,5% [Vigamox], gatifloxacina a 0,3% [Zymar]) ou pomada de ciprofloxacina (Ciloxan) 4 vezes ao dia.
2. Colírio de esteroide (p. ex., acetato de prednisolona a 1%) 4 vezes ao dia. Reduzir gradualmente conforme a indicação.
3. Manter o curativo ocular até a reepitelização do enxerto.

Remoção de suturas

1. Remover as suturas frouxas, vascularizadas ou infiltradas à medida que aparecerem.
2. Pode-se remover de maneira seletiva as suturas interrompidas para controle do astigmatismo em aproximadamente 6 semanas.
3. Pode-se remover as suturas quando a ferida estiver firme. (Isso irá variar dependendo da indicação original para a cirurgia.) Em um caso não complicado para reabilitação visual, pode ser seguro remover as suturas tão cedo quanto em 4-8 semanas. Em geral, todavia, o enxerto lamelar é feito para suporte tectônico de uma córnea afilada. As suturas em tais casos podem ser deixadas no local por períodos prolongados se não se soltarem nem causarem reação.

Complicações

1. Perfuração da córnea receptora
2. Dissecção lamelar ruim, resultando em fibrose aumentada da interface
3. Defeito epitelial persistente e *melting* do enxerto
4. Infecção
5. Rejeição do enxerto
6. Astigmatismo

21
Aplicação de adesivo tecidual

Ações do adesivo tecidual

O adesivo tecidual cianoacrilato age por:

- Fechamento direto de perfurações corneanas
- Fornecimento de suporte tectônico para córnea enfraquecida
- Exclusão de células inflamatórias de área de *melting* corneano
- Promoção de vascularização
- Possível ação antibacteriana

Indicações

- Perfurações corneanas com menos de 1 mm de diâmetro. (É pouco provável que perfurações maiores fechem apenas com adesivo tecidual, e elas têm um risco maior de instilação inadvertida na câmara anterior e subsequente toxicidade.)
- Ulceração corneana estéril com afinamento progressivo, formação de descemetocele ou perfuração franca.
- Casos selecionados de úlcera corneana infectada com afinamento progressivo e perfuração iminente.
- Lesões corneanas traumáticas
  - Feridas puntiformes.
  - Lacerações corneanas pequenas (< 1 mm).
  - Como adjunto da sutura corneana em feridas com aposição ruim (p. ex., feridas estreladas).
  - Feridas pequenas que, de outro modo, necessitariam de colocação de sutura no eixo visual.

Procedimento pré-operatório

1. Realizar procedimento sob lâmpada de fenda ou microscópio cirúrgico.
2. Fazer exame de cultura da base do afinamento corneano ou das margens da perfuração se houver suspeita de infecção.

Instrumentação

- Blefarostato
- Esponjas de celulose
- Escarificador (p. ex., Beaver #57, Grieshaber #681.01)
- Aplicador do tipo tubo capilar
- Disco estéril de polietileno ou silicone
- Adesivo tecidual cianoacrilato (p. ex., Histoacryl, Nexacryl)
- Tesoura Vannas
- Pinça de joalheiro

Procedimento operatório

1. Aplicar anestésico tópico (p. ex., proparacaína). Pode ser usado bloqueio palpebral em pacientes não colaborativos.
2. Inserir delicadamente o blefarostato.
3. Desbridar o epitélio solto e o tecido necrótico do local planejado para aplicação do adesivo (esponjas de celulose, pinça de joalheiro, escarificador).
4. Retirar o epitélio em uma faixa de 1 a 2 mm ao redor do local de aplicação (esponjas de celulose, pinça de joalheiro, escarificador).

Nota: O adesivo tecidual não irá aderir de maneira adequada em uma superfície epitelizada ou molhada.

5. Opcional: se houver encarceramento da íris na perfuração e ela parecer viável, ela pode ser empurrada cuidadosamente até a sua posição com uma espátula ou cânula de irrigação. Alternativamente, pode-se irrigar ar ou substância viscoelástica na câmara anterior em uma tentativa de reposicionar e manter a íris de volta em sua posição durante a aplicação do adesivo. Qualquer porção de tecido necrótico da íris deve ser excisada (tesoura Vannas).
6. Opcional: em casos selecionados, um retalho criado manualmente de tecido escleral ou corneano lamelar (fresco ou preservado) pode ser usado para tampar primeiramente a perfuração antes da aplicação do adesivo.
7. Secar outra vez cuidadosamente o local de aplicação com esponjas de celulose. O adesivo não irá grudar bem em uma superfície úmida.
   a. Se houver vazamento persistente na perfuração, pode-se usar uma esponja de celulose para drenar cuidadosamente alguma quantidade de aquoso para

evitar um vazamento vigoroso quando a área for seca novamente.
b. Alternativamente, pode-se introduzir uma pequena bolha de ar na câmara anterior através de uma paracentese e posicionar o paciente de modo que a perfuração seja ocluída posteriormente.
8. Aplicar o adesivo tecidual.

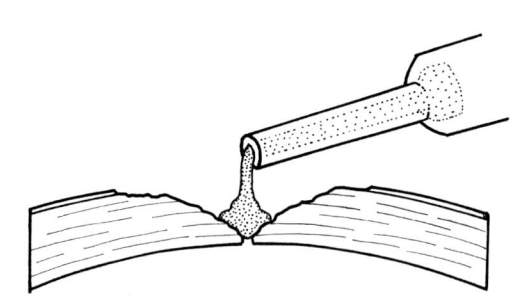

Figura 21.1

Técnica 1 (**Fig. 21.1**)
a. Carregar o aplicador do tipo tubo capilar com adesivo tecidual. O adesivo entrará na fina extremidade do tubo aplicador por ação capilar.
b. Aplicar o adesivo.
   i. Iniciar o fluxo aplicando uma pressão delicada com o dedo sobre o topo do aplicador.
   ii. Se a ponta do tubo ficar ocluída com cola polimerizada, remover com tesoura.

Nota: Aplicar apenas uma camada muito fina sobre o local, já que o adesivo irá se expandir de maneira significativa à medida que secar.

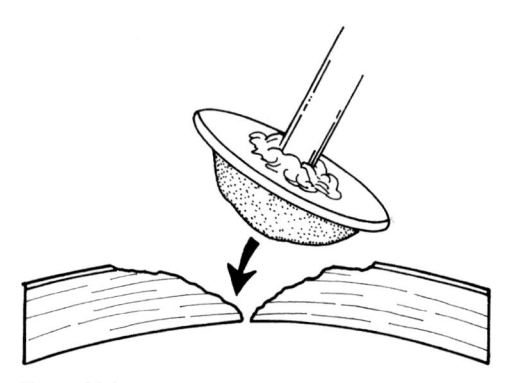

Figura 21.2

Técnica 2 (**Fig. 21.2**)
a. Montar o aplicador: usando pomada oftálmica estéril como adesivo, afixar um disco estéril de polietileno ou silicone com 2-4 mm (pode ser cortado até o tamanho apropriado) em um bastão (p. ex., extremidade traseira de um aplicador tipo *swab*).
b. Colocar uma pequena quantidade de adesivo tecidual sobre a face do aplicador.
c. Aplicar na córnea à maneira de uma "desempenadeira".
d. O disco pode ser deixado no local ou ser cuidadosamente removido.

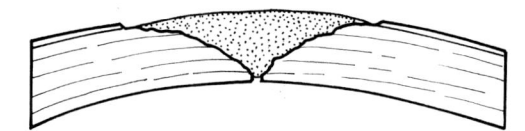

Figura 21.3

9. Aguardar a polimerização do adesivo durante 3-5 minutos. Manter a área seca e evitar que o paciente aperte ou se mova durante este período de tempo. Quando a cola estiver pronta, ela não deve fazer protrusão anterior ao plano epitélio adjacente (**Fig. 21.3**).
10. Verificar a presença de vazamento persistente com esponja de celulose ou realizar o teste de Seidel com fita de fluoresceína a 2%. (Alternativamente, aguardar a reforma espontânea da câmara anterior, a qual deve ocorrer dentro de 30 minutos.)
11. Se a vedação não for adequada, remover o adesivo tecidual com pinça (sacudir delicadamente o adesivo até que se desloque) e aplicar novamente conforme descrito no Passo 8.
12. Aplicar lente de contato terapêutica (evita a irritação da pálpebra e o deslocamento da cola).

Procedimento pós-operatório

1. Aplicar antibióticos tópicos conforme a indicação.
   a. Regimes intensivos de antibióticos fortificados se houver suspeita de infecção (ou se for indicada por resultados prévios de culturas).
   b. Administrar antibióticos de maneira profilática se não for provável a presença de infecção (p. ex., moxifloxacina a 0,5% [Vigamox], gatifloxacina a 0,3% [Zymar]) 4 vezes ao dia. Continuar os colírios antibióticos até que esteja fechado o defeito epitelial.
2. Colírio de esteroide (p. ex., acetato de prednisolona a 1%) pode ser usado para perfurações estéreis após o fechamento do defeito epitelial.
3. Remoção do adesivo de tecido.
   a. O adesivo tecidual geralmente de desloca espontaneamente várias semanas – muitas vezes mais cedo – após a aplicação conforme a reepitelização da superfície.
   b. Pode-se remover o adesivo quando o estroma parecer estável sob o ponto de vista tectônico (p. ex., formação de cicatriz ou crescimento vascular interno). *Método*: sacudir delicadamente o adesivo com pinça de joalheiro até que ele se desloque do estroma. (Tenha adesivo adicional à mão para o caso de reabertura da perfuração.)

Complicações

1. Impossibilidade de fechar a ferida
2. Infecção persistente causando reabertura do defeito tecidual
3. Afrouxamento prematuro do adesivo tecidual
4. Vascularização corneana
5. Toxicidade ao endotélio corneano e cristalino

IV
Cirurgia Refrativa

22
Ceratomileuse a *laser in situ* (LASIK)

Indicações

- Correção cirúrgica das formas naturais de miopia, hipermetropia e astigmatismo
- Casos selecionados de miopia, hipermetropia e astigmatismo pós-cirúrgicos
- Casos selecionados de manejo de presbiopia com objetivo de monovisão

Contraindicações

- Ceratocone e forma frustra de ceratocone
- Doenças vasculares do colágeno e doenças oculares inflamatórias
- Ceratite herpética
- Distrofia de membrana basal epitelial
- Gestação

Procedimento pré-operatório

1. Descontinuar o uso de lente de contato gelatinosa pelo menos 1-2 semanas antes da cirurgia e de lente de contato rígida pelo menos 2-4 semanas antes da cirurgia. Confirmar a estabilidade e a regularidade da topografia corneana.
2. O paciente não deve usar maquiagem nos olhos no dia do procedimento.
3. Tratar condições preexistentes como olho seco e blefarite. Considerar o uso de lubrificantes sem conservantes, higiene palpebral, plugues lacrimais, ciclosporina tópica e doxiciclina oral para blefarite.
4. Confirmar uma espessura corneana apropriada com paquimetria por ultrassom.

Nota: A espessura corneana menos a espessura do retalho menos a profundidade da ablação deve ser > 250 µm para minimizar o risco de ectasia corneana.

Instrumentação

- Blefarostato
- Caneta marcadora de violeta genciana (marcador de zona óptica de ± 3 mm ou gancho Sinskey)
- Esponjas de celulose
- Microcerátomo ou *laser* femtosegundo
- Espátula LASIK ou de ciclodiálise
- Cânula de irrigação para LASIK

Procedimento operatório

1. Para *laser* que exija dilatação pupilar, administrar tropicamida a 1% ± fenilefrina a 2,5%. Caso contrário, não fazer dilatação pupilar.
2. Preparar e colocar campos cirúrgicos oculares.
3. Colocar o blefarostato.
4. Criar o retalho para LASIK.
   a. Para microcerátomos mecânicos:
      i. Escolher de maneira apropriada o tamanho de anel e a espessura nominal da cabeça do microcerátomo, dependendo da espessura corneana, da curvatura ceratométrica, do tamanho da córnea e da profundidade da ablação prevista.
      ii. Opcional: marcar previamente a córnea na junção prevista entre retalho e córnea usando marcador de zona óptica de 3 mm e violeta genciana em duas ou três posições.
      iii. Colocar o anel de sucção centralizado sobre a pupila do paciente ou o centro geométrico da córnea.
      iv. Começar a sucção.
      v. Assegurar uma pressão de sucção adequada com tonômetro manual.
      vi. Para microcerátomos translacionais, assegurar o ajuste completo da cabeça no anel. Para microcerátomos rotacionais, assegurar o acoplamento da cabeça na coluna vertical.

vii. Assegurar que não haja impedimentos ao trajeto translacional da cabeça do microcerátomo.
viii. Ajustar o pedal para a completa passagem do microcerátomo.
ix. Inverter a passagem do microcerátomo.
x. Descontinuar a sucção.
xi. Remover o conjunto do microcerátomo da córnea.

b. Para a criação do retalho com *laser* femtosegundo:
i. Escolher o diâmetro e a espessura do retalho, largura da dobra e ângulo de corte lateral. Ajustes típicos:
(a) Diâmetro: 8,5-9 mm.
(b) Espessura do retalho: 100-120 μm.
(c) Largura da dobra: 45-55 graus.
(d) Ângulo de corte lateral: 70 graus.
ii. Confirmar os parâmetros de energia.
iii. Escolher a posição da dobra (superior, nasal, temporal).
iv. Opcional: marcar a córnea sobre o centro da pupila com marcador OZ de 3 mm ou gancho Sinskey impregnado com violeta genciana.
v. Colocar o anel de sucção centralizado sobre a pupila.
vi. Iniciar a sucção.
vii. Instalar o cone de aplanação no anel de sucção.
I. Manter a centralização.
II. Garantir que o tamanho do menisco seja maior do que a largura do retalho.
viii. Realizar a aplicação do *laser*.

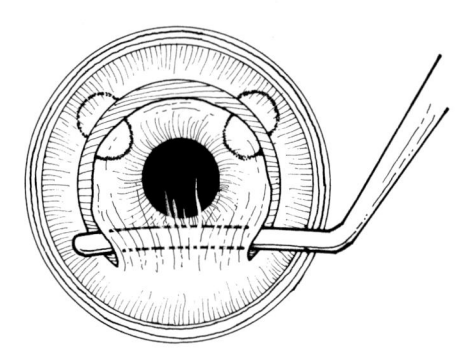

Figura 22.1

5. Levantar o retalho corneano com espátula LASIK ou de ciclodiálise (**Fig. 22.1**). Para procedimentos de retalho com *laser*, usar espátula de ciclodiálise para romper as aderências do retalho.
a. Entrar na margem de dissecção com a espátula perto da dobra.
b. Liberar a margem do retalho usando a borda da espátula ou gancho Sinskey iniciando na dobra e progredindo ao redor da margem por ~ 180-270 graus.
c. Avançar a espátula através da córnea na dobra.
d. Percorrer aproximadamente um terço ou metade da córnea da dobra até a extremidade oposta do retalho.
e. Repetir a entrada da espátula na dobra e progredir delicadamente para romper todas as aderências lamelares e da margem.

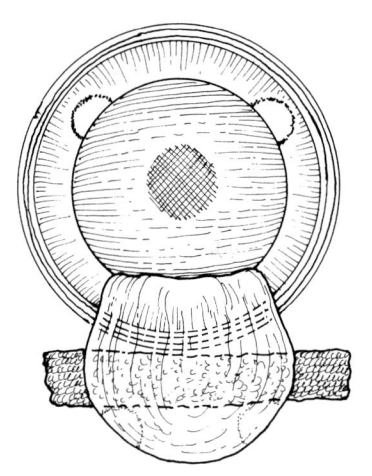

Figura 22.2

6. Retrair o retalho e colocar sobre uma porção umedecida de esponja de celulose (**Fig. 22.2**).
7. Opcional:
a. Realizar paquimetria intraocular para garantir que o leito corneano pós-operatório tenha > 250 μm para minimizar o risco de ectasia corneana.
b. Pode-se realizar paquimetria com "bolha" antes de levantar o retalho em procedimentos de retalho com *laser*.
8. Esfregar delicadamente o leito com esponja de celulose para remover fluidos residuais.
9. Ligar o *laser* que acompanha os movimentos oculares (*eye tracker*) e alinhar o *laser* conforme a necessidade.
a. As técnicas de alinhamento variam conforme a plataforma do *laser*.
b. Centralizar sobre a pupila.
10. Encorajar o paciente a manter o olhar em um alvo fixo.
11. Realizar a ablação com *laser* com o *laser* focado no plano corneano.
12. Reposicionar o retalho.
a. Usar cânula de irrigação ou espátula.
b. Fazer o retalho flutuar até a posição adequada usando uma modesta irrigação.

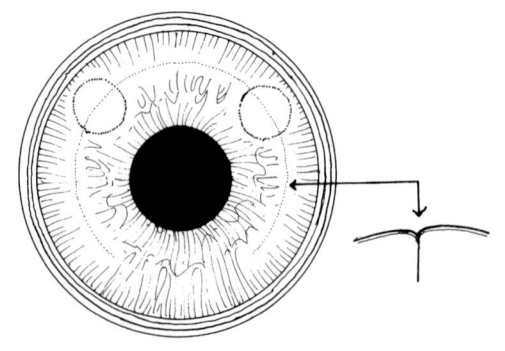

Figura 22.3

c. Alinhar a ranhura com as marcações de posicionamento previamente colocadas com violeta genciana (**Fig. 22.3**).
d. Assegurar que não haja estrias no retalho ou debris na interface. Irrigar, reposicionar ou alisar delicadamente com uma espátula conforme a necessidade.
13. Administrar colírio de corticosteroide e antibiótico.
14. Administrar lubrificante sem conservantes.
15. Remover o blefarostato cuidadosamente de modo a não alterar o posicionamento do retalho.

Procedimento pós-operatório

1. Colocar óculos ou protetores oculares até que o paciente seja examinado no primeiro dia de pós-operatório. Continuar com a proteção ocular por mais duas noites ao dormir.
2. Colírio de corticosteroide 4 vezes ao dia por 1 semana.
3. Antibiótico tópico 4 vezes ao dia por 1 semana.
4. Lubrificante sem conservantes conforme a necessidade.
5. Continuar o manejo de olho seco/blefarite conforme a necessidade.
6. Explicar o manejo pós-operatório ao paciente.

Plano de acompanhamento

1. Primeiro dia de pós-operatório: exame geral com atenção a estrias no retalho. Se houver estrias significativas, reposicionar o retalho na sala de cirurgia.
2. Primeira semana de pós-operatório: exame geral com atenção ao retalho e avaliação de qualquer infecção de ceratite lamelar difusa.
3. Um mês.
4. Três meses (exame completo para avaliar o estado clínico e considerar a necessidade de novo tratamento).
5. Seis e doze meses, conforme a necessidade.

Complicações

Problemas intraoperatórios com o retalho

1. Retalho curto
2. Retalho fino
3. Perfuração do retalho
4. Retalho livre

Complicações pós-operatórias precoces

1. Retalho deslizado ou macroestrias no retalho
2. Defeito epitelial ou desnudamento
3. Dobradura da íris por lente intraocular

Complicações a médio prazo

1. Ceratite lamelar difusa (CLD)
2. Ceratite microbiana
3. Microestrias
4. Crescimento epitelial interno

Complicações tardias

1. Correção insuficiente ou exagerada da refração
2. Astigmatismo induzido
3. Irregularidades topográficas induzidas
4. Ectasia corneana e ceratocone

23
Ceratectomia fotorrefrativa (PRK)/ceratomileuse epitelial a *laser* (LASEK)

Indicações

- Correção cirúrgica de formas naturais de miopia, hipermetropia e astigmatismo
- Casos selecionados de miopia, hipermetropia e astigmatismo pós-cirúrgicos
- Casos selecionados de manejo de presbiopia com um desfecho de monovisão
- Casos selecionados de córneas mais finas em que a LASIK está contraindicada
- Casos selecionados de distrofia de membrana basal epitelial
- Necessidades vocacionais (ocupações em que o retalho LASIK não é permitido)

Contraindicações

- Ceratocone e formas frustras de ceratocone
- Doenças vasculares do colágeno e doenças oculares inflamatórias
- Ceratite herpética
- Gestação

Procedimento pré-operatório

1. Descontinuar o uso de lentes de contato gelatinosas pelo menos 1-2 semanas antes da cirurgia e de lentes de contato rígidas 2-4 semanas antes do procedimento. Confirmar a estabilidade e a regularidade da topografia corneana.
2. O paciente não deve usar maquiagem nos olhos no dia do procedimento.
3. Tratar olho seco e blefarite pre-existentes. Considerar o uso de lubrificantes sem conservantes, higiene palpebral, plugues lacrimais, ciclosporina tópica e doxiciclina oral para a blefarite.
4. Opcional: administrar corticosteroides orais no dia do procedimento e reduzir gradualmente a partir de então para diminuir o desconforto pós-operatório.
5. Assegurar uma espessura corneana apropriada com paquimetria por ultrassom.

Nota: A espessura corneana menos a profundidade de ablação deve ser > 350 μm para minimizar o risco de ectasia corneana. Esse valor é uma sugestão e não foi validado.

Instrumentação

- Blefarostato
- Esponjas de celulose
- Espátula
- Escova epitelial Amoils
- Banho de etanol a 20% com marcador de zona óptica de 8-9 mm
- Microcerátomo epitelial
- Mitomicina C a 0,02% (opcional)
- Lentes de contato terapêuticas

Procedimento operatório

1. Para *laser* que exija dilatação pupilar, administrar tropicamida a 1% ± fenilefrina a 2,5%. Caso contrário, não realizar a dilatação.
2. Preparar e colocar campos cirúrgicos oculares.
3. Colocar o blefarostato.
4. Remover o epitélio corneano sobre uma área de 8-9 mm usando uma das seguintes técnicas:
    a. Raspagem mecânica com espátula.
    b. Remoção mecânica com escova epitelial Amoils.

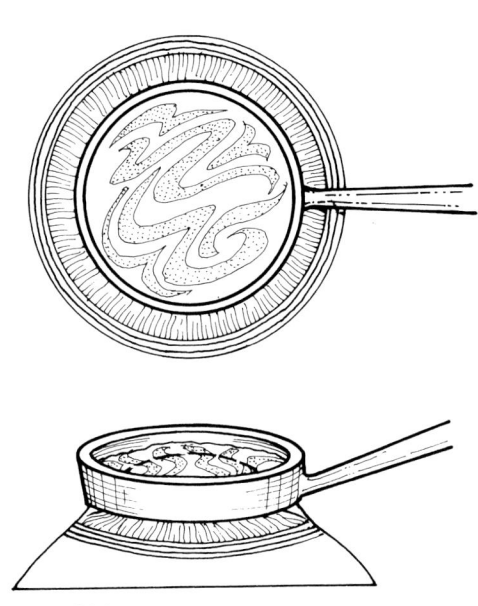

Figura 23.1

c. Colocar etanol a 20% por ~ 20 segundos em banho de marcador de zona óptica de 8-9 mm (**Fig. 23.1**).
   i. Irrigar o etanol residual com BSS resfriada.
   ii. Soltar o epitélio com esponja de celulose.

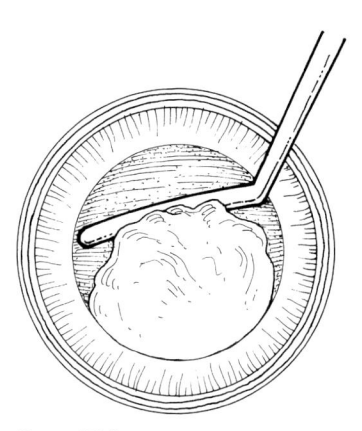

Figura 23.2

   iii. Remover a camada epitelial com esponja de celulose ou espátula (**Fig. 23.2**).
d. Elevar o retalho epitelial com um microcerátomo epitelial. Para as técnicas (c) e (d) o retalho pode ser descartado ou reposicionado após a ablação com *laser*.

5. Esfregar delicadamente o leito com esponja de celulose ou espátula para remover fluidos residuais.
6. Ligar o *laser eye tracker* e alinhar o *laser* conforme a necessidade.
   a. As técnicas de alinhamento variam conforme a plataforma do *laser*.
   b. Centralizar sobre a pupila.
7. Encorajar o paciente a manter o olhar em um alvo fixo.

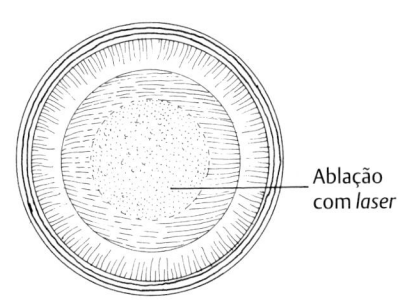

Figura 23.3

Ablação com *laser*

8. Realizar a ablação com *laser* (**Fig. 23.3**).
9. Irrigar a superfície com BSS resfriada ou com solução de Ringer lactato (a solução resfriada ajuda a minimizar o desconforto pós-operatório).
10. Opcional: para minimizar a formação de *haze* pós-operatório, aplicar mitomicina C a 0,02% sobre compressa de celulose por 12-30 segundos. Irrigar de maneira copiosa com BSS resfriada após a aplicação.
11. Reposicionar o retalho epitelial, se desejar.
12. Aplicar lente de contato terapêutica.
13. Administrar colírio de corticosteroide e antibiótico.
14. Remover o blefarostato.

Procedimento pós-operatório

1. Colírio de corticosteroide 4 vezes ao dia por 1 semana e reduzido gradualmente para 2 vezes ao dia por 1 semana e 1 vez ao dia por 1 semana.
2. Antibiótico tópico 4 vezes ao dia por 1 semana.
3. Lubrificantes sem conservantes conforme a necessidade.
4. Reduzir gradualmente o corticosteroide oral se tiver sido usado.
5. Anti-inflamatório não esteroide (AINE) tópico e oral para controle da dor conforme a necessidade.
6. Narcóticos orais para controle da dor conforme a necessidade.
7. Opcional: 1.000 mg de vitamina C ao dia (pode auxiliar na prevenção de *haze* corneano).
8. Continuar o manejo de olho seco/blefarite conforme a necessidade.
9. Explicar o manejo pós-operatório ao paciente.

Plano de acompanhamento

1. Primeiro dia de pós-operatório.
2. Terceiro a quinto dia de pós-operatório (exame geral com atenção à cicatrização epitelial e remoção da lente de contato).
3. Um mês.
4. Três meses (exame completo para avaliar o estado clínico e considerar a necessidade de novo tratamento).
5. Seis e doze meses, conforme a necessidade.

Complicações

Complicações pós-operatórias precoces

1. Epitelização ruim.

Complicações a médio prazo

1. Epiteliopatia.
2. *Haze* corneano.
3. Ceratite microbiana.

Complicações tardias

1. Correção insuficiente e exagerada da refração.
2. Astigmatismo induzido.
3. Irregularidades topográficas induzidas.
4. *Haze* corneano.

24
Ceratoplastia condutiva

Indicações

- Correção cirúrgica de hipermetropia (1-3 D).
- Manejo cirúrgico de presbiopia por abordagem de monovisão/multifocal.
- Casos selecionados de hipermetropia e astigmatismo pós-cirúrgicos. Esta é uma aplicação não aprovada pelo FDA (Food and Drug Administration).

Procedimento pré-operatório

1. Descontinuar o uso de lentes de contato gelatinosas pelo menos 1 semana antes da cirurgia e de lentes de contato rígidas 2 semanas antes do procedimento. Confirmar a estabilidade e a regularidade da topografia corneana.
2. O paciente não deve usar maquiagem nos olhos no dia do procedimento.
3. Tratar olho seco e blefarite preexistentes. Considerar o uso de lubrificantes sem conservantes, higiene palpebral, plugues lacrimais, ciclosporina tópica e doxiciclina oral para blefarite.
4. Determinar o plano de tratamento. Consultar nomogramas recentes para o padrão de aplicação e o efeito esperado. Em geral, anéis concêntricos de 8 marcações (*spots*) são colocados em zonas ópticas de 7 ou 8 mm, ou em ambas.
5. Realizar ceratometria pré-operatória.

Instrumentação

1. Blefarostato de ceratoplastia condutiva (CC) integrado.
2. Esponjas de celulose.
3. Molde de marcação corneana de CC.
4. Console de CC.
5. Gancho Sinskey.
6. Almofada ou caneta marcadora de violeta genciana.

Procedimento operatório

1. Marcar o centro da entrada na pupila sob lâmpada de fenda ou microscopia coaxial. Marcar o eixo de astigmatismo se for realizar tratamento para tal.
    a. Gancho Sinskey.
    b. Violeta genciana.
2. Preparar e colocar campos cirúrgicos.
    a. Não usar campos cirúrgicos nas pálpebras.
    b. O blefarostato precisa de contato direto com a pálpebra e a conjuntiva para funcionamento adequado do equipamento.
3. Colocar o blefarostato de CC integrado (fornece via de retorno para corrente elétrica).
4. Selecionar a posição dos *spots* usando molde marcador de CC. Centralizar sobre a pupila.

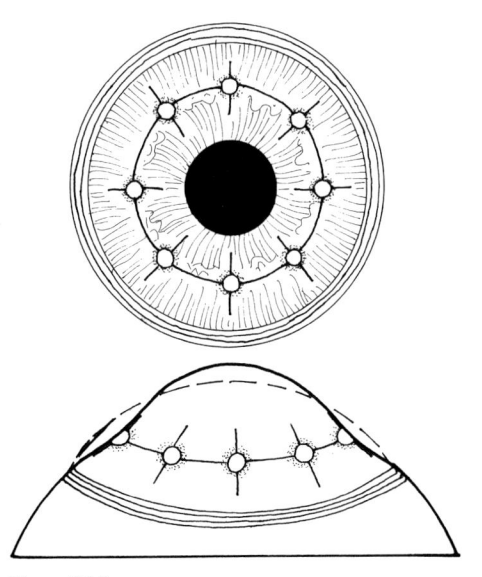

Figura 24.1

5. Aplicar as marcações da CC:
   a. O efeito da CC é consequência da retração de colágeno na periferia média pelas aplicações circunferenciais que causam uma maior curvatura na córnea central **(Fig. 24.1)**.
   b. Colocar a sonda perpendicular à córnea na área prevista para colocação.
      i. Sonda de 90 x 450 μm.
      ii. A profundidade de penetração é restrita por uma parte mais larga e isolada coberta com Teflon.
   c. Inserir a sonda sobre a marca de posicionamento. Assegurar a completa profundidade de penetração observando uma concavidade na córnea.

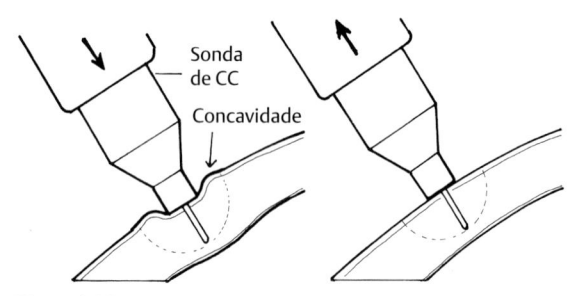

Figura 24.2

   d. Para a técnica de CC "*light-touch*", levantar delicadamente a sonda até que a concavidade desapareça e o contorno corneano tome novamente a configuração normal **(Fig. 24.2)**.
   e. Aplicar o *spot* de CC.
      i. 0,6 segundos
      ii. 0,6 Watts
      iii. Seguir a reentrância da córnea com a sonda à medida que a superfície retrai.
      iv. Após o *spot*, aguardar 1 segundo antes da remoção da sonda.

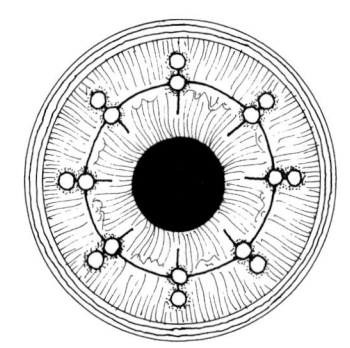

Figura 24.3

   f. Continuar a aplicação da CC para concluir os anéis **(Fig. 24.3)**. Colocar os *spots* de maneira consecutiva a uma distância de 180 graus do *spot* previamente colocado.

6. Método do molde alternativo.
   a. Realizar os passos 1-3.
   b. Colocar o molde de CC sobre a marca central na pupila.
   c. Fixar com sucção através de seringa integrada.
   d. Colocar a sonda nos buracos do molde e ativar a aplicação.
   e. Realizar a colocação dos *spots* por um ou dois anéis de oito *spots* conforme planejado.
   f. Liberar a sucção e remover o molde.
7. No final do procedimento, verificar a ceratometria intraoperatória.
   a. Pode-se repetir a aplicação de *spot* prévio ou acrescentar um *spot* se houver > 1 D de astigmatismo induzido.
   b. Colocar em meridiano plano.
8. Opcional: administrar colírio corticosteroide e antibiótico.
9. Administrar lubrificante sem conservantes.
10. Remover o blefarostato.

Procedimento pós-operatório

1. Opcional: colírio de corticosteroide 4 vezes ao dia por 1 semana.
2. Antibiótico tópico 4 vezes ao dia por 1 semana.
3. Lubrificante sem conservantes conforme a necessidade.
4. Agente anti-inflamatório não esteroide tópico e oral para controle da dor conforme a necessidade.
5. Explicar o manejo pós-operatório ao paciente.

Plano de acompanhamento

1. Com 1 dia de pós-operatório.
2. Com 1 semana.
3. Com 1 mês.
4. Com 3 meses (exame completo para avaliar o estado clínico e considerar a necessidade de novo tratamento).
5. Com 6 e 12 meses conforme a necessidade.

Complicações

1. Correção insuficiente ou exagerada da refração.
2. Astigmatismo induzido.
3. Irregularidades topográficas induzidas.

25
Segmentos de anel intracorneanos (INTACS)

Indicações

- Manejo cirúrgico de ceratocone em pacientes que não toleram o tratamento com lentes de contato.
- Objetivo primário de restaurar a tolerância às lentes de contato e evitar a necessidade de ceratoplastia penetrante.
- Objetivo secundário de melhorar a acuidade visual não corrigida e com uso de óculos.
- Manejo cirúrgico de ectasia pós-LASIK.
- Miopia natural leve a moderada.

Contraindicações

- Cicatriz corneana visualmente significativa.
- Espessura corneana no local de entrada INTACS < 450 μm; paquimetria mais fina < 350.

Procedimento pré-operatório

1. O paciente não deve usar maquiagem nos olhos no dia do procedimento.
2. Tratar olho seco e blefarite preexistentes. Considerar o uso de lubrificante sem conservantes, higiene palpebral, plugues lacrimais, ciclosporina tópica e doxiciclina oral para blefarite.
3. Avaliar a refração, a ceratometria e a topografia corneana para definir o eixo de colocação de INTACS e o tamanho adequado dos segmentos INTACS:
Correção nominal esperada:
Segmentos de 250 μm: –1,3 dioptrias
Segmentos de 300 μm: –2,0 dioptrias
Segmentos de 350 μm: –2,7 dioptrias
Segmentos de 400 μm: –3,4 dioptrias
Segmentos de 450 μm: –4,1 dioptrias

Nota: Os segmentos podem ser colocados de maneira assimétrica para cones não centralizados. Em cones deslocados para a periferia, um segmento pode ser considerado para melhorar a assimetria na topografia corneana.

Instrumentação

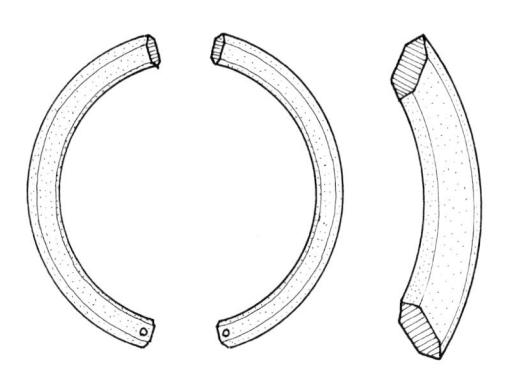

Figura 25.1

- Especificações INTACS (**Fig. 25.1**):
  - Secção cruzada hexagonal
  - Diâmetro interno de 6,8 mm; diâmetro externo de 8,1 mm
  - Comprimento do arco de 150 graus
  - Espessuras disponíveis: 250, 300, 350 μm; as espessuras de 400, 450 μm aguardam aprovação do FDA (Food and Drug Administration)
- Blefarostato
- Almofada ou caneta marcadora de violeta genciana
- Esponjas de celulose
- Console INTACS
- Marcador de incisão e colocação
- Gancho tipo "*pocketing hook*"
- Deslizador simétrico
- Dissecador horário e anti-horário
- Marcador de centralização de 11 mm
- Gancho Sinskey
- Bisturi de diamante calibrado
- Paquímetro ultrassônico
- Espátula (*spreader*) lamelar

- Espátula (*spreader*) combinada de mão direita e esquerda
- Pinça INTACS
- Pinça 0,12 mm
- Porta-agulhas
- Fio de sutura (náilon 10-0)
- Opcional: *laser* femtosegundo

Procedimento operatório

1. Preparar e colocar campos cirúrgicos oculares.
2. Colocar blefarostato.
3. Marcar o centro geométrico da córnea com marcador de centralização de 11 mm.
4. Marcar o centro geométrico com gancho Sinskey e violeta genciana. Alguns cirurgiões centralizam o procedimento na entrada da pupila ou entre o centro geométrico e o centro da pupila.

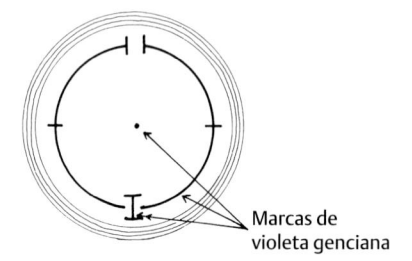

Figura 25.2 — Marcas de violeta genciana

5. Colocar o marcador de incisão e colocação com violeta genciana sobre a marca de centralização e marcar o *spot* de incisão no meridiano desejado (**Fig. 25.2**).
6. Tomar a medida de paquimetria sobre o local de entrada.
7. Calcular uma profundidade de 70-75% no local de entrada.
8. Ajustar o bisturi de diamante calibrado para uma profundidade de 70-75%.
9. Incisar o local de entrada por 1,2 mm até a profundidade completa da lâmina.
10. Colocar o *pocketing hook* na base da incisão.
    a. Criar uma entrada lamelar em forma de caixa para começar o canal INTACS.
    b. Criar uma dissecção semelhante para o segundo segmento INTACS.
11. Estender a dissecção lamelar em ambas as direções com deslizador simétrico (**Fig. 25.3**).
    a. Entrar profundamente na incisão.
    b. Manter o *spreader* paralelo às lamelas corneanas profundas.
12. Colocar o anel de sucção centralizado sobre o limbo.
13. Ligar o anel de sucção em nível 1 de sucção.
14. Confirmar a sucção e aumentar para nível 2.
15. Reinserir o deslizador simétrico até a profundidade da dissecção previamente criada.
16. Colocar o dissecador lamelar no anel de sucção e sob o deslizador simétrico para iniciar a tunelização.
17. Remover o *spreader* do dissecador acima.
18. Girar completamente o dissecador de maneira delicada até alcançar a base.
19. Remover cuidadosamente o dissecador.
20. Repetir os passos 15-18 na outra direção.
21. Parar a sucção e remover o anel.
22. Para procedimentos Intralase, pular os passos 7-21 e, em vez disso:
    a. Escolher o diâmetro interno e externo do canal (tipicamente 6,6-6,8 x 7,4-7,8 mm), a profundidade (tipicamente 400 μm ou 70-75% da profundidade no local de entrada) e o meridiano do local de entrada.
    b. Confirmar os parâmetros de energia.
    c. Marcar a córnea sobre o centro da pupila com marcador de zona óptica (ZO) de 3 mm ou gancho Sinskey impregnado com violeta genciana.
    d. Colocar o anel de sucção centralizado sobre a pupila.
    e. Iniciar a sucção.

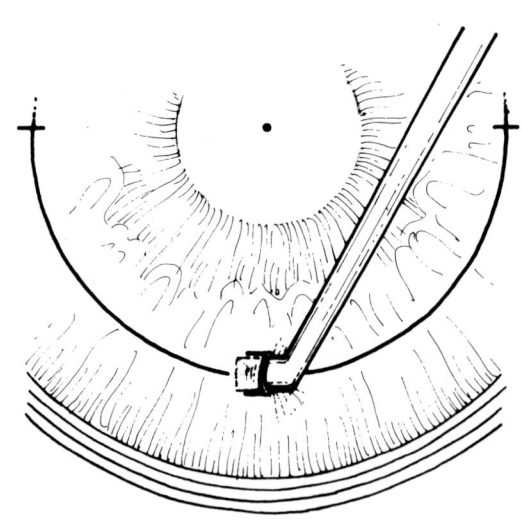

Figura 25.3

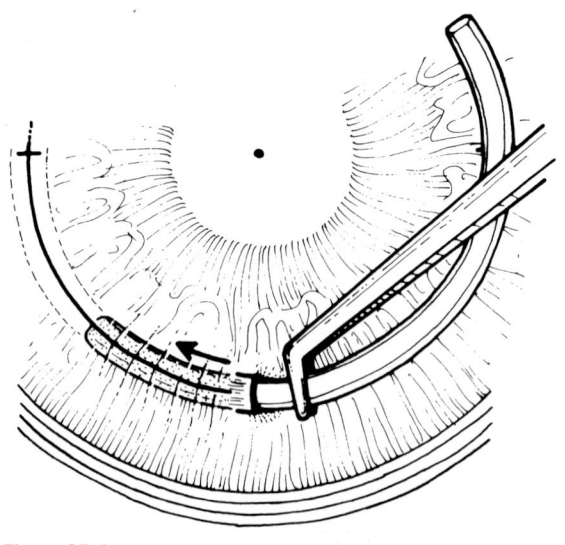

Figura 25.4

f. Instalar o cone de aplanação no anel de sucção.
  i. Manter a centralização.
  ii. Garantir que o tamanho do menisco seja maior do que a largura do retalho.
  iii. Centralizar o anel do canal usando o monitor de vídeo.
g. Realizar a aplicação do *laser*.
h. Romper aderências proximais no túnel com deslizador simétrico.
  i. Penetrar profundamente na incisão.
  ii. Manter o *spreader* paralelo às lamelas corneanas profundas.
23. Irrigar o segmento INTACS com colírio antibiótico.
24. Segurar o INTACS com pinça INTACS.
25. Entrar no local com o segmento em ângulo agudo para levar sua cabeça na direção da base da incisão.
26. Virar o segmento paralelo ao canal de dissecção.
27. Avançar lentamente o segmento (**Fig. 25.4**).
    a. Irrigar a córnea durante o procedimento.
    b. Fazer pressão contrária com esponja de celulose ou pinça pode ajudar a expandir o canal e facilitar a entrada.
28. Repetir os passos 23-27 para o segundo segmento.

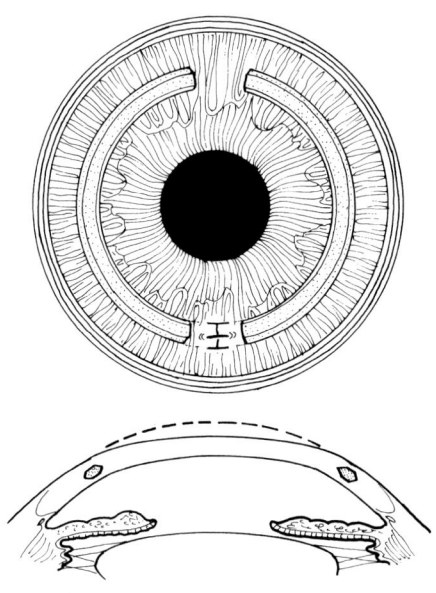

Figura 25.5

29. Colocar sutura de náilon 10-0 para fixar a incisão (**Fig. 25.5**).
    a. Colocar profundamente na base da incisão para um bom fechamento.
    b. Amarrar de maneira firme.
    c. **Nota:** Alguns cirurgiões não usam sutura e, em vez disso, aplicam lente de contato terapêutica.
30. Administrar colírio de corticosteroide e antibiótico.
31. Remover o blefarostato.

Procedimento pós-operatório

1. Colírio de corticosteroide 4 vezes ao dia por 1 semana.
2. Antibiótico tópico 4 vezes ao dia por 1 semana.
3. Lubrificante sem conservantes conforme a necessidade.
4. Explicar o manejo pós-operatório ao paciente.
5. Opcional: lente de contato terapêutica.

Plano de acompanhamento

1. Dia 1 de pós-operatório.
2. Semana 1 de pós-operatório.
3. Mês 1 (pode-se remover a sutura nesse momento em pacientes com miopia e ectasia após LASIK).
4. Mês 3 (pode-se remover a sutura nesse momento em pacientes com ceratocone).
5. Mês 6 e 12, conforme a necessidade.

Complicações

1. Migração do segmento.
2. Extrusão do segmento.
3. Parefeitos ópticos como ofuscamento e halos.
4. Astigmatismo induzido.
5. Ceratite microbiana.

V

Trauma Ocular

26
Remoção de corpo estranho corneano

Indicações

- Corpos estranhos superficiais que são facilmente acessíveis
- Corpos estranhos estromais, como madeira, que têm uma alta probabilidade de infecção
- Corpos estranhos alojados no estroma corneano anterior
- Qualquer corpo estranho que tenha um infiltrado corneano associado
- Corpos estranhos de ferro com formação de anel ferruginoso (*rust ring*)

Nota: Qualquer corpo estranho corneano ou límbico que tenha penetrado na câmara anterior deve ser removido sob condições controladas de esterilização e magnificação (sob microscopia). (ver o Capítulo 28).

Nota: Substâncias como vidro e certos minerais são inertes e raramente causam resposta inflamatória. Se o corpo estranho estiver presente por alguns dias, não estiver exposto à superfície (o epitélio cobriu a área em um plano liso) e não tiver induzido resposta inflamatória, ele pode ser deixado no local, especialmente se estiver perto do eixo visual, onde a remoção excessiva pode causar cicatriz. Um acompanhamento cuidadoso é necessário nestes casos. Se o corpo estranho for um material desconhecido, ele deve ser removido.

Procedimento operatório

1. Realizar um exame cuidadoso sob lâmpada de fenda, prestando particular atenção à profundidade e à natureza do corpo estranho.
2. Se o corpo estranho for profundo, realizar o teste de Seidel para descartar penetração na câmara anterior.
3. Se for considerado um corpo estranho intraocular, verificar cuidadosamente o ângulo e o cristalino, medir a pressão intraocular e realizar oftalmoscopia sob dilatação pupilar.
4. O diagnóstico por imagem (ultrassonografia em modo B, tomografia computadorizada e ressonância magnética) pode estar indicado para descartar um corpo estranho oculto.

A biomicroscopia por ultrassom (UBM) pode ser útil para avaliar corpos estranhos no ângulo.

Instrumentação

- Blefarostato (opcional)
- Aplicador com ponta de algodão ou esponjas de celulose
- Agulha ou escarificador 25 ou 27 G
- Pinça de joalheiro
- Escarificador corneano motorizado
- Anestésico tópico (p. ex., proparacaína)

Procedimento operatório

1. Anestesia:
    a. Proparacaína tópica.
    b. Bloqueio peribulbar ou retrobulbar (se o paciente fôr muito pouco colaborativo).
2. Inserir o blefarostato (opcional).

Nota: É preferível remover o corpo estranho sem usar blefarostato, se isso for possível. Isso permite que o paciente pisque entre as etapas operatórias para lubrificar a superfície corneana, permitindo uma melhor visualização e, muitas vezes, a mobilização de um corpo estranho que já esteja solto.

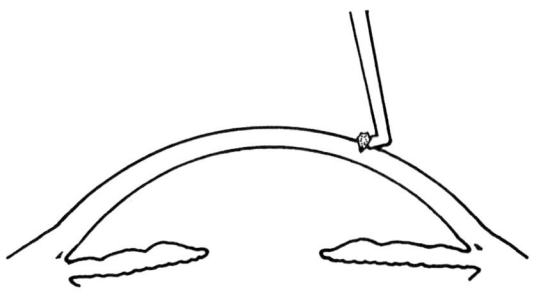

Figura 26.1

3. Remover o corpo estranho da córnea (ponta da agulha 25 G).
    a. Colocar a ponta da agulha (bisel para cima) sob a margem do corpo estranho e deslocá-lo para fora. Pode-se usar o escarificador (**Fig. 26.1**).
    b. Evitar movimentos repetidos em excesso na córnea, o que pode danificar o estroma e a membrana de Bowman adjacentes e causar opacidade corneana e retardo na cicatrização.

Nota: Ao realizar este procedimento sob lâmpada de fenda, assegurar-se de que a cabeça do paciente esteja completamente pressionada contra o apoio de cabeça e que o braço do examinador esteja estabilizado para evitar que a agulha penetre na córnea em caso de movimentação do paciente.

4. Após a liberação do corpo estranho, este pode ser removido inteiramente com uma porção umedecida de algodão na ponta de um aplicador ou de esponja de celulose.

    Opcional: se houver qualquer suspeita de material infeccioso, fazer cultura do corpo estranho e do leito corneano.

5. Remover debris residuais usando os passos 3 e 4.
6. Se for notado um anel de ferrugem na remoção do corpo estranho:
    a. Remover o anel de ferrugem com uma broca corneana motorizada.
    b. Se o anel não puder ser facilmente removido ou estiver no estroma profundo, considerar a espera por 24-48 horas *para que o anel de ferrugem seja superficializado até o estroma anterior*.

Nota: Pequenos pedaços de material ferruginoso podem ser deixados se não puderem ser removidos.

7. Desbridar qualquer porção de epitélio solto ou não viável (aplicador com ponta de algodão, pinça de joalheiro).

Procedimento pós-operatório

1. É necessário um acompanhamento cuidadoso. O paciente deve ser examinado novamente em 24 horas após a remoção do corpo estranho, e a cada 24-48 horas até a reepitelização da área. Deve-se prestar atenção especial a possível infecção precoce ou necrose do estroma.
2. Colírio cicloplégico (p. ex., ciclopentolato a 1%).
3. Colírio antibiótico (p. ex., moxifloxacina a 0,5% [Vigamox], gatifloxacina a 0,3% [Zymar]) 4-8 vezes ao dia, ou pomada (p. ex., ciprofloxacina [Ciloxan]).
4. Antibióticos fortificados (p. ex., tobramicina, cefazolina) devem ser considerados em casos de corpos estranhos orgânicos com uma grande resposta inflamatória/infecciosa mesmo antes da confirmação dos resultados de culturas.
5. Analgésicos orais conforme a necessidade.
6. Após a reepitelização completa, esteroides tópicos (p. ex., acetato de prednisolona a 1%) podem ser administrados para redução da opacificação corneana e de consequências inflamatórias da remoção do corpo estranho.

Nota: Preferimos evitar as lentes de contato terapêuticas e curativos compressivos após a remoção de corpo estranho, mesmo nos casos em que material inerte e supostamente não infeccioso tenha ficado no local. Pode ser difícil estimar com certeza o risco de infecção em tais casos.

Complicações

1. Defeito epitelial persistente (geralmente ocorre com material retido e/ou anel de ferrugem)
2. Inflamação persistente ou irite
3. Opacidade estromal anterior ou perda da melhor acuidade visual corrigida
4. Perfuração iatrogênica na câmara anterior
5. Infecção
6. Erosão corneana recorrente

27
Remoção de hifema

Indicações

- Primeiro sinal de tingimento de sangue no estroma corneano.
- Hifemas totais ou quase totais que não melhoram em 5 dias.
- Pacientes com doença ou traço falciforme com pressão intraocular (PIO) maior do que 25 por mais de 24 horas.
- Piora progressiva da acuidade visual.
- Coágulo persistente no ângulo por mais de 10 dias.
- Aumento na PIO apesar de terapia clínica máxima (PIO maior do que 50 mmHg por 5 dias ou maior do que 35 mmHg por 7 dias).

Procedimento operatório

1. Realizar um exame ocular completo para descartar ruptura do globo ocular.
2. Documentar o tamanho (porcentagem da câmara anterior) do hifema, bem como de quaisquer outras anormalidades no segmento anterior.
3. Medir a PIO e realizar exame do fundo de olho sob dilatação (evitar a depressão escleral).
4. Ultrassonografia em modo B, tomografia computadorizada, ressonância magnética e biomicroscopia por ultrassom podem ser úteis para avaliar o segmento anterior e o segmento posterior.
5. Pacientes com descendência africana ou mediterrânea devem ser rastreados para doença ou traço falciforme (preparação Sickle-dex; eletroforese de hemoglobina, se necessário).

Tratamento de suporte

1. Proteger com protetor ocular metálico ou plástico o olho acometido durante todo o tempo.
2. Confinar o paciente em repouso no leito, ou em atividade muito limitada.
3. Elevar a cabeceira em 30 graus para descansar e dormir.
4. Prescrever analgesia leve (p. ex., acetaminofeno).
5. Evitar produtos que contenham ácido acetilsalicílico, agentes anti-inflamatórios não esteroides ou anticoagulantes.

Tratamento clínico

1. Cicloplegia (p. ex., colírio de Atropina a 1% 2-3 vezes ao dia).
2. Colírio de esteroide (p. ex., acetato de prednisolona a 1% 4-8 vezes ao dia) conforme a inflamação.
3. Manejo da PIO.
   a. Devem ser usados β-bloqueadores se PIO > 30 mmHg (limiar menor para pacientes com doença falciforme ou glaucoma prévio).
   b. Adicionar α-agonista ou inibidor da anidrase carbônica tópico ou ambos, conforme a necessidade.
   c. Considerar acetazolamida oral ou manitol intravenoso se não obtiver sucesso com colírios.

Nota: Os pacientes com doença falciforme podem usar β-bloqueadores, mas todas as outras medicações devem ser usadas com cuidado. Os inibidores da anidrase carbônica, tópicos ou sistêmicos, podem induzir falcização. Os α-agonistas podem acometer os vasos da íris. Os análogos de prostaglandinas e os mióticos podem promover a inflamação.

4. Em pacientes hospitalizados, pode-se administrar ácido aminocapróico oral ou tópico para reduzir novos sangramentos, se não houver contraindicação clínica.

Instrumentação

- Blefarostato (p. ex., Lieberman)
- Cânula de infusão de 21 G
- Dispositivo de irrigação/aspiração (preferencialmente bimanual)
- Diatermia intraocular
- Substância viscoelástica (p. ex., Healon, Amvisc)
- Equipamento de sucção/corte para microvitrectomia
- Lâmina MicroSharp (15°)
- Cerátomo
- Pinça com dentes finos (p. ex., Colibri, Castroviejo 0,12 mm)
- Tesoura Vannas
- Esponjas de celulose
- Espátula de ciclodiálise
- Fios de sutura (náilon 10-0, Vicryl 7-0)
- Porta-agulhas

- Gancho de músculo
- Alça de remoção de cristalino

Procedimento operatório

Procedimentos de evacuação de hifema

A lavagem da câmara anterior é o método mais simples e seguro para a retirada de sangue da câmara anterior. Para coágulos grandes, pode ser útil uma "hifemectomia" usando um dispositivo de corte para vitrectomia ou a liberação do coágulo pelo limbo através de uma incisão grande.

Lavagem da câmara anterior

1. Anestesia:
   a. Anestésico tópico (p. ex., proparacaína).
   b. Peribulbar ou retrobulbar mais bloqueio palpebral em paciente não colaborativo ou quando é previsto um tempo cirúrgico prolongado.
2. Preparar e colocar campos cirúrgicos.
   a. Usar iodopovidona a 5% em um aplicador com ponta de algodão para limpar delicadamente os cílios e margens palpebrais.
   b. Colocar uma ou duas gotas de iodopovidona no fórnice conjuntival.
3. Inserir delicadamente o blefarostato.
4. Criar duas entradas para paracentese através de córnea clara.
   a. Colocar as incisões nas posições de 1 e 10 horas do relógio.
   b. As aberturas internas devem ter aproximadamente 2 mm.
   c. Usar uma lâmina MicroSharp (15°).

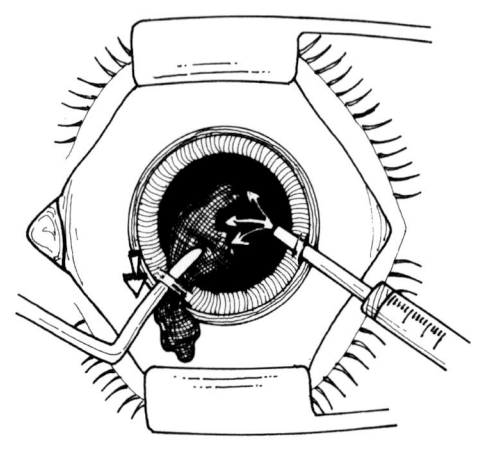

Figura 27.1

5. Irrigar a câmara anterior (**Fig. 27.1**).
   a. Usar BSS em uma cânula de irrigação 21 G.
   b. Deprimir a incisão da outra paracentese com uma espátula de ciclodiálise.
6. Deve-se ver o líquido da câmara anterior, incluindo hemácias e, possivelmente, pequenos fragmentos livres de coágulos, saindo pela incisão (**Fig. 27.1**).
7. Inverter as posições da cânula de irrigação e da espátula e irrigar novamente.

Nota: Deve-se tomar um cuidado extra em indivíduos fácicos para evitar dano à cápsula ou ao cristalino durante essas manobras.

8. Repetir os passos 5 e 6 conforme a necessidade até alcançar uma boa visualização do segmento anterior.
9. Hidratar a incisão com BSS e testar a sua integridade.
10. Fazer suturas simples de náilon 10-0.

Nota: Não é necessário remover todo o coágulo com essa técnica. O objetivo é a remoção de hemácias em suspensão e debris. A remoção de coágulos maiores deve ser abordada através da expressão do coágulo pelo limbo ou com dispositivo de corte para microvitrectomia.

Liberação de coágulo pelo limbo

Os coágulos no hifema atingem o grau máximo de consolidação e retração em 4 a 7 dias, sendo este o período ideal para a realização dessa técnica.

1. Realizar os passos 1-3 descritos anteriormente.
2. Criar uma incisão límbica na córnea clara de pelo menos 6 mm de comprimento com um cerátomo.

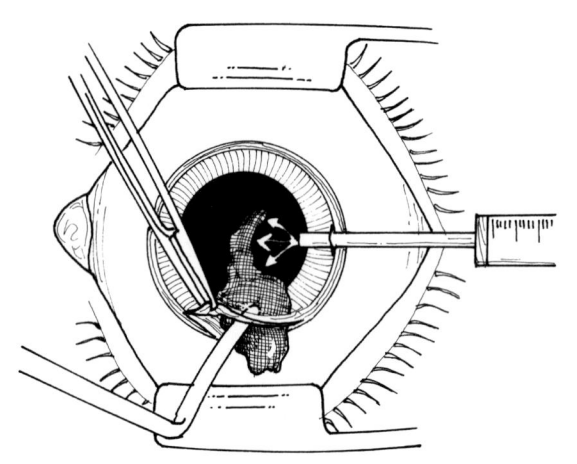

Figura 27.2

3. Se o coágulo não sair espontaneamente pela incisão, irrigar BSS com cânula através da paracentese (**Fig. 27.2**).
4. Colocar delicadamente um gancho de músculo ou espátula de ciclodiálise no limbo inferior e rolar para cima em direção ao limbo superior para ajudar na expressão manual do sangue coagulado.
5. Um assistente pode levantar a incisão com pinça 0,12 mm.

Opcional: colocar uma alça de cristalino através da incisão superior para capturar o coágulo. Mobilizar o coágulo através de ferida de maneira controlada, como na extração extracapsular de catarata (**Fig. 27.3**).

6. Realizar uma iridectomia periférica (tesoura Vannas, pinça 0,12 mm).
7. Fechar a ferida com suturas simples de náilon 10-0.
8. Reposicionar a conjuntiva e fixar com suturas de Vicryl 7-0 (pinça 0,12 mm, porta-agulhas).

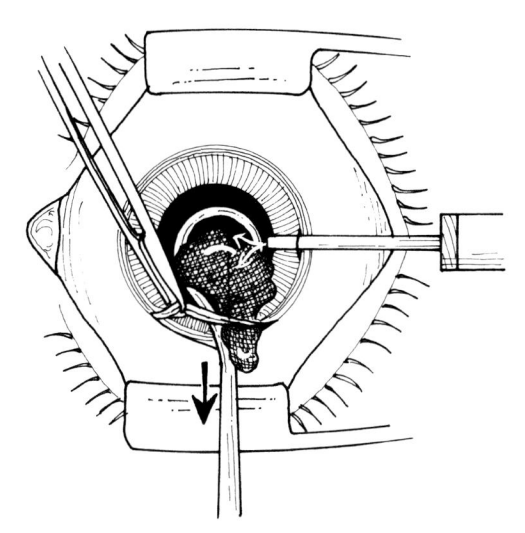

Figura 27.3

Remoção com corte/aspiração por microvitrectomia (Hifemectomia automatizada)

1. Realizar os passos 1-4 conforme descrito na lavagem da câmara anterior.

Nota: As mesmas portas de entrada que são usadas na lavagem da câmara anterior podem ser usadas nessa técnica. Muitos cirurgiões começam com uma lavagem e realizam a hifemectomia apenas se um coágulo persistente não puder ser removido de maneira suficiente.

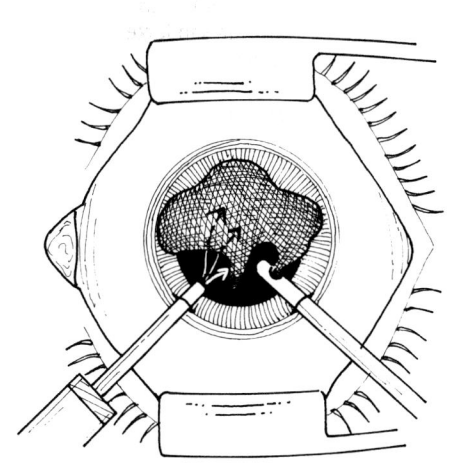

Figura 27.4

2. Remover o coágulo usando o dispositivo de corte de vitrectomia em uma das mãos e o dispositivo de irrigação na outra **(Fig. 27.4)**.
3. Evitar trauma no cristalino, na íris e no endotélio corneano mantendo a ponta do instrumento sob visão direta o tempo todo.
4. Tamponar qualquer sangramento ativo que possa surgir quando o coágulo é puxado para longe dos frágeis vasos da íris usando a pressão da cânula de infusão.

Nota: Pode ajudar a injeção de substância viscoelástica sobre essas áreas ativas; a diatermia bimanual deve ser reservada para sangramentos persistentes.

5. Hidratar as incisões com BSS.
6. Fechar a incisão com suturas simples de náilon 10-0.

Procedimento pós-operatório

Plano de acompanhamento imediato

1. Manter o curativo e o protetor ocular no lugar até que o paciente seja examinado no primeiro dia de pós-operatório.
2. O tratamento clínico instituído antes da cirurgia deve ser continuado no período pós-operatório (ver "Tratamento clínico").
3. Uso tópico de colírio antibiótico (p. ex., moxifloxacina a 0,5% [Vigamox], gatifloxacina a 0,3% [Zymar]) 4 vezes ao dia por 1 semana.
4. Colírio de esteroide (p. ex., acetato de prednisolona a 1%) 4 a 6 vezes ao dia, reduzido gradualmente ao longo de ~ 4 a 6 semanas, conforme a melhora da inflamação.
5. Cicloplegia (p. ex., ciclopentolato a 1%) 3 vezes ao dia, com redução gradual conforme a melhora da inflamação.
6. Medicamentos para redução da PIO podem ser sistematicamente eliminados se a pressão permanecer controlada (isso pode demorar algumas semanas ou mais em alguns pacientes).
7. O paciente pode aumentar gradualmente o nível de atividade.

Plano de acompanhamento

1. Dia 1 de pós-operatório.
2. Dia 2 ou 3 de pós-operatório e, depois, com intervalos de alguns dias.
3. Com 2, 4 e 6 semanas de pós-operatório e, depois, conforme a necessidade.

Plano de acompanhamento a longo prazo

1. Realizar gonioscopia e exame de fundo de olho sob dilatação com depressão escleral 2-6 semanas após o trauma inicial.
2. Exames anuais completos para descartar glaucoma de recesso angular.

Complicações

1. Dano cirúrgico a córnea, íris ou cristalino.
2. Dano inadvertido à íris.
3. Ressangramento (mais frequentemente 2-5 dias após a lesão).
4. Formação de sinéquias.
5. Glaucoma.

28

Reparo de lacerações corneoesclerais e ruptura do globo ocular

Indicações

- Ferimentos de espessura parcial com sobreposição ou espaçamento significativos.
- Ferimentos de espessura parcial específicos que têm risco mais alto para perfuração (p. ex., crianças).
- Ferimentos de espessura total maiores do que 3 mm que não fecham sozinhos.
- Ferimentos de espessura total que não fecham adequadamente com colocação de lente de contato terapêutica ou cola tecidual.
- Ferimentos com perda de tecido corneano.
- Todos os ferimentos de espessura total com encarceramento da íris.
- Todos os ferimentos de espessura total com encarceramento de vítreo.
- Todas as lacerações esclerais posteriores (e qualquer suspeita de laceração posterior com base no exame).

Objetivos

Objetivo primário

Obter um fechamento completo do globo ocular com restauração da integridade estrutural.

Objetivos secundários

- Remover tecidos rompidos (p. ex., cristalino, vítreo).
- Remover corpos estranhos intraoculares.
- Evitar infecções.
- Preparar para futuras estratégias de reconstrução e reabilitação.

Procedimento pré-operatório

Os objetivos gerais para tratar um paciente com uma possível laceração corneana ou escleral incluem:

1. Reconhecer e tratar quaisquer condições clínicas sistêmicas que ameacem a vida.
2. Obter uma história clínica detalhada.
    a. Abordar especificamente a possibilidade de um corpo estranho intraocular.
    b. Determinar se houve cirurgia ocular prévia (p. ex., incisões de RK e incisões de facectomia predispõem à ruptura; cicatrizes de LASIK predispõem à deiscência do retalho).
3. Avaliar cuidadosamente o olho e estruturas anexas.
    a. Irregularidades palpebrais podem ser uma porta de entrada para corpo estranho.
    b. Avaliar a função pupilar e inspecionar a pupila sob lâmpada de fenda.
    c. Hemorragia subconjuntival severa e câmara anterior rasa ou incomumente profunda são fortes indicadores de ruptura de globo ocular.
    d. Documentar o tamanho do hifema, lesões no cristalino ou na íris e dano ao nervo óptico ou retina.

Nota: Evitar medições da pressão intraocular quando houver possibilidade de ruptura do globo ocular.

4. Obter exames de imagem conforme a necessidade (radiografia simples, tomografia computadorizada).
    a. A ressonância magnética deve ser evitada em qualquer caso em que exista possibilidade de corpo estranho metálico.
    b. As ultrassonografias em modo A e B devem ser evitadas em casos de ruptura de globo ocular até seu fechamento completo.

Tratamento de suporte

1. Colocar protetor ocular (metálico ou plástico) no olho acometido o tempo todo.
2. Reduzir a dor e a náusea para evitar que o paciente aperte as pálpebras.
3. Confinar o paciente a repouso no leito e jejum até o momento da cirurgia.
4. Administrar antibióticos profiláticos intravenosos de amplo espectro.
    a. Cefazolina (1 g por via intravenosa a cada 8 horas) e ciprofloxacina (400 mg por via intravenosa 2 vezes ao dia) são uma combinação típica.

b. Clindamicina é acrescentada quando há suspeita de corpo estranho intraocular (para cobertura de *Bacillus*).
5. Toxoide tetânico conforme a necessidade.

Manejo não cirúrgico

Ferimentos autosselantes ou de espessura parcial

1. Deve ser realizado um teste de Seidel para descartar uma perfuração oculta.
2. Pode ser feita uma provocação com leve pressão do dedo sob lâmpada de fenda.

Se os itens (1) ou (2) descritos anteriormente forem positivos, deve ser iniciada a cobertura com antibióticos de amplo espectro e o paciente deve ser cuidadosamente acompanhado.

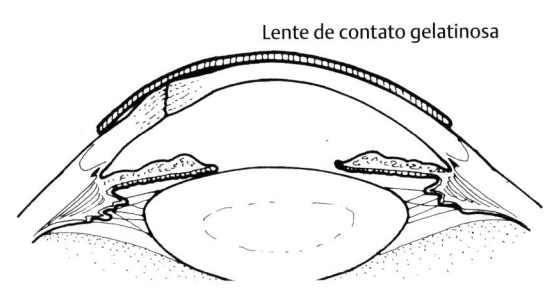

Figura 28.1

3. Se houver um espaçamento mínimo, as margens não estiverem sobrepostas e a câmara anterior permanecer formada – geralmente em lacerações menores de 3 mm – pode ser usada uma lente de contato terapêutica (**Fig. 28.1**).
4. Alternativamente, pode ser usado um curativo compressivo.
5. Deve ser usado um agente cicloplégico (p. ex., atropina 1%) e colírio antibiótico (p. ex., moxifloxacina a 0,5% [Vigamox], gatifloxacina a 0,3% [Zymar]) 6 vezes ao dia.
6. A lente terapêutica deve ser deixada no local por 2-4 semanas, ou até que a ferida estromal pareça estar estabilizada.
7. Um protetor ocular de plástico ou metal deve ser colocado sobre o olho acometido todas as noites e um protetor ocular diurno deve ser usado até a cicatrização suficiente da ferida.

Ferimentos puntiformes ou ferimentos com pouca perda de tecido

1. A cola de cianoacrilato pode ser útil nessas situações (ver o Capítulo 21).
2. Em crianças e em pacientes não colaborativos, e naqueles que podem ter dificuldade em comparecer para exames de seguimento, o fechamento cirúrgico definitivo é mais apropriado.

O cirurgião deve lembrar que a melhor maneira de garantir um bom fechamento dos tecidos é a realização de suturas. Qualquer ferida com espaços ou sobreposição significativos – de espessura parcial ou total – deve ser reparada com suturas.

Reparo de laceração conjuntival

Todos os casos de laceração conjuntival traumática devem ser suspeitos de ruptura de globo ocular. Se algum achado do exame for sugestivo de laceração escleral, o paciente deve ser levado para a sala de cirurgia para exploração. A exploração da esclera com aplicador de ponta de algodão sob anestesia tópica (p. ex., proparacaína) pode ser útil.

Se a lesão envolver apenas a conjuntiva, o tratamento é o seguinte:

1. Lacerações conjuntivais menores de 1 cm com mínima exposição da cápsula de Tenon:
   a. Antibiótico em pomada (p. ex., eritromicina) ou colírio (p. ex., moxifloxacina a 0,5% [Vigamox], gatifloxacina a 0,3% [Zymar]) 4-6 vezes ao dia.
   b. Considerar o uso de curativo compressivo nas primeiras 24 horas.
2. Para lacerações conjuntivais maiores de 1 cm ou feridas irregulares com exposição da cápsula de Tenon ou de bainha muscular:
   a. Inspecionar cuidadosamente as bordas do tecido para excisar a cápsula de Tenon (tesoura Westcott romba).
   b. Realizar o fechamento com suturas simples de fio absorvível (p. ex., Vicryl 8-0).
      i. Evitar que a margem da conjuntiva fique escondida ao fechar a ferida.
      ii. Evitar a sutura direta da *plica semilunaris* ou da carúncula.

Instrumentação

- Blefarostato (p. ex., Lieberman)
- Pinça de dentes finos (p. ex., pinça 0,12 mm)
- Tesoura Westcott
- Fios de sutura (seda 4-0, náilon 8-0, náilon 10-0 e 11-0 com agulha espatulada, Vicryl 8-0)
- Porta-agulhas
- Pinça lisa (p. ex., pinça Chandler ou Bracken)
- Material viscoelástico (p. ex., Amvisc, Viscoat)
- Espátula de ciclodiálise
- Tesoura Vannas
- Gancho de músculo
- Lâmina MicroSharp (15°)
- Esponjas de celulose
- Aplicador com ponta de algodão
- Fita de fluoresceína
- Materiais para cultura

Procedimento operatório

1. Anestesia: muitos casos podem ser reparados usando anestesia peribulbar com bloqueio palpebral ou anestesia tópica. A anestesia geral é uma opção em certos casos, a menos que exista contraindicação clínica.
2. Preparar e colocar campos cirúrgicos com pressão mínima sobre o olho.
3. Inserir delicadamente o blefarostato (em um bulbo gravemente traumatizado, podem ser usadas suturas de tração com seda 4-0 através das pálpebras superior e inferior ou Steri-Strips para retrair as pálpebras e evitar a pressão do blefarostato.
4. Fazer cultura das margens da ferida em ágar com sangue, com chocolate, com tioglicolato ou de Sabouraud. Fazer cultura de qualquer corpo estranho ou tecido excisado.

Lacerações corneanas simples de espessura total

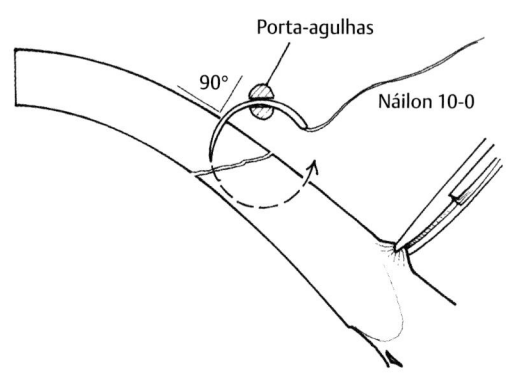

Figura 28.2

1. Se a ferida estiver bem fechada e a estrutura da câmara anterior estiver mantida, a sutura direta é aconselhável, usando uma técnica *no-touch* ou *minimal-touch*.
2. Irrigar delicadamente a ferida com BSS.
3. Fixar o bulbo usando pinça 0,12 mm.
4. Realizar uma sutura de náilon 10-0 (agulha espatulada) através do ponto médio do comprimento da laceração, usando a técnica de uma mão.
   a. Direcionar a agulha na córnea em um ângulo de 90 graus e girar a mão para passar através do estroma seguindo a curva da agulha (**Fig. 28-2**).
   b. As suturas corneanas devem ter ~ 1,5 mm de comprimento e 90% da espessura do estroma.

Nota: Devem ser evitadas passadas de agulha na espessura completa já que o fio pode agir como um conduto para microrganismos.

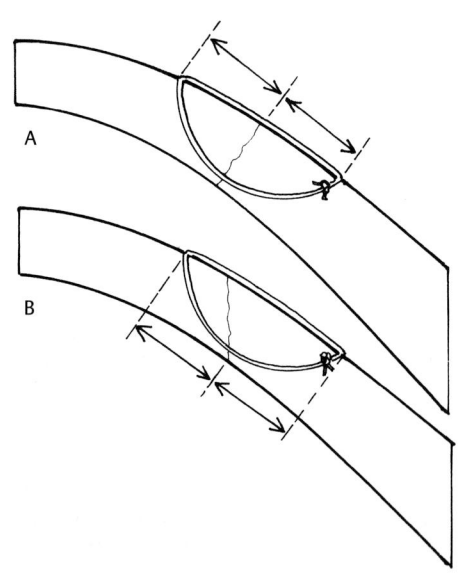

Figura 28.3

c. Lacerações lineares: a passagem do fio deve ser equidistante em ambos os lados da ferida (**Fig. 28.3A**).
d. Lacerações oblíquas: a passagem da agulha deve ser equidistante à porção mais profunda da ferida para evitar a sobreposição de tecido (**Fig. 28.3B**).

5. Fazer as suturas subsequentes progressivamente dividindo à metade o comprimento da ferida corneana.
6. Se a ferida não estiver estável, injetar substância viscoelástica na câmara anterior através de uma paracentese límbica (evita a ruptura das margens da ferida e permite um melhor acesso para os instrumentos).

Nota: Se a câmara anterior estiver rasa, pode-se irrigar substância viscoelástica diretamente através da ferida para aprofundar a câmara; uma paracentese pode ser feita posteriormente.

7. Podem ser usadas suturas superficiais temporárias para ajudar a estabilizar o olho em alguns casos.

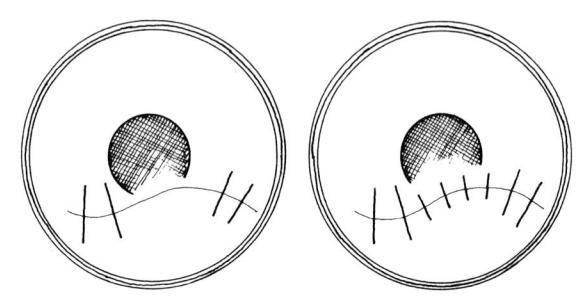

Figura 28.4

8. O comprimento típico da sutura corneana deve ser de 1,5 mm (comprimento igual em ambos os lados da ferida).
   a. Podem ser usadas suturas mais longas perto do limbo para induzir a uma maior curvatura da córnea central, mantendo, assim, o contorno corneano de antes do trauma (**Fig. 28.4A**); a sutura de suporte central é removida após a colocação das suturas periféricas.
   b. Usar passadas mais longas da sutura em margens edematosas ou maceradas para garantir o fechamento.
   c. Suturas mais curtas (e fios mais finos, p. ex., náilon 11-0) devem ser usadas no eixo visual para minimizar a formação de cicatrizes (pode-se querer poupar o eixo visual das suturas) (**Fig. 28.4B**).
   d. Cada passada da sutura deve ter tensão moderada.
9. Amarrar os nós da sutura com movimentos 3-1-1 e, então, cortar as extremidades (ver o Capítulo 15).
10. Qualquer sutura solta ou temporária deve ser substituída, mas deve-se evitar a remoção ou substituição excessiva (a manipulação aumentada compromete a ferida).
11. Aparar as extremidades dos nós e esconder os nós longe do eixo visual. Direcionar as extremidades dos nós para longe da superfície para facilitar a subsequente remoção (ver o Capítulo 15).
12. Aprofundar a câmara anterior com BSS e verificar a ferida quanto a vazamentos usando uma esponja de celulose e/ou uma tira de fluoresceína.

Lacerações estreladas com e sem avulsão de tecido

1. O fechamento simples com sutura interrompida de cada extremidade de uma laceração estrelada pode ser realizado se não houver perda de tecido.
    a. Colocar suturas de náilon 10-0 perpendicularmente a cada laceração linear.
    b. Verificar com fita de fluoresceína para assegurar a vedação contra vazamento de líquidos.

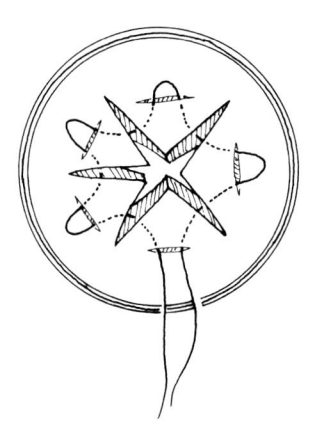

Figura 28.5

2. Fechar lacerações estreladas em que não se obtenha a vedação contra vazamento de líquidos com uma técnica de sutura em bolsa (*purse string*) **(Fig. 28.5)**.
    a. Usar lâmina de diamante ou MicroSharp para criar incisões de espessura parcial no estroma em cada extremidade da ferida estrelada.
    b. Passar a agulha de uma incisão estromal para a outra, pegando cada laceração corneana em 90% da profundidade do estroma.
    c. Quando a sutura contínua for passada de volta através da incisão de entrada, a agulha é removida e a sutura é esticada e amarrada de maneira 3-1-1.
    d. Suturas interrompidas adicionais podem ser colocadas conforme a necessidade.
3. Se o centro da laceração continuar a vazar, aplicar adesivo tecidual e uma lente de contato terapêutica (ver o Capítulo 21).
4. Em casos em que uma avulsão de uma porção de tecido corneano está presente, suturar primeiramente o ápice e, depois, proceder com as suturas adicionais.

Lacerações corneanas com encarceramento da íris

1. Inspecionar cuidadosamente os tecidos quanto a sua viabilidade.
    a. Tentar preservar o máximo possível de tecido iriano.
    b. Tecidos obviamente desvitalizados ou macerados devem ser excisados com corte rente à córnea (tesoura Vannas).
    c. Qualquer tecido da íris que pareça epitelizado deve ser excisado e mandado para cultura.
    d. Se o trauma tiver ocorrido há mais de 24 horas, excisar a íris exposta para reduzir o risco de infecção.

2. Casos selecionados com mínimo encarceramento da íris podem ser manejados farmacologicamente.
    a. Ferimentos centrais com encarceramento da íris podem ser tratados com um agente dilatador (p. ex., epinefrina a 1:10.000 intraocular).
    b. Ferimentos periféricos com encarceramento podem ser tratados com um agente miótico (p. ex., acetilcolina intraocular).
3. Se a terapia farmacológica falhar, criar uma paracentese no limbo o mais longe possível do local do ferimento corneano (lâmina MicroSharp 15°).

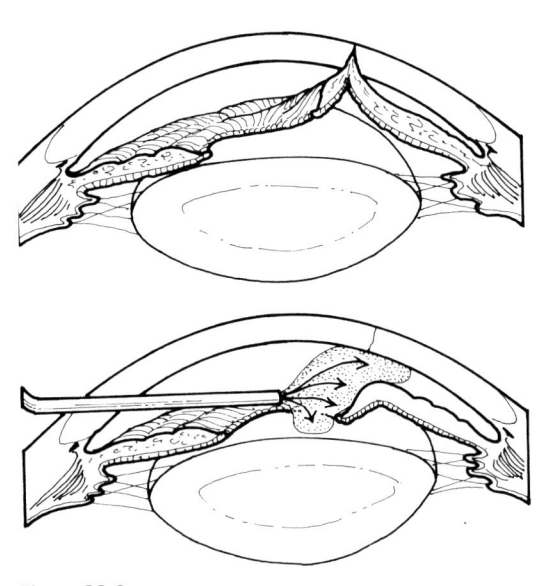

Figura 28.6

4. Instilar material viscoelástico através da paracentese para aprofundar a câmara anterior **(Fig. 28.6)**.

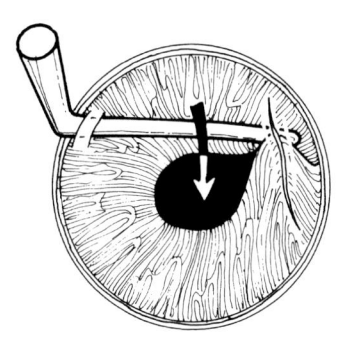

Figura 28.7

5. Se a câmara anterior estiver rasa e a ferida instável, uma sutura temporária de náilon através do centro da laceração (colocada superficialmente para evitar o envolvimento da íris) pode facilitar o aprofundamento da câmara.
6. Se a íris permanecer encarcerada na ferida após o aprofundamento da câmara, empurrar com espátula de ciclodiálise ou cânula de irrigação **(Fig. 28.7)**.

a. Inserir o instrumento através da paracentese.
b. Empurrar de maneira metódica (p. ex., "limpador de para-brisa") paralelamente ao plano da íris.
c. Evitar dano iatrogênico em córnea, íris e cristalino.
7. O reparo do dano na íris costuma ser realizado em data posterior, em associação com outros procedimentos de reconstrução, incluindo remoção de cristalino, vitrectomia anterior e implante de lente intraocular (ver o Capítulo 29).

Lacerações corneanas com dano ao cristalino

Ver o Capítulo 13.

Lacerações corneoesclerais simples

1. Lacerações grandes podem exigir a estabilização com suturas temporárias para restaurar a integridade estrutural.

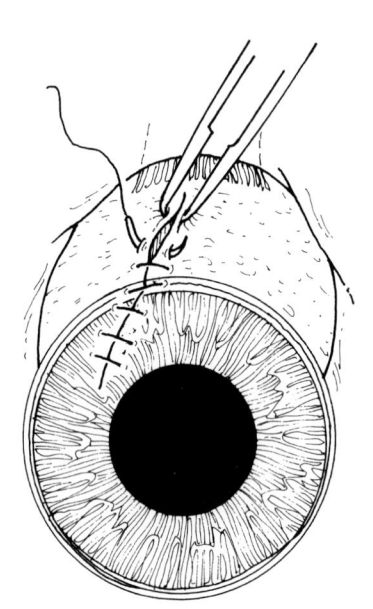

Figura 28.8

2. Realinhar o limbo com fios de seda ou náilon 8-0 (**Fig. 28.8**).
3. Reposicionar a íris prolapsada, se necessário.
4. Fechar a ferida corneana conforme discutido anteriormente.
5. Criar a peritomia conjuntival.
    a. Se a porção escleral da ferida é pequena, pode ser feita uma peritomia conjuntival localizada sobre a área de laceração.
    b. Em lesões maiores é feita uma peritomia de 360 graus e cada quadrante é explorado.
6. Realizar as suturas esclerais assim que uma nova área de laceração for descoberta (**Fig. 28.8**).
    a. Lupas cirúrgicas podem ser úteis para suturas posteriores.
    b. Podem ser usados fios de náilon 8-0 ou Vicryl 7-0.

c. Passar a agulha completamente através de uma extremidade da ferida antes de fazer a segunda passagem.
7. Examinar cuidadosamente as áreas próximas à laceração, bem como atrás das inserções musculares.
    a. Limpar a cápsula de Tenon sobrejacente (pinça 0,12 mm, tesoura Westcott).
    b. Usar gancho de músculo ou retrator para explorar atrás das inserções musculares.
    c. Pode-se usar sutura de tração de seda 4-0 para retrair o músculo reto.
    d. Se necessário, o músculo pode ser desinserido após a fixação com uma sutura de Vicryl 6-0 de armação dupla e, então, fixado novamente após o reparo da laceração escleral (ver o Capítulo 37).

Lacerações esclerais posteriores

A extensão de lacerações que se estendem muito posteriormente (algumas vezes até o nervo óptico) pode ser deixada sem suturas. Ocorreria distorção significativa do globo ocular com a tentativa de fechamento posterior, muitas vezes causando a expulsão do conteúdo intraocular.

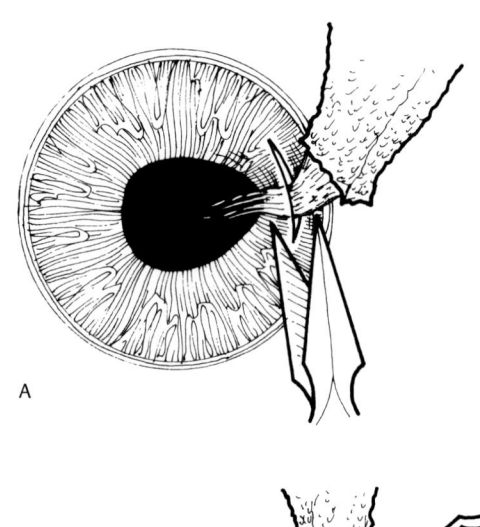

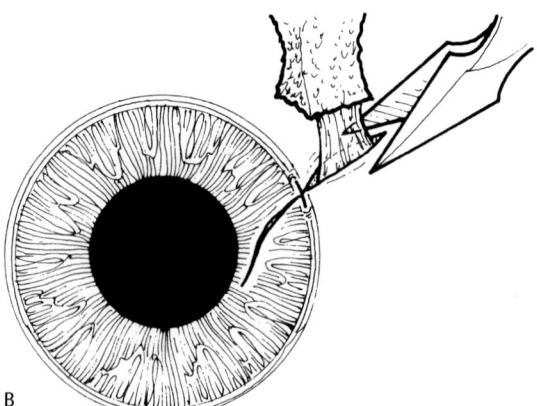

Figura 28.9

Lacerações corneoesclerais com prolapso de úvea e vítreo

1. Criar uma peritomia conjuntival de 360 graus e identificar áreas de ruptura do globo ocular e perda de úvea/vítreo.
2. O vítreo com prolapso através da ferida pode ser fixado com esponja de celulose seca e cortado rente à superfície escleral. Evitar tração excessiva sobre o vítreo **(Figs. 28.9A e 28.9B)**.
3. Se a visualização for adequada, pode-se usar um dispositivo para corte de vítreo na ferida.

Nota: As feridas posteriores com encarceramento de vítreo têm probabilidade de estarem acompanhadas de dano retiniano, o qual pode exigir uma subsequente cirurgia vítrea. O objetivo geral da cirurgia inicial é o fechamento adequado do globo, o que facilitará quaisquer procedimentos futuros.

4. Se possível, reposicionar a úvea que prolapsa através da ferida escleral.

Nota: A excisão do tecido uveal causa sangramento excessivo e a excisão da úvea em ferimentos posteriores à *pars plana* pode danificar a retina.

Nota: Em casos de trauma grave, pode-se excisar os tecidos prolapsados para obter o fechamento (em tais casos, o tecido deve ser identificado por exame histopatológico).

5. Iniciando na margem anterior (límbica), progredir posteriormente com pontos simples de seda ou náilon 8-0 de maneira tipo zíper.

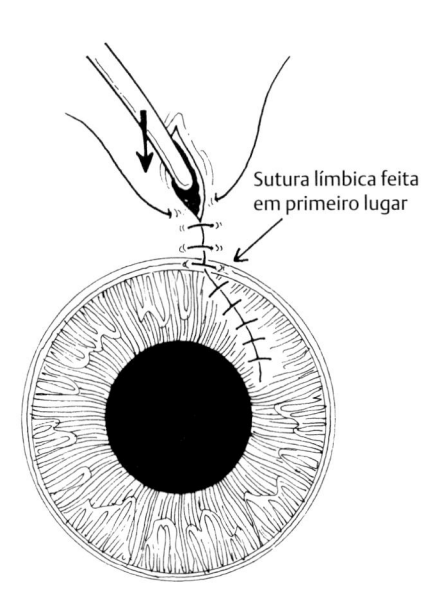

Figura 28.10

6. Reposicionar o tecido uveal prolapsado pedindo para um assistente empurrar delicadamente o tecido uveal para dentro da ferida usando espátula de ciclodiálise à medida que o cirurgião realiza a sutura **(Fig. 28.10)**.
7. Levantar as margens da ferida com pinça para manter a passagem da sutura longe da úvea subjacente.
8. Passar a agulha completamente através de uma extremidade da abertura escleral antes de fazer a segunda passagem.
9. Apertar cada ponto de modo que haja uma boa aposição das bordas esclerais, sem úvea ou vítreo na ferida.

Lacerações corneoesclerais com perda de tecido

1. Suturar diretamente os pequenos ferimentos puntiformes e pequenas avulsões (embora a distorção tecidual comumente cause fibrose excessiva e astigmatismo).
2. Pequenas lacerações estreladas podem exigir o fechamento com adesivo tecidual se houver persistência de vazamento central (ver o Capítulo 21).
3. Substituir tecido, se necessário, em casos de perda excessiva de tecido:
   a. Enxerto de retalho lamelar (ver o Capítulo 20) com tecido corneano ou escleral fresco ou congelado.
   b. Enxerto de retalho de espessura completa (exige "leito" de tecido saudável para a sutura).
   c. A ceratoplastia penetrante (CP) (ver o Capítulo 15) está raramente indicada em reparo primário após trauma.
      i. É melhor controlar a inflamação e tratar possíveis infecções antes de uma CP.
      ii. Em casos de perda extensa de tecido corneano, uma CP primária e um procedimento de reconstrução do segmento anterior podem ser considerados.
      iii. Deve-se tomar extremo cuidado ao trepanar um globo ocular aberto.

Lesão tecidual irreparável

Casos de ruptura severa do globo ocular com perda de conteúdo intraocular podem ser irreparáveis. Se nenhuma tentativa de restaurar a integridade do bulbo obtiver sucesso, a enucleação primária pode ser realizada se tiver sido obtido um consentimento informado adequado antes da cirurgia. Deve-se considerar a oftalmia simpática e os riscos anestésicos de um segundo procedimento. Quando possível, alguma restauração da integridade do bulbo permite tempo para que o paciente e a família aceitem a necessidade de uma enucleação secundária.

Procedimento pós-operatório

Ao término da cirurgia

1. Administrar injeção subconjuntival de um antibiótico de amplo espectro (p. ex., cefazolina 100 mg).
2. A administração de gentamicina subconjuntival deve ser evitada devido ao potencial de toxicidade retiniana.
3. Administrar esteroides subconjuntivais (p. ex., dexametasona 12 a 24 mg) em casos com baixa suspeita de endoftalmite pós-operatória.

Plano de acompanhamento

1. Os antibióticos intravenosos (ver a seção de Tratamento de suporte mencionada anteriormente neste capítulo) devem ser continuados por 3-4 dias.
2. Antibióticos tópicos fortificados (vancomicina 50 mg/mL e ceftazidima 50 mg/mL) são administrados de 1 em 1 hora. Alternativamente, colírio tópico de fluoroquinolona (p. ex., moxifloxacina a 0,5% [Vigamox], gatifloxacina a 0,3% [Zymar]) 4 vezes ao dia por 1 semana pode ser administrado de 1 em 1 hora com redução da frequência à medida em que o olho cicatriza.
3. Monitorar os resultados das culturas e ajustar o regime de antibióticos conforme a necessidade.
4. Cicloplegia (p. ex., ciclopentolato a 1%) 3 vezes ao dia, com redução gradual à medida em que a inflamação melhora.
5. Colírio tópico de esteroide (p. ex., acetato de prednisolona a 1%) 4-6 vezes ao dia, com redução gradual ao longo de 4-6 semanas, pode ser usado para redução de fibrose pós-operatória e para evitar o crescimento anormal de vasos.

Nota: Os colírios de esteroide aumentam o risco de infecção, especialmente em ferimentos causados por corpo estranho ou matéria vegetal.

6. Deve-se manter o protetor ocular sobre o olho traumatizado o tempo todo (exceto para aplicação dos colírios) por 6-8 semanas após a cirurgia.

Complicações

1. Endoftalmite
2. Hifema
3. Aumento de pressão intraocular
4. Hipotonia ou vazamento na ferida
5. Encarceramento de úvea ou vítreo na ferida
6. Edema macular cistoide
7. Glaucoma
8. Descolamento de retina
9. Crescimento epitelial anormal
10. Edema ou opacidade corneana
11. Astigmatismo irregular
12. Oftalmia simpática

29

Reparo de trauma da íris e técnicas de sutura da íris

Indicações

Iridodiálises e laceração do esfíncter da íris causando ofuscamento (*glare*), fotofobia ou anisocoria cosmeticamente inaceitáveis.

Objetivos

- Preservar o máximo possível de tecido da íris e manter o máximo possível da anatomia ocular normal.
- Reconstruir a pupila para evitar *glare* e fotofobia.
- Restaurar uma firme estrutura iriana para evitar a formação de sinéquias e glaucoma.
- Proteger a córnea (ou enxerto corneano) de aderências iridocorneanas e glaucoma.
- Criar um diafragma estável iriano para sustentação de lente intraocular anterior ou posterior.

Procedimento pré-operatório

O tratamento inicial de lesões da íris é conservador até que o reparo inicial do trauma esteja completo e a ferida estabilizada.

1. Protetor ocular (metálico ou plástico) no olho acometido o tempo todo.
2. Reduzir a dor e a náusea para evitar que o paciente aperte as pálpebras.
3. Confinar o paciente em repouso no leito e manter jejum (NPO) até o momento da cirurgia.
4. Administrar antibióticos intravenosos de amplo espectro profilaticamente, se apropriado:
   a. Cefazolina (1 g por via intravenosa a cada 8 horas) e ciprofloxacina (400 mg por via intravenosa 2 vezes ao dia) formam uma combinação típica.
   b. Clindamicina é acrescentada na suspeita de corpo estranho intraocular (para cobertura de *Bacillus*).
5. Toxoide tetânico conforme a necessidade.

Manejo não cirúrgico

- Óculos de proteção solar
- Lentes de contato coloridas
- Lentes de contato cosméticas
- Medicações tópicas
  - Agentes mióticos (p. ex., pilocarpina a 1%) podem reduzir o tamanho de uma pupila traumaticamente dilatada.
  - Agentes midriáticos (p. ex., ciclopentolato a 1%) podem normalizar uma pupila descentralizada.

Tratamentos com laser

Nota: Essa técnica é mais útil quando os colírios dilatadores são inefetivos, quando aderências e bandas podem ser desfeitas e quando uma esfincterotomia pode centralizar novamente uma pupila descentralizada.

1. Parâmetros de *laser* argônio: tamanho do spot de 50 μ, potência de 1.000 mW, duração de 0,1 segundo; baixo risco de ruptura da cápsula do cristalino (pode ser usado em pacientes fácicos).
2. Parâmetros de *laser neodymium:yttrium-aluminum-garnet* (Nd:YAG): 5 a 6 mJ ou mais; taxa maior de sangramento do que com o *laser* argônio.

Instrumentação

- Blefarostato (p. ex., Lieberman)
- Pinça com dentes finos (p. ex., pinça 0,12 mm)
- Tesoura Westcott
- Fios de sutura de polipropileno 10-0 (com agulha longa [p. ex., Ethicon CIF-4] para casos de câmara fechada; com agulha curta [p. ex., Ethicon BV 100-4] para casos a céu aberto)
- Fios de sutura (seda 4-0, náilon 10-0, Vicryl 8-0)
- Porta-agulhas
- Pinça lisa (p. ex., pinça Chandler ou Bracken)
- Material viscoelástico (p. ex., Amvisc, Viscoat)
- Espátula de ciclodiálise

- Tesoura Vannas
- Lâmina MicroSharp 15°
- Esponjas de celulose
- Gancho Kuglen
- Bisturi (p. ex., lâmina Bard-Parker #15)
- Cautério manual
- Bisturi Wheeler
- Esclerótomo

Procedimento operatório

Reparo de iridodiálise

1. Anestesia: bloqueio peribulbar ou retrobulbar com ou sem bloqueio palpebral. Alguns casos podem exigir anestesia geral (reparo extenso, paciente clinicamente instável).
2. Preparar e colocar campos cirúrgicos.
    a. Usar iodopovidona a 5% em um aplicador com ponta de algodão para limpar delicadamente os cílios e margens palpebrais.
    b. Colocar uma ou duas gotas de iodopovidona no fórnice conjuntival.
3. Inserir delicadamente o blefarostato (em um olho gravemente traumatizado, pode-se usar suturas de tração de seda 4-0 através das pálpebras superior e inferior ou Steri-Strips para retrair as pálpebras e evitar a pressão do espéculo).
4. Usando pinça 0,12 mm e tesoura Westcott, criar uma peritomia conjuntival na região da diálise.
5. Cauterizar levemente o leito escleral subjacente.

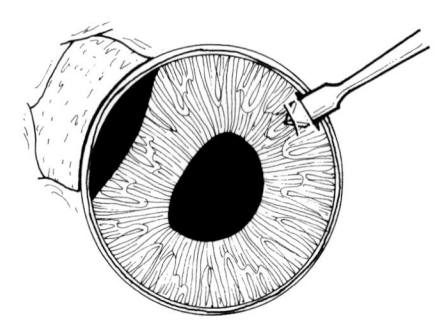

Figura 29.1

6. Criar uma paracentese usando lâmina MicroSharp 15° ou esclerótomo a uma distância de 4-5 horas da área de diálise **(Fig. 29.1)**.
7. Instilar substância viscoelástica na câmara anterior através do acesso da paracentese.
8. Se necessário, usar espátula de ciclodiálise para romper sinéquias e liberar o máximo possível de tecido da íris.

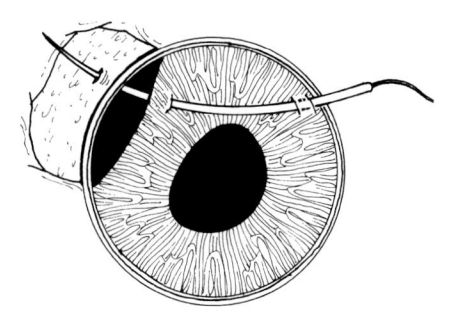

Figura 29.2

9. Introduzir um braço da sutura de polipropileno 10-0 de armação dupla através da paracentese envolvendo a margem dialisada da íris **(Fig. 29.2)**.

Nota: Deve-se tomar cuidado para que a agulha não passe através da membrana de Descemet e para que não toque no cristalino.

10. Passar a agulha através da esclera adjacente. Usar um segundo instrumento (p. ex., pinça 0,12 mm) para aplicar pressão atrás do ponto de saída da agulha.

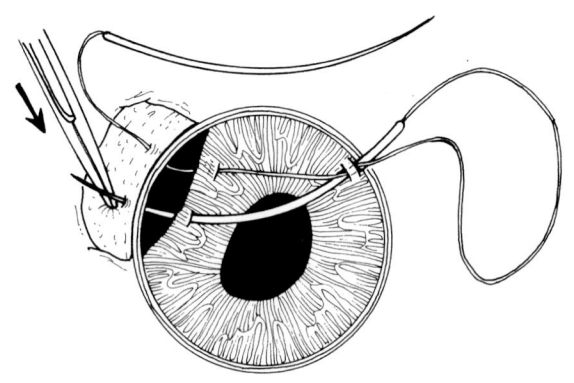

Figura 29.3

11. Passar o outro braço da mesma sutura de maneira semelhante através da paracentese, íris e esclera, usando tração contrária da pinça **(Fig. 29.3)**.

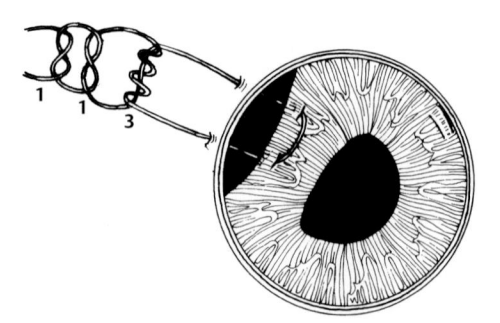

Figura 29.4

12. Cortar fora as agulhas e amarrar firmemente o fio de maneira 3-1-1 **(Fig. 29.4)**.

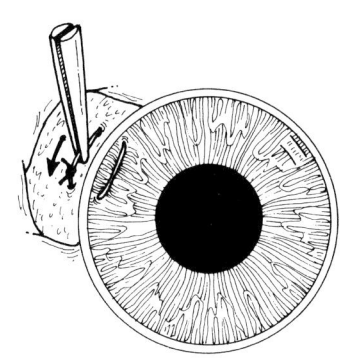

Procedimentos Cirúrgicos em Oftalmologia 151

Figura 29.5

13. Cortar as extremidades dos nós e girar para baixo da superfície da esclera (**Fig. 29.5**).
14. Fechar o retalho conjuntival sobre a sutura de polipropileno com fio absorvível (p. ex., Vicryl 8-0).
15. Hidratar a paracentese com BSS e verificar a integridade; fazer sutura interrompida de náilon 10-0 se for necessário.

Reparo da pupila (Técnica de sutura de McCannel)

1. Anestesia: bloqueio peribulbar ou retrobulbar com ou sem bloqueio palpebral.
2. Preparar e colocar campos cirúrgicos.
   a. Usar iodopovidona a 5% em um aplicador com ponta de algodão para limpar delicadamente os cílios e margens palpebrais.
   b. Colocar 1 ou 2 gotas de iodopovidona no fórnice conjuntival.
3. Inserir delicadamente o blefarostato (em um olho gravemente traumatizado, pode-se usar suturas de tração de seda 4-0 através das pálpebras superior e inferior ou Steri-Strips para retrair as pálpebras e evitar a pressão do espéculo).
4. Colocar uma paracentese límbica a uma distância de 2-3 horas do defeito na íris (boa posição para suturar facilmente as extremidades da íris).
5. Instilar substância viscoelástica na câmara anterior através do acesso da paracentese.
6. Se necessário, usar espátula de ciclodiálise para romper sinéquias e mobilizar o tecido da íris.

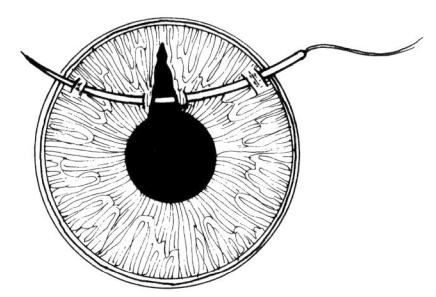

Figura 29.6

7. Passar a sutura de polipropileno através da paracentese envolvendo duas margens adjacentes do defeito da íris (**Fig. 29.6**).
8. Passar a sutura através da periferia da córnea clara oposta (**Fig. 29.6**).

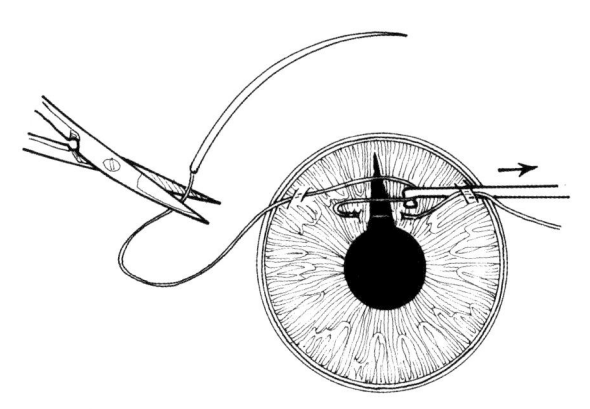

Figura 29.7

9. Cortar fora a agulha (**Fig. 29.7**).
10. Introduzir o gancho Kuglen através da paracentese e pegar uma alça da sutura (**Fig. 29.7**).

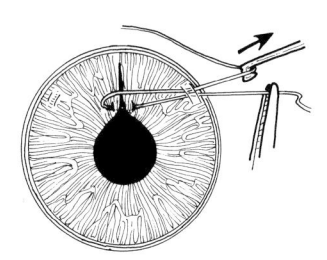

Figura 29.8

11. Tracionar o gancho Kuglen através da paracentese enquanto segura a extremidade oposta da sutura com pinça de sutura (**Fig. 29.8**).

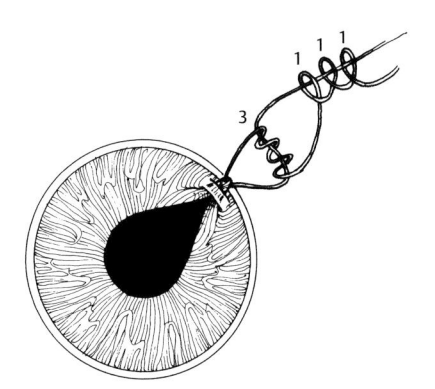

Figura 29.9

12. Puxar a íris em direção à ferida e amarrar firmemente a sutura com quatro movimentos (3-1-1-1) (**Fig. 29.9**).

Nota: Se a íris não estiver suficientemente flácida para permitir que o nó seja amarrado fora da paracentese, fazer alças de sutura dentro da câmara anterior e deslizar para baixo o nó até o plano da íris.

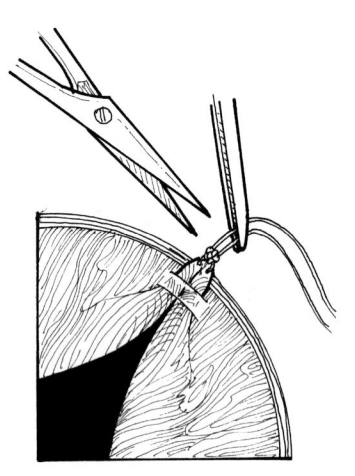

Figura 29.10

13. Após o nó estar esticado, cortar de maneira curta as extremidades do fio puxando o nó através da ferida (**Fig. 29.10**).

Alternativamente, introduzir um bisturi afiado (p. ex., lâmina Wheeler) através da paracentese para cortar as extremidades do fio sem colocar tração sobre a íris.

14. Hidratar a paracentese com BSS e verificar a integridade; se necessário, colocar sutura simples de náilon 10-0.

Procedimento pós-operatório

Ao término da cirurgia

1. Administrar injeção subconjuntival de um antibiótico de amplo espectro (p. ex., cefazolina 100 mg).
2. Administrar esteroide subconjuntival (p. ex., dexametasona 12 a 24 mg) em casos com baixa probabilidade de endoftalmite pós-operatória.

Plano de seguimento imediato

1. Uso tópico de colírio antibiótico (p. ex., moxifloxacina a 0,5% [Vigamox], gatifloxacina a 0,3% [Zymar]) 4 vezes ao dia por 1 semana.
2. Uso tópico de colírio esteroide (p. ex., acetato de prednisolona a 1%) 4-6 vezes ao dia, com redução gradual ao longo de 2-4 semanas para reduzir a fibrose pós-operatória e evitar o crescimento anormal de vasos.

Nota: Os colírios esteroides aumentam o risco de infecção, especialmente em ferimentos causados por corpo estranho ou matéria vegetal.

3. O olho deve ser protegido por escudo à noite por pelo menos 1 semana.

Complicações

1. Rompimento ou afrouxamento da sutura de polipropileno
2. Formato irregular da pupila
3. Formação de sinéquias
4. Endoftalmite
5. Hifema
6. Aumento da pressão intraocular
7. Pupila tônica
8. Edema macular cistoide
9. Descolamento de retina
10. Opacidade ou edema da córnea
11. Oftalmia simpática

VI

Glaucoma

30

Procedimentos filtrantes para glaucoma

■ Trabeculectomia/Esclerectomia de lábio posterior

Indicações

Glaucoma que não é controlado pela máxima terapia clínica tolerada e por trabeculoplastia com *laser*.

Procedimento operatório

Ver o Capítulo 3.
1. A pressão intraocular (PIO) pré-operatória deve ser < 30 mmHg. Se a pressão estiver alta demais, podem ser usados agentes osmóticos orais ou intravenosos.
2. Algumas medicações usadas para tratar o glaucoma podem, teoricamente, comprometer o prognóstico da bolha filtrante. Assim, elas devem ser descontinuadas no pré-operatório. Porém, isso só deve ser feito se puder ser mantido um controle adequado da PIO sem essas medicações ou com medicações substitutas. Os agentes a seguir estão listados na ordem de prioridade em que devem ser interrompidos.
    a. Descontinuar inibidores da colinesterase (p. ex., iodeto de fosfolina) 2 semanas antes da cirurgia para diminuir o sangramento e a inflamação no pós-operatório.
    b. Descontinuar os inibidores da anidrase carbônica 1-2 dias antes da cirurgia para aumentar o fluxo de aquoso através da bolha.
    c. Se a PIO permitir, descontinuar os β-bloqueadores 1-2 semanas antes da cirurgia, porque a diminuição do fluxo de aquoso pode comprometer a bolha.
    d. Descontinuar epinefrina, dipivefrina, apraclonidina, brimonidina e latanoprost ou outro análogo de prostaglandina 1 semana antes da cirurgia para diminuir a injeção conjuntival pré e pós-operatória e a inflamação intraocular no caso dos análogos de prostaglandinas.
3. O olho deve estar com o mínimo possível de inflamação antes da cirurgia para melhorar a chance de uma filtração bem sucedida.
    a. Opcional: colírio esteroide de 4 vezes ao dia a até de 1 em 1 hora antes da cirurgia para diminuir a inflamação pós-operatória.
    b. Opcional: esteroides orais (p. ex., prednisona 80 mg) iniciados 1 dia antes da cirurgia.

Instrumentação

- Blefarostato (p. ex., Lieberman)
- Fios de sutura (seda 4-0 ou Vicryl 7-0 trançado, náilon 10-0 ou Vicryl 10-0 monofilamentado)
- Porta-agulhas Kalt
- Pinça de tecido/Elschnig
- Seringa de 3 mL com cânula de irrigação de 30 G
- Pinça lisa (Chandler ou Bracken)
- Cautério (microdiatermia)
- Tesoura Westcott
- Espátula de íris
- Compasso Castroviejo
- Bisturi (p. ex., lâmina Bard-Parker #15)
- Esponjas de celulose
- Pinça fina de tecido (p. ex., Pierse, Castroviejo 0,12 mm)
- Bisturi microcirúrgico (p. ex., Beaver #75M, Superblade)
- Escarificador (p. ex., Grieshaber #681.01, Beaver #57)
- Bisturi microcirúrgico Wheeler ou 15 graus
- *Punch* de membrana de Descemet Kelly
- Pinça de joalheiro
- Tesoura Vannas
- Tesoura DeWecker
- Pinça de ponto
- Porta-agulhas

Procedimento operatório

Trabeculectomia

1. Anestesia: injeção retrobulbar ou peribulbar mais bloqueio palpebral. Pode-se usar anestesia geral se houver preferência e em pacientes mais jovens e não colaborativos, pacientes com deficiência mental ou auditiva e naqueles com obstáculos de linguagem.
2. Preparar e colocar campos cirúrgicos.
    a. Usar iodopovidona a 5% em um aplicador com ponta de algodão para limpar delicadamente os cílios e margens palpebrais.
    b. Colocar 1 ou 2 gotas de iodopovidona no fórnice conjuntival.
3. Colocar o blefarostato.
4. Colocar uma sutura em rédea de seda 4-0 sob o tendão do reto superior. Ter cuidado para não danificar a conjuntiva (porta-agulhas Kalt, pinça Elschnig). Alternativamente, colocar uma sutura de Vicryl trançado 7-0 através da córnea periférica para tração (corneopexia).
5. Selecionar a posição da bolha filtrante, geralmente no quadrante superotemporal ou superonasal, em área com a conjuntiva menos inflamada ou com menos fibrose. A colocação superonasal deixa espaço para uma subsequente cirurgia de catarata em caso de necessidade.
6. Preparar um retalho conjuntival com base no limbo.

Nota: Sempre manusear a conjuntiva delicadamente e pelas bordas. Usar pinça sem dentes.

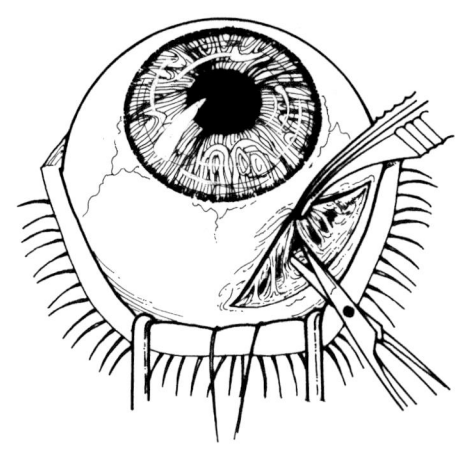

Figura 30.2

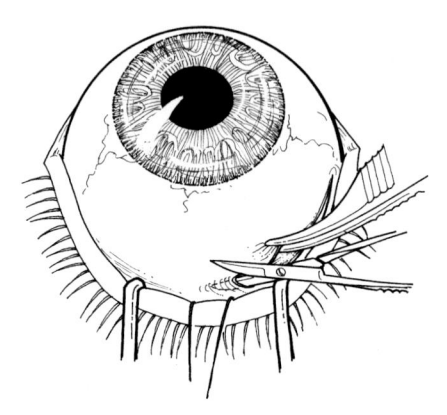

Figura 30.1

a. Incisar a conjuntiva bulbar superior em ~ 90 graus, 10 mm posterior ao limbo (pinça lisa Bracken ou Chandler, tesoura Westcott) **(Fig. 30.1)**.

Nota: Tomar cuidado para evitar o músculo reto superior.

b. Fazer um retalho conjuntival fino até o limbo, liberando a conjuntiva de aderências subjacentes com a cápsula de Tenon. Pedir que um assistente levante o retalho enquanto as aderências são desfeitas com dissecção afiada e romba **(Fig. 30.2)**.

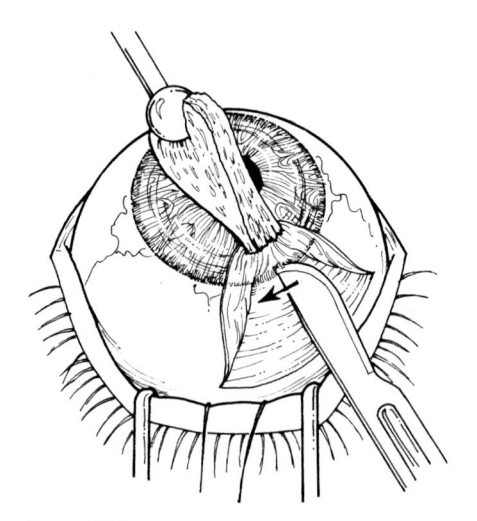

Figura 30.3

c. Liberar com cuidado as aderências remanescentes anteriormente usando espátula de íris, esponja de celulose ou a face dorsal de um bisturi (lâmina Bard-Parker #15) **(Fig. 30.3)**.
    i. Não fazer buracos na conjuntiva.
    ii. Manter o retalho para trás com esponja de celulose umedecida para evitar trauma à conjuntiva.
    iii. Confirmar a extensão anterior da dissecção pela visualização da espátula de íris ou das lâminas da tesoura através do retalho (o retalho deve ser ressecado bem até o limbo para evitar um posicionamento muito posterior da esclerostomia).
7. Sempre manter o retalho conjuntival umedecido com BSS.
8. Realizar hemostasia meticulosa (microdiatermia monopolar).

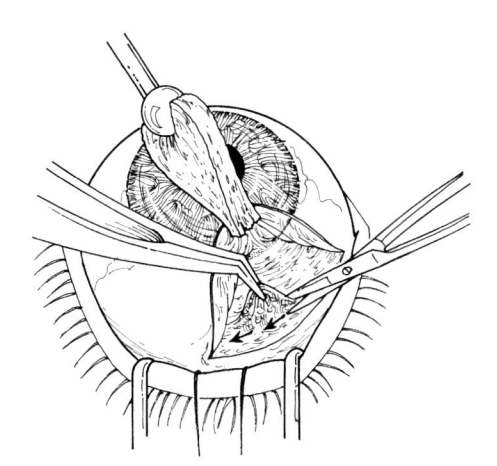

Figura 30.4

9. Remover a cápsula de Tenon residual da episclera (pinça 0,12 mm, tesoura Westcott).
   a. Para evitar sangramento, não cortar muito perto da episclera.
   b. Na parte superior, cortar fora a cápsula de Tenon paralelamente à incisão conjuntival (**Fig. 30.4**).
      10. Usar compasso para medir a largura do retalho escleral (o retalho pode ser retangular ou triangular com uma base de ~ 3-4 mm e uma extensão posterior de ~ 3-4 mm).
      11. Demarcar as bordas do retalho escleral com microdiatermia.

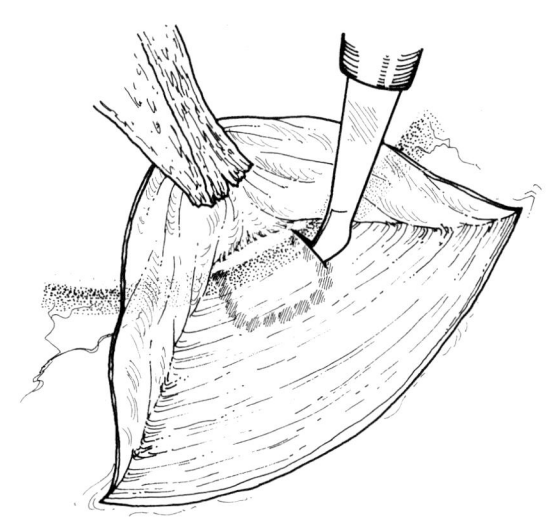

Figura 30.5

12. Fazer um sulco de espessura parcial da esclera (de aproximadamente metade a dois terços) sobre a demarcação de diatermia estendendo-se anteriormente até o retalho conjuntival (Beaver #57 ou Grieshaber #681.01) (**Fig. 30.5**).

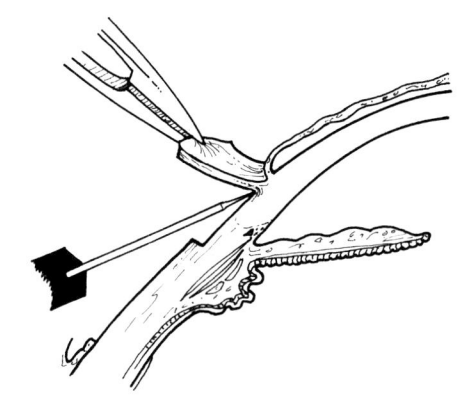

Figura 30.6

13. Realizar uma dissecção lamelar do retalho escleral com um escarificador (**Fig. 30.6**).
    a. O retalho deve ter profundidade de ~ 50%.
    b. Aplicar tração contrária com pinça Pierse ou 0,12 mm para facilitar a dissecção.
    c. Permanecer no plano da dissecção.
    d. Estender anteriormente sobre o limbo até o nível da inserção conjuntival.

    Opcional: aplicar esponja embebida com mitomicina C (MMC) 0,2 a 0,5 mg/mL ou 5-fluorouracil 50 mg/mL sobre a área de dissecção escleral por 1-5 minutos, dependendo do efeito desejado para prevenção de fibrose pós-operatória. Retirar a MMC do olho irrigando com BSS.

14. Cauterizar o local planejado para entrada.

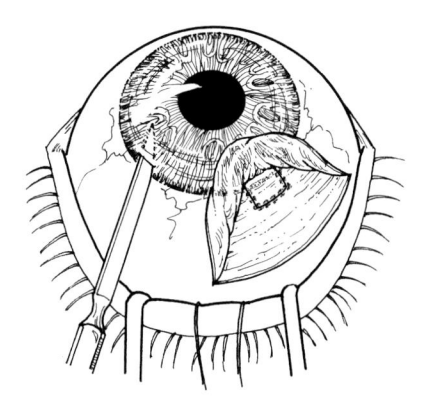

Figura 30.7

15. Realizar paracentese *clear cornea* em um quadrante adjacente ao local da bolha filtrante com um bisturi microcirúrgico Wheeler ou semelhante (ver o Capítulo 7). Notar os pontos de referência ao redor para encontrar novamente o local no final do procedimento (**Fig. 30.7**).

Nota: A localização temporal da paracentese pode facilitar a manipulação ambulatorial no pós-operatório em caso de necessidade.

16. Verificar a patência da paracentese com cânula 30 G e seringa.

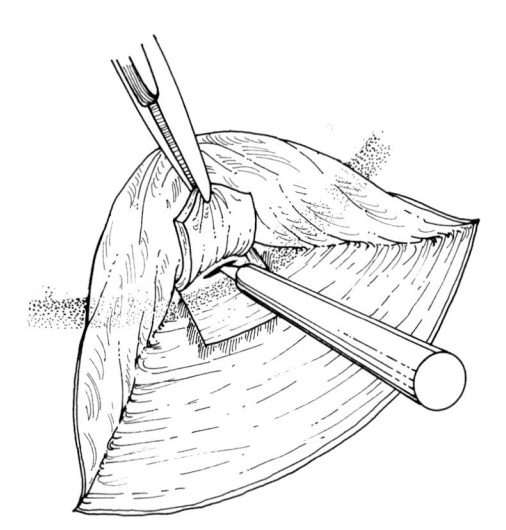

Figura 30.8

17. Entrar na câmara anterior sob o retalho escleral com bisturi microcirúrgico o mais anteriormente possível (**Fig. 30.8**).
18. Estender horizontalmente o local de entrada por ~ 2 mm.

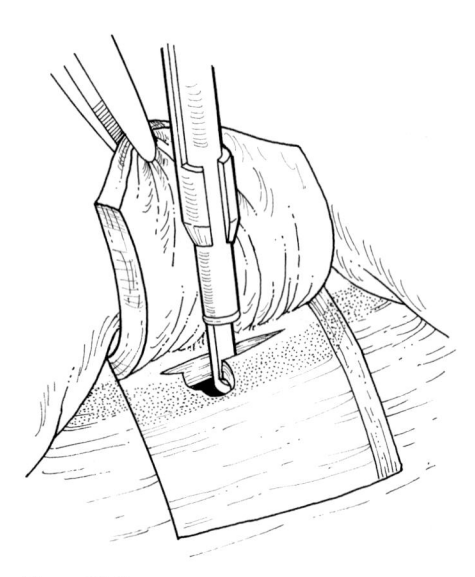

Figura 30.9

19. Realizar trabeculectomia com *punch* Descemet Kelly (**Fig. 30.9**).
    a. Segurar o lábio posterior da ferida com pinça 0,12 mm para facilitar a colocação do *punch*.
    b. A esclerostomia deve ter comprimento de ~ 2-3 mm e largura de ~ 1-2 mm, com extensão posterior ao nível do esporão escleral.
    c. Alternativamente, o bloco de trabeculectomia pode ser removido em peça única com bisturi microcirúrgico (p. ex., Beaver #75M) e tesoura Vannas.

20. Cauterizar o lábio posterior da esclerostomia para expandir a abertura e evitar sangramento (microdiatermia).

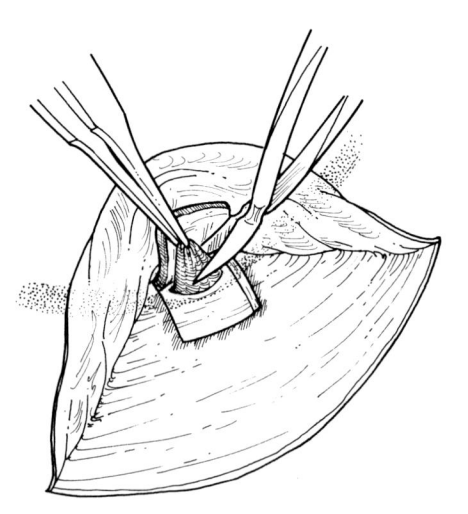

Figura 30.10

21. Realizar uma iridectomia basal ampla (pinça de joalheiro, tesoura Vannas ou DeWecker (**Fig. 30.10**).
22. Suturar o retalho escleral com dois pontos simples de náilon 10-0 amarrados de forma frouxa nos cantos e esconder os nós (acrescentar suturas adicionais e/ou amarrar de forma mais firme se for desejada menos filtração).

    Opcional: no pós-operatório, indicar no prontuário quais suturas estão firmes (p. ex., 1 é mais firme, 4 é mais frouxa).

23. Reposicionar o retalho conjuntival.
24. Remover a sutura em rédea ou a sutura de tração corneana (corneopexia).

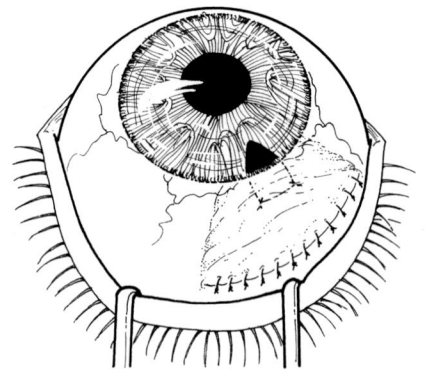

Figura 30.11

25. Suturar o retalho conjuntival com (**Fig. 30.11**):
    a. Pontos simples de náilon 10-0 amarrados com nó de cirurgião 2-1-1.

b. Sutura contínua de náilon ou Vicryl monofilamentar 9-0 ou 10-0 com agulha vascular e a borda da cápsula de Tenon (criada com a tenonectomia no Passo 9).

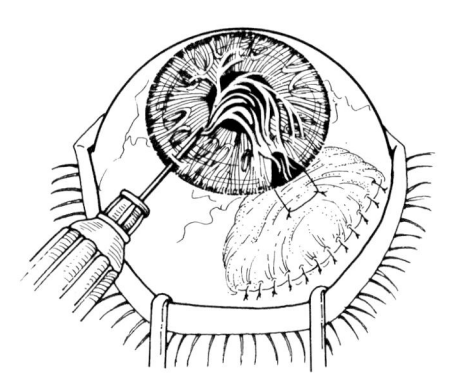

Figura 30.12

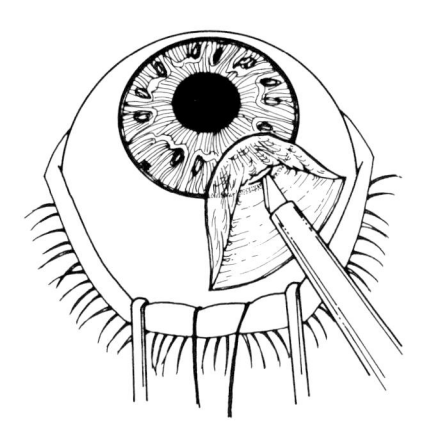

Figura 30.13

26. Verificar a patência do local de trabeculectomia e a segurança do fechamento conjuntival irrigando BSS através da paracentese previamente colocada **(Fig. 30.12)**.
    a. A bolha conjuntival deve formar-se e a câmara anterior deve reformar-se.
    b. Colocar solução de fluoresceína a 2% sobre a linha de sutura e a bolha para verificar a presença de vazamentos e acrescentar suturas adicionais conforme a necessidade.
    c. Se for notada uma abertura, fechar com ponto simples ou de colchoeiro de náilon 10-0 com uma agulha vascular.
    d. O local da paracentese geralmente não precisa ser suturado.
27. Injetar Decadron subconjuntival (4-8 mg) a uma distância de 180 graus da bolha filtrante no fórnice conjuntival.
28. Aplicar antibiótico tópico, pomada de esteroide e colírio de atropina a 1%.
29. Aplicar curativo levemente compressivo e protetor ocular.

Esclerectomia de lábio posterior (filtro de espessura total)

Nota: A técnica de esclerectomia de lábio posterior é semelhante àquela da trabeculectomia, exceto que, na primeira, é formada uma esclerotomia de espessura total sem retalho escleral sobrejacente.

1. Preparar o retalho conjuntival como nos passos 1 a 9 descritos anteriormente.
2. Confirmar que o local planejado para a esclerectomia esteja livre de qualquer aderência conjuntival residual (deve ser preparado um local de pelo menos 5 mm de comprimento).
3. Cauterizar o limbo na base do retalho conjuntival sobre o local planejado para a esclerectomia (microdiatermia monopolar).
4. Realizar uma paracentese através de córnea clara logo centralmente ao limbo em quadrante adjacente ao do local filtrante (bisturi Wheeler).

5. Entrar na câmara anterior atrás da inserção do retalho conjuntival (bisturi microcirúrgico) **(Fig. 30.13)**.
6. Estender o local de entrada por ~ 2-3 mm.

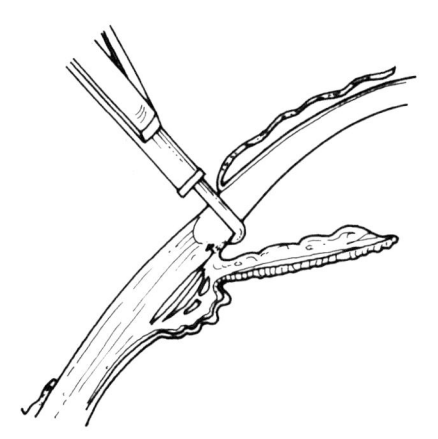

Figura 30.14

7. Realizar uma esclerectomia com comprimento de ~ 2-3 mm e largura de ~ 1-2 mm (*punch* Kelly de membrana Descemet) **(Fig. 30.14)**.
    a. Segurar o lábio posterior da ferida com pinça 0,12 mm para facilitar a colocação do *punch*.
    b. A esclerectomia deve ter largura de ~ 1-2 mm, com extensão posterior até o nível do esporão escleral.
8. Cauterizar o lábio posterior da esclerectomia para expandir a abertura e evitar sangramento.
9. Realizar iridectomia basal ampla (pinça de joalheiro, tesoura Vannas).
10. Reposicionar e fixar o retalho conjuntival como nos passos 22 a 30 anteriormente descritos.
11. Injetar Decadron subconjuntival (4-8 mg) a uma distância de 180 graus do local do filtro no fórnice conjuntival.
12. Aplicar antibiótico tópico, pomada de esteroide e colírio de atropina a 1%.
13. Aplicar curativo levemente compressivo e protetor ocular.

Procedimento pós-operatório

1. Atropina a 1% 2 vezes ao dia até que o olho esteja sem inflamação (para prevenir sinéquias posteriores e ajudar a manter a profundidade da câmara).
2. Uso tópico de colírio antibiótico (p. ex., moxifloxacina a 0,5% [Vigamox], gatifloxacina a 0,3% [Zymar]) 4 vezes ao dia por 10-14 dias.
3. Esteroides tópicos (p. ex., acetato de prednisolona a 1%): de 4 vezes ao dia a até de 1 em 1 hora, dependendo do grau de inflamação, por ~ 3 semanas.
4. Opcional: esteroide oral (p. ex., prednisona 80 mg por 4 dias com redução gradual de 20 mg a cada 4 dias).
5. Manter o paciente com moderação de atividades (p. ex., repouso no leito com possibilidade de ir ao banheiro, cabeceira elevada 30 graus).
6. Usar curativo levemente compressivo e protetor ocular *Fox shield* no primeiro dia de pós-operatório e, depois, apenas o protetor ocular. Pode-se liberar o paciente com instruções para usar óculos durante o dia e protetor ocular ao dormir (ver o Capítulo 6).
7. Evitar supressores do aquoso. Reiniciar os inibidores da anidrase carbônica apenas se forem essenciais para a saúde do olho contralateral (já que uma produção diminuída de aquoso pode comprometer a bolha).
8. Evitar esfregar o olho, já que um trauma pequeno pode fazer com que a câmara anterior fique rasa.
9. Aplicar pressão digital conforme a necessidade se a câmara anterior estiver muito profunda, a PIO estiver muito alta e a bolha não estiver elevada.

Complicações

1. Câmara anterior rasa no pós-operatório
   a. Etiologia
      i. Filtração excessiva ou efusão coroidal
      ii. Vazamento pela incisão
      iii. Síndrome do desvio de aquoso (glaucoma maligno)
      iv. Formação diminuída de aquoso secundária à inflamação
      v. Bloqueio pupilar com iridectomia incompleta ou obstruída
   b. Modalidades de tratamento para câmara anterior rasa no pós-operatório secundária à filtração excessiva ou efusão coroidal
      i. Tratamento clínico
         I. Cicloplegia vigorosa (p. ex., ciclopentolato a 1% mais fenilefrina a 10% a cada 15 minutos por 2 horas e, então, 4 vezes ao dia e atropina a 1% 4 vezes ao dia).
         II. Manter o paciente em repouso relativo.
         III Manter a cabeceira da cama em 30 graus ou pedir pra o paciente sentar para diminuir a filtração gravitacional.
         IV. Esteroides orais e tópicos se parecer que a efusão coroidal tem origem inflamatória.
      ii. Curativo compressivo para diminuir a filtração.
      iii. Tamponar o filtro com concha de glaucoma ou lente de contato gelatinosa grande.
      iv. Se o paciente tiver vazamento na ferida com teste de Seidel positivo, pode-se usar uma ou várias das medidas a seguir:
         I. Curativo compressivo.
         II. Tamponamento com concha de glaucoma ou lente de contato gelatinosa grande.
         III. Tratamento clínico.
            A. A diminuição ou descontinuação dos esteroides pode facilitar a cicatrização da ferida.
            B. Os β-bloqueadores (p. ex., maleato de timolol a 0,5%) e os inibidores da anidrase carbônica diminuem o fluxo de aquoso através do defeito na ferida e podem acelerar a cicatrização.
         IV. Suturar novamente em caso de grandes vazamentos ou se outras modalidades não forem efetivas.
         v. Se uma câmara rasa com efusão coroidal persistir por 5 dias, realizar uma punção coroidal com reestruturação da câmara anterior (ver o Capítulo 34).
2. Hifema.
3. Falha de filtração.
   a. Suturas muito apertadas. Tratamento: cortar as suturas com *laser*.
   b. Bolha encapsulada. Tratamento: agulhamento da bolha.
   c. Encarceramento de tecido uveal na esclerostomia. Tratamento: *laser* ou revisão cirúrgica.
4. Hipotonia.
5. Infecção da bolha.
6. Formação de catarata.
7. Dano ao endotélio corneano.

■ Combinação de trabeculectomia, extração extracapsular de catarata e lente intraocular de câmara posterior

Indicações

- Catarata visualmente significativa em pacientes selecionados com glaucoma moderadamente grave (exigindo múltiplas medicações).
- Pacientes selecionados com catarata e glaucoma exigindo cirurgia de filtração para controle da pressão. Porém, se o paciente tiver glaucoma avançado e com controle ruim, um procedimento em etapas com cirurgia antiglaucomatosa seguida por extração de catarata pode ter um prognóstico melhor para filtração adequada a longo prazo.
- Catarata visualmente significativa em paciente com glaucoma no qual uma elevação transitória da pressão no pós-operatório pode causar dano ao disco óptico.

Procedimento pré-operatório

Ver o Capítulo 3.

1. O manejo pré-operatório da PIO e alterações a considerar no regime medicamentoso pré-operatório do paciente estão descritos na seção Trabeculectomia/Esclerectomia de lábio posterior no início deste capítulo.
2. Manejo da pupila.

a. Se a PIO permitir, descontinuar a pilocarpina com 24 horas ou mais de antecedência.
b. Descontinuar os inibidores da colinesterase 2 semanas antes da cirurgia (para permitir uma maior dilatação pupilar e para diminuir o sangramento e a inflamação no pós-operatório).
c. Opcional: se possível, considerar a descontinuação dos medicamentos análogos de prostaglandinas 1 semana antes da cirurgia ou a troca para um α-agonista (p. ex., tartarato de brimonidina a 0,1% [Alphagan P]).
d. Dilatar a pupila.
  i. Ciclopentolato a 1%, tropicamida a 1% e fenilefrina a 2,5% a cada 15 minutos iniciando 1 hora antes da cirurgia.
  ii. Opcional: anti-inflamatório não esteroide tópico (p. ex., flurbiprofeno a 0,03% [Ocufen]) a cada 30 minutos iniciando 2 horas antes da cirurgia para minimizar a miose intraoperatória.
3. O olho deve estar com o mínimo possível de inflamação antes da cirurgia para melhorar o prognóstico da filtração.
  a. Opcional: colírio esteroide de 4 vezes ao dia a até 1 vez por hora 1 semana antes da cirurgia para diminuir a inflamação pós-operatória.
  b. Opcional: esteroides orais (p. ex., prednisona 80 mg) iniciados 1 dia antes da cirurgia.

Instrumentação

- Blefarostato (p. ex., Lieberman)
- Fios de sutura (seda 4-0, Vicryl 7-0, náilon 10-0)
- Porta-agulhas
- Pinça Elschnig
- Porta-agulhas Kalt
- Pinça lisa (Chandler ou Bracken)
- Tesoura Westcott
- Cautério (microdiatermia)
- Pinça fina de tecido (p. ex., Pierse, Castroviejo 0,12 mm)
- Compasso Castroviejo
- Esponjas de celulose
- Escarificador (p. ex., Grieshaber #681.01, Beaver #57)
- Bisturi microcirúrgico Wheeler ou de 15 graus
- Seringa de 3 mL com cânula de irrigação de 30 G
- Bisturi microcirúrgico (p. ex., Beaver #75M, Superblade)
- *Punch* de membrana de Descemet
- Pinça de joalheiro
- Tesoura Vannas
- Tesoura DeWecker
- Tesoura Gills-Vannas
- Substância viscoelástica (p. ex., Healon, Viscoat, Amvisc)
- Cistótomo
- Tesoura corneoescleral para mão esquerda e direita
- Pinça de ponto (McPherson reta e angulada)
- Alça de cristalino
- Gancho de músculo
- Unidade de irrigação/aspiração (automatizada ou manual)
- Polidor de cápsula
- Solução de acetilcolina (p. ex., Miochol)

Procedimento operatório

Nota: A seguir é descrita a técnica de combinação de trabeculectomia/extração de catarata usando um retalho conjuntival com base no fórnice. O procedimento pode ser igualmente realizado com utilização de retalho com base no limbo conforme descrito na seção Trabeculectomia/Esclerectomia de lábio posterior no início desse capítulo.

1. Anestesia: injeção retrobulbar ou peribulbar mais bloqueio palpebral. Pode-se usar anestesia geral se houver preferência e em pacientes mais jovens e não colaborativos, pacientes com deficiência mental ou auditiva, naqueles com obstáculos de linguagem ou naqueles com ruptura de globo ocular.
2. Aplicar massagem ocular por aproximadamente 10 minutos para descomprimir o olho e a órbita e minimizar a pressão positiva no vítreo.
3. Preparar e colocar campos cirúrgicos.
   a. Usar iodopovidona a 5% em um aplicador com ponta de algodão para limpar delicadamente os cílios e margens palpebrais.
   b. Colocar 1 ou 2 gotas de iodopovidona no fórnice conjuntival.
4. Para sutura de tração: fazer sutura em rédea de seda 4-0 sob o tendão do reto superior, tomando o cuidado de não danificar a conjuntiva (porta-agulhas Kalt, pinça Elschnig). Alternativamente, colocar sutura de tração corneana de Vicryl 7-0 trançado na periferia da córnea.

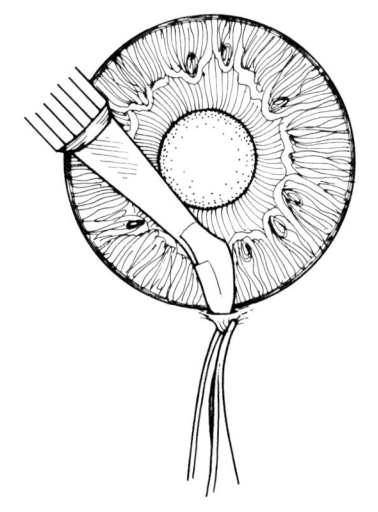

Figura 30.15

5. Preparar um retalho conjuntival com base no fórnice.
   a. Realizar peritomia no limbo entre as posições de ~ 9:30 a 2:30 horas do relógio.
      i. Incisar a conjuntiva (**Fig. 30.15**).
         I. Manusear a conjuntiva delicadamente e pelas bordas com pinça Pierse ou lisa (Bracken ou Chandler).
         II. Levantar a conjuntiva o mais próximo possível da córnea e incisar cuidadosamente com tesoura Westcott ou escarificador.

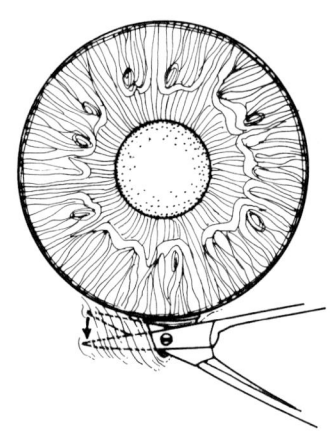

Figura 30.16

ii. Ampliar a peritomia.
   I. Progredir de forma romba por baixo da conjuntiva com tesoura Westcott paralela ao limbo (**Fig. 30.16**).
   II. Incisar a conjuntiva ao longo do limbo. Segurar o limbo para fazer a peritomia o mais próximo possível da córnea com mínima perda de conjuntiva pelo retalho.

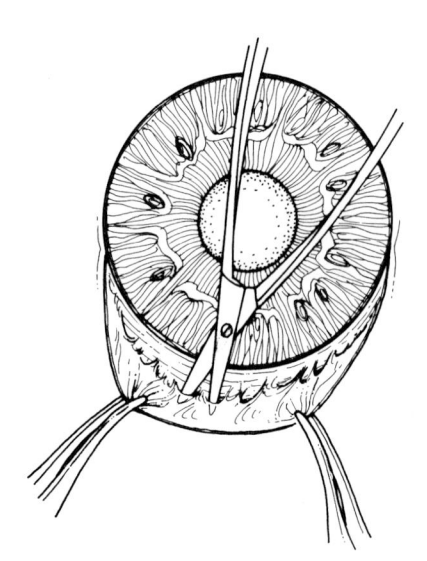

Figura 30.17

b. Fazer um retalho conjuntival fino superiormente, liberando a conjuntiva de aderências subjacentes da cápsula de Tenon (**Fig. 30.17**).
   i. Progredir a tesoura Westcott no plano da conjuntiva-cápsula de Tenon enquanto aplica tração contrária na borda da conjuntiva com pinça lisa.
   ii. Com um assistente levantando o retalho, desfazer as aderências entre a conjuntiva e a cápsula de Tenon com dissecção romba e afiada.
   iii. Não perfurar a conjuntiva.
6. Sempre manter o retalho conjuntival umedecido com BSS.

7. Realizar hemostasia meticulosa (microdiatermia monopolar).
8. Remover a cápsula de Tenon residual da episclera (pinça 0,12 mm, tesoura Westcott).
9. Usar compasso para medir a largura do retalho escleral. (O retalho pode ser retangular ou triangular com uma base de ~ 3 mm e extensão posterior de 3 mm.)
10. Delimitar as bordas do retalho escleral com microdiatermia monopolar.

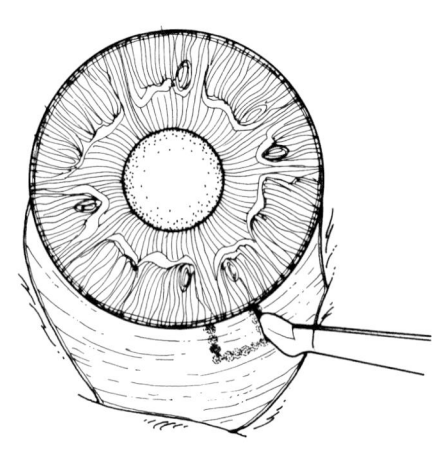

Figura 30.18

11. Fazer um sulco na esclera de espessura parcial (aproximadamente metade a dois terços) sobre a demarcação de diatermia usando escarificador (estender o sulco até o limbo) (**Fig. 30.18**).

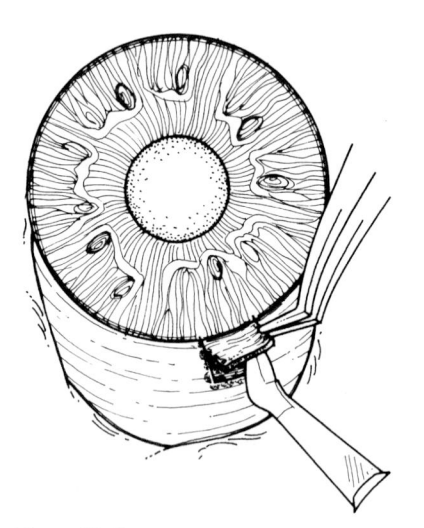

Figura 30.19

12. Realizar uma dissecção lamelar do retalho escleral com um escarificador (**Fig. 30.19**).
    a. O retalho deve ter profundidade de ~ 50%.
    b. Aplicar tração contrária com pinça para facilitar a dissecção.
    c. Estender a dissecção anteriormente até o limbo.

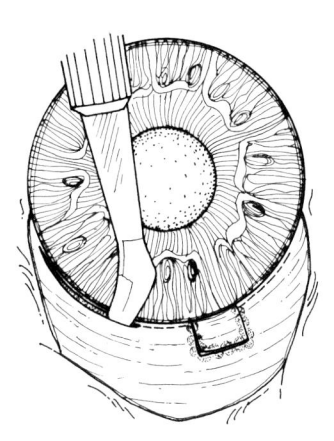

Figura 30.20

13. Fazer um sulco de espessura parcial (aproximadamente metade a dois terços) na esclera usando um escarificador ou lâmina Beaver no. 57. Ao fazer o retalho escleral deve-se tomar cuidado para não entrar na câmara anterior antes de aplicar o agente antifibrótico (**Fig. 30.20**).
    a. Parar o sulco onde ele encosta no retalho da trabeculectomia. (Não cortar sobre o leito da trabeculectomia.)
    b. O comprimento do sulco deve ser de 11 mm.

Nota: Quando é usado um agente antifibrótico, ele deve ser aplicado antes de se entrar na câmara anterior para evitar os efeitos tóxicos do agente antifibrótico dentro do olho.

14. Opcional, mas altamente recomendado: um agente antifibrótico geralmente é usado nos procedimentos combinados de trabeculectomia e extração de catarata para melhorar a taxa de sucesso da trabeculectomia. Usar um agente antifibrótico como a MMC 0,2-0,5 mg/mL (preferivelmente 0,4 mg,mL) ou 5-fluorouracil 50 mg/mL.
    a. Embeber a extremidade cortada de uma esponja de celulose na solução.
    b. Colocar a esponja sobre o retalho escleral com o retalho conjuntival cobrindo a esponja.

Nota: Não permitir que as margens do retalho conjuntival tenham contato com o agente antifibrótico.

    c. O tempo de exposição pode ser ajustado conforme o efeito desejado e pode ser de até 3 minutos com a MMC e de até 5 minutos com o 5-fluorouracil.
    d. Remover a esponja e irrigar copiosamente a área com BSS para remover qualquer agente antifibrótico residual.
15. Cauterizar o local planejado para a entrada com diatermia monopolar.
16. Realizar paracentese através de córnea clara em quadrante adjacente à bolha filtrante com bisturi microcirúrgico Wheeler ou similar (ver o Capítulo 7). Observar os pontos de referência adjacentes para encontrar novamente o local no final do procedimento.
17. Entrar na câmara anterior sob o retalho escleral o mais anteriormente possível e estender horizontalmente a lesão por ~ 2 mm (bisturi microcirúrgico).

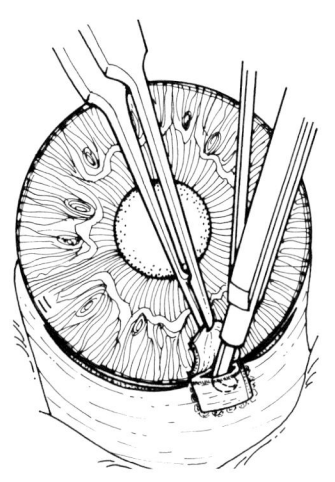

Figura 30.21

18. Realizar trabeculectomia com *punch* de Descemet (**Fig. 30.21**).
    a. Segurar o lábio posterior da ferida com pinça 0,12 mm para facilitar a colocação do *punch*.
    b. A trabeculectomia deve ter comprimento de ~ 2-3 mm e largura de 1-2 mm, com extensão posterior até o nível do esporão escleral.
    c. Alternativamente, o bloco de trabeculectomia pode ser removido em peça única com bisturi e tesoura Vannas.
19. Cauterizar o lábio posterior da esclerostomia para expandir a abertura e evitar sangramentos (microdiatermia).
20. Realizar iridectomia basal ampla (pinça de joalheiro, tesoura Vannas ou DeWecker).
21. No caso de uma pupila miótica, o alongamento (*stretching*) pupilar, ganchos de íris ou esfincterotomias inferiores podem ser úteis para se obter uma exposição adequada do cristalino.
22. Injetar substância viscoelástica na câmara anterior para manter a profundidade da câmara.

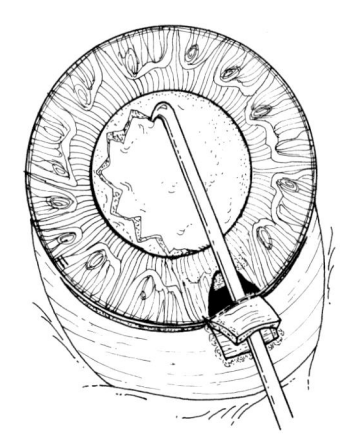

Figura 30.22

23. Realizar uma capsulotomia anterior de 360 graus do tipo "abridor de lata" com um cistótomo, medindo ~ 5 mm de diâmetro (**Fig. 30.22**).

24. Ampliar a incisão da catarata com tesoura corneoescleral para a direita e para a esquerda.
25. Remover a cápsula anterior (pinça McPherson angulada).
26. Colocar suturas de Vicryl 7-0 de ambos os lados do retalho da trabeculectomia, separadas por 7 mm e não amarradas.
27. Alçar as suturas para fora da incisão.

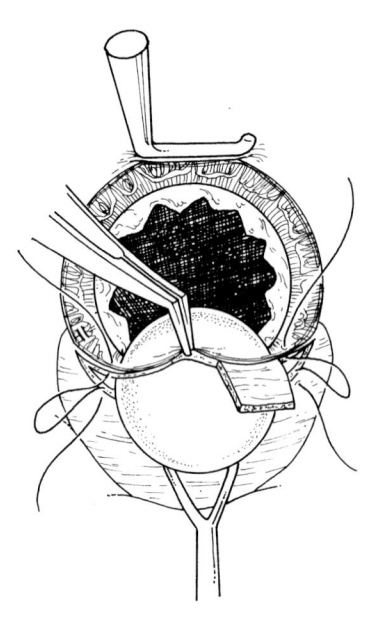

Figura 30.23

28. Espremer o núcleo do cristalino com alça de cristalino e gancho de músculo (ver o Capítulo 9) (**Fig. 30.23**).
29. Apertar os pontos.
30. Remover o material cortical residual com dispositivo de irrigação/aspiração automatizado ou manual. (Acrescentar mais suturas à incisão da catarata conforme a necessidade para manter a profundidade da câmara anterior durante a limpeza cortical.) (Ver o Capítulo 9.)
31. Opcional: polir delicadamente a cápsula posterior.

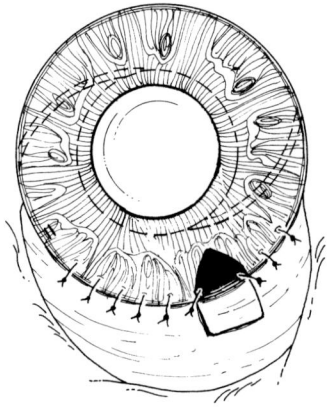

Figura 30.24

32. Injetar substância viscoelástica no saco capsular.
33. Implantar a lente intraocular (LIO) de câmara posterior (ver o Capítulo 9).
34. Remover a substância viscoelástica com o dispositivo de irrigação/aspiração usando sucção mínima.
35. Irrigar Miochol na câmara anterior para fazer constrição da pupila.
36. Fechar bem a incisão da catarata com pontos simples de náilon 10-0 (**Fig. 30.24**).
    a. Suturar a junção do retalho escleral e da incisão da catarata.
    b. Remover as suturas de Vicryl.
37. Fechar o retalho escleral com 2 pontos simples de náilon 10-0 amarradas de maneira frouxa nos cantos e esconder os nós. (Acrescentar mais pontos; amarrar mais firmemente se for desejado menos filtração.)
38. Sepultar todos os pontos.
39. Remover as suturas em rédea ou de tração corneana.
40. Reposicionar o retalho conjuntival.

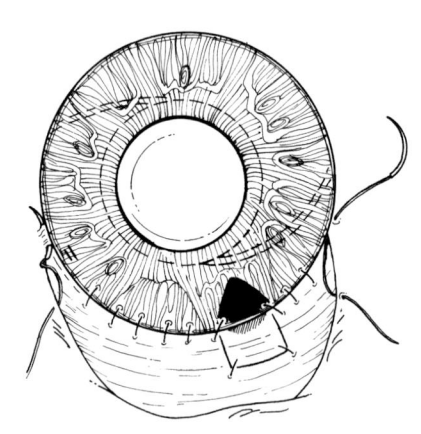

Figura 30.25

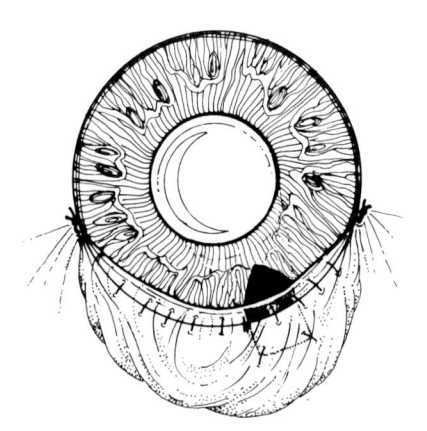

Figura 30.26

41. Fixar o retalho conjuntival (**Figs. 30.25 e 30.26**).
    a. Fazer sobreposição de 0,5-1,0 mm do limbo com o retalho.

b. Fixar com 1 ou 2 pontos simples de Vicryl 7-0 em cada canto do retalho. (Colocar através da conjuntiva e da episclera no limbo.)
c. Confirmar que a conjuntiva esteja esticada de maneira segura sobre o limbo.
42. Verificar a patência do local da trabeculectomia irrigando BSS através da paracentese previamente realizada.
   a. A bolha conjuntival deve levantar e a câmara anterior deve retornar ao seu formato.
   b. Se for notado vazamento, fechar com um ponto simples ou de colchoeiro de náilon 10-0 (agulha BV).
   c. Em geral, o local da paracentese não precisa ser suturado.
43. Fazer injeção subconjuntival de Decadron (4-8 mg) a uma distância de 180 graus do local filtrante no fórnice conjuntival.
44. Aplicar antibiótico tópico e pomada de esteroide.
45. Aplicar curativo levemente compressivo e protetor ocular.

Procedimento pós-operatório

1. Uso tópico de colírio antibiótico (p. ex., moxifloxacina a 0,5% [Vigamox], gatifloxacina a 0,3% [Zymar]) 4 vezes ao dia nas primeiras 2-3 semanas.
2. Uso tópico de esteroides (p. ex., acetato de prednisolona a 1%): primeiramente, aplicar em cada troca de curativo até que a câmara anterior esteja bem formada e o paciente estável. Depois disso, usar de 4 vezes ao dia a até 1/1 hora dependendo do grau de inflamação.
3. Opcional: uso oral de esteroides (p. ex., prednisona 80 mg por 4 dias, com redução gradual de 20 mg/dia a cada 4 dias).
4. Manter o paciente em atividade moderada (p. ex., repouso no leito com possibilidade de ir ao banheiro, cabeceira da cama elevada 30 graus).
5. O paciente deve usar curativo levemente compressivo e protetor ocular no primeiro dia de pós-operatório e, depois disso, apenas o protetor ocular. Pode usar óculos durante o dia e protetor ocular para proteção ao dormir (ver o Capítulo 6).
6. Evitar os supressores do aquoso. Reiniciar os inibidores da anidrase carbônica apenas se forem essenciais para a saúde do outro olho, porque uma produção diminuída de aquoso pode comprometer a bolha.
7. Evitar esfregar o olho, já que traumas mínimos podem fazer com que a câmara anterior fique rasa.
8. Aplicar pressão digital cuidadosamente conforme a necessidade se a câmara anterior estiver muito profunda, se a PIO estiver muito alta, se a bolha não estiver levantada e se a ferida estiver segura.

Complicações

1. Ruptura da cápsula posterior
2. Perda de vítreo (ver o Capítulo 12)
3. Hifema
4. Câmara anterior rasa no pós-operatório
5. Vazamento na incisão (slidel +)
6. Falha na filtração
7. Hipotonia
8. Edema macular cistoide
9. Descolamento de retina
10. Infecção da bolha
11. Ceratopatia bolhosa pseudofácica

■ Combinação de trabeculectomia, facoemulsificação e lente intraocular de câmara posterior

Indicações

- Catarata visualmente significativa em pacientes com glaucoma moderadamente grave e bom controle da pressão com múltiplas medicações.
- Pacientes com catarata e glaucoma que necessitem de cirurgia filtrante para controle da pressão.
- Catarata visualmente significativa em paciente com glaucoma avançado no qual elevações transitórias da pressão no pós-operatório possam causar dano ao disco óptico.

Procedimento pré-operatório

Ver o Capítulo 3.

1. O manejo pré-operatório da PIO e alterações a considerar no regime medicamentoso pré-operatório do paciente estão descritos na seção Combinação de Trabeculectomia, Extração Extracapsular de Catarata e Lente Intraocular de Câmara Posterior anteriormente neste capítulo.
2. Manejo da pupila:
   a. Se a PIO permitir, descontinuar a pilocarpina 24 horas ou mais antes da cirurgia.
   b. Descontinuar os inibidores da colinesterase 2 semanas antes da cirurgia para permitir uma maior dilatação pupilar e para diminuir o sangramento e a inflamação no pós-operatório.
   c. Dilatar a pupila.
      i. Ciclopentolato a 1%, tropicamida a 1% e fenilefrina a 2,5% a cada 15 minutos iniciando 1 hora antes da cirurgia.
      ii. Opcional: anti-inflamatório não esteroide tópico (p. ex., flurbiprofeno a 0,03% [Ocufen]) a cada 30 minutos iniciando 2 horas antes da cirurgia para minimizar a miose intraoperatória.
3. O olho deve ter o mínimo possível de inflamação no pré-operatório para melhorar o prognóstico da filtração.
   a. Opcional: colírio esteroide de 4 vezes ao dia a até 1 vez por hora 1 semana antes da cirurgia para diminuir a inflamação no pós-operatório.
   b. Opcional: esteroides orais (p. ex., prednisona 80 mg iniciando 1 dia antes da cirurgia).

Instrumentação

- Blefarostato (p. ex., Lieberman)
- Fios de sutura (seda 6-0 ou Vicryl 6-0 se for usada uma sutura corneana em rédea; Vicryl 8-0; náilon 10-0)
- Pinça Elschnig
- Porta-agulhas Kalt
- Pinça lisa (Chandler ou Bracken)
- Tesoura Westcott

- Cautério (microdiatermia)
- Pinça fina de tecido (p. ex., Pierse ou Castroviejo 0,12 mm)
- Compasso Castroviejo
- Esponjas de celulose
- Escarificador (p. ex., Grieshaber #681.01, Beaver #57)
- Bisturi microcirúrgico Wheeler ou de 15 graus
- Seringa de 3 mL com cânula de irrigação de 30 G
- Bisturi microcirúrgico (p. ex., Beaver #75 M, Superblade)
- *Punch* de membrana de Descemet Kelly
- Pinça de joalheiro
- Tesoura Vannas
- Tesoura DeWecker
- Substância viscoelástica (p. ex., Healon, Viscoat, Amvisc)
- Cistótomo
- Pinça Utrata
- Cerátomo (p. ex., Beaver #55)
- Pinça de sutura (McPherson reta e angulada)
- Alça de cristalino
- Gancho de músculo
- Gancho Kuglen
- Unidade de facoemulsificação
- Polidor de cápsula
- Pinça de LIO
- Gancho Sinskey
- Solução de acetilcolina (p. ex., Miochol)

Procedimento operatório

Nota: Os itens a seguir irão descrever a técnica de trabeculectomia/facoemulsificação combinadas usando um retalho conjuntival com base no fórnice. O procedimento pode ser realizado da mesma forma com um retalho com base no limbo conforme descrito na seção Combinação de Trabeculectomia, Extração Extracapsular de Catarata e Lente Intraocular de Câmara Posterior anteriormente neste capítulo.

1. Anestesia: injeção retrobulbar ou peribulbar mais bloqueio palpebral. Pode-se usar anestesia geral se houver preferência e em pacientes mais jovens ou não colaborativos, em pacientes com deficiências mentais ou auditivas, naqueles com obstáculos de linguagem ou em pacientes com ruptura de globo ocular.
2. Aplicar massagem ocular por aproximadamente 10 minutos para descomprimir o olho e a órbita, minimizando a pressão positiva do vítreo.
3. Preparar e colocar campos cirúrgicos.
   a. Usar iodopovidona a 5% em um aplicador com ponta de algodão para limpar delicadamente os cílios e margens palpebrais.
   b. Colocar uma ou duas gotas de iodopovidona no fórnice conjuntival.
4. Colocar o blefarostato.
5. Garantir uma dilatação pupilar adequada (preferir um diâmetro pupilar de 7 mm ou mais).
6. Opcional, mas geralmente desnecessário para cirurgia combinada com base no fórnice: colocar sutura de tração corneana de seda 6-0 ou Vicryl 6-0 trançado através da periferia da córnea.
7. Preparar uma peritomia conjuntival com base no fórnice ao nível do limbo medindo ~ 4-5 mm (tesoura Westcott, pinça lisa de tecidos). (Ver a seção de Combinação de trabeculectomia, extração extracapsular de catarata e lente intraocular de câmara posterior descrita anteriormente neste capítulo para detalhes sobre o manejo da conjuntiva ao criar um retalho conjuntival com base no fórnice.)
8. Remover a cápsula de Tenon residual da episclera (pinça 0,12 mm, tesoura Westcott).
9. Realizar hemostasia meticulosa (microdiatermia monopolar).
10. Usar compasso para medir a largura do retalho escleral. (O retalho pode ser retangular ou triangular com uma base de ~ 3 mm e extensão posterior de 2 a 3 mm.)
11. Opcional: delimitar as margens do retalho escleral com microdiatermia monopolar.

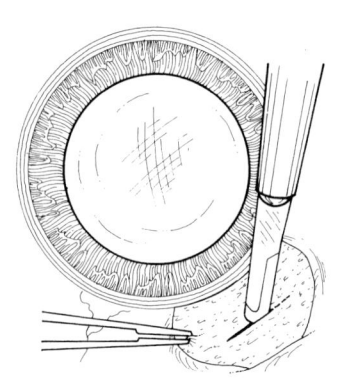

Figura 30.27

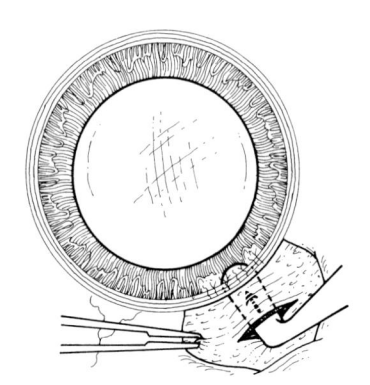

Figura 30.28

12. Fazer um sulco escleral de espessura parcial (aproximadamente metade a dois terços) usando escarificador ou lâmina Beaver #57. Ao fazer o retalho escleral, deve-se tomar cuidado para não entrar na câmara anterior antes da aplicação do agente antifibrótico (**Figs. 30.27 e 30.28**).

Nota: Quando é usado um agente antifibrótico, ele deve ser aplicado no olho antes da penetração na câmara anterior para evitar os efeitos tóxicos dos agentes antifibróticos dentro do olho.

13. Opcional, mas altamente recomendado: geralmente é usado um agente antifibrótico em procedimentos combinados de trabeculectomia e extração de catarata para melhorar as taxas de sucesso da trabeculectomia. Usar um agente antifibrótico como MMC 0,2-0,5 mg/

mL (preferivelmente 0,4 mg/mL) ou 5-fluorouracil 50 mg/mL.
  a. Embeber a extremidade cortada de uma esponja de celulose na solução.
  b. Colocar a esponja sobre o retalho escleral com o retalho conjuntival cobrindo a esponja.

Nota: Não permitir que as bordas do retalho conjuntival entrem em contato com o agente antifibrótico.

  c. O tempo de exposição pode ser ajustado conforme o efeito desejado e pode variar até 3 minutos para a MMC e até 5 minutos para o 5-fluorouracil.
  d. Remover a esponja e irrigar copiosamente a área com BSS para remover qualquer agente antifibrótico residual.

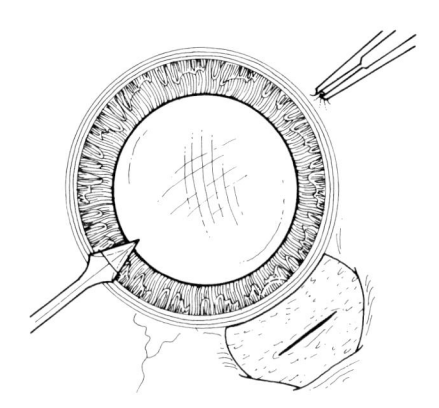

Figura 30.29

14. Realizar uma paracentese através da córnea clara periférica adjacente ao limbo (ver o Capítulo 7) **(Fig. 30.29)**.
    a. Colocar na posição de 10 ou 2 horas do lado da mão não dominante.
    b. Usar um bisturi microcirúrgico (p. ex., Beaver # 75).
15. Injetar substância viscoelástica na câmara anterior.

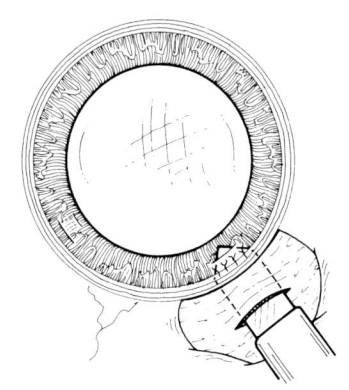

Figura 30.30

16. Entrar na câmara anterior com um cerátomo (2,8-3,2 mm) abaixo do retalho da trabeculectomia no limbo posterior do lado da mão dominante com bisturi microcirúrgico **(Fig. 30.30)**.

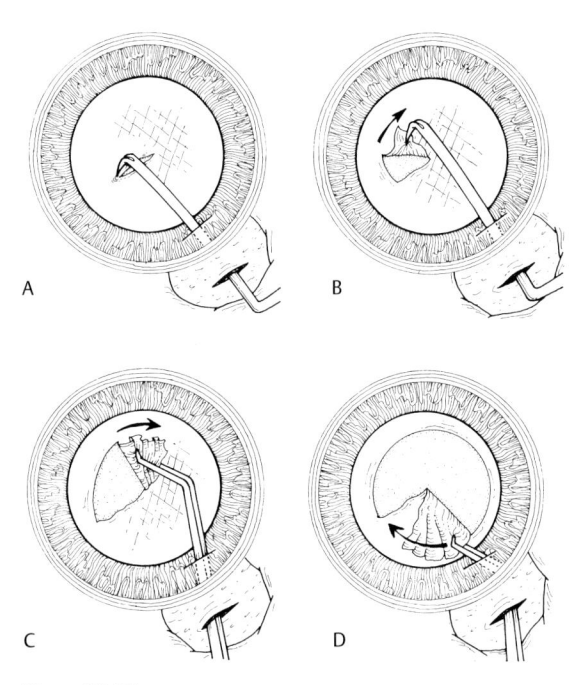

Figura 30.31

17. Incisar a cápsula anterior com cistótomo e realizar uma capsulorrexe curvilínea contínua de 360 graus (medindo ~ 5-6 mm de diâmetro) com pinça Utrata **(Figs. 30.31A--30.31D)**.
18. Remover o retalho da cápsula anterior (pinça McPherson angulada).

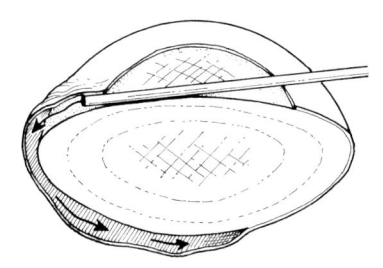

Figura 30.32

19. Fazer hidrodissecção do núcleo do cristalino injetando BSS através de uma cânula de 30 G entre o retalho capsular anterior e o núcleo do cristalino. Girar delicadamente o núcleo usando um gancho Kuglen, espátula de ciclodiálise ou girador de núcleo **(Fig. 30.32)**.
20. Preparar a unidade de faceoemulsificação (ver o Capítulo 8 para detalhes).
21. Realizar a faceoemulsificação (ver o Capítulo 8 para métodos específicos sobre como remover o núcleo) **(Figs. 30.33A-30.33G)**.

22. Remover o material cortical residual com a ponta de 0,3 mm de irrigação/aspiração da unidade de facoemulsificação (ver o Capítulo 8) (**Fig. 30.34**).
23. Injetar substância viscoelástica no saco capsular.
24. Se planejar a inserção de uma LIO dobrável, dobrar a LIO de silicone ou acrílico no dispositivo de inserção de lente (ver o Capítulo 8). Se for inserir uma lente não dobrável, deve-se aumentar o tamanho da incisão paralela e posteriormente ao limbo iniciando na base do retalho escleral.
25. Implantar a LIO de câmara posterior no saco capsular e centralizá-la (gancho Sinskey).
26. Remover a substância viscoelástica com o instrumento de irrigação/aspiração usando sucção mínima ou, alternativamente, remover a substância viscoelástica após a realização da esclerectomia e da iridectomia periférica (passo 28, mais adiante).
27. Irrigar Miochol na câmara anterior para fazer constrição da pupila.
28. Realizar esclerectomia com *punch* Descemet (ver a seção Combinação de trabeculectomia, extração extracapsular de catarata e lente intraocular de câmara posterior descrita anteriormente neste capítulo).
29. Realizar iridectomia de base ampla (pinça de joalheiro, tesoura Vannas ou DeWecker).

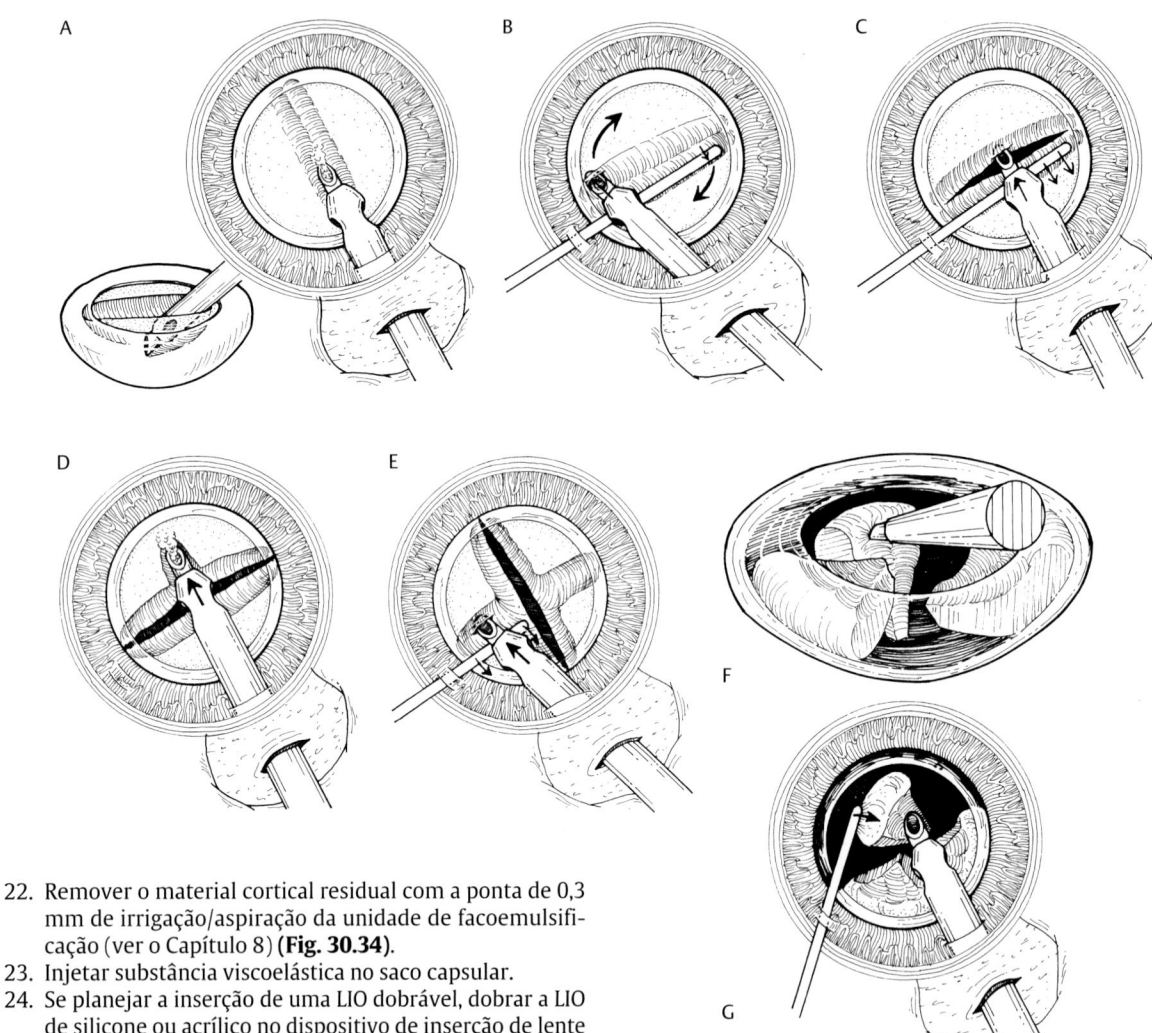

Figura 30.33

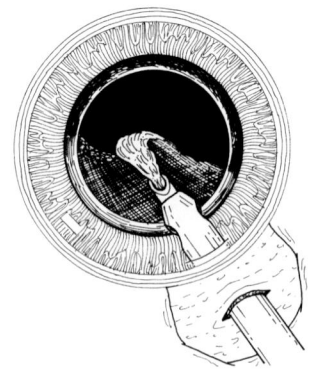

Figura 30.34

30. Se for necessário, cauterizar as bordas da esclerostomia e da iridectomia para evitar sangramento (microdiatermia).
31. Fechar o retalho escleral com 2 pontos simples de náilon 10-0 suturadas frouxamente nos cantos e esconder os nós (acrescentar suturas adicionais e/ou amarrar mais firmemente se houver vazamento ou filtração excessiva).
32. Alternativamente, fechar o retalho escleral com duas suturas de náilon 10-0 liberáveis.
33. Reformar a câmara anterior com BSS através de uma cânula de 30 G inserida na paracentese para verificar fluxo excessivo de aquoso abaixo do retalho da trabeculectomia e para manter a profundidade da câmara anterior.
34. Reposicionar o retalho conjuntival.
35. Fixar o retalho conjuntival (ver a seção Combinação de trabeculectomia, extração extracapsular de catarata e lente intraocular de câmara posterior descrita anteriormente neste capítulo para detalhes).
36. Verificar a patência do local de esclerostomia irrigando BSS através da paracentese colocada previamente. (Ver a seção Combinação de Trabeculectomia, Extração Extracapsular de Catarata e Lente Intraocular de Câmara Posterior descrita anteriormente neste capítulo para detalhes.)
37. Se tiver sido colocada, remover a sutura em rédea da córnea.
38. Fazer injeção subconjuntival de Decadron (4-8 mg) e um antibiótico de escolha a uma distância de 180 graus do local da bolha filtrante no fórnice conjuntival.
39. Aplicar antibiótico tópico e pomada de esteroide.
40. Aplicar curativo compressivo e protetor ocular *Fox shield*.
41. Opcional: a facoemulsificação e a trabeculectomia podem ser realizadas em dois locais diferentes em vez de um local único como descrito há pouco. Quando realizadas em dois locais diferentes, a trabeculectomia é realizada superior e nasalmente no limbo e a facoemulsificação é realizada temporalmente no limbo ou, preferivelmente, através de córnea clara.

Procedimento pós-operatório

Medicações básicas para casos de rotina:

1. Esteroides tópicos (p. ex., acetato de prednisolona a 1%) 4 vezes ao dia ou até a cada 1-2 horas inicialmente durante o dia, dependendo do grau de inflamação. Reduzir gradualmente ao longo de pelo menos 3 meses.

    Opcional (p. ex., em pacientes com uveíte): esteroides orais (p. ex., prednisona 80 mg por 4 dias com redução gradual de 20 mg por dia a cada 4 dias).

2. Colírio antibiótico (p. ex., moxifloxacina a 0,5% [Vigamox], gatifloxacina a 0,3% [Zymar]) 4 vezes ao dia por 3 semanas para profilaxia. Um antibiótico pode ser usado por mais tempo em casos de colocação de sutura liberável.
3. Manter o paciente em atividade mínima (p. ex., não curvar-se, não levantar peso, não realizar esforço, cabeceira elevada 30 graus).
4. Pode-se remover o curativo levemente compressivo e o protetor ocular *Fox shield* no primeiro dia de pós-operatório. Depois disso, usar apenas o protetor ocular. O paciente pode usar óculos durante o dia e protetor ocular *Fox shield* para proteção ao dormir.
5. Usar supressores do aquoso ou inibidores da anidrase carbônica apenas se forem essenciais para a saúde do outro olho, porque a diminuição da produção do aquoso pode comprometer a bolha.
6. Evitar esfregar o olho.
7. Aplicar pressão digital cuidadosamente conforme a necessidade se a câmara anterior estiver muito profunda, se a PIO estiver alta demais, se a bolha não estiver levantada e se a ferida estiver fechada.
8. Pode-se desfazer com *laser* ou puxar a sutura de náilon 10-0 liberável do retalho escleral se a pressão ficar alta demais.
9. Pode-se usar 5-fluorouracil no pós-operatório como injeções subconjuntivais (concentração de 50 mg/mL, dose de 0,1 mL) a uma distância de 180 graus da bolha, conforme a necessidade.
10. O agulhamento da bolha pode estar indicado para fibrose tardia sobre e do retalho escleral.

Complicações

1. Ruptura de cápsula posterior
2. Perda de vítreo (ver o Capítulo 12)
3. Hifema
4. Câmara anterior rasa no pós-operatório
5. Vazamento na ferida
6. Falha da filtração (p. ex., bloqueio da esclerostomia, fibrose, cisto de Tenon)
7. Hipotonia
8. Edema macular cistoide
9. Descolamento de retina
10. Infecção da bolha
11. Ceratopatia bolhosa pseudofácica
12. Hemorragia supracoroidal ou efusão coroidal

■ Procedimentos de implantes de drenagem para glaucoma

Indicações

- Glaucoma que não é controlado pela máxima terapia clínica tolerada, trabeculoplastia com *laser* e trabeculectomia com agentes antifibróticos.
- Dano glaucomatoso avançado com potencial visual ruim.
- Glaucoma neovascular ou uveítico que não melhorou com terapia clínica convencional e cirurgia de filtração ou quando a cirurgia de filtração tem prognóstico ruim.

Procedimento pré-operatório

Ver o Capítulo 3.

1. A PIO pré-operatória deve ser < 30 mmHg. Se a PIO estiver muito elevada, pode-se usar inibidores da anidrase carbônica ou agentes osmóticos intravenosos ou orais.
2. O olho deve ter o mínimo possível de inflamação antes da cirurgia para melhorar o prognóstico para uma cirurgia bem-sucedida.

Instrumentação

- Blefarostato (p. ex., Lieberman)
- Fios de sutura (seda 4-0, Vicryl 7-0, náilon 8-0, 9-0 e 10-0)
- Porta-agulhas Kalt
- Pinça Elschnig
- Seringa de 3 mL com cânula de irrigação 30 G
- Pinça lisa (Chandler ou Bracken)
- Cautério (microdiatermia polar)
- Tesoura Westcott
- Espátula de íris
- Compasso Castroviejo
- Bisturi (p. ex., lâmina Bard-Parker # 15 ou lâmina Beaver # 69)
- Esponjas de celulose
- Pinça fina para tecidos (p. ex., pinça Pierse, Castroviejo 0,12 mm)
- Bisturi microcirúrgico (p. ex., Beaver # 75 M, Superblade)
- Agulha 23 G
- Escarificador (p. ex., Grieshaber # 681.01, Beaver # 57)
- Bisturi microcirúrgico Wheeler ou de 15 graus
- Pinça de sutura
- Porta-agulhas
- Implante de drenagem (p. ex., implantes Ahmed, Baerveldt, Molteno)
- Esclera, dura, pericárdio, etc. de doador

Procedimento operatório

1. Anestesia: injeção retrobulbar ou peribulbar mais bloqueio palpebral. Pode-se usar anestesia geral se houver preferência e em pacientes mais jovens ou não colaborativos, pacientes com deficiência mental ou neurológica, naqueles com obstáculos de linguagem ou naqueles com ruptura de globo ocular.
2. Preparar e colocar campos cirúrgicos.
    a. Usar iodopovidona a 5% em um aplicador com ponta de algodão para limpar delicadamente os cílios e margens palpebrais.
    b. Colocar uma ou duas gotas de iodopovidona no fórnice conjuntival.
3. Selecionar a posição para a colocação do dispositivo de drenagem, geralmente no quadrante superotemporal na área entre os músculos retos.
4. Preparar um retalho conjuntival com base no fórnice na região selecionada no limbo (pinça lisa Bracken ou Chandler, tesoura Westcott) (ver Combinação de trabeculectomia, extração extracapsular de catarata e lente intraocular de câmara posterior descrita anteriormente neste capítulo) **(Figs. 30.35, 30.36 e 30.37)**.
5. A episclera é exposta sob a cápsula de Tenon com cauterização meticulosa de vasos sangrantes.
6. Os músculos retos superior e lateral são expostos com gancho de músculo e segurados com suturas em rédea de seda 4-0.
7. O reservatório ou prato de silicone para coleta de aquoso é colocado sob a conjuntiva e entre os músculos retos e suturado na esclera usando náilon 8-0 ou 9-0, com sua margem anterior distando 8-10 mm posterior ao limbo.

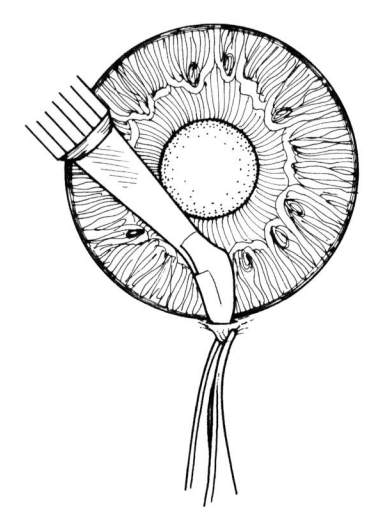

Figura 30.35

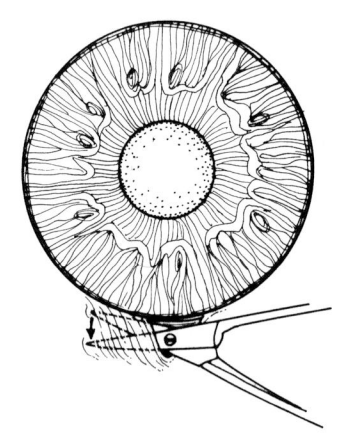

Figura 30.36

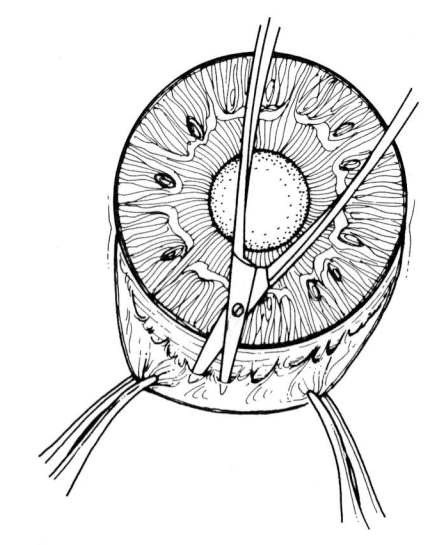

Figura 30.37

8. Opcional: dissecção de retalho de metade da espessura escleral até o limbo. Uma alternativa é o uso de um enxerto doador de esclera, dura, pericárdio ou fáscia para cobrir o tubo, suturado na esclera com fio de náilon 10-0.
9. O tubo de silicone longo é aparado com bisel para cima para permitir sua inserção 2-3 mm dentro da câmara anterior.
10. É realizada uma paracentese na posição de 9 horas na córnea periférica adjacente ao limbo com bisturi Wheeler ou Beaver # 75 M Superblade.
11. A câmara anterior é penetrada superiormente para a introdução do tubo usando-se lâmina afiada ou agulha 23 G. Deve-se tomar especial cuidado para fazer a entrada paralela ao plano da íris para evitar a curvatura e o direcionamento errado do tubo dentro da câmara anterior. Além disso, a ferida do local de entrada deve estar bem fechada ao redor do tubo para evitar vazamentos.
12. O tubo é fixado à esclera com uma ou duas suturas após a confirmação de posicionamento adequado de sua extensão intracameral.
13. Opcional: o tubo de silicone pode ser amarrado com Vicryl 7-0 para evitar hipotonia pós-operatória nos dispositivos sem válvula (p. ex., *shunts* Molteno e Baerveldt). Se a válvula de Ahmed for utilizada, ela deve ser preparada irrigando-se a extremidade do tubo com cânula 30 G e BSS para abrir os folhetos da válvula e evitar que os folhetos fiquem grudados. Isso deve ser feito ou a válvula irá ocluir e não funcionará adequadamente após a cirurgia.

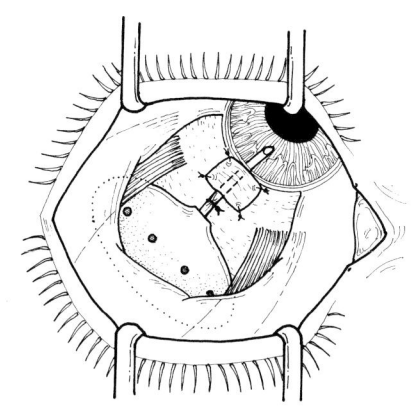

Figura 30.38

14. Opcional: a esclera/pericárdio do doador pode ser suturada sobre o tubo e o local de inserção do tubo com fio de náilon 10-0 ou Vicryl 8-0 para evitar a erosão através da conjuntiva no limbo (**Fig. 30.38**).
15. O tecido de Tenon e a conjuntiva são reposicionados e suturados no limbo com Vicryl 7-0.
16. A câmara anterior é aprofundada pela irrigação de BSS através de cânula 30 G inserida no local de paracentese. A câmara anterior deve continuar profunda e bem formada. O local de paracentese geralmente não precisa ser suturado.
17. Fazer injeção subconjuntival de Decadron (4-8 mg) a uma distância de 180 graus do local do dispositivo no fórnice conjuntival.
18. Aplicar antibiótico tópico, pomada de esteroide e colírio de atropina a 1%.
19. Aplicar curativo levemente compressivo e protetor ocular *Fox shield*.

Procedimento pós-operatório

1. Atropina a 1% duas vezes ao dia até que o olho esteja sem inflamação para evitar sinéquias posteriores e ajudar a manter a profundidade da câmara.
2. Fluoroquinolona tópica (p. ex., moxifloxacina a 0,5% [Vigamox], gatifloxacina a 0,3% [Zymar]) 4 vezes ao dia por 2 semanas.
3. Esteroides tópicos (p. ex., acetato de prednisolona a 1%) inicialmente aplicados a cada troca de curativo até que a câmara anterior esteja bem formada e o paciente estável. Depois disso, usar de 4 vezes ao dia a até 1 vez por hora, dependendo do grau de inflamação.
4. Opcional: esteroides orais (p. ex., prednisona 80 mg por 4 dias com redução gradual de 20 mg ao dia a cada 4 dias).
5. Manter o paciente em atividade leve (p. ex., repouso no leito com possibilidade de ir ao banheiro, cabeceira elevada em 30 graus e sem leitura).
6. Usar curativo leve e protetor ocular *Fox shield* no primeiro dia de pós-operatório e, depois disso, apenas o protetor ocular. O paciente pode usar óculos durante o dia e protetor ocular para dormir à noite (ver o Capítulo 6).
7. Evitar supressores do aquoso. Reiniciar os inibidores da anidrase carbônica apenas se for essencial para a saúde do outro olho, já que uma produção diminuída de aquoso pode comprometer o dispositivo e causar complicações.

Complicações

1. Câmara anterior rasa no pós-operatório
   a. Etiologia.
      i. Filtração excessiva/efusão coroidal
      ii. Vazamento na ferida
      iii. Síndrome de desvio do aquoso (glaucoma maligno)
      iv. Diminuição da formação de aquoso secundária à inflamação
      v. Bloqueio pupilar com iridectomia periférica imperfurada ou bloqueada
2. Hifema
3. Falha na filtração
4. Hipotonia
5. Infecção
6. Formação de catarata
7. Dano ao endotélio corneano
8. Contato ou bloqueio do tubo por endotélio corneano, íris, cristalino ou vítreo
9. Erosão do tubo através da conjuntiva
10. Descolamento de retina
11. Hemorragia vítrea
12. *Pthisis bulbi*

31
Iridectomia periférica

Indicações

- Alívio do bloqueio pupilar em olhos com glaucoma de fechamento angular.
- Profilaxia em olhos com anatomia que predisponha ao fechamento angular.
- Casos selecionados de glaucoma de ângulo fechado crônico ou secundário em que pelo menos 25% do ângulo não esteja permanentemente fechado.
- Bloqueio pupilar afácico ou pseudofácico.
- Indicações específicas para iridectomia cirúrgica em vez de por *laser*:
  - Paciente incapaz de colaborar com o tratamento por *laser*.
  - Visualização ruim do segmento anterior (p. ex., secundário a edema corneano).
  - Câmara anterior rasa.

Procedimento pré-operatório

1. Ver o Capítulo 3.
2. Pilocarpina a 2% a cada 6 horas na véspera da cirurgia e a cada 15 minutos iniciando 1 hora antes da cirurgia para fazer constrição da pupila.

Instrumentação

- Blefarostato (p. ex., Lieberman)
- Fios de sutura (seda 4-0, seda 9-0, Vicryl 7-0 e 9-0 ou náilon 10-0)
- Bisturi microcirúrgico Wheeler ou similar
- Pinça com dentes finos para tecido (p. ex., Castroviejo 0,12 mm)
- Pinça de ponta lisa (p. ex., pinça de joalheiro)
- Tesoura Vannas ou DeWecker
- Escarificador (p. ex., Beaver #64, Grieshaber #681.01)
- Bisturi microcirúrgico (p. ex., Beaver #75 M, Superblade)
- Cerátomo
- Tesoura Westcott
- Cautério (p. ex., descartável, microdiatermia unipolar do tipo *underwater*)
- Gancho de músculo
- Espátula de íris
- Solução de acetilcolina (p. ex., Miochol)

Procedimento operatório

1. Anestesia: retrobulbar ou peribulbar mais bloqueio palpebral. Pode-se usar anestesia geral em pacientes mais jovens, com deficiência mental ou auditiva ou em pacientes não colaborativos.
2. Preparar e colocar campos cirúrgicos no olho.
3. Colocar blefarostato.
4. Opcional: colocar sutura em rédea de seda 4-0 no músculo reto superior (ver o Capítulo 9).
5. Realizar paracentese da câmara anterior através de córnea clara na posição de 10 ou 2 horas com bisturi Wheeler (ver o Capítulo 7).

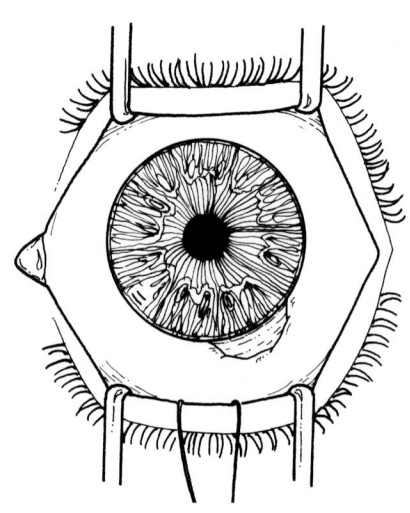

Figura 31.1

6. Fazer uma peritomia com base no limbo ou no fórnice no quadrante superotemporal ou superonasal de 2-3 horas oposta ao local da paracentese (tesoura Westcott). Não traumatizar a conjuntiva, a qual pode ser necessária mais tarde para cirurgia de filtração (**Fig. 31.1**).
7. Assegurar a hemostasia com cautério.
8. Fazer um sulco de 2-3 mm com o escarificador com profundidade de aproximadamente dois terços na porção médio-anterior do limbo.
   a. Colocar na posição de ~10 ou 2 horas do relógio.
   b. O sulco deve ser perpendicular ao olho.
9. Opcional: pré-colocar sutura interrompida de seda 9-0, Vicryl 7-0 ou náilon 10-0 através do sulco e alçá-la para fora da incisão.

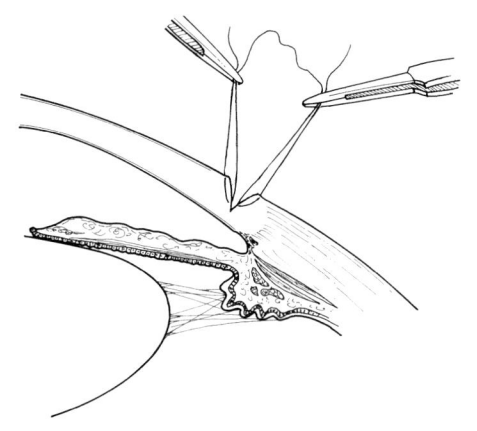

Figura 31.2

10. Pedir para um assistente abrir a incisão usando as alças de sutura pré-colocadas para tração sobre as margens da ferida (**Fig. 31.2**).
11. Entrar na câmara anterior com bisturi microcirúrgico na base do sulco.
    a. Raspar cuidadosamente na base do sulco para obter uma entrada controlada na câmara anterior.
    b. Realizar a incisão perpendicularmente à íris (não inclinar a incisão para facilitar o prolapso da íris).
    c. O aspecto interno da ferida deve ter ~ 2 mm de comprimento.
12. Fazer tração sobre as margens da ferida usando a sutura pré-colocada deve causar prolapso da íris. Se isso não ocorrer, aplicar uma pressão delicada no lábio posterior da ferida com uma espátula de íris.
13. Se não houver prolapso da íris com essas manobras, usar cuidadosamente uma pinça de ponta lisa para agarrar a íris na incisão sem tocar o cristalino ou zônulas.

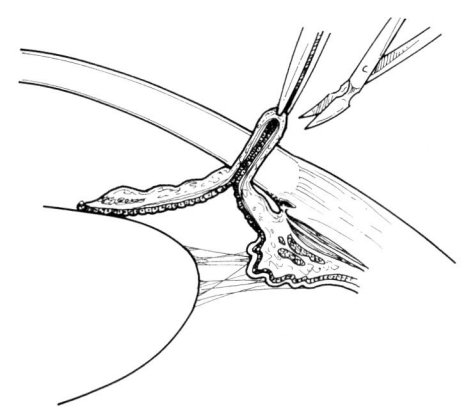

Figura 31.3

14. Após o prolapso da íris, segurá-la com pinça 0,12 mm e realizar uma iridectomia basal com tesoura Vannas ou DeWecker (**Fig. 31.3**).
    a. Confirmar que a iridectomia seja da espessura total inspecionando o epitélio pigmentar da íris no espécime ressecado e por observação direta da iridectomia.

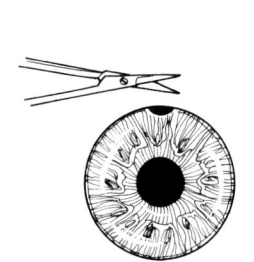

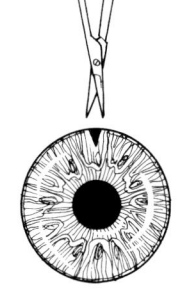

Figura 31.4

    b. O formato da iridectomia é determinado pela direção de corte (**Fig. 31.4**).
        i. Segurar a tesoura paralela ao limbo resulta em iridectomia basal ampla.
        ii. Segurar a tesoura perpendicular ao limbo resulta em iridectomia estreita apontando em direção à pupila.
15. Reposicionar a íris. As manobras a seguir podem ser usadas:
a. Irrigar a incisão com BSS.

b. Com um gancho de músculo, alisar a córnea delicadamente de maneira radial, iniciando na margem da incisão e progredindo para o centro.
c. Irrigar Miochol na câmara anterior através da paracentese previamente colocada. (Não irrigar através da iridectomia, pois isso pode causar dano ao cristalino ou fazer novo prolapso da íris.)
16. Verificar se a pupila está redonda e se não há encarceramento da íris na incisão.
17. Fechar a incisão com a sutura colocada previamente, se estiver presente, e acrescentar suturas se for necessário.
18. Se necessário, reformar a câmara anterior através do local de paracentese com BSS.
19. Se necessário, fechar a conjuntiva sobre a ferida límbica (Vicryl 7-0 ou 9-0 ou cauterizar a conjuntiva fechada).
20. Aplicar antibiótico tópico e pomada de esteroide.
21. Opcional: aplicar cicloplégico (p. ex., ciclopentolato a 1%).
22. Aplicar curativo e colocar protetor ocular *Fox shield*.

Procedimento pós-operatório

1. Cicloplegia (p. ex., ciclopentolato a 1%) 2 vezes ao dia se o olho estiver inflamado e propenso à formação de sinéquias posteriores.
2. Colírio esteroide (p. ex., acetato de prednisolona a 1%) 4 vezes ao dia com redução gradual conforme o grau de inflamação.
3. Antibióticos tópicos (p. ex., moxifloxacina a 0,5% [Vigamox], gatifloxacina a 0,3% [Zymar]) 4 vezes ao dia.
4. Monitorar a pressão intraocular e tratar o glaucoma conforme a necessidade.

Complicações

1. Iridectomia incompleta
2. Hifema
3. Dano ao cristalino
4. Glaucoma maligno

32
Procedimentos ciclodestrutivos

■ Ciclocrioterapia

Indicações

- Tratamento de glaucoma que não respondeu a múltiplos procedimentos (p. ex., filtração, ciclodiálise ou procedimentos de tubo/*shunt*), especialmente em olhos afácicos ou pseudofácicos.
- Controle de pressão intraocular (PIO) elevada em olhos com potencial ruim para uma boa acuidade central.
- Como alternativa possível à enucleação ou evisceração de um olho cego e doloroso em função de glaucoma secundário.

Procedimento pré-operatório

Ver o Capítulo 3.

1. Esteroides tópicos (p. ex., acetato de prednisolona a 1%) conforme indicado para diminuir a inflamação.
2. Cicloplegia (p. ex., atropina a 1% 2 vezes ao dia) em olhos dolorosos.
3. As medicações para glaucoma são continuadas até o momento do procedimento para diminuir a elevação pós-operatória na PIO.
4. Administrar um anti-inflamatório não esteroide (AINE) tópico (p. ex., flurbiprofeno a 0,03% [Ocufen]) para inibir a liberação pós-operatória de prostaglandinas.

Instrumentação

- Blefarostato (p. ex., Lieberman)
- Compasso Castroviejo
- Unidade de criocirurgia com criossonda de glaucoma (ponta com diâmetro de 2,5 mm)

Procedimento operatório

1. Anestesia:
   a. Peribulbar ou retrobulbar com bloqueio palpebral, se necessário.
   b. Anestesia geral em pacientes não colaborativos.
2. Opcional: em um olho cego doloroso, pode-se injetar álcool retrobulbar para anestesia de longa duração (ver o Capítulo 4).
3. Preparar e colocar campos cirúrgicos.
4. Colocar o blefarostato.
5. Testar a unidade de criocirurgia. (A temperatura ideal para o tratamento é de ~ –80 graus centígrados.)
6. Planejar o número e posição das aplicações.
   a. Medindo com o compasso, colocar a borda anterior da criossonda a 1,0 a 1,5 mm da margem anterior do limbo (p. ex., centrado diretamente sobre a *pars plicata*).
   b. Separar os pontos de aplicação (*spots*) em distâncias de 1 hora do relógio.
   c. Ajustar o número de aplicações ao efeito desejado de redução da pressão. Um tratamento típico cobre 6 a 9 horas do relógio (180-270 graus). Esse número raramente deve ser excedido, pois o risco de complicações aumenta com mais aplicações.

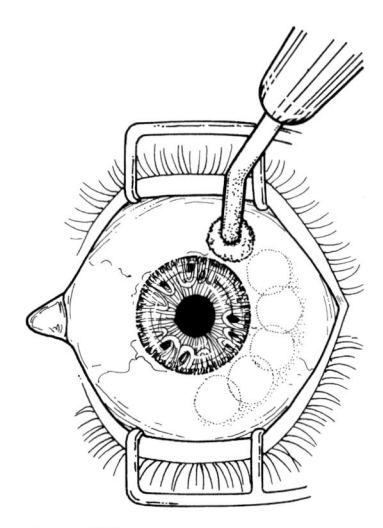

Figura 32.1

7. Aplicar a criossonda e realizar o tratamento (**Fig. 32.1**).
   a. Pressionar a criossonda firmemente sobre a posição desejada, fazendo um entalhe na esclera.
   b. Ativar a unidade de criocirurgia.
   c. Observar o desenvolvimento de uma bola de gelo e diminuir a temperatura da criossonda para pelo menos –60 graus centígrados (–80°C é o ideal).
   d. Manter a aplicação do congelamento por 60 segundos.
   e. A bola de gelo deve ser estender até o limbo, mas não longe demais sobre a córnea clara.
8. Parar o congelamento e irrigar a ponta da sonda no final de cada aplicação para facilitar a sua remoção do globo.
9. Aplicar antibiótico tópico e pomada de esteroide.
10. Colocar curativo.

Procedimento pós-operatório

1. Controlar a inflamação.
   a. Esteroides tópicos (p. ex., acetato de prednisolona a 1%) a cada 1 a 2 horas com redução gradual conforme a inflamação.
   b. Esteroides orais se a inflamação for severa.
   c. AINEs para inibir a liberação de prostaglandinas.
2. Controlar a dor e o desconforto.
   a. Cicloplegia (p. ex., atropina a 1% 2 vezes ao dia).
   b. AINE.
   c. Narcóticos conforme a necessidade.
   d. Antieméticos conforme a necessidade.
3. Controlar a PIO.
   a. Continuar as medicações para glaucoma após a cirurgia, pois o efeito hipotensor da ciclocrioterapia pode demorar vários dias para começar.
   b. Medir a PIO 4-6 horas após a cirurgia e diariamente depois disso até a estabilização.
   c. Se a PIO aumentar, as seguintes medidas podem ser acrescentadas ao regime medicamentoso:
      i. Osmóticos (p. ex., manitol a 20% por via intravenosa ou oral).

Nota: Alguns cirurgiões administram rotineiramente o manitol após a cirurgia para evitar picos de pressão.

      ii. Inibidores da anidrase carbônica (p. ex., cloridrato de dorzolamida a 2% [Trusopt]) 3 vezes ao dia ou Diamox de liberação prolongada 500 mg por via oral 2 vezes ao dia.
      iii. β-bloqueadores (p. ex., maleato de timolol a 0,5% 2 vezes ao dia).
      iv. α-agonistas (p. ex., tartarato de brimonidina a 0,10% [Alphagan P]) 2 ou 3 vezes ao dia.
   d. Repetir a ciclocrioterapia se a PIO não estiver controlada de forma satisfatória com a medicação.
      i. Esperar pelo menos 1 mês antes de repetir o tratamento para permitir tempo para o efeito máximo do tratamento inicial se manifestar.
      ii. Ao repetir a ciclocrioterapia, pode-se tratar novamente os locais iniciais primeiramente em uma tentativa de evitar um tratamento excessivo, hipotonia e consequente *pthisis*. *Spots* adicionais podem ser cuidadosamente acrescentados se for necessário para controle adequado da pressão. Porém, o tratamento total de mais de 300 graus raramente, ou nunca, está indicado.

Complicações

1. Dor ocular severa
2. Inflamação
3. Aumento transitório na PIO
4. Edema macular
5. Hemorragia ou efusão supracoroidal
6. Hifema (especialmente em olhos com glaucoma neovascular)
7. Sangramento vítreo
8. Hipotonia e *pthisis bulbi*
9. Catarata
10. *Dellen* e cicatrizes límbicas
11. Estafiloma
12. Necrose de segmento anterior

■ Ciclofotocoagulação com *laser*

Indicações

- Tratamento de glaucoma que não respondeu a múltiplos procedimentos (p. ex., filtração, ciclodiálise ou procedimentos de tubo/*shunt*), especialmente em olhos afácicos ou pseudofácicos.
- Controle da PIO elevada em olhos com potencial ruim para uma boa acuidade visual central.
- Como alternativa possível à enucleação e evisceração de um olho cego e doloroso devido a glaucoma secundário.

Procedimento pré-operatório

Ver o Capítulo 3.

1. Esteroides tópicos (p. ex., acetato de prednisolona a 1%) conforme indicado para diminuir a inflamação.
2. Cicloplegia (p. ex., atropina a 1% 2 vezes ao dia) em olhos dolorosos. As medicações para glaucoma (p. ex., β-bloqueadores, α-agonistas ou inibidores da anidrase carbônica) são continuadas até o momento do procedimento para diminuir a elevação pós-operatória da PIO.
3. Administrar aspirina ou AINE para inibir a liberação pós-operatória de prostaglandinas.

Instrumentação

- Lentes de contato protetoras e *laser* Nd:YAG com um sistema de liberação com lâmpada de fenda no modo térmico contínuo para ciclofotocoagulação a *laser* sem contato.
- Blefarostato (p. ex., Lieberman).
- *Laser* de diodo semicondutor com uma sonda de contato (p. ex., G-Probe) para ciclofotocoagulação a *laser* de contato.
- Compasso Castroviejo

Procedimento operatório

1. Anestesia:
   a. Peribulbar ou retrobulbar com bloqueio palpebral, se necessário.
   b. Anestesia geral em pacientes não colaborativos.

2. Opcional: em um olho cego e doloroso, pode-se injetar álcool retrobulbar para anestesia de longa duração (ver o Capítulo 4).
3. Preparar e colocar campos cirúrgicos.
4. Colocar o blefarostato.
5. Testar a unidade de *laser*.
6. Planejar o número e a posição das aplicações.
    a. Medindo com o compasso, lente de contato protetora ou G-Probe 1,0 a 1,5 mm posterior ao limbo.
    b. Ajustar o número de aplicações conforme o efeito desejado de redução na pressão. Um tratamento típico cobre 6 a 9 horas do relógio (180-270 graus). Aproximadamente 5-8 aplicações podem ser feitas por quadrante.
7. Para ciclofotocoagulação a *laser* sem contato, aplicar a lente de contato protetora com metilcelulose no olho.

    Parâmetros do *laser*:

    a. *Offset* máximo de nove no Lasag Microrupter II.
    b. Potência: 8,0 Joules.
    c. Duração: 20 ms.
    d. Aplicações: 32 *spots* poupando as posições de 3 e 9 horas para evitar as artérias ciliares posteriores longas.
8. Ciclofotocoagulação a *laser* com contato.
    a. Parâmetros do *laser*.
        i. Duração: 2-4 segundos.
        ii. Potência: 1,2-3 W.
        iii. Aplicações: cinco a oito *spots* por quadrante; ocasionalmente, pode ser ouvido um estalido em cada aplicação.
9. Fazer injeção subconjuntival de esteroide e aplicar topicamente cicloplégico, antibiótico e pomada de esteroide.
10. Colocar curativo sobre o olho.

Procedimento pós-operatório

1. Controlar a inflamação.
    a. Esteroides tópicos (p. ex., acetato de prednisolona a 1%) a cada 1-2 horas com redução gradual conforme a inflamação.
    b. Aspirina ou AINE para inibir a liberação de prostaglandinas.
2. Controlar a dor e o desconforto.
    a. Cicloplegia (p. ex., atropina a 1% 2 vezes ao dia).
    b. Aspirina ou AINE.
3. Controlar a PIO.
    a. Continuar as medicações para glaucoma no pós-operatório, pois o efeito hipotensor da ciclofotocoagulação a *laser* pode demorar vários dias para iniciar.
    b. Medir a PIO 2-6 horas após a cirurgia e 1 vez por semana a partir de então até que esteja estável.
    c. Se a PIO aumentar, as seguintes medicações podem ser acrescentadas ao regime terapêutico.
        i. β-bloqueadores (p. ex., maleato de timolol a 0,5% 2 vezes ao dia).
        ii. α-agonistas (p. ex., tartarato de brimonidina a 0,10% [Alphagan P]) 2 ou 3 vezes ao dia.
        iii. Inibidores da anidrase carbônica (p. ex., cloridrato de dorzolamida a 2% [Trusopt]) 3 vezes ao dia ou Diamox 250 mg por via oral 3 a 4 vezes ao dia.
    d. Repetir a ciclofotocoagulação a *laser* se a PIO não estiver controlada de forma satisfatória com medicações.
        i. Esperar pelo menos 1 mês antes de repetir o tratamento para permitir tempo para o efeito completo do tratamento inicial se manifestar.
        ii. Ao repetir a ciclofotocoagulação a *laser*, pode-se tratar novamente os locais iniciais em primeiro lugar em uma tentativa de evitar o tratamento excessivo, hipotonia e consequente *phthisis*. *Spots* adicionais podem ser cuidadosamente acrescentados se houver necessidade para um adequado controle da pressão.

Complicações

1. Dor ocular severa, mas menos frequente do que na ciclocrioterapia
2. Inflamação
3. Elevação transitória na PIO
4. Edema macular
5. Hemorragia ou efusão supracoroidal
6. Hifema (especialmente em olhos com glaucoma neovascular)
7. Sangramento vítreo
8. Hipotonia e *phthisis bulbi*
9. Catarata
10. Fibrose conjuntival
11. Perda de visão

■ Ciclodiálise

Indicações

- Realizada com pouca frequência, mas pode ajudar casos selecionados de olhos afácicos que não responderam à cirurgia de filtração e outros procedimentos para glaucoma.
- Na ciclodiálise o objetivo é desinserir uma porção do músculo ciliar do esporão escleral e criar uma fenda no ângulo para fornecer comunicação direta entre a câmara anterior e o espaço supracoroidal.

Procedimento pré-operatório

Ver o Capítulo 3.

1. Aplicar esteroides tópicos (p. ex., acetato de prednisolona a 1%) conforme a inflamação. Um olho inflamado tem poucas chances de sucesso.
2. Descontinuar cicloplégicos fortes 1 semana antes da cirurgia.

Instrumentação

- Blefarostato (p. ex., Lieberman)
- Fios de sutura (seda 4-0, Vicryl 7-0, 8-0)
- Porta-agulhas
- Pinça de tecido com dentes finos (p. ex., Castroviejo 0,12 mm)
- Tesoura Westcott
- Bisturi microcirúrgico Wheeler ou similar

- Cautério
- Compasso Castroviejo
- Escarificador (p. ex., Grieshaber #681.01 ou Beaver #57)
- Espátula de ciclodiálise
- Seringa com cânula ou agulha 30 G

Procedimento operatório

1. Anestesia:
   a. Peribulbar ou retrobulbar com bloqueio palpebral se for necessário.
   b. Anestesia geral em pacientes não colaborativos.
2. Preparar e colocar campos cirúrgicos.
3. Colocar blefarostato.
4. Opcional: colocar suturas em rédea de seda 4-0 através das inserções dos músculos retos superior e inferior.
5. Selecionar o local para a ciclodiálise.
   a. Selecionar uma posição superior, se possível, para permitir a drenagem do sangue para longe da fenda no pós-operatório.
   b. Evitar a área de uma iridectomia prévia.
   c. Selecionar o local entre os músculos retos para evitar os vasos ciliares nas posições de 3, 6, 9 e 12 horas do relógio.
   d. Em casos de reoperação, realizar a ciclodiálise em área de fenda prévia para evitar o comprometimento do ângulo remanescente.
6. Realizar uma peritomia conjuntival com base no fórnice no local previsto para a ciclodiálise (tesoura Westcott, pinça 0,12 mm).
7. Assegurar a hemostasia com cautério.
8. Realizar paracentese da câmara anterior longe do local da ciclodiálise com bisturi microcirúrgico Wheeler ou similar (ver o Capítulo 7).
9. Verificar a patência da paracentese com cânula 30 G em seringa.
10. Medir 4-5 mm posteriormente ao limbo e marcar o local de ciclodiálise com compasso ou cautério.
11. Cauterizar a esclera sobre o local planejado para a esclerostomia para minimizar o sangramento.
12. Incisar cuidadosamente a esclera para baixo até o espaço supracoroidal com escarificador **(Fig. 32.2)**.
    a. Fazer uma incisão radial centralizada 4,5 mm posterior ao limbo, com comprimento de ~ 3 mm.
    b. Antes de alcançar o espaço supracoroidal, pode-se colocar sutura de tração de Vicryl 7-0 através de espessura parcial (metade a dois terços) da esclera. Isso é usado para abrir os lábios da esclerostomia para facilitar uma entrada controlada.
    c. Interromper assim que alcançar o tecido uveal.

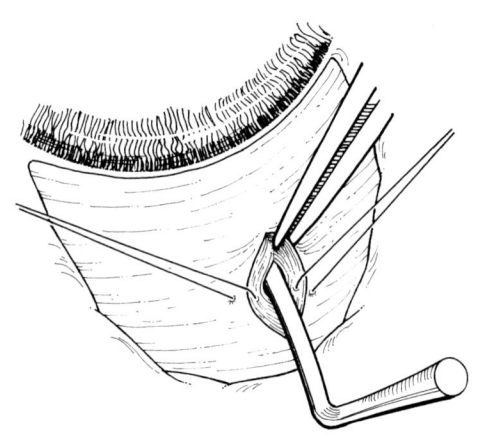

Figura 32.3

13. Penetrar na esclerostomia com espátula de ciclodiálise **(Fig. 32.3)**.
    a. Pedir para um assistente abrir a ferida com as suturas de tração.
    b. Colocar cuidadosamente a espátula de ciclodiálise na esclerostomia e avançar radialmente em direção ao limbo no espaço supraciliar.
       i. Aplicar tração contrária sobre a esclera com pinça 0,12 mm, segurando o aspecto anterior da ferida e puxando para cima e posteriormente.

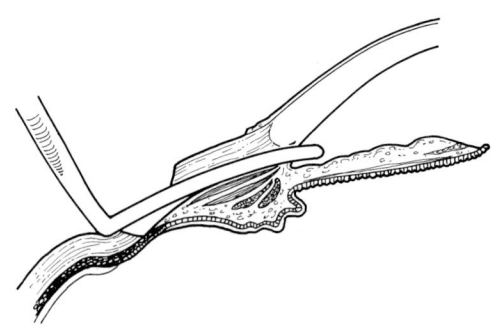

Figura 32.4

       ii. Apertar a esclera com espátula de ciclodiálise durante todos os movimentos para evitar a penetração da úvea **(Fig. 32.4)**.

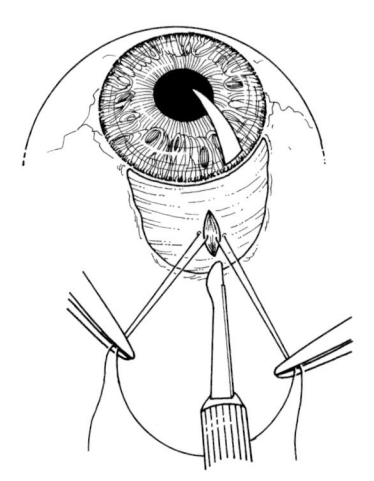

Figura 32.2

    I. Abaixar a base da espátula enquanto levanta a sua ponta.
    II. Visualizar a ponta da espátula levantando na esclera.
  c. O avanço deve ser suave e não forçado. Porém, pode haver alguma resistência quando o esporão escleral é alcançado e separado.
14. Visualizar a ponta da espátula de ciclodiálise na câmara anterior (**Fig. 32.4**).
  a. Evitar a abertura da membrana de Descemet.
    i. Não forçar a espátula anteriormente.
    ii. Inclinar a ponta da espátula um pouco para baixo ao entrar na câmara anterior.
  b. Não penetrar no olho atrás da íris. Se isso ocorrer, tracionar a espátula e penetrar novamente na câmara anterior mais anteriormente.
15. Avançar a ponta da espátula ~ 2 mm dentro da câmara anterior.

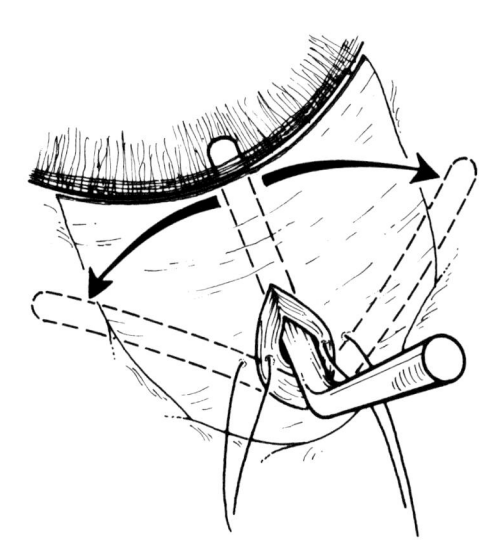

Figura 32.5

16. Movimentar lentamente a espátula ~ 60 graus em uma direção (**Fig. 32.5**).
  a. Usar o local de esclerostomia como fulcro do movimento.
  b. Apertar a esclera com a espátula o tempo todo, mas inclinar a ponta um pouco para baixo para evitar a abertura da membrana de Descemet ao fazer o movimento.

17. Remover a espátula, penetrar novamente na esclerostomia, avançar a espátula na câmara anterior e movimentar 60 graus na direção oposta.
18. Remover a espátula.
19. Se for encontrado sangramento, injetar ar através da paracentese para o tamponamento (cânula de 30 G).
20. Irrigar BSS na câmara anterior através da paracentese para reconstituir a câmara anterior e restaurar a PIO.
21. Fechar a esclerostomia com a sutura de Vicryl 7-0 previamente colocada.
22. Remover as suturas em rédea.
23. Reposicionar a conjuntiva e fixar com suturas interrompidas (p. ex., Vicryl 8-0).
24. Realizar injeções subconjuntivais de antibiótico (p. ex., gentamicina 20-40 mg) e esteroides (p. ex., Decadron 4-8 mg).
25. Remover o blefarostato.
26. Aplicar colírio de iodeto de fosfolina ¼%*, antibiótico e pomada de esteroide.
27. Colocar curativo e protetor ocular *Fox shield*.

Procedimento pós-operatório

1. Posicionar o paciente para permitir que qualquer sangramento na câmara anterior saia pela fenda de ciclodiálise.
2. Aplicar colírio esteroide (p. ex., acetato de prednisolona a 1%) a cada 2 horas e reduzir conforme a inflamação.
3. Iodeto de fosfolina ¼%* 2 vezes ao dia para mecanicamente manter a fenda aberta.
4. Fenilefrina a 2,5% a cada 12 horas para mecanicamente empurrar o corpo ciliar centralmente e, assim, ampliar a fenda.
5. Inibidor da anidrase carbônica (p. ex., acetazolamida 250 mg 4 vezes ao dia). Se a PIO estiver abaixo de 12 mmHg durante o período pós-operatório inicial, o inibidor da anidrase carbônica pode ser descontinuado e a PIO acompanhada cuidadosamente.
6. Evitar a dilatação da pupila, pois isso pode comprometer a fenda.
7. O perigo de novo sangramento é mais alto nos dias 3-5 de pós-operatório.

Complicações

1. Hemorragia (operatória e pós-operatória)
2. Hipotonia e *phthisis*
3. Formação de catarata em olho fácico
4. Uveíte
5. Fechamento da fenda com precipitação de aumento na PIO

---
* N. de R. T.: Não disponível no Brasil.

33

Procedimentos a *laser* para glaucoma

■ Iridotomia a *laser*

Indicações

- Alívio de bloqueio pupilar em olhos com glaucoma primário de ângulo fechado.
- Profilaxia em olhos com anatomia que predisponha a fechamento do ângulo.
- Bloqueio pupilar afácico ou pseudofácico.
- Seclusão pupilar com íris *bombé*.
- Casos selecionados de glaucoma de ângulo fechado crônico ou secundário.
- Indicações específicas para uso de iridectomia a *laser* em vez de cirúrgica:
  - Tratamento de iridectomia cirúrgica incompleta.
  - Tratamento de olhos nanoftálmicos que frequentemente desenvolvem efusão coroidal grave com procedimentos invasivos.
  - Tratamento profilático do outro olho em glaucoma por bloqueio ciliar.

Procedimento pré-operatório

1. Examinar o ângulo da câmara anterior com lente de gonioscopia para avaliar o grau de fechamento do ângulo e a profundidade da câmara anterior.
2. Fazer constrição da pupila com pilocarpina a 1% 30 minutos antes do procedimento.
3. Colocar uma gota de agonista α-adrenérgico (p. ex., tartarato de brimonidina a 0,10% [Alphagan P]).

Instrumentação

- *Laser* Argônio, Nd:YAG ou Diodo.
- Lente de iridotomia Abraham com botão periférico de 66 dioptrias.

Procedimento operatório

Laser Argônio ou Diodo

Técnica 1: método *drumhead* ("pele de tambor")

1. Aplicar anestesia tópica (p. ex., proparacaína).
2. Colocar a lente Abraham com solução de metilcelulose.
3. Selecionar o local da iridotomia:
   a. Íris periférica superonasal ou superotemporal, aproximadamente dois terços da distância da margem pupilar ao limbo.
   b. Selecionar a cripta da íris para penetração mais fácil.
   c. Em caso de câmara anterior rasa, escolher o local em que a íris é mais distante da córnea (para evitar trauma endotelial).
   d. Escolher o local mais periférico possível, mas central ao *arcus senilis* para facilitar a visualização.
4. Focar na base da cripta da íris, assegurando que o *laser* não esteja direcionado para a mácula ou o nervo óptico.

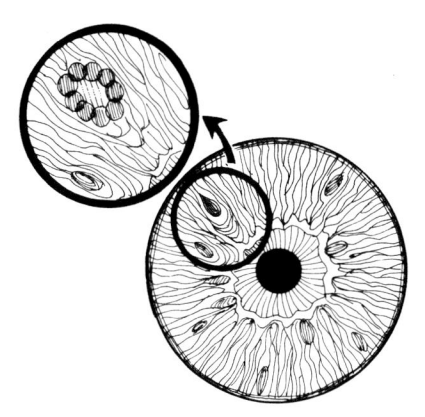

Figura 33.1

5. Aplicar *"stretch burns"* (aplicações para esticar a íris) (**Fig. 33.1**).
   a. Aproximadamente 4 a 8 aplicações sobrepostas centralizadas ao redor do local planejado para a penetração.
   b. Parâmetros do *laser*:
      i. Tamanho do *spot*: 200 μm.
      ii. Duração: 0,2 segundos.
      iii. Potência: 100-200 mW.

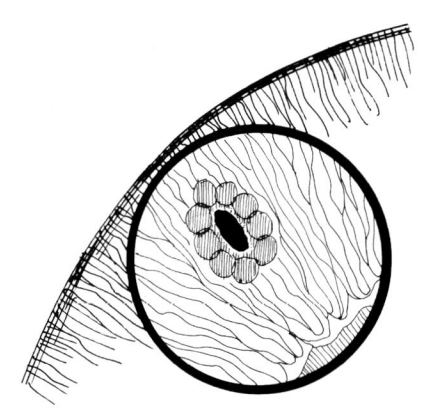

Figura 33.2

6. Aplicar *"penetrating burns"* (aplicações que penetram a íris) (**Fig. 33.2**):

Nota: Existem variações nos parâmetros dependendo da cor da íris.

   a. Apontar para o centro das *"stretch burns"*.
   b. Parâmetros do *laser*:
      i. Tamanho do *spot*: 50 μm.
      ii. Duração: 0,1 segundos.
      iii. Potência: 500-1.500 mW (ajustar conforme a reação da íris).
   c. Fazer as aplicações diretamente uma sobre a outra até obter a penetração.
   d. O número de aplicações necessárias é, em média, de ~ 25, mas pode ser de mais de 100.

7. Verificar a patência pela visualização da cápsula anterior do cristalino ou vítreo (em olhos afácicos) diretamente através da iridotomia com o feixe da lâmpada de fenda. (Um reflexo vermelho por retroiluminação não confirma a patência.)
8. Quando a íris for penetrada, aumentar o tamanho da iridotomia escavando suas margens.
   a. Parâmetros do *laser*:
      i. Tamanho do *spot*: 50 μm.
      ii. Duração: 0,05-0,1 segundos.
      iii. Potência: 500 mW.
   b. Não direcionar o *laser* diretamente através da iridotomia para evitar dano ao cristalino.

Técnica 2: Método *chipping away* ("de escavação")

1. Preparar o olho e selecionar o local da iridectomia conforme descrito para o método anteriormente descrito.
2. Focar o *laser* na *base* da cripta da íris selecionada.
   a. Tamanho do *spot*: 50 μm.
   b. Duração: 0,1 segundos.
   c. Potência: 500-1.500 mW. (Ajustar conforme a reação da íris).
3. Fazer as aplicações diretamente uma sobre a outra até obter a penetração.
4. Verificar a patência da iridotomia com feixe da lâmpada de fenda.
5. Ao alcançar a patência, aumentar o tamanho da iridotomia e remover pigmentos residuais escavando a margem da abertura usando os seguintes parâmetros.
   a. Tamanho do *spot*: 50 μm.
   b. Duração: 0,05-0,1 segundos.
   c. Potência: 500 mW.

Laser Nd:YAG

1. Aplicar anestesia tópica (p. ex., proparacaína).
2. Colocar a lente Abraham com solução de metilcelulose.
3. Selecionar o local de iridotomia conforme descrito para o método com *laser* Argônio (ver o passo 3, descrito anteriormente).
4. Focar o *laser* apontando o feixe para o local desejado.
5. Opcional: fazer aplicações *stretch*/cauterizantes com *laser* Argônio. (Pode diminuir o sangramento causado pelas aplicações subsequentes de YAG.)
   a. Fazer ~ 4-8 aplicações sobrepostas.
   b. Parâmetros do *laser*.
      i. Tamanho do *spot*: 200 μm.
      ii. Duração: 0,2 segundos.
      iii. Potência: 100-200 mW.
6. Realizar o tratamento com *laser* YAG.
   a. Potência: ~ 4-8 mJoules (começar em 4 mJoules).
   b. Pode ser necessário aguardar alguns minutos entre as aplicações enquanto os debris são afastados do local.
   c. Aplicar 1-10 aplicações até obter a patência.

Nota: As iridotomias com *laser* YAG têm menos propensão para fechamento tardio do que as iridotomias com *laser* Argônio.

7. Se ocorrer sangramento no local do *laser*, aplicar uma breve pressão sobre o olho com lente de contato.

Procedimento pós-operatório

1. Reexaminar o ângulo com lente de gonioscopia para avaliar o efeito do tratamento com *laser* sobre a profundidade da câmara anterior.
2. Aplicar colírio esteroide (p. ex., acetato de prednisolona a 1%) 4 vezes ao dia por 1 semana com posterior redução gradual para tratar a inflamação.
3. Instilar 1 gota de agonista α-adrenérgico (p. ex., tartarato de brimonidina a 0,10% [Alphagan P]) após o tratamento com *laser* para profilaxia contra picos de pressão intraocular (PIO).
4. Continuar com pilocarpina a 1% a cada 6 horas se não tiver certeza da patência da iridotomia e se ainda houver possibilidade de fechamento do ângulo.
5. Se a iridotomia estiver patente e a inflamação for severa, dilatar a pupila (p. ex., ciclopentolato a 1%) para evitar sinéquias posteriores.

Plano de acompanhamento

1. Medir a PIO 1 hora após o *laser* para verificar a presença de elevações na pressão.
2. Acompanhamento em 1 semana para medir a PIO e examinar o local da iridotomia.
3. Acompanhamento de rotina a cada 3 a 6 meses depois disso.

Complicações

1. Irite
2. Hifema (mais comum com *laser* YAG)
3. Elevação transitória na PIO
4. Fechamento da iridotomia (mais comum com *laser* Argônio)
5. Dano ao cristalino (localizado)
6. Dano ao endotélio corneano localizado: aparência de vidro estilhaçado
7. Dano à retina

■ Trabeculoplastia a *laser*

Indicações

- Glaucoma de ângulo aberto crônico que não é controlado pela máxima terapia medicamentosa tolerada.
- Pacientes com glaucoma que não têm boa aderência ao tratamento medicamentoso.
- Casos selecionados de glaucoma de ângulo aberto secundário que não é controlado por tratamento clínico, por exemplo:
  - Glaucoma pseudoesfoliativo.
  - Glaucoma pigmentar.
- A trabeculoplastia a *laser* não é útil para glaucoma de ângulo fechado ou inflamatório.

Procedimento pré-operatório

Examinar o ângulo da câmara anterior com lente de gonioscopia

1. Identificar pontos de referência.
2. Se o ângulo for estreito, uma gonioplastia ou iridotomia a *laser* pode ser realizada inicialmente para facilitar a trabeculoplastia a *laser*.
3. Aplicar 1 gota de pilocarpina a 1% para esticar a íris.

Instrumentação

- *Laser* Argônio verde ou azul-verde ou *laser* Diodo
- Lente de contato Goldmann de 3 espelhos ou lente de gonioscopia similar

Procedimento operatório

1. Aplicar anestésico tópico (p. ex., proparacaína).
2. Colocar a lente de contato (p. ex., lente de trabeculoplastia Ritch) com solução de metilcelulose.
3. Examinar todo o ângulo, identificando os pontos de referência (p. ex., esporão escleral) antes de realizar o procedimento.
4. Parâmetros do *laser*:
   a. Tamanho do *spot*: 50 µm.
   b. Duração: 0,1 segundos.
   c. Potência: começar com ~ 800-1.000 mW e ajustar conforme a necessidade para produzir o efeito desejado (ver o passo 5e descrito adiante).
5. Aplicar o *spot* de *laser* (**Fig. 33.3**).

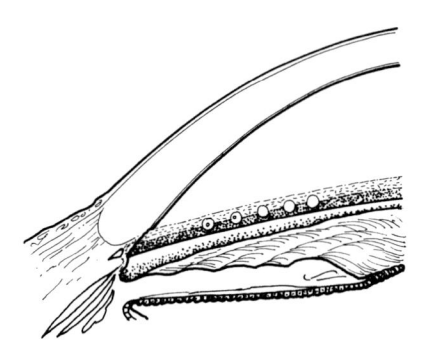

Figura 33.3

   a. Aplicar na junção da malha trabecular não pigmentada anterior com a malha pigmentada posterior. (Se a malha trabecular for completamente não pigmentada, apontar para o seu centro.)
   b. Aplicar 100 *spots* igualmente espaçados sobre os 360 graus completos do ângulo em duas sessões.
      i. Aplicar 50 *spots* sobre 180 graus durante cada sessão.
      ii. Por convenção, iniciar o tratamento na metade (180 graus) nasal ou inferior do ângulo.
      iii. Separar as sessões por intervalo de 3 semanas para permitir a avaliação da resposta pressórica.

iv. Alternativamente, alguns cirurgiões tratam os 360 graus em uma única sessão.
c. Ajustar o foco direcionando o feixe para a localização desejada.
   i. Inclinar a lente de contato conforme a necessidade para produzir um *spot* arredondado em vez de elíptico.
   ii. Girar a lente conforme a necessidade para manter o local de aplicação centralizado no espelho.

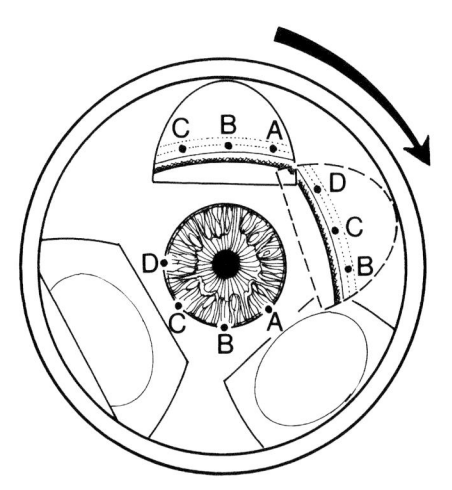

Figura 33.4

d. Começar o tratamento no ângulo na posição de 6 horas (espelho da lente de contato em 12 horas) e prosseguir superiormente (**Fig. 33.4**).
   i. Lembrar: as aplicações do *laser* são refletidas para longe de um espelho plano. Assim, os *spots* colocados em sentido anti-horário através do espelho irão na verdade ser colocados em sentido horário sobre o ângulo.
   ii. Porém, novamente por causa do efeito do espelho plano, quando a lente é girada em sentido horário, um determinado ponto no ângulo irá, da mesma forma, parecer mover-se em sentido horário no espelho. Assim, se as aplicações forem centralizadas no espelho, um movimento da lente em sentido horário resultará em aplicações de *laser* colocadas em sentido horário no ângulo oposto.
e. Ajustar a potência do *laser* para produzir uma discreta despigmentação e formação de bolhas no local de aplicação, evitando a dispersão de pigmento e a formação excessiva de bolhas.

Procedimento pós-operatório

1. Esteroide tópico (p. ex., acetato de prednisolona a 1%) 4 vezes ao dia por 1 semana.
2. Continuar as medicações de uso prévio para glaucoma até que seja demonstrada a resposta hipotensora (geralmente 4 a 6 semanas após a cirurgia) e, depois disso, reduzir gradualmente de maneira conservadora.

3. Tratar qualquer elevação aguda na PIO com a adição de α-agonistas, β-bloqueadores ou inibidores da anidrase carbônica tópicos conforme a necessidade. (Aproximadamente 25% dos olhos têm elevação da PIO durante as primeiras 3 semanas após o *laser*.)

Plano de acompanhamento

1. Medir a PIO 1-2 horas após o *laser* para verificar a presença de elevação precoce da PIO.
2. Verificar novamente a PIO em 1 semana.
3. Acompanhamento em 4 semanas e, depois disso, conforme indicado para o paciente.
   i. Realizar gonioscopia em cada visita para verificar se houve o desenvolvimento de sinéquias anteriores periféricas.
   ii. Monitorar a PIO em cada visita (o efeito máximo de redução da pressão da trabeculoplastia a *laser* pode não ser visto por mais de 1 mês).

Complicações

1. Hemorragia nos locais do *laser*
2. Elevação transitória na PIO
3. Raros casos de PIO persistentemente elevada
4. Inflamação
5. Sinéquia anterior periférica
6. Dano endotelial corneano localizado

■ Trabeculoplastia seletiva a *laser*

Indicações

- Glaucoma de ângulo aberto que não é controlado pela máxima terapia clínica tolerada.
- Pode também ser usado em pacientes que não responderam à trabeculoplastia com *laser* Argônio (180 ou 360 graus).
- Pacientes com glaucoma que não podem tolerar ou que não aderem à medicação para o glaucoma.
- As taxas de sucesso a longo prazo no glaucoma de ângulo aberto secundário ainda não estão determinadas; porém, tem sido demonstrado que a trabeculoplastia seletiva a *laser* funciona bem em pacientes com glaucoma pigmentar, pseudoesfoliativo, juvenil e de recesso angular.

Procedimento pré-operatório

1. Examinar o ângulo da câmara anterior com gonioscopia.
2. Identificar os pontos de referência para planejar a área de tratamento com *laser*.

Instrumentação

- *Laser* Coherent Selecta 7000 de frequência dobrada, Q-switched Nd:YAG emitindo luz em 532 nm.
- Lente de gonioscopia de 3 espelhos Goldmann, lente de gonioscopia de 1 espelho Latina ou lente de trabeculoplastia Ritch.

Procedimento operatório

1. O uso de pilocarpina a 1% pode melhorar a visualização do ângulo para facilitar o tratamento com *laser*.
2. Aplicar agente α-adrenérgico tópico para evitar elevações pós-operatórias da PIO.
3. Aplicar anestésico tópico (p. ex., proparacaína).
4. Colocar a lente de gonioscopia com solução de metilcelulose.
5. Examinar todo o ângulo, identificando pontos de referência antes do procedimento.
6. Parâmetros do *laser*.
   a. Tamanho do *spot*: 400 µm.
   b. Duração: 3 nsegundos.
   c. Potência: começar com ~ 0,8 mJ e ajustar a energia até o limiar (ver o passo 7e adiante).
7. Aplicar o *spot* do *laser*.
   a. Aplicar na junção da malha trabecular não pigmentada anterior com a malha trabecular pigmentada posterior.

Nota: O tamanho de *spot* de 400 µm do sistema é suficientemente grande para irradiar toda a altura anteroposterior da malha trabecular.

   b. Ajustar o foco direcionando o feixe para a localização desejada.
      i. Inclinar a lente de contato conforme a necessidade para produzir um *spot* arredondado em vez de elíptico.
      ii. Girar a lente conforme a necessidade para manter o local de aplicação centralizado no espelho.
   c. Usando o modo de aplicação única (*"single burst"*), aplicar 50-55 *spots* de *laser* contíguos, mas não sobrepostos, ao longo de 180 graus.

Nota: Os 180 graus remanescentes podem ser tratados em outra sessão, se necessário. As sessões devem ser separadas por 3 a 4 semanas para permitir a avaliação da resposta da pressão.

   d. Conforme a visualização do cirurgião, mover a lente (p. ex., em sentido horário) na direção oposta a das aplicações do *spot* de *laser* (p. ex., em sentido anti-horário) irá permitir mais facilmente a colocação contígua contínua dos *spots* de *laser*.

Nota: Diferentemente da trabeculoplastia com *laser* Argônio, os objetivos visíveis de formação de bolha ou branqueamento da malha trabecular não costumam ser vistos.

   e. O limiar de energia para a formação de bolhas é determinado iniciando-se com 0,8 mJ; a energia é aumentada em 0,1 mJ até que se note a formação de bolhas.
   f. Quando for identificado o limiar de energia, ou se a formação de bolhas já for notada com 0,8 mJ, a energia do *laser* é diminuída em 0,1 mJ até que não se note a formação de bolhas.

Nota: Essa energia mais baixa é a energia de tratamento.

Procedimento pós-operatório

1. As medicações pós-operatórias ideais ainda não foram determinadas.
2. Podem ser usados esteroides tópicos (p. ex., acetato de prednisolona a 1%) 4 vezes ao dia por 4-7 dias.
3. **Nota:** Alguma parte do efeito de redução da pressão pode dever-se à migração de macrófagos e fagocitose de debris na malha trabecular, de modo que alguns autores recomendam também o uso de esteroides tópicos mais fracos por poucos dias, utilizando AINEs tópicos ou mesmo nenhum colírio anti-inflamatório após o *laser*.
4. Continuar as medicações para glaucoma usadas antes do *laser* até que a resposta hipotensora seja demonstrada e, então, reduzir gradualmente de maneira conservadora.

Plano de acompanhamento

1. Medir a PIO 1-2 horas após o *laser* para verificar a presença de elevações precoces da pressão; tratar qualquer elevação na pressão conforme a necessidade.
2. Verificar novamente a PIO após 24 horas se o paciente não puder tolerar flutuações na pressão.
3. Acompanhamento em 1 semana, 4 semanas e, depois disso, conforme indicado para o paciente.
4. Monitorar a PIO em cada visita.

Nota: O efeito máximo de redução da pressão na trabeculoplastia seletiva a *laser* pode não ser visto por 1 mês ou mais.

5. Considerar gonioscopia se a PIO estiver elevada.

Complicações

1. Aumento na PIO
2. Inflamação da câmara anterior
3. Hemorragia nos locais do *laser*
4. Sinéquia anterior periférica
5. Dano endotelial corneano localizado

■ Gonioplastia e iridoplastia a *laser*

Indicações

Gonioplastia ou iridoplastia periférica a laser

- Aprofundamento do ângulo da câmara anterior periférica para facilitar a visualização da malha trabecular para a trabeculoplastia a *laser*.
- Tratamento da síndrome da íris em platô.
- Ataques de glaucoma de ângulo fechado que não respondem à terapia clínica quando não pode ser realizada uma iridotomia.
- Lise de sinéquias anteriores periféricas recentemente formadas (menos de 1 ano) por um ataque de glaucoma agudo de ângulo fechado.

Iridoplastia ou pupiloplastia a laser

- Ataques de glaucoma de ângulo fechado que não respondem à terapia clínica quando não é possível a realização de uma iridotomia.
- Aumento de uma pupila cronicamente miótica.

Procedimento pré-operatório

1. Examinar a íris e o ângulo da câmara anterior com lente de gonioscopia.
2. Identificar pontos de referência.

Instrumentação

- *Laser* Diodo ou Argônio verde ou azul-verde
- Lente de contato de 3 espelhos Goldmann ou lente de gonioscopia similar para procedimento de gonioplastia e iridoplastia periférica
- O procedimento de pupiloplastia não necessita de lente de contato

Procedimento operatório

1. Aplicar anestésico tópico (p. ex., proparacaína).
2. Colocar a lente de contato com solução de metilcelulose sobre a córnea.
3. Examinar todo o ângulo da câmara anterior e identificar pontos de referência (p. ex., esporão escleral) antes de iniciar o procedimento.
4. Parâmetros do *laser*:
   a. Tamanho do *spot*: 500 μm.
   b. Duração: 0,2-0,5 segundos.
   c. Potência: iniciar em ~ 200 mW podendo aumentar (o máximo é de ~ 800 mW) e ajustar conforme a necessidade para produzir uma retração visível do estroma da íris com cada aplicação do *laser*.
5. Aplicar o *spot* do *laser*.
   a. Gonioplastia ou iridoplastia periférica:

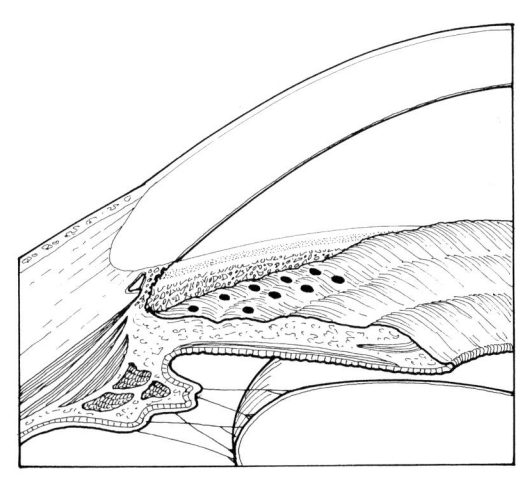

Figura 33.5

   i. Fazer as aplicações de *laser* no círculo periférico da íris mais próximo do ângulo da câmara anterior (**Fig. 33.5**).
   ii. Deve ser vista uma retração da íris periférica e o estroma da íris periférica deve ficar plano imediatamente.
   iii. Duas aplicações de *laser* por hora do relógio costumam ser suficientes e o tratamento repetido costuma ser necessário, pois a condição clínica pode recorrer.
   b. Pupiloplastia a *laser*:

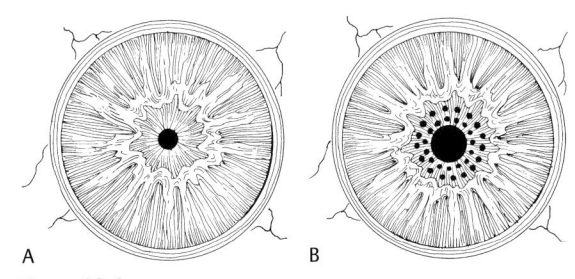

Figura 33.6

   i. Aplicar o *laser* na região do colarete da íris (**Figs. 33.6A e 33.6B**).

Nota: As aplicações podem ser feitas ainda mais centralmente na margem da pupila.

   ii. O tratamento de um setor da íris pode ser suficiente para causar uma distorção da margem da pupila e romper o bloqueio pupilar.
   iii. Para a fotomidríase, as aplicações do *laser* podem ser colocadas de maneira circunferencial próximas à margem da pupila para fazer uma lenta contração da superfície da íris.

Nota: Adição de aplicações de laser em um padrão radial desde a borda pupilar até a porção média da íris (**Fig. 33.6B**).

Procedimento pós-operatório

1. Esteroide tópico (p. ex., acetato de prednisolona a 1%) iniciando em 4 vezes ao dia com redução gradual ao longo de 1 semana.
2. Continuar as medicações para glaucoma usadas previamente até que a resposta hipotensora seja demonstrada e, então, reduzir de maneira conservadora.
3. Tratar qualquer elevação aguda na PIO com a adição de α-agonistas, β-bloqueadores ou inibidores da anidrase carbônica tópicos conforme a necessidade.

Plano de acompanhamento

1. Medir a PIO 1-2 horas após o *laser* para verificar a presença de elevação precoce.
2. Acompanhamento em 1 semana (mais cedo para glaucoma grave), 4 semanas e, depois disso, conforme indicado para o paciente.

a. Realizar gonioscopia em cada visita para verificar nova formação de sinéquias anteriores periféricas.
b. Monitorar a PIO em cada visita.

Complicações

1. Elevação transitória na PIO
2. Inflamação
3. Sinéquia anterior periférica
4. Distorção da margem pupilar
5. Dano endotelial corneano localizado
6. Hemorragia (nos locais do *laser*)
7. PIO persistentemente elevada

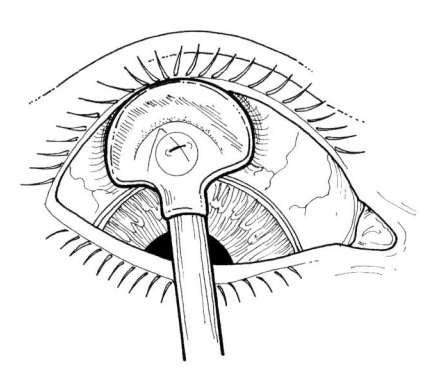

Figura 33.7

■ Lise de sutura a *laser*

Indicações

PIO elevada após trabeculectomia durante o período pós-operatório inicial, causada por filtração inadequada por suturas apertadas no fechamento do retalho escleral de trabeculectomia.

Procedimento pré-operatório

Examinar cuidadosamente o retalho de trabeculectomia e a conjuntiva para ter certeza de que as suturas do retalho da trabeculectomia estão visíveis através da conjuntiva. O sucesso desse procedimento depende de uma visualização clara das suturas do retalho de trabeculectomia.

Instrumentação

- *Laser* Diodo ou Argônio verde ou azul-verde
- Lente Hoskins ou Ritch ou um canto arredondado de uma lente Zeiss de quatro espelhos

Procedimento operatório

1. Aplicar anestesia tópica (p. ex., proparacaína).
2. Examinar cuidadosamente a conjuntiva e o retalho escleral com o biomicroscópio na lâmpada de fenda e identificar pontos de referência (p. ex., suturas escuras de náilon) antes de continuar o procedimento. Colocar a lente sobre a conjuntiva para visualizar claramente as suturas.
3. Parâmetros do *laser*.
    a. Tamanho do *spot*: 50 μm.
    b. Duração: 0,05-0,1 segundos.
    c. Potência: iniciar em ~ 250-1.000 mW e ajustar conforme a necessidade para cortar a sutura. Quanto mais fibrose houver recobrindo a sutura, maior será a energia necessária para cortar a sutura.
4. Aplicar o *spot* do *laser*.
    a. Focar cuidadosamente o feixe diretamente sobre a sutura e aplicar a energia **(Fig. 33.7)**.
    b. Uma ou mais suturas podem ser cortadas dependendo do efeito desejado. Quanto maior o número de suturas cortadas e quanto menor o intervalo desde a cirurgia, maior será o efeito hipotensor.

Nota: A sutura mais apertada deve ser cortada primeiramente.

    c. Uma pressão localizada sobre a margem do retalho escleral após o procedimento pode permitir que o retalho abra e encoraje o fluxo de aquoso.

Procedimento pós-operatório

Continuar como para a trabeculectomia (ver a seção Trabeculectomia/esclerectomia de lábio posterior no início do Capítulo 30).

Complicações

1. Hipotonia com câmara anterior rasa
2. Perfuração conjuntival
3. Hemorragia subconjuntival
4. Inflamação conjuntival e escleral

■ Goniofotocoagulação

Indicações

Glaucoma neovascular na ausência de fechamento por sinéquias nos ângulos da câmara anterior. Esse procedimento é uma suplementação e não uma substituição para a fotocoagulação panretiniana, a qual trata o processo de neovascularização subjacente.

Procedimento pré-operatório

Examinar cuidadosamente o ângulo da câmara anterior com uma lente de gonioscopia e identificar as áreas onde está ocorrendo a neovascularização sem fechamento do ângulo por sinéquia anterior periférica.

Instrumentação

- *Laser* Diodo ou Argônio verde ou azul-verde
- Lente de contato de três espelhos Goldmann ou lente de gonioscopia similar

Procedimento operatório

1. Aplicar anestesia tópica (p. ex., proparacaína).
2. Colocar a lente de contato com solução de metilcelulose.
3. Examinar todo o ângulo da câmara anterior e identificar pontos de referência para o tratamento.
4. Parâmetros do *laser*.
   a. Tamanho do *spot*: 100-200 µm.
   b. Duração: 0,1-0,2 segundos.
   c. Potência: 200-400 mW e ajustar conforme a necessidade para produzir branqueamento dos vasos sanguíneos tratados.
5. Aplicar o *spot* do *laser* (**Fig. 33.8**).

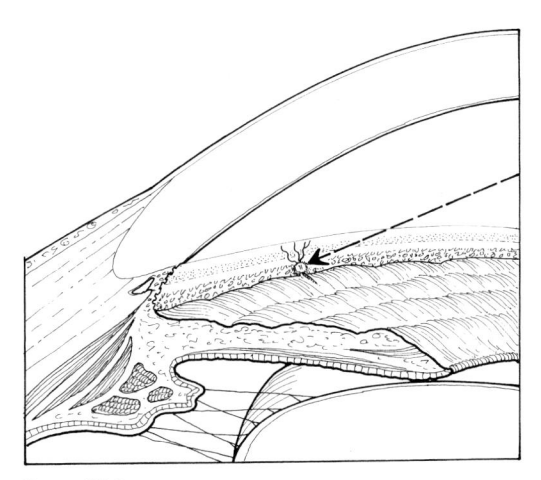

Figura 33.8

   a. Aplicar o *laser* diretamente em cada vaso ao cruzar o esporão escleral ou na raiz do vaso na área da banda do corpo ciliar.
   b. A malha trabecular não deve ser tratada diretamente para evitar a formação de sinéquias anteriores periféricas e fibrose.
   c. Tratar todo o ângulo aberto disponível e evitar o tratamento de sinéquias anteriores periféricas.
   d. Múltiplas sessões de tratamento podem ser necessárias para o efeito ideal.
   e. Na maioria dos casos a fotocoagulação panretiniana a *laser* deve ser combinada com a goniofotocoagulação para evitar a neovascularização progressiva do segmento anterior.

Procedimento pós-operatório

1. Esteroides tópicos (p. ex., acetato de prednisolona a 1%) 4 vezes ao dia por 1 semana com redução gradual para tratar a irite.
2. Cicloplégicos (p. ex., colírio de atropina a 1%) 2 vezes ao dia para conforto e para dilatação da pupila.
3. Tratar qualquer elevação aguda da PIO com a adição de β-bloqueadores, α-agonistas ou inibidores da anidrase carbônica conforme a necessidade.

Plano de acompanhamento

1. Medir a PIO 1-2 horas após o *laser* para verificar a presença de elevações precoces.
2. Acompanhamento em 1 semana e, após isso, conforme indicado para o paciente.
   a. Realizar gonioscopia em cada visita para verificar o desenvolvimento de sinéquias anteriores periféricas e regressão da neovascularização.
   b. Monitorar a PIO em cada visita.

Complicações

1. Inflamação
2. Hemorragia nos locais do *laser*
3. Elevação transitória ou persistente na PIO
4. Sinéquia anterior periférica

34

Punção coroidal

Indicações

- Tratamento de câmara anterior rasa secundária a efusão coroidal após cirurgia de filtração para glaucoma.
- Tratamento de casos selecionados de descolamento coroidal hemorrágico.

Procedimento pré-operatório

Ver o Capítulo 3.

1. Oftalmoscopia indireta ou ultrassonografia para confirmar a presença e a localização da efusão coroidal.
2. Esteroides tópicos e orais conforme a inflamação.

Instrumentação

- Blefarostato
- Bisturi microcirúrgico Wheeler ou similar
- Compasso Castroviejo
- Pinça de tecido com dentes finos (p. ex., pinça Castroviejo 0,12 mm)
- Tesoura Westcott
- Cautério
- Escarificador (p. ex., Grieshaber #681.01, Beaver #57)
- Fio de sutura (Vicryl 7-0)
- Porta-agulhas
- Esponjas de celulose
- Seringa com cânula ou agulha de 30 G

Procedimento operatório

1. Anestesia:
   a. Peribulbar ou retrobulbar com bloqueio palpebral.
   b. Anestesia geral ou retrobulbar mais bloqueio palpebral em pacientes não colaborativos.
2. Preparar e colocar campos cirúrgicos.
3. Colocar o blefarostato.
4. Realizar paracentese da câmara anterior com bisturi microcirúrgico Wheeler ou similar (ver o Capítulo 7).
5. Usar o compasso para medir a localização da esclerostomia desejada.
   a. Centralizar a ~ 5 mm do limbo.
   b. Escolher uma área em que o descolamento coroidal seja alto.
   c. Se a efusão coroidal não for localizada, realizar a punção em região inferotemporal ou inferonasal.
6. Expor a esclera no local desejado para a esclerostomia.
   a. Realizar peritomia conjuntival ou
   b. Incisão radial até a esclera sobre o local de incisão (tesoura Westcott).
7. Cauterizar a esclera sobre o local da esclerostomia para minimizar o sangramento.

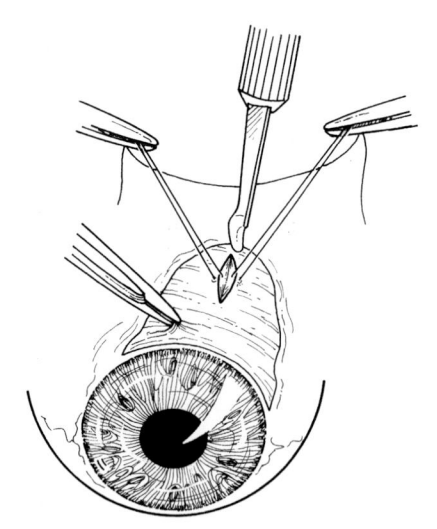

Figura 34.1

8. Raspar cuidadosamente a esclera até o espaço supracoroidal com o escarificador (**Fig. 34.1**).
   a. Fazer uma incisão radial e com ~ 3 mm de comprimento.

b. Antes de alcançar a coroide, pode-se colocar sutura de tração de Vicryl 7-0 através da espessura parcial (metade a dois terços) da esclera. Isso é usado para afastar os lábios da esclerostomia para facilitar uma entrada controlada no espaço supracoroidal.
c. Parar assim que alcançar a coroide.

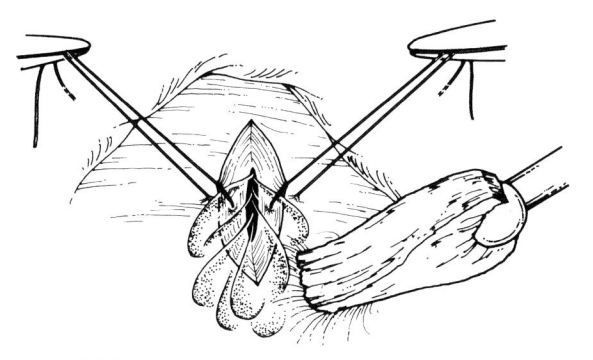

Figura 34.2

9. Ao entrar no espaço supracoroidal deve haver a drenagem espontânea de líquido. Isso pode ser facilitado por:
   a. Pressão sobre a esclera circundante com esponja de celulose **(Fig. 34.2)**.
   b. Irrigação lenta de BSS através da paracentese para restaurar a pressão dentro do globo ocular e para reformar a câmara anterior (seringa com agulha ou cânula de 30 G).
   c. Afastamento dos lábios da esclerostomia com a sutura de tração.

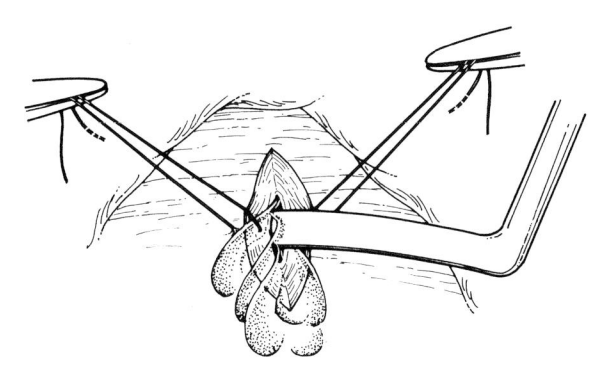

Figura 34.3

   d. Inserir cuidadosamente a espátula de ciclodiálise no espaço supracoroidal **(Fig. 34.3)**.
      i. Entrar paralelamente ao limbo para evitar uma ciclodiálise inadvertida.
      ii. Pode-se levantar delicadamente a espátula dentro do espaço supracoroidal para estimular a saída de líquido.

10. Repetir o passo 9 até que a efusão tenha sido drenada de maneira satisfatória. (O fundo do olho pode ser examinado com oftalmoscopia indireta para verificar o achatamento das pregas coroidais.)
11. Realizar uma segunda esclerostomia em outro local se for necessária drenagem adicional.
12. Restaurar a profundidade da câmara anterior com BSS ou substância viscoelástica irrigadas através da paracentese (deixar o olho com pressão normal no final do procedimento).
13. Opcional: fechar o local de esclerostomia.
    a. Pode-se deixar o local aberto para estimular a drenagem continuada no pós-operatório. (Alguns cirurgiões cauterizam os lábios da esclerostomia para afastar as bordas.)
    b. Pode-se fechar com sutura interrompida de Vicryl 7-0.
14. Fechar a conjuntiva (Vicryl 7-0).
15. Opcional: fazer injeção subconjuntival de Decadron (4-8 mg) longe de qualquer local de filtração no fórnice conjuntival.
16. Aplicar antibiótico tópico, pomada de esteroide e colírio de atropina a 1%.
17. Aplicar curativo leve e protetor *Fox shield*.

Procedimento pós-operatório

1. Colírio esteroide (p. ex., acetato de prednisolona a 1%) de 4 vezes ao dia a até 1 vez por hora conforme o grau de inflamação.
2. Opcional: esteroide oral se parecer que a efusão coroidal tem etiologia inflamatória.
3. Cicloplegia (p. ex., atropina a 1% 2 vezes ao dia) até o olho estar sem inflamação.
4. Antibiótico tópico (p. ex., moxifloxacina a 0,5% [Vigamox], gatifloxacina a 0,3% [Zymar]), 4 vezes ao dia por 1 semana.
5. Repetir a oftalmoscopia para avaliar o efeito do procedimento.
6. Repetir a ultrassonografia se houver suspeita de recorrência da efusão coroidal (p. ex., câmara anterior rasa).
7. Liberar o paciente quando a profundidade da câmara anterior estiver estável.

Complicações

1. Ciclodiálise inadvertida.
2. Hemorragia coroidal.

VII

Pediatria e Estrabismo

35
Sondagem e irrigação

Indicações
- Lacrimejamento associado à obstrução do ducto lacrimal nasal em uma criança.
- A taxa de sucesso é menor em crianças com mais de 2 anos e em adultos.

Procedimento pré-operatório
Ver o Capítulo 3.
    Uma avaliação abrangente do sistema lacrimal nasal, incluindo a inspeção dos pontos lacrimal superior e inferior, é essencial para assegurar que estejam presentes e para descartar *seclusio punctum*.

Instrumentação
- Dilatador de ponto
- Sondas lacrimais Bowman
- Espéculo nasal
- Fotóforo
- Cânula lacrimal em seringa
- Tira de fluoresceína
- Solução salina estéril
- Cânula de sucção nasal flexível
- Hemostática ou levantador de periósteo Freer (se for realizar fratura medial [*"infracture"*] da turbina inferior)

Procedimento operatório
1. Pode-se administrar Afrin nasal em spray na narina ~ 20 minutos antes da cirurgia para diminuir o sangramento.
2. Anestesia: geral.

Nota: Este procedimento pode ser realizado no consultório (com ou sem sedação) se a criança for suficientemente pequena (geralmente menor de 6 meses) para ser fisicamente contida com um cobertor ou *papoose board*.

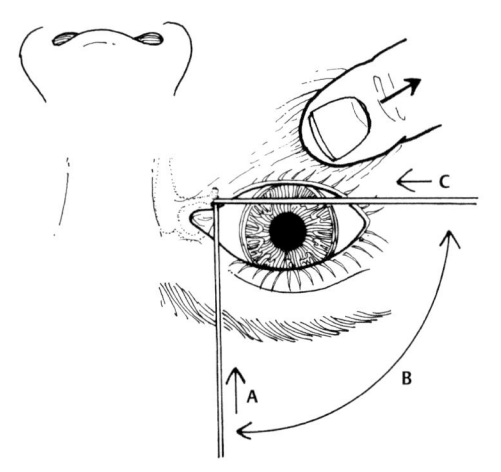

Figura 35.1

3. Dilatar o ponto lacrimal inferior (**Fig. 35.1**).
   a. Inserir o dilatador verticalmente 1 mm dentro do ponto lacrimal.
   b. Girar o dilatador de modo que fique apontando medialmente.
   c. Puxar a pálpebra inferior lateralmente com um dedo para exercer tração contrária enquanto aplica uma pressão medial delicada com o dilatador.
4. Sondar o ducto nasal lacrimal.
   a. Inserir uma sonda lacrimal Bowman de pequeno calibre (geralmente 2-0 ou 1-0) verticalmente por 1 mm no ponto inferior.
   b. Girar a sonda de modo que fique apontando medialmente.
   c. Puxar a palpebral inferior lateralmente com um dedo para exercer tração contrária. (Isso ajuda a evitar a criação de uma falsa passagem.)

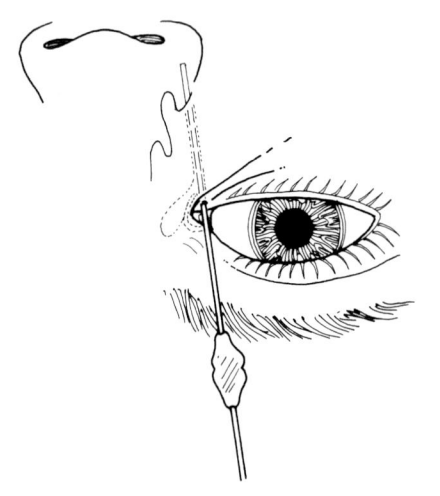

Figura 35.2

d. Empurrar a sonda medialmente. Deve haver pouca resistência. O ponto final é quando se sente um "obstáculo duro". Isso indica que a sonda está empurrando o saco lacrimal contra o osso da fossa lacrimal. Se for sentido um obstáculo mole, há tecido estranho entre a sonda e o saco lacrimal. Puxar a sonda parcialmente em direção lateral e tentar redirecioná-la medialmente (**Fig. 35.2**).

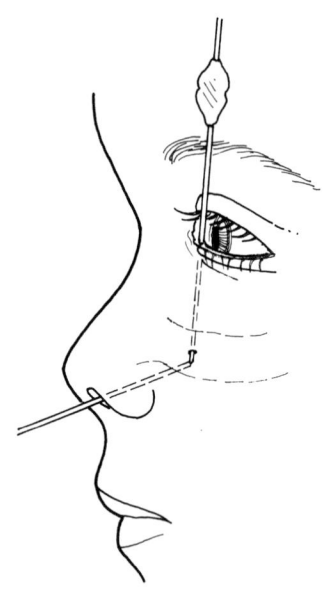

Figura 35.3

5. Girar a sonda para apontar inferiormente e guiar delicadamente dentro do canal ósseo do ducto nasal lacrimal. A sonda deve apontar um pouco medial e posteriormente. Pode-se ouvir um estalo quando a sonda perfura a membrana dentro do canal ósseo ou recobre a saída do ducto. Isso termina o procedimento se a criança não estiver sob anestesia geral (**Fig. 35.3**).

6. Verificar a presença da sonda no nariz. (Os passos a seguir não costumam ser realizados a menos que a criança esteja sob anestesia geral.)
    a. Posicionar-se próximo a cabeceira no lado oposto ao do olho sondado.
    b. Inserir o espéculo nasal na asa do nariz.
    c. Com auxílio do fotóforo, olhar sob a turbina inferior para visualizar a ponta da sonda. Olhar na mesma direção do ombro do paciente oposto a você. Confirmar que a ponta da sonda seja claramente visualizada sem qualquer membrana sobrejacente.
7. Um método alternativo para a visualização direta da ponta da sonda é a inserção de uma das sondas maiores (geralmente tamanho 3 ou 4) sob a turbina inferior para sentir o contato de metal com o metal da ponta da sonda. Isso é menos preciso, pois não pode descartar uma membrana fina sobre a ponta da sonda.
8. Remover a sonda original e sondar o sistema com sondas progressivamente maiores (p. ex., 1-0, 0 e 1).
9. Opcionalmente, a *infracture* da turbina inferior pode ser realizada neste momento usando um levantador Freer ou uma hemostática.
    a. O levantador Freer é colocado sob a turbina inferior e empurrado medialmente para girar a turbina inferior medialmente.
    b. Alternativamente, pode ser usada uma hemostática para segurar a turbina inferior e girá-la medialmente.
10. Irrigar o ducto nasal lacrimal.
    a. Colocar a fita de fluoresceína em um pequeno recipiente com solução salina estéril e aspirar a mistura em uma seringa com uma cânula lacrimal.
    b. Colocar a cânula de sucção nasal no nariz sob a turbina inferior.
    c. Inserir a cânula lacrimal no ponto inferior e medialmente no saco lacrimal.
    d. Injetar uma pequena quantidade de líquido e recuperá-lo com a sucção no nariz. (O corante de fluoresceína ajuda a identificar o líquido de irrigação.)
11. Instilar colírio de combinação de antibiótico/esteroide.

Procedimento pós-operatório

1. Liberar o paciente quando estiver estável.
2. Instilar um colírio de uma combinação de antibiótico/esteroide 4 vezes ao dia por 1 semana.
3. Os pais devem ser informados de que a eliminação de gotas de sangue pelo nariz e a presença de lágrimas de cor rosa no olho por alguns dias é normal.

Complicações

1. Recorrência da obstrução do ducto nasal lacrimal. Deve-se considerar a repetição da sondagem, a intubação com tubo de silicone ou a dacrioplastia com balão.
2. Criação de uma via de passagem falsa.

36
Teste de ducção forçada

Indicações
- Determinação de componente restritivo de ducções limitadas.
- Realizado na sala de cirurgia antes de cirurgia de estrabismo ou no consultório em adultos colaborativos.

Procedimento pré-operatório
Nenhum.

Instrumentação
- Blefarostato (p. ex., Lancaster, Barraquer)
- Pinça denteada (p. ex., Bishop-Harmon, Castroviejo 0,5 mm)

Procedimento operatório
1. Anestesia: anestesia geral ou tópica (p. ex., proparacaína ou tetracaína). Se for tópica, aumentar a anestesia mantendo uma compressa de algodão embebida em anestésico na área a ser segurada.
2. Colocar o blefarostato se o paciente estiver sob anestesia geral.
3. Realizar ducções forçadas nos músculos retos (**Fig. 36.1**).:
   a. Se o paciente estiver acordado, pedir para ele olhar na direção do teste de ducção forçada pretendido (p. ex., medialmente se estiver testando a adução).
   b. Segurar a conjuntiva com pinça denteada no limbo oposto à direção da rotação pretendida (p. ex., no limbo lateral se estiver testando a adução).
   c. Fazer proptose do bulbo puxando-o delicadamente para frente.
   d. Girar o bulbo na direção desejada e observar a presença de resistência. É útil comparar a resistência do outro olho para observar as diferenças.

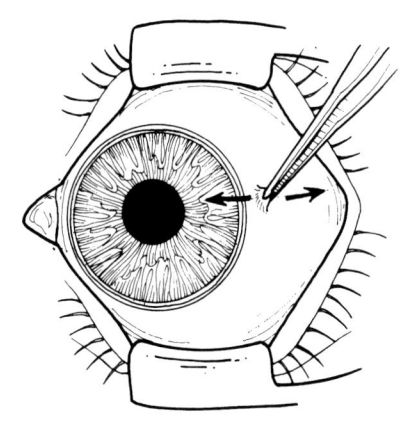

Figura 36.1

   e. Remover o blefarostato ao testar a supradução ou infradução de modo que o espéculo não atrapalhe os movimentos.
4. Realizar ducções forçadas no músculo oblíquo superior. Isso costuma ser feito sob anestesia geral (**Fig. 36.2**).
   a. Segurar a conjuntiva com a pinça denteada no limbo nas posições de 3 e 9 horas do relógio.
   b. Fazer retropulsão do bulbo empurrando-o delicadamente para trás.
   c. Fazer ciclotorção externa do bulbo e movê-lo em direção superonasal.
   d. Balançar a pinça inferior temporalmente para sentir o tendão.
5. Realizar ducções forçadas no músculo oblíquo inferior. Isso costuma ser feito sob anestesia geral.
   a. Segurar a conjuntiva com pinça denteada no limbo nas posições de 3 e 9 horas do relógio.
   b. Fazer retropulsão do bulbo empurrando-o delicadamente para trás.
   c. Fazer ciclotorção interna do bulbo e movê-lo em direção inferonasal.
   d. Balançar a pinça superior temporalmente para sentir o tendão.

Procedimento pós-operatório

Conforme o protocolo de cirurgia de estrabismo se realizado em conjunto com cirurgia de musculatura ocular.

Complicações

1. Abrasão corneana
2. Hemorragia subconjuntival

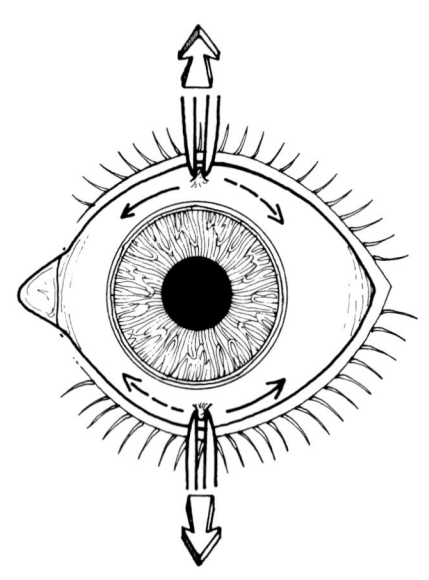

Figura 36.2

37

Recuo dos retos horizontais

Indicações

Desequilíbrio da musculatura extraocular necessitando enfraquecimento muscular para correção (p. ex., recuo de reto medial em esotropia).

Procedimento pré-operatório

Ver o Capítulo 3.
É necessária uma avaliação completa de estrabismo com determinação do plano cirúrgico detalhado.

Instrumentação

- Blefarostato (p. ex., Lancaster, Barraquer)
- Porta-agulhas
- Fios de sutura (seda 6-0 com agulha espatulada, Vicryl 6-0 de armação dupla com agulha espatulada [agulha S29 ou S14], Vicryl 7-0)
- Pinça denteada (p. ex., Bishop-Harmon, Castroviejo 0,5 mm)
- Duas pinças denteadas de 0,5 mm com trava
- Tesoura Westcott (pontas arredondadas)
- Cautério (pinça bipolar)
- Ganchos de músculo (p. ex., Green, Jameson)
- Ganchos de tenotomia Stevens
- Compasso Castroviejo

Procedimento operatório

Nota: As figuras foram feitas a partir do ponto de vista do cirurgião com o cirurgião colocado na cabeceira do paciente.

Abordagem límbica

1. Anestesia: anestesia geral ou injeção retrobulbar/peribulbar mais bloqueio palpebral.
2. Colocar uma gota de fenilefrina a 2,5% no olho para fazer vasoconstrição e diminuir o sangramento. Preparar e colocar campos cirúrgicos.
3. Colocar o blefarostato.

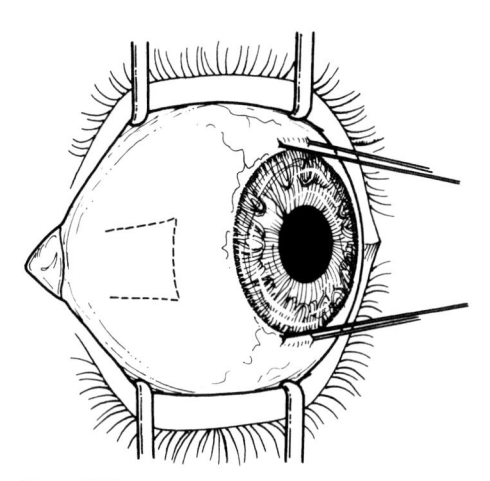

Figura 37.1

4. Colocar uma sutura de ancoragem episcleral de seda 6-0 no limbo nas posições de 6 e 12 horas (**Fig. 37.1**).

    Opcional: usar pinça Castroviejo com trava em vez de sutura de fixação.

5. Fixar o bulbo com as suturas de ancoragem para expor o campo cirúrgico.

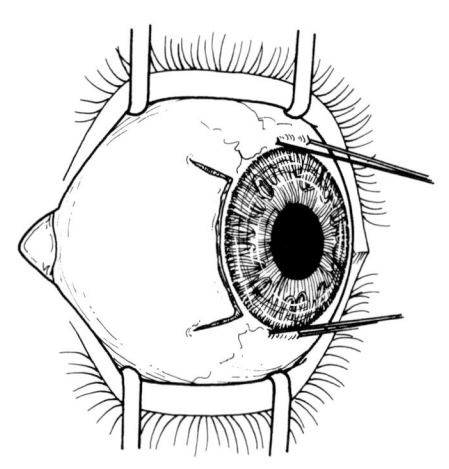

Figura 37.2

6. Preparar uma peritomia límbica em forma de asa com base no fórnice até a esclera nua com tesoura Westcott (**Fig. 37.2**).

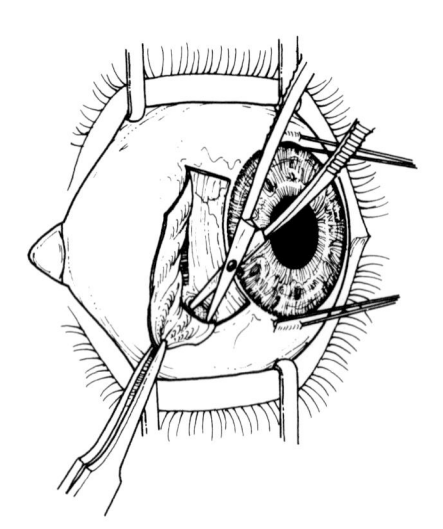

Figura 37.3

7. Abrir a cápsula de Tenon e o septo intermuscular com dissecção afiada e romba com tesoura Westcott para alcançar a esclera nua de ambos os lados da inserção muscular (**Fig. 37.3**).
   a. Apontar 45 graus entre os retos horizontal e vertical para evitar dano aos músculos.
   b. Aumentar a incisão de maneira romba com tesoura Westcott.
   c. Repetir do outro lado da inserção muscular.
8. Isolar o músculo (**Fig. 37.4**).
   a. Primeiramente, passar o gancho de tenotomia Stevens através da abertura da fáscia e sob o músculo. Segurar o gancho paralelamente e rente à esclera nua para facilitar a passagem.
   b. Prosseguir com um gancho de músculo Green perpendicularmente à esclera e logo posterior ao gancho Stevens. Manter a ponta do gancho Green pressionada contra a esclera.
   c. Remover o gancho de tenotomia Stevens.

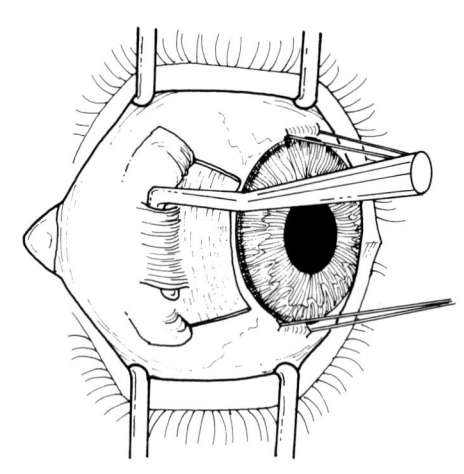

Figura 37.4

   d. Progredir com um segundo gancho de músculo Green perpendicularmente à esclera e logo posterior ao primeiro gancho Green. Novamente, manter a ponta do gancho Green pressionada contra a esclera.
   e. Remover o primeiro gancho *Green*.
   f. A ponta do gancho *green* pode ser visualizada do outro lado do músculo. Caso contrário, repetir os passos 8d-e.

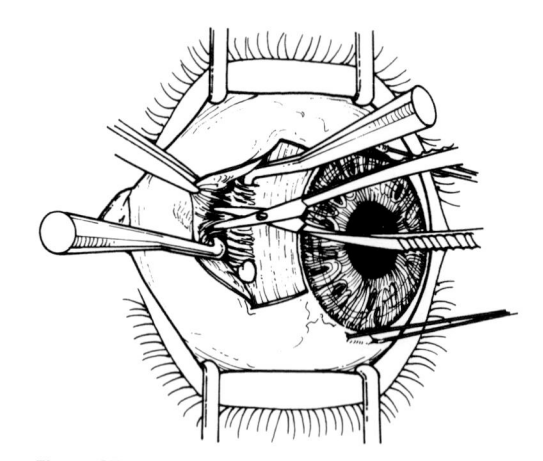

Figura 37.5

9. Puxar para cima a conjuntiva sobrejacente com dois ganchos de tenotomia Stevens e usar tesoura Westcott para cortar minimamente os ligamentos acessórios da bainha muscular. Tomar cuidado para não cortar a bainha muscular ou o músculo, caso contrário poderá haver sangramento. Nesse caso, aplicar pressão direta com uma haste flexível de algodão até parar o sangramento (**Fig. 37.5**).

Nota: Ter certeza de dissecar os ligamentos dos septos intermusculares do reto lateral com o oblíquo inferior para evitar a "Síndrome J".

10. Incisar minimamente o septo intermuscular posterior e inferiormente ao músculo, se necessário, para obter uma exposição muscular adequada. Tomar cuidado para não cortar o músculo oblíquo inferior ao incisar ao longo da borda inferior do reto lateral.

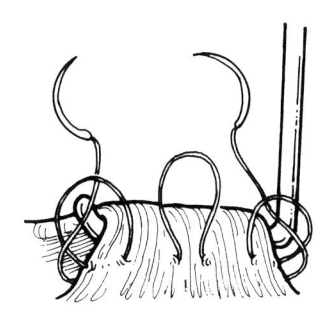

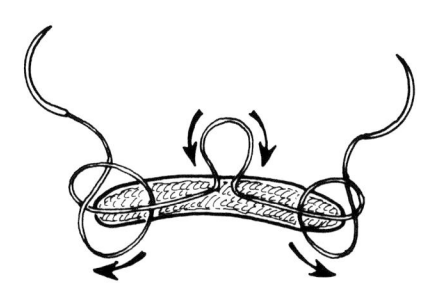

Figura 37.6

11. Suturar o músculo a 1 mm de sua inserção com Vicryl 6-0 de amarração dupla com agulhas espatuladas (**Fig. 37.6**).
    a. Elevar o músculo com o gancho de músculo.
    b. A primeira laçada é através de metade da espessura do músculo desde o centro até uma de suas margens a 1 mm de sua inserção. A segunda laçada é através de toda a espessura do músculo, da parte posterior para a anterior, a 1 mm da margem do músculo. Prender a segunda laçada.

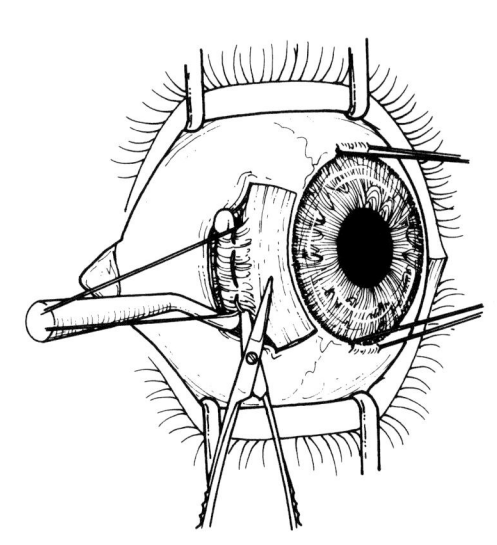

Figura 37.7

   c. Realizar o procedimento superior e inferiormente.
   d. Não cortar fora as agulhas.
12. Descolar o músculo de sua inserção com tesoura Westcott (**Fig. 37.7**).
    a. Segurar o gancho de músculo e os fios para cima para evitar cortá-los.
    b. Cortar o músculo rente à esclera.
    c. Inspecionar o músculo para assegurar-se de que está adequadamente suturado e não dividido, e de que os pontos de fixação estão no lugar e adequados.
13. Cauterizar delicadamente (conforme a necessidade) ou aplicar pressão direta com uma haste flexível de algodão sobre o local de inserção para alcançar a hemostasia.
14. Medir o comprimento do recuo do local de inserção original com compasso. Marcar com as pontas do compasso os locais das suturas superior e inferior, mantendo a largura original do músculo.

Nota: Sempre verificar novamente a acurácia do compasso antes do uso.

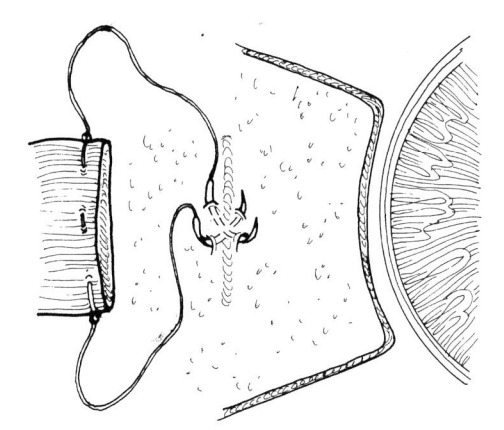

Figura 37.8

15. Fixar novamente o músculo na esclera na nova posição usando as duas extremidades da sutura de Vicryl 6-0 previamente feita (**Fig. 37.8**).
    a. Segurar o bulbo com pinça denteada.
    b. Entrar na esclera na localização previamente marcada. Manter a agulha paralela à esclera para diminuir a chance de penetração.
    c. Trazer a agulha através da esclera por espessura parcial quase paralelamente ao local de inserção original.
    d. As agulhas devem sair muito próximas entre si de maneira cruzada.
    e. Sempre visualizar a ponta da agulha através da esclera para evitar a perfuração do bulbo. Escavar na espessura parcial.
16. Amarrar de maneira firme o músculo na esclera.
    a. Puxar delicadamente o músculo até sua nova inserção. Retrair a cápsula de Tenon e o septo intermuscular para evitar arrastá-los com a sutura para dentro do túnel escleral.
    b. Amarrar um nó de cirurgião 2-1-1.
    c. O assistente pode segurar a primeira laçada para baixo com um porta-agulhas ou pinça de sutura para evitar que escorregue.

d. Inspecionar o músculo para ter certeza de que está na posição adequada e de que não há tecidos moles arrastados no trajeto da sutura.
17. Reposicionar a conjuntiva. Irrigar o olho pode ajudar a diferenciar entre a conjuntiva (rosada) e a cápsula de Tenon (branca).

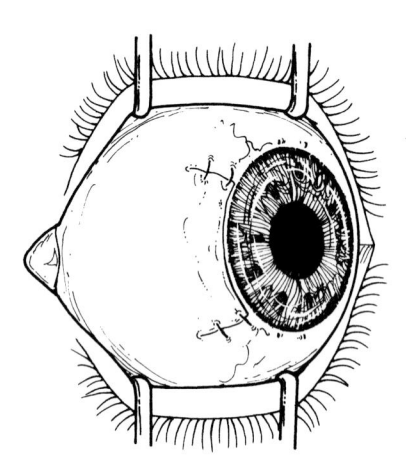

Figura 37.9

18. Suturar a conjuntiva na posição com suturas interrompidas de Vicryl 7-0 escondendo os nós (**Fig. 37.9**).
19. Remover as suturas de ancoragem.
20. Aplicar pomada de antibiótico e esteroide.

Abordagem pelo fórnice

As figuras mostradas serão para um recuo de reto medial direito. Essa técnica exige um assistente com experiência.
1. Anestesia: anestesia geral ou injeção retrobulbar/peribulbar mais bloqueio palpebral.
2. Colocar uma gota de fenilefrina a 2,5% no olho para fazer vasoconstrição e diminuir o sangramento. Preparar e colocar campos cirúrgicos.
3. Colocar o blefarostato.
4. Criar uma incisão conjuntival no fórnice (**Fig. 37.10**).

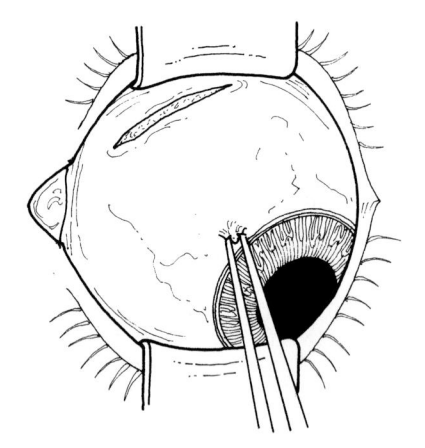

Figura 37.10

a. O assistente segura o bulbo no limbo na posição de 4:30 horas (para acesso ao reto medial direito ou reto lateral esquerdo) ou de 7:30 horas (para acesso ao reto lateral direito ou reto medial esquerdo).
b. O assistente expõe o fórnice inferior elevando e abduzindo o bulbo (para acesso ao reto medial) ou elevando e aduzindo o bulbo (para acesso ao reto lateral).
c. Criar uma incisão de 8 mm paralela ao fórnice e a 1 mm do fórnice sobre a conjuntiva bulbar com tesoura Westcott.

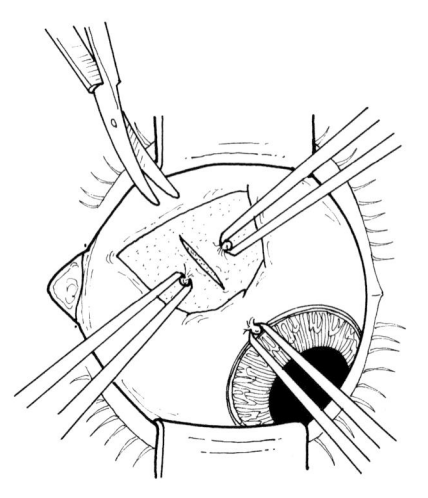

Figura 37.11

5. Criar uma incisão radial através da cápsula de Tenon para expor a esclera (**Fig. 37.11**).
   a. O assistente e o cirurgião seguram a cápsula de Tenon a menos de 10 mm do limbo.
   b. Cortar a cápsula de Tenon entre as pinças e radialmente em direção ao limbo.
   c. A incisão deve alcançar a esclera nua. Se permanecerem camadas da cápsula de Tenon, repetir os passos a-b.
   d. A incisão não deve estender-se a mais de 10 mm do limbo ou a gordura orbitária poderá ser exposta, ocorrendo a síndrome de aderência.
6. Isolar o músculo reto com um gancho Stevens (**Fig. 37.12**).

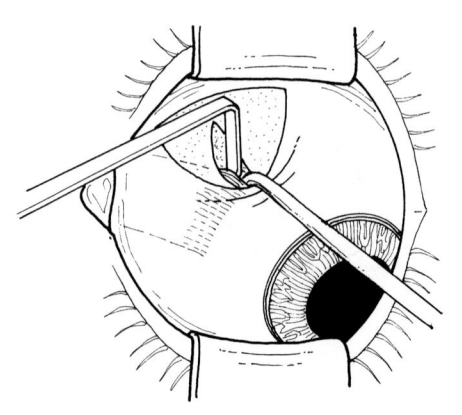

Figura 37.12

a. Primeiramente colocar o gancho de tenotomia Stevens através da incisão no fórnice e sob o músculo. (Segurar o gancho paralelo e rente à esclera nua para facilitar a passagem.)
b. O assistente libera a pinça que fixa o bulbo.
7. Isolar o músculo com gancho Green.
    a. Colocar um gancho de músculo Green perpendicular à esclera e logo posterior ao gancho Stevens. Manter a ponta do gancho Green pressionada contra a esclera.
    b. Remover o gancho de tenotomia Stevens.
    c. Seguir com um segundo gancho de músculo Green perpendicularmente à esclera e logo posterior ao primeiro gancho Green. Mais uma vez, manter a ponta do gancho Green pressionada contra a esclera.
    d. Remover o primeiro gancho Green.

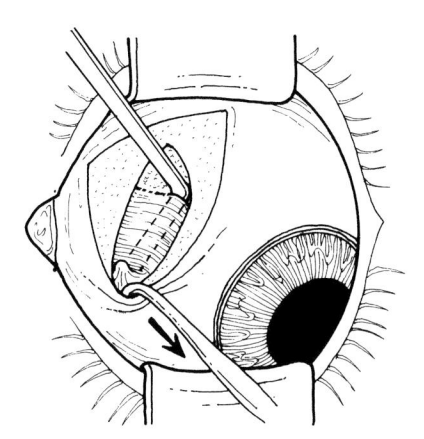

Figura 37.13

8. Expor a inserção muscular usando um gancho Stevens para retrair a cápsula de Tenon e a conjuntiva sobre a ponta do gancho Green (**Fig. 37.13**).
9. Incisar o septo intermuscular na ponta do gancho Green com tesoura Westcott (**Fig. 37.14**).

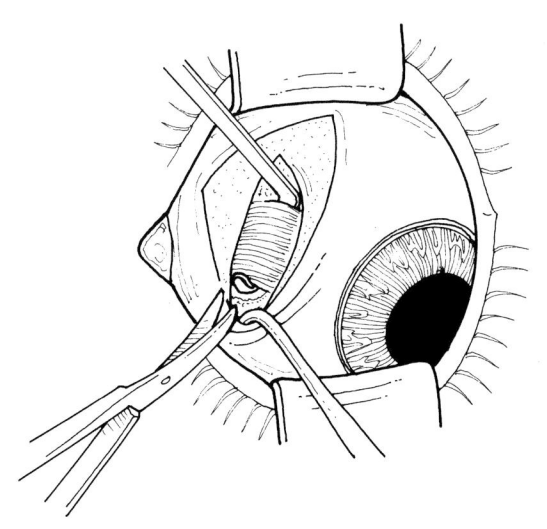

Figura 37.14

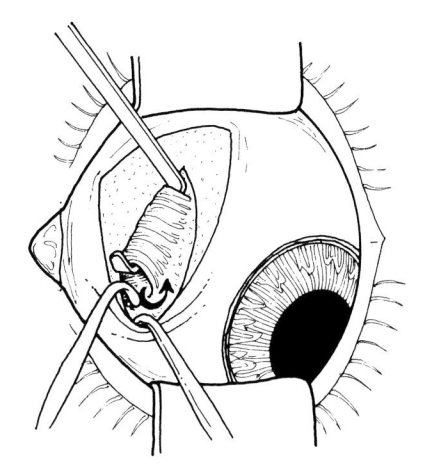

Figura 37.15

10. Verificar se o músculo inteiro está preso com o gancho (**Fig. 37.15**).
    a. O assistente expõe o polo superior da inserção muscular com um gancho Stevens.
    b. Colocar um gancho Stevens posteriormente à inserção, ao redor do polo superior e, então, anteriormente à inserção em um arco. Não deve ser sentida nenhuma resistência significativa.
    c. Se houver resistência significativa e parecer que o músculo está dividido, repetir os passos 6c-d e 10 a-b.
11. Incisar o septo intermuscular anteriormente ao músculo para expor a inserção muscular.

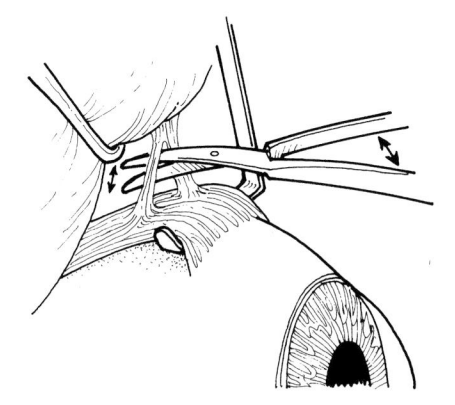

Figura 37.16

12. Levantar a conjuntiva sobrejacente com um gancho de tenotomia Stevens e usar tesoura Westcott para cortar minimamente os ligamentos acessórios da bainha muscular (**Fig. 37.16**). Tomar cuidado para não cortar a bainha muscular ou o músculo, pois isso pode causar sangramento. Se ocorrer sangramento, aplicar pressão direta com uma haste flexível de algodão até que pare.
13. Incisar o septo intermuscular superior e inferiormente ao músculo, se necessário, para obter uma exposição adequada do músculo. Tomar cuidado para não cortar

o músculo oblíquo inferior ao incisar ao longo da borda inferior do reto lateral.

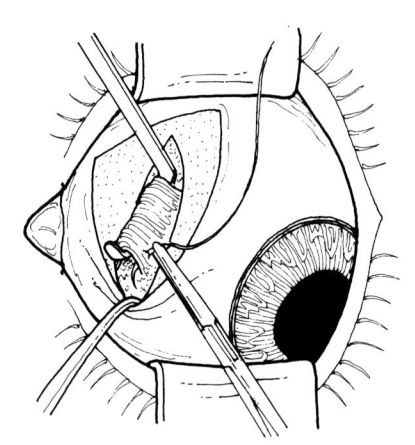

Figura 37.17

14. Suturar o músculo a 1 mm de sua inserção com o Vicryl 6-0 de armação dupla com agulhas espatuladas **(Fig. 37.17)**.
    a. Levantar o músculo com o gancho de músculo.
    b. A primeira laçada é através de metade da espessura do músculo a partir do centro para uma das margens, a 1 mm de sua inserção. A segunda laçada é através de toda a espessura do músculo, de posterior para anterior, a 1 mm da margem do músculo. Fixar a segunda laçada **(Fig. 37.6)**.

Nota: A fixação deve ser a ~ 1 mm da margem do músculo.

    c. Realizar superior e inferiormente.
    d. Não cortar fora as agulhas.

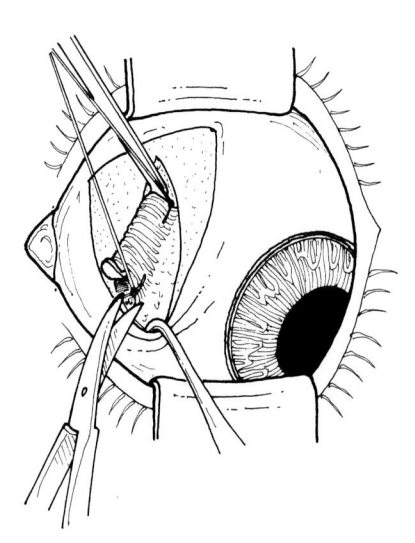

Figura 37.18

15. Descolar o músculo em sua inserção com tesoura Westcott **(Fig. 37.18)**.

    a. Segurar o gancho de músculo e as suturas para cima para evitar o corte inadvertido das suturas.
    b. Cortar o músculo rente à esclera.
    c. Inspecionar o músculo para certificar-se de que está adequadamente suturado e não dividido.
16. Cauterizar delicadamente ou aplicar pressão direta com uma haste flexível de algodão sobre o local da inserção para obter a hemostasia.

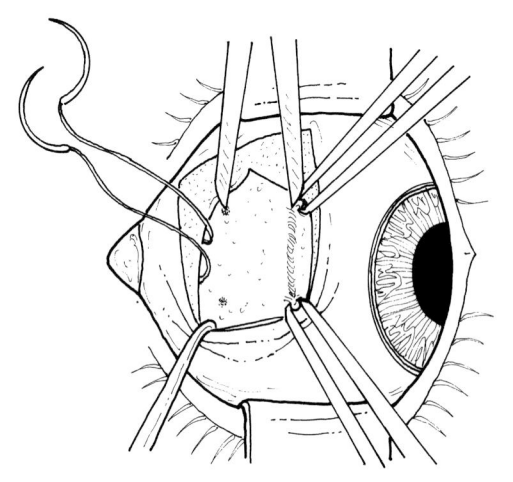

Figura 37.19

17. Marcar o comprimento do recuo **(Fig. 37.19)**.
    a. Fixar o bulbo com uma pinça Castroviejo 0,5 com trava no polo superior e inferior do local da inserção original do músculo. O assistente girará o bulbo superiormente ou inferiormente para ajudar a expor o campo cirúrgico.
    b. Retrair a conjuntiva e a cápsula de Tenon com um gancho Stevens.
    c. Medir o comprimento do recuo a partir do local da inserção original com compasso. Marcar com as pontas do compasso os locais da sutura superior e inferior (mantendo a largura original do músculo).

Nota: Sempre verificar novamente a acurácia do compasso antes do uso.

18. Fixar novamente o músculo na esclera na nova posição usando as duas extremidades da sutura de Vicryl 6-0 previamente feita **(Fig. 37.20)**.
    a. Entrar na esclera na posição previamente marcada. Manter a agulha paralela à esclera para diminuir a chance de penetração.
    b. Conduzir a agulha através de espessura parcial da esclera quase paralelamente ao local de inserção original.
    c. As agulhas devem sair muito próximas entre si em forma de espadas cruzadas.
    d. Sempre visualizar a ponta da agulha através da esclera para evitar a perfuração do globo ocular.

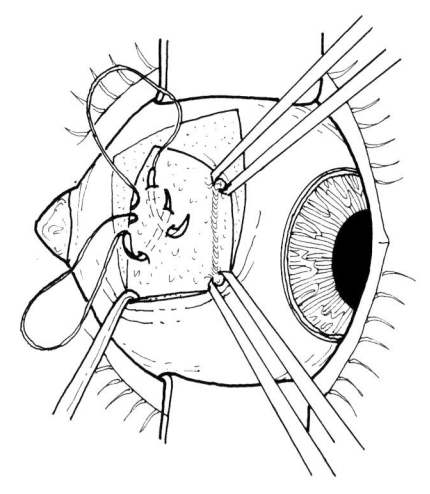

Figura 37.20

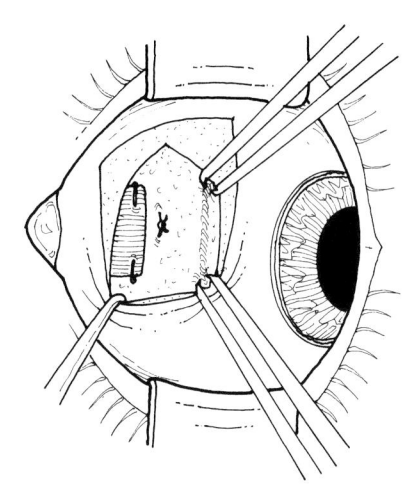

Figura 37.21

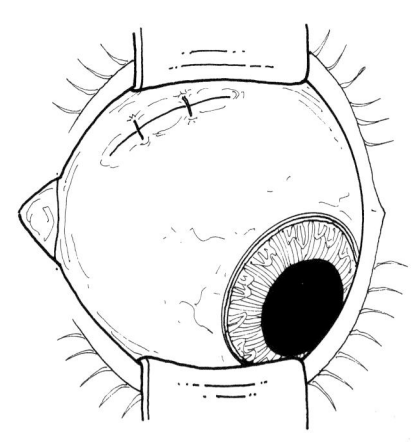

Figura 37.22

19. Amarrar firmemente o músculo na esclera **(Fig. 37.21)**.
    a. Puxar delicadamente o músculo até seu novo local de inserção. Retrair a cápsula de Tenon e o septo intermuscular para evitar o arrastamento deles com a sutura para dentro do túnel escleral.
    b. Amarrar um nó de cirurgião 2-1-1.
    c. O assistente pode segurar a primeira laçada para baixo com um porta-agulhas ou pinça de sutura para evitar que escorregue.
    d. Inspecionar o músculo para assegurar-se de sua posição adequada e de que não há tecidos moles arrastados no trajeto da sutura.

20. Reposicionar a incisão conjuntival no fórnice **(Fig. 37.22)**.
    a. Se o local de incisão tiver áreas de afastamento, fechar a conjuntiva com suturas interrompidas de Vicryl 7-0 deixando os pontos escondidos.
    b. Irrigar o olho pode ajudar a diferenciar entre a conjuntiva (rosada) e a cápsula de Tenon (branca).
21. Aplicar pomada de antibiótico e esteroide.

Procedimento pós-operatório

1. Liberar o paciente quando estiver estável.
2. Aplicar pomada de antibiótico ou de antibiótico/esteroide 4 vezes ao dia por 5-14 dias (p. ex., eritromicina, Tobradex, Maxitrol).
3. O paciente deve evitar contato com água suja (p. ex., piscinas) ou ambientes com poeira (p. ex., caixas de areia ou porões) por 2 semanas. É adequado começar a tomar banho no dia seguinte ao procedimento.

Plano de acompanhamento

1. Uma ou duas visitas entre o primeiro e o décimo dia de pós-operatório.
2. Outra visita 6-12 semanas após o procedimento e, então, conforme a necessidade.
3. Aconselhar o paciente a relatar imediatamente se houver dor severa ou diminuição da visão.

Complicações

1. Perfuração da esclera com a agulha de sutura
2. Descolamento de retina
3. Celulite
4. Endoftalmite
5. Formação de *dellen* nas incisões límbicas
6. Deslizamento do músculo a partir da posição suturada
7. Cisto de inclusão conjuntival
8. Fibrose conjuntival
9. Granuloma de corpo estranho
10. Isquemia de segmento anterior secundária a cirurgia concomitante em múltiplos músculos

38

Ressecção dos retos horizontais

Indicações

Desequilíbrio da musculatura extraocular necessitando fortalecimento para correção (p. ex., ressecção do reto lateral em esotropia).

Procedimento pré-operatório

Ver o Capítulo 3.
É necessária uma avaliação completa para estrabismo com a determinação do plano cirúrgico detalhado.

Instrumentação

- Blefarostato (p. ex., Lancaster, Barraquer)
- Porta-agulhas
- Fios de sutura (seda 6-0 com agulha espatulada, Vicryl 6-0 de armação dupla com agulha espatulada [S29 ou S14], Vicryl 7-0)
- Pinça denteada (p. ex., Bishop-Harmon, Castroviejo 0,5 mm)
- Duas pinças denteadas de 0,5 mm com trava
- Tesoura Westcott (pontas arredondadas)
- Cautério (pinça bipolar)
- Ganchos de músculo (p. ex., Green, Jameson)
- Ganchos de tenotomia Stevens
- Compasso Castroviejo
- Clampe de músculo (p. ex., Apt ou Jameson) ou hemostática mosquito Hartman
- Bisturi com lâmina #15

Procedimento operatório

Nota: As figuras foram desenhadas a partir do ponto de vista do cirurgião posicionado na cabeceira do paciente.

Abordagem límbica

1. Anestesia: anestesia geral ou injeção retrobulbar/peribulbar mais bloqueio palpebral.
2. Colocar uma gota de fenilefrina a 2,5% no olho para fazer vasoconstrição e diminuir o sangramento. Preparar e colocar campos cirúrgicos.
3. Colocar o blefarostato.
4. Colocar uma sutura de ancoragem episcleral de seda 6-0 no limbo nas posições de 6 e 12 horas do relógio.

Opcional: pode-se usar a pinça Castroviejo com trava em vez de suturas de ancoragem.

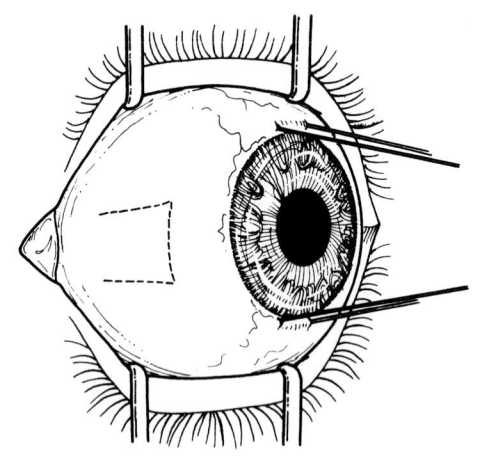

Figura 38.1

5. Fixar o bulbo com suturas de ancoragem para expor o campo cirúrgico (**Fig. 38.1**).

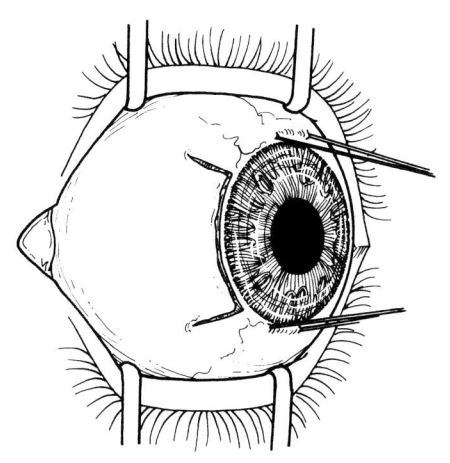

Figura 38.2

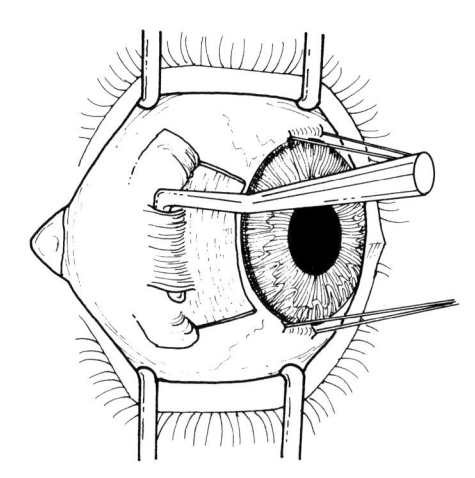

Figura 38.4

6. Preparar uma peritomia límbica em forma de asa com base no fórnice até a esclera nua com tesoura Westcott **(Fig. 38.2)**.

b. Prosseguir com um gancho de músculo Green perpendicular à esclera e logo posterior ao gancho Stevens. Manter a ponta do gancho Green pressionada contra a esclera.
c. Remover o gancho de tenotomia Stevens.
d. Prosseguir com um segundo gancho de músculo Green perpendicular à esclera e logo posterior ao primeiro gancho Green. Mais uma vez, manter a ponta do gancho Green pressionada contra a esclera.
e. Remover o primeiro gancho Green.
f. A ponta do gancho de músculo pode ser visualizada do outro lado do músculo. Se não for o caso, repetir os passos 8d-e.

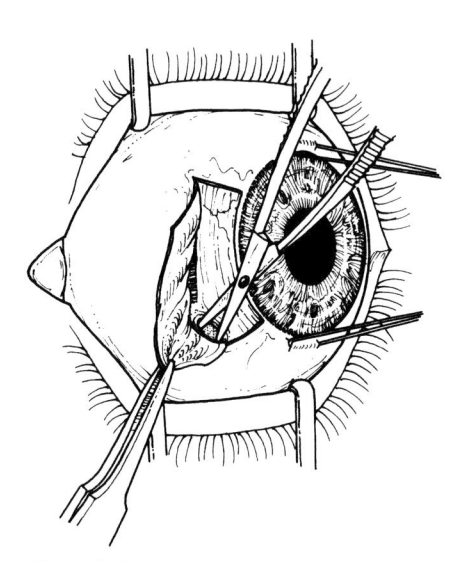

Figura 38.3

7. Abrir a cápsula de Tenon e o septo intermuscular com dissecção afiada e romba com tesoura Westcott até alcançar a esclera nua em ambos os lados da inserção do músculo **(Fig. 38.3)**.
   a. Apontar 45 graus entre os retos horizontal e vertical para evitar lesão dos músculos.
   b. Aumentar a incisão de maneira romba com tesoura Westcott.
   c. Repetir do lado oposto da inserção do músculo.
8. Isolar o músculo **(Fig. 38.4)**.
   a. Primeiramente colocar o gancho de tenotomia Stevens através da abertura da fáscia e sob o músculo. Segurar o gancho paralelo e rente à esclera nua para facilitar a passagem.

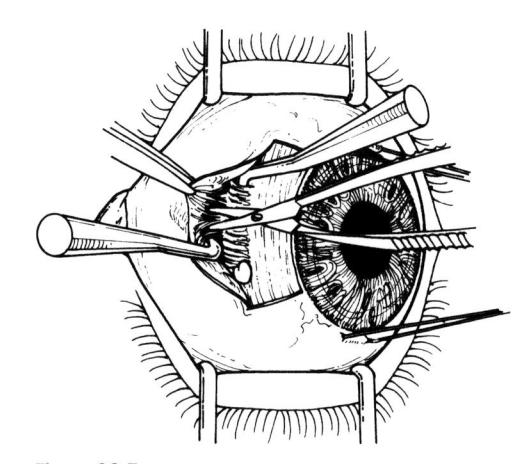

Figura 38.5

9. Erguer a conjuntiva sobrejacente com gancho de tenotomia Stevens e usar tesoura Westcott para cortar cuidadosamente os ligamentos acessórios da bainha muscular. Tomar cuidado para não cortar a bainha muscular ou o músculo, pois isso pode causar sangramento. Se ocorrer sangramento, aplicar pressão direta com uma haste flexível de algodão ou esponja de celulose até parar **(Fig. 38.5)**.

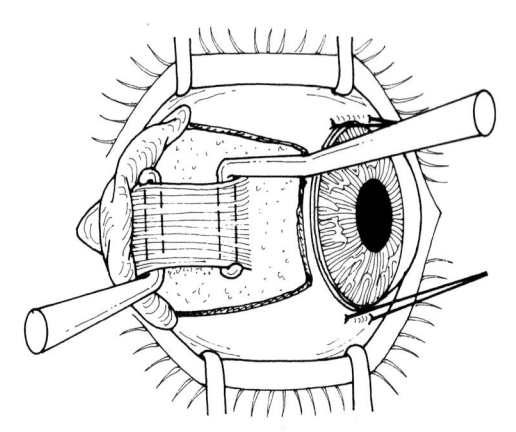

Figura 38.6

10. Incisar o septo intermuscular superior e inferiormente ao músculo para obter uma adequada exposição do músculo. Tomar cuidado para não cortar o músculo oblíquo inferior ao incisar ao longo da borda inferior do reto lateral.
11. Colocar o segundo gancho Green sob o músculo e expor o músculo (**Fig. 38.6**).

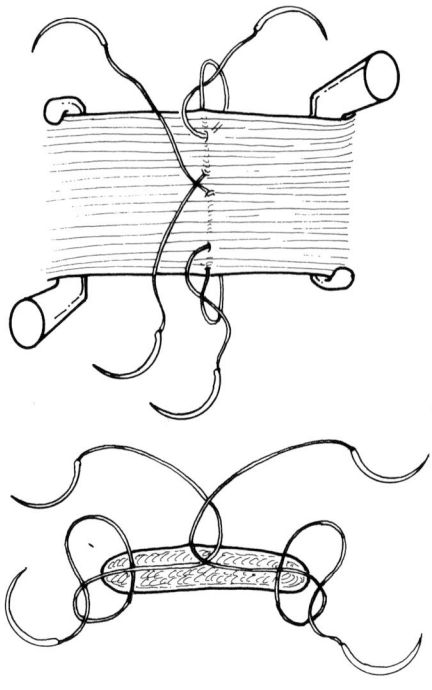

Figura 38.8

d. A primeira laçada da segunda sutura é colocada no local medido a partir do centro do músculo até a margem inferior através de metade da espessura do músculo. A segunda laçada é através de toda a espessura do músculo iniciando sob o músculo a 2 mm da margem do músculo. Firmar a segunda laçada (**Fig. 38.8**).
e. Fixar com fita as extremidades da sutura. Não cortar fora as agulhas.

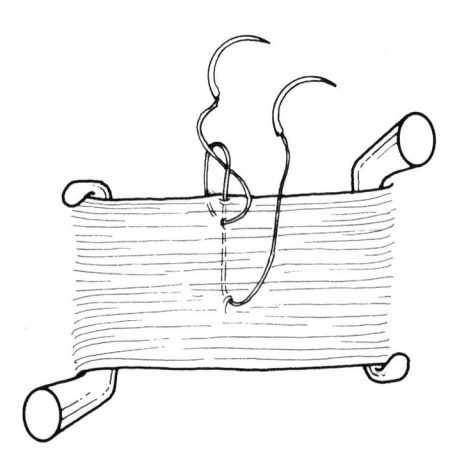

Figura 38.7

12. Suturar o músculo com duas suturas de armação dupla de Vicryl 6-0 (**Fig. 38.7**).
    a. Medir o comprimento da ressecção com o compasso. Não estirar o músculo ao medir.
    b. A primeira laçada da primeira sutura é colocada no local medido a partir do centro do músculo até a margem superior através de metade da espessura do músculo. A segunda laçada é feita através de toda a espessura do músculo iniciando sob o músculo a 2 mm da margem do músculo. Firmar a segunda laçada.
    c. Fixar com fita as extremidades da sutura. Não cortar fora as agulhas.

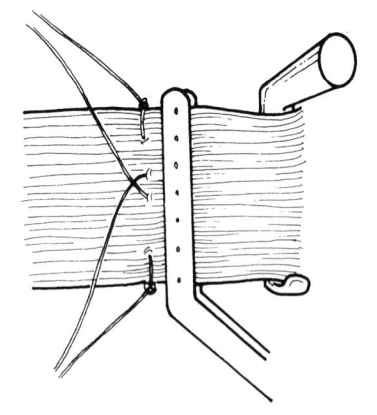

Figura 38.9

13. Clampear o músculo (com um clampe de músculo ou hemostática Hartman) logo anteriormente à sutura (**Fig. 38.9**).
14. Descolar a inserção do músculo do bulbo com tesoura Westcott. Cortar rente à esclera.

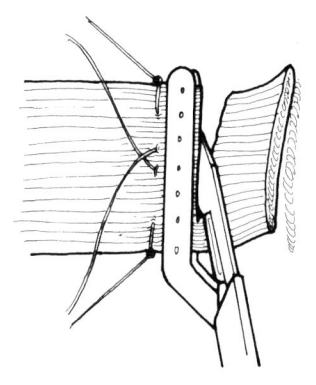

Figura 38.10

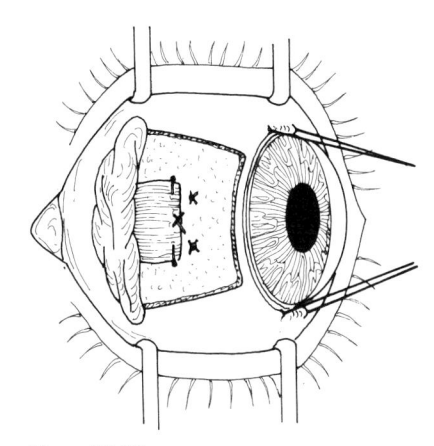

Figura 38.12

15. Cauterizar delicadamente ou aplicar pressão direta com uma haste flexível de algodão ou esponja de celulose sobre o local da inserção para obter a hemostasia.
16. Cortar o músculo rente ao clampe usando o bisturi **(Fig. 38.10)**.
17. Cauterizar o coto muscular, se necessário, ao longo do clampe/hemostática.

21. Amarrar as suturas **(Fig. 38.12)**.
    a. Primeiro puxar delicadamente as suturas paralelas ao bulbo para trazer o músculo para cima até o local de inserção.
    b. Amarrar a sutura superior e depois a inferior firmemente usando um nó de cirurgião 2-1-1.
22. Reposicionar a conjuntiva. Irrigar o olho pode ajudar a diferenciar entre a conjuntiva (rosada) e a cápsula de Tenon (branca).

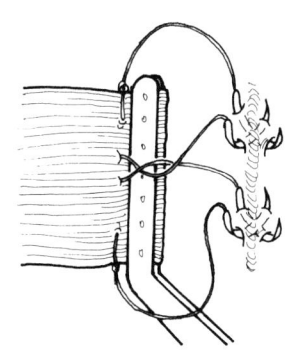

Figura 38.11

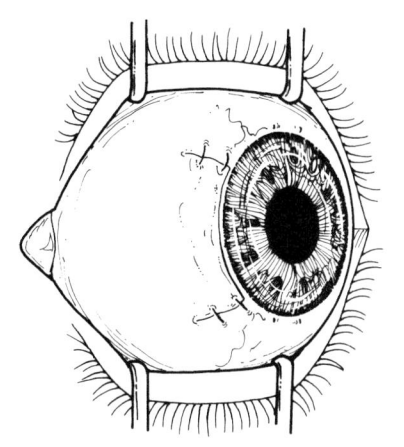

Figura 38.13

18. Suturar o músculo no local de inserção **(Fig. 38.11)**.
    a. Retirar a fita da sutura mais superior e passar as agulhas em forma de espadas cruzadas pela espessura parcial através da metade superior do local de inserção.
    b. Retirar a fita da sutura inferior e passar as agulhas em forma de espadas cruzadas pela espessura parcial através da metade inferior do local de inserção.
    c. Assegurar-se de que a agulha passe através da esclera além de passar pelo coto do tendão muscular.
19. Remover o clampe/hemostática.
20. Liberar a tensão nas suturas de ancoragem.

23. Suturar a conjuntiva na posição com suturas interrompidas de Vicryl 7-0 escondendo os nós **(Fig. 38.13)**.
24. Remover as suturas de ancoragem.
25. Aplicar pomada de antibiótico e esteroide.

Abordagem pelo fórnice

As figuras mostradas serão de uma ressecção de reto medial direito. Essa técnica exige um assistente experiente.

1. Anestesia: anestesia geral ou injeção retrobulbar/peribulbar mais bloqueio palpebral.

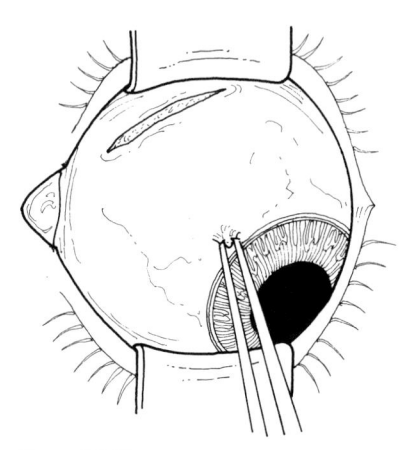

Figura 38.14

2. Colocar uma gota de fenilefrina a 2,5% no olho para fazer vasoconstrição e diminuir o sangramento. Preparar e colocar campos cirúrgicos.
3. Colocar o blefarostato.
4. Fazer uma incisão conjuntival no fórnice **(Fig. 38.14)**.
   a. O assistente segura o bulbo no limbo na posição de 4:30 horas (para acesso ao reto medial direito ou lateral esquerdo) ou de 7:30 horas (para acesso ao reto lateral direito ou medial esquerdo).
   b. O assistente expõe o fórnice inferior elevando e abduzindo o bulbo (para acesso ao reto medial) ou elevando e aduzindo o bulbo (para acesso ao reto lateral).
   c. Fazer uma incisão de 8 mm paralela ao fórnice e a 1 mm do fórnice sobre a conjuntiva bulbar com tesoura Westcott.

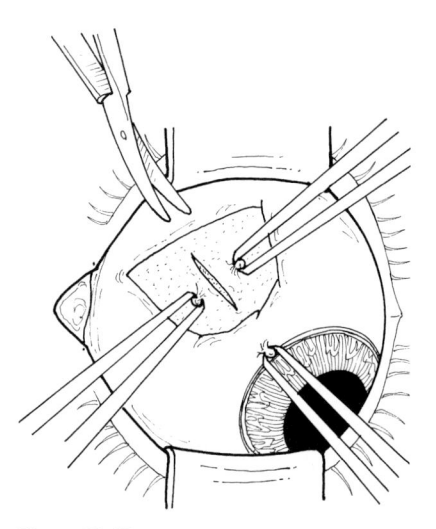

Figura 38.15

5. Fazer uma incisão radial através da cápsula de Tenon para expor a esclera **(Fig. 38.15)**.
   a. O assistente e o cirurgião seguram a cápsula de Tenon a menos de 10 mm do limbo.
   b. Cortar a cápsula de Tenon entre as pinças e radialmente em direção ao limbo.
   c. A incisão deve alcançar a esclera nua. Se permanecerem camadas da cápsula de Tenon, repetir os passos 5a-b.
   d. A incisão não deve estender-se por mais de 10 mm a partir do limbo, caso contrário a gordura orbitária pode ser exposta e ocorrer a síndrome de aderência.

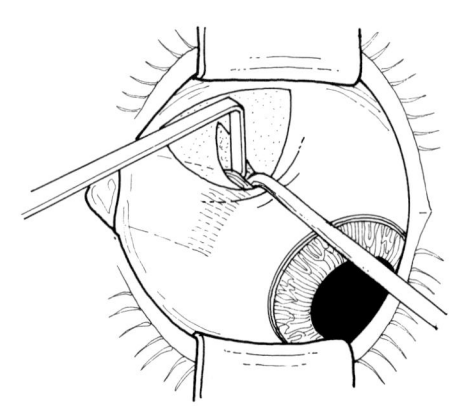

Figura 38.16

6. Isolar o músculo reto com um gancho Stevens **(Fig. 38.16)**.
   a. Primeiro colocar o gancho de tenotomia Stevens através da incisão no fórnice e sob o músculo. Segurar o gancho paralelo e rente à esclera nua para facilitar a passagem.
   b. O assistente libera a pinça que fixa o globo ocular.
7. Isolar o músculo com gancho Green.
   a. Colocar um gancho de músculo Green perpendicular à esclera e logo posterior ao gancho Stevens. Manter a ponta do gancho Green pressionada contra a esclera.
   b. Remover o gancho de tenotomia Stevens.
   c. Prosseguir com um segundo gancho de músculo Green perpendicular à esclera e logo posterior ao primeiro gancho Green. Mais uma vez, manter a ponta do gancho Green pressionada contra a esclera.
   d. Remover o primeiro gancho Green.

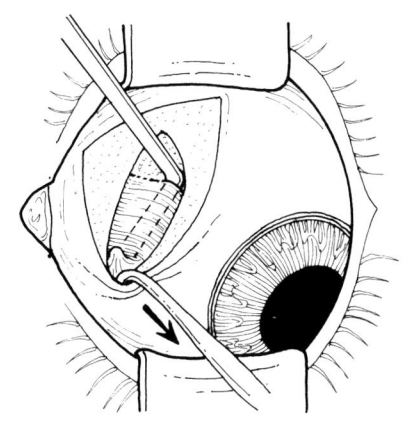

Figura 38.17

8. Expor a inserção do músculo usando um gancho Stevens para retrair a cápsula de Tenon e a conjuntiva sobre a ponta do gancho Green (**Fig. 38.17**).

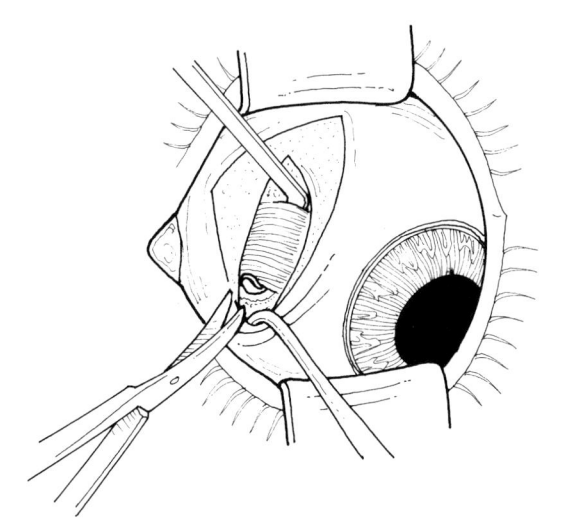

Figura 38.18

9. Incisar o septo intermuscular na ponta do gancho Green com tesoura Westcott (**Fig. 38.18**).

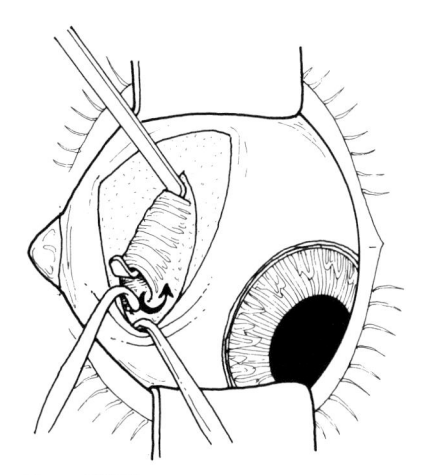

Figura 38.19

10. Verificar se todo o músculo está enganchado (**Fig. 38.19**).
    a. O assistente expõe o polo superior da inserção do músculo com um gancho Stevens.
    b. Colocar um gancho Stevens a partir de posterior à inserção, ao redor do polo superior e, então, anterior à inserção em um arco. Não deve ser sentida resistência significativa.
    c. Se houver resistência significativa e parecer que o músculo está dividido, repetir os passos 7c-d e 10a-b.
11. Incisar o septo intermuscular anterior ao músculo para expor a inserção do músculo.

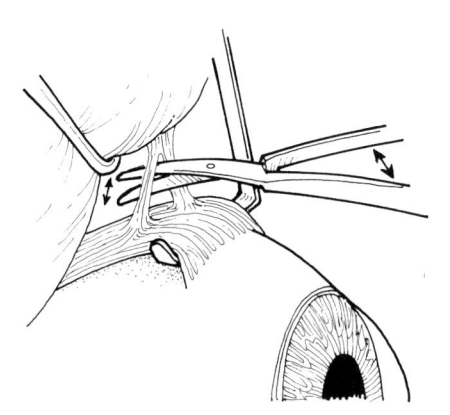

Figura 38.20

12. Elevar a conjuntiva sobrejacente com um gancho de tenotomia Stevens e usar tesoura Westcott para cortar delicadamente os ligamentos acessórios da bainha muscular. Tomar cuidado para não cortar a bainha muscular ou o músculo, pois pode haver sangramento. Se ocorrer sangramento, aplicar pressão direta com uma haste flexível de algodão até que pare (**Fig. 38.20**).

13. Incisar o septo intermuscular superior e inferiormente ao músculo, se necessário, para obter uma adequada exposição do músculo. Tomar cuidado para não cortar o músculo oblíquo inferior ao incisar ao longo da borda inferior do reto lateral.
14. Colocar o segundo gancho Green sob o músculo e expor o músculo (**Fig. 38.6**).
15. Suturar o músculo com duas suturas de Vicryl 6-0 de armação dupla (**Fig. 38.7**).
    a. Medir o comprimento da ressecção com o compasso.
    b. A primeira laçada da primeira sutura é colocada no local medido a partir do centro do músculo para a margem superior através de metade da espessura do músculo. A segunda laçada é feita através de toda a espessura do músculo iniciando sob o músculo a 2 mm da margem do músculo. Fixar a segunda laçada.
    c. Fixar com fita as extremidades livres das suturas. Não cortar fora as agulhas.
    d. A primeira laçada da segunda sutura é colocada no local medido a partir do centro do músculo para a margem inferior através de metade da espessura do músculo. A segunda laçada é feita através de toda a espessura do músculo iniciando sob o músculo a 2 mm da margem do músculo. Fixar a segunda laçada (**Fig. 38.8**).
    e. Fixar com fita as extremidades livres das suturas. Não cortar fora as agulhas.
16. Clampear o músculo (com clampe de músculo ou hemostática Hartman) logo anteriormente à sutura (**Fig. 38.9**).
17. Descolar a inserção do músculo do bulbo com tesoura Westcott. Cortar rente à esclera.
18. Cauterizar delicadamente ou aplicar pressão direta com uma haste flexível de algodão sobre o local da inserção para obter a hemostasia.
19. Cortar o músculo rente ao clampe usando o bisturi (**Fig. 38.10**).
20. Cauterizar o coto muscular, se necessário, ao longo do clampe/hemostática.
21. Fixar o bulbo segurando a esclera com duas pinças Castroviejo 0,5 mm com trava, uma 2 mm anterior e 2 mm superiormente ao polo superior da inserção do músculo e a outra 2 mm anterior e 2 mm inferiormente ao polo inferior da inserção do músculo.
22. Suturar o músculo no local de inserção (**Fig. 38.11**).
    a. Retirar a fita da sutura mais superior e passar as agulhas em forma de espadas cruzadas por espessura parcial através da metade superior do local de inserção.
    b. Retirar a fita da sutura inferior e passar as agulhas em forma de espadas cruzadas por espessura parcial através da metade inferior do local de inserção.
    c. Assegurar-se de que a agulha passa através da esclera além de passar pelo coto do tendão do músculo.
23. Remover o clampe/hemostática.
24. Amarrar as suturas (**Fig. 38.12**).
    a. Primeiro puxar delicadamente as suturas paralelas ao bulbo para trazer o músculo até o local de inserção.
    b. Amarrar a sutura superior e, então, a sutura inferior firmemente usando um nó de cirurgião 2-1-1.
25. Reposicionar a incisão conjuntival no fórnice (**Fig. 37.22, pág. 203**).
    a. Se o local da incisão estiver afastado, fechar a conjuntiva com suturas interrompidas de Vicryl 7-0 escondendo os nós.
    b. Irrigar o olho pode ajudar a diferenciar entre a conjuntiva (rosada) e a cápsula de Tenon (branca).
26. Aplicar pomada de antibiótico e esteroide.

Procedimento pós-operatório

1. Liberar o paciente quando estiver estável.
2. Aplicar pomada de antibiótico ou antibiótico/esteroide 4 vezes ao dia por 5-14 dias (p. ex., eritromicina, Tobradex, Maxitrol).
3. O paciente deve evitar água suja (p. ex., piscinas) ou ambientes empoeirados (p. ex., caixas de areia, porões) por 2 semanas. O paciente pode tomar banho no dia seguinte ao procedimento.
4. Evitar contato com animais de estimação.

Plano de acompanhamento

1. Uma ou duas visitas entre os dias 1 e 10 de pós-operatório.
2. Outra visita 6-12 semanas após a cirurgia e, então, conforme a necessidade.

Aconselhar o paciente a relatar imediatamente em caso de dor severa ou diminuição da visão.

Complicações

1. Perfuração da esclera com agulha de sutura
2. Descolamento de retina
3. Celulite
4. Endoftalmite
5. Formação de *dellen* em incisões límbicas
6. Deslizamento do músculo a partir do local suturado
7. Cisto de inclusão conjuntival
8. Fibrose conjuntival
9. Granuloma de corpo estranho
10. Isquemia de segmento anterior secundária à cirurgia concomitante em múltiplos músculos

39

Recuo/transposição anterior de oblíquo inferior

Indicações

Ação exagerada do músculo oblíquo inferior exigindo enfraquecimento do músculo para a correção, ou desvio vertical dissociado concomitante exigindo transposição anterior do oblíquo inferior.

Procedimento pré-operatório

Ver o Capítulo 3.
É necessária uma avaliação completa do estrabismo com determinação do plano cirúrgico detalhado.

Instrumentação

- Blefarostato (p. ex., Lancaster, Barraquer)
- Porta-agulhas
- Fios de sutura (seda 4-0, Vicryl 6-0 de armação dupla com agulha espatulada, Vicryl 7-0)
- Pinça denteada (p. ex., Bishop-Harmon, Castroviejo 0,5 mm)
- Tesoura Westcott (pontas arredondadas)
- Cautério (pinça bipolar)
- Gancho de músculo (p. ex., Green, Jameson)
- Gancho de músculo Gass
- Ganchos de tenotomia Stevens
- Espátula de íris
- Hemostática mosquito Hartman
- Retrator Desmarres
- Compasso Castroviejo
- Fotóforo

Procedimento operatório

Nota: As figuras foram feitas a partir do ponto de vista do cirurgião posicionado na cabeceira do paciente.

Nota: A iluminação do campo cirúrgico é melhor de ser obtida com fotóforo.

1. Anestesia: anestesia geral ou injeção retrobulbar/peribulbar mais bloqueio palpebral.
2. Colocar uma gota de fenilefrina a 2,5% no olho para fazer vasoconstrição e diminuir o sangramento. Preparar e colocar campos cirúrgicos.
3. Colocar blefarostato.

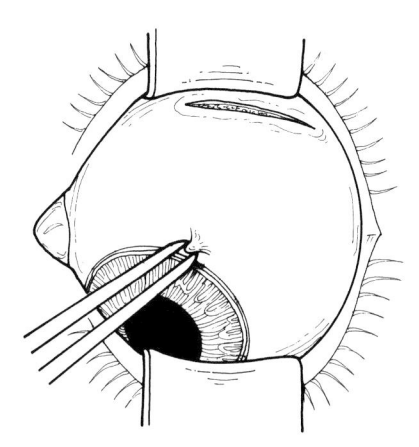

Figura 39.1

4. Criar uma incisão conjuntival no fórnice inferotemporal (**Fig. 39.1**).
   a. O assistente segura o bulbo no limbo inferotemporal.
   b. O assistente, então, expõe o fórnice inferior elevando e aduzindo o bulbo.
   c. Criar uma incisão de 8 mm paralela ao fórnice e a 1 mm do fórnice na conjuntiva bulbar com tesoura Westcott.

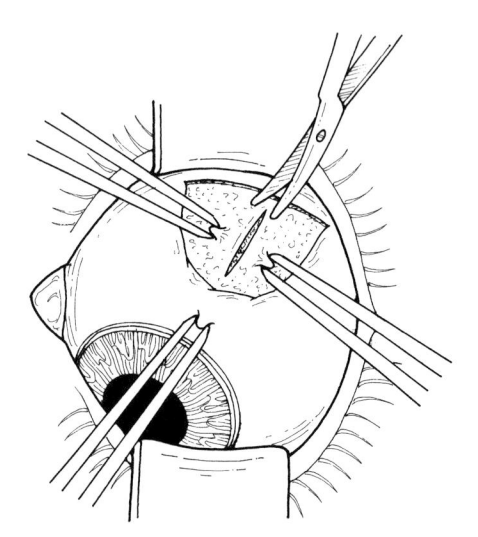

Figura 39.2

5. Fazer uma incisão radial através da cápsula de Tenon para expor a esclera (**Fig. 39.2**).
   a. O assistente e o cirurgião seguram a cápsula de Tenon a menos de 10 mm do limbo.
   b. Cortar a cápsula de Tenon entre as pinças e radialmente em direção ao limbo.
   c. A incisão deve alcançar a esclera nua. Se permanecerem camadas da cápsula de Tenon, repetir os passos 5a-b.
   d. A incisão não deve se estender a mais de 10 mm a partir do limbo, pois pode haver exposição da gordura orbitária e ocorrer a síndrome de aderência.
6. Isolar o reto lateral com um gancho Stevens.
   a. Primeiramente colocar o gancho de tenotomia Stevens através da incisão no fórnice e sob o músculo. Segurar o gancho paralelo e rente à esclera nua para facilitar a passagem.
   b. O assistente libera a pinça que fixa o bulbo.
7. Isolar o reto lateral com sutura de ancoragem de seda 4-0.
   a. Colocar um gancho de músculo Gass perpendicular à esclera e logo posterior ao gancho Stevens. Manter a ponta do gancho Gass pressionada contra a esclera.
   b. Remover o gancho de tenotomia Stevens.
   c. Passar a agulha da sutura de seda 4-0 completamente através da alça do gancho Gass (**Fig. 39.3**).
   d. Remover o gancho Gass enquanto continua a segurar a agulha, dessa forma, puxando a extremidade livre da Sutura de seda 4-0 por sob o músculo reto lateral.

   Opcional: usar um gancho Green para manter o músculo reto lateral em sua posição.

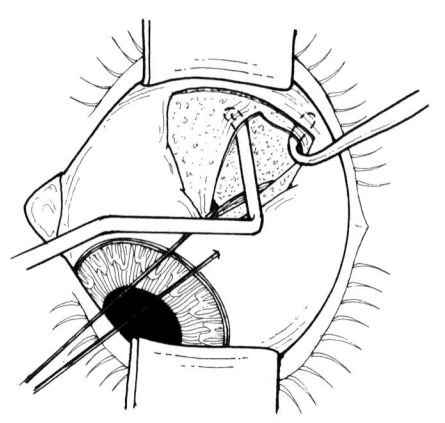

Figura 39.4

8. Levantar e aduzir o bulbo com sutura de ancoragem de seda 4-0 e fixar com fita (**Fig. 39.4**).
9. Retrair a incisão inferiormente com um gancho Gass e temporalmente com um gancho Stevens (**Fig. 39.4**).

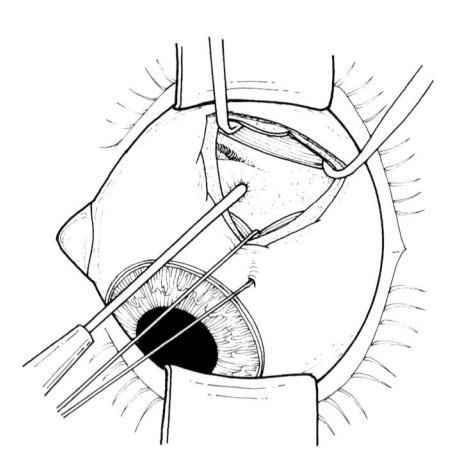

Figura 39.5

10. Deprimir a esclera com espátula de íris para visualizar a veia vorticosa e a borda posterior do músculo oblíquo inferior. O uso de um fotóforo ajudará na visualização (**Fig. 39.5**).

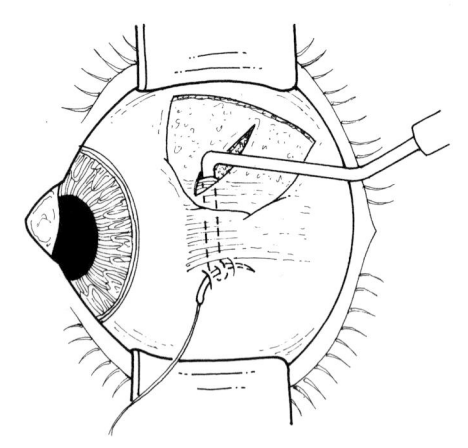

Figura 39.3

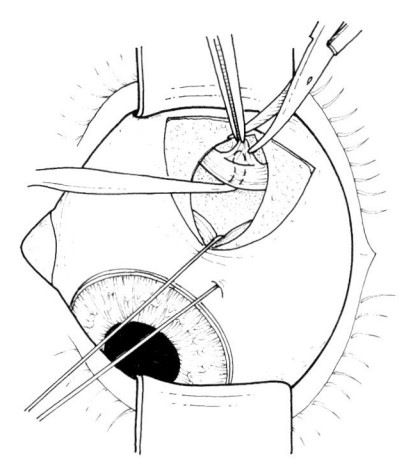

Figura 39.6

11. Enganchar todo o músculo oblíquo inferior com um gancho Stevens, tomando cuidado para não dividir o músculo **(Fig. 39.6)**.

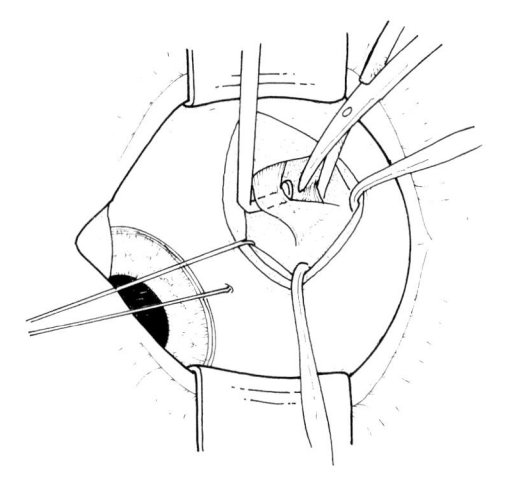

Figura 39.7

12. Puxar o excesso da cápsula de Tenon para longe da ponta do gancho Stevens e incisar uma abertura na cápsula de Tenon com tesoura Westcott para expor a ponta do gancho **(Fig. 39.7)**.
13. Trocar o gancho Stevens por um gancho de músculo Green.
14. Expor o septo intermuscular com gancho Stevens e dissecá-lo até a inserção do oblíquo inferior com tesoura Westcott.
15. Clampear o músculo oblíquo inferior próximo de sua inserção com hemostática mosquito Hartman. Deixar um pequeno espaço entre a hemostática e o local de inserção para permitir uma desinserção mais fácil **(Fig. 39.8)**.

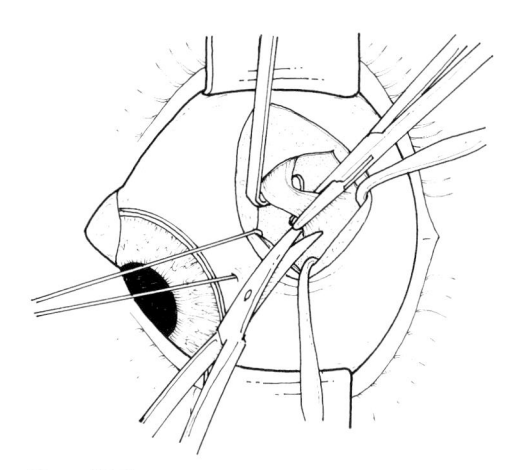

Figura 39.8

16. Cortar cuidadosamente o músculo oblíquo inferior próximo da esclera com tesoura Westcott, tomando cuidado para não cortar a esclera. Lembrar que o local de inserção do músculo está aproximadamente na região da mácula **(Fig. 39.8)**.
17. Cauterizar delicadamente o coto do músculo na hemostática com cautério bipolar.

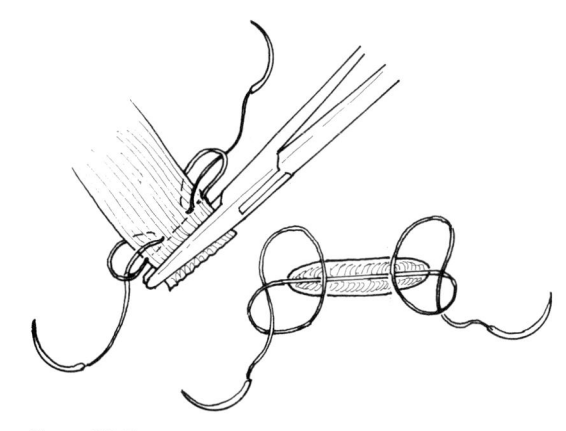

Figura 39.9

18. Suturar o coto do músculo com Vicryl 6-0 de armação dupla com agulhas espatuladas **(Fig. 39.9)**.
    a. A primeira laçada é através da espessura parcial do músculo logo proximalmente ao clampe.
    b. A segunda laçada é através de toda a espessura do músculo a 1 mm da borda do músculo. Fixar a segunda laçada.
    c. A terceira laçada é através de toda a espessura do músculo a 1 mm da outra borda do músculo. Fixar a terceira laçada.
    d. Não cortar fora as agulhas.
    e. Remover a hemostática Hartman.
    f. Inspecionar o músculo para assegurar-se de que está firmemente suturado. Manter as suturas organizadas de maneira a não torcer o músculo.

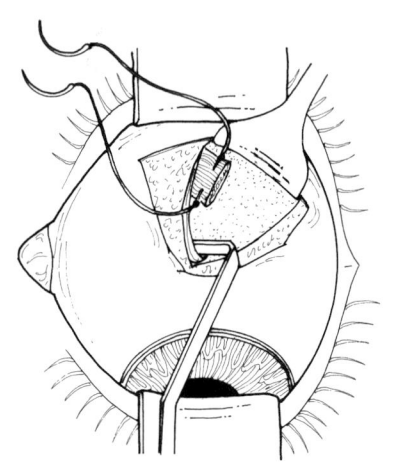

Figura 39.10

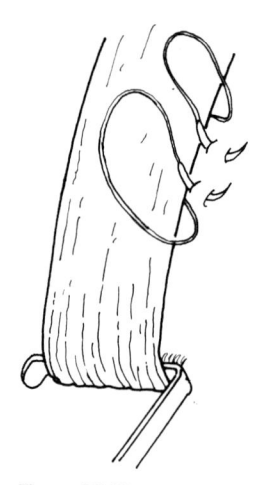

Figura 39.12

19. Enganchar o reto inferior e levantar o bulbo **(Fig. 39.10)**.
    a. Remover a sutura de ancoragem de seda 4-0.
    b. Colocar um gancho de tenotomia Stevens através da incisão e enganchar o reto inferior.
    c. Colocar um gancho de músculo Green perpendicular à esclera e logo posterior ao gancho Stevens. Manter a ponta do gancho Green pressionada contra a esclera.
    d. Remover o gancho de tenotomia Stevens.
    e. Levantar o músculo do olho.
    f. Usar um retrator Desmarres para expor o campo cirúrgico.
20. Suturar o músculo oblíquo inferior na esclera.

b. Para um recuo de 14 mm **(Fig. 39.12)**:
   i. Suturar a borda anterior do músculo oblíquo inferior anteriormente à veia vorticosa inferotemporal.
   ii. Suturar a borda posterior do músculo oblíquo inferior posteriormente à veia vorticosa inferotemporal.

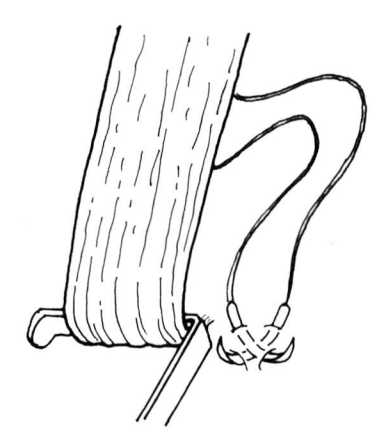

Figura 39.13

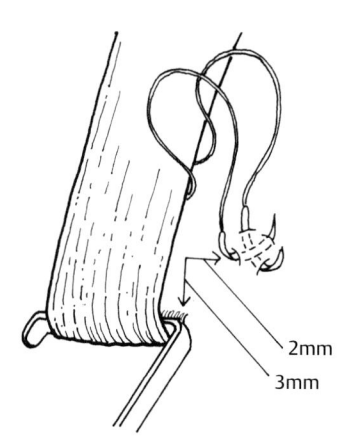

Figura 39.11

a. Para um recuo de 10 mm **(Fig. 39.11)**:
   i. Suturar a borda anterior do músculo oblíquo inferior 3 mm posterior e 2 mm lateralmente à margem lateral da inserção do reto inferior.
   ii. Suturar a borda posterior do músculo oblíquo inferior posterolateralmente pela largura do oblíquo inferior.

c. Para transposição anterior **(Fig. 39.13)**:
   i. Suturar a borda anterior do músculo oblíquo inferior no polo lateral da inserção do reto inferior.
   ii. Suturar a borda posterior do músculo oblíquo inferior lateralmente à primeira sutura a uma distância equivalente à largura de um músculo.

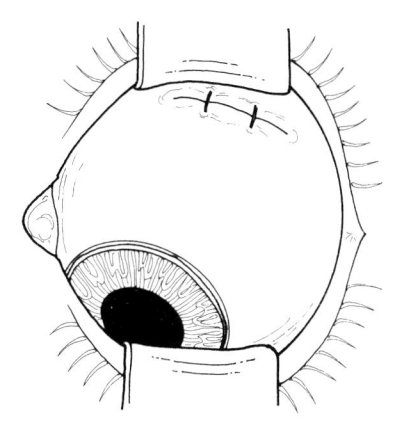

Figura 39.14

21. Reposicionar a incisão conjuntival no fórnice **(Fig. 39.14)**.
    a. Se as margens da incisão estiverem afastadas, fechar a conjuntiva com suturas interrompidas de Vicryl 7-0 escondendo os nós.
    b. Irrigar o olho pode ajudar a diferenciar entre a conjuntiva (rosada) e a cápsula de Tenon (branca).
22. Aplicar pomada de antibiótico e esteroide.

Procedimento pós-operatório

1. Liberar o paciente quando estiver estável.
2. Aplicar pomada de antibiótico ou antibiótico/esteroide 4 vezes ao dia por 5-14 dias (p. ex., eritromicina, Tobradex, Maxitrol).
3. O paciente deve evitar contato com água contaminada (p. ex., piscinas) ou ambientes empoeirados (p. ex., caixas de areia, porões) por 2 semanas. O paciente pode tomar banho no dia seguinte ao procedimento.

Plano de acompanhamento

1. Uma ou duas visitas entre os dias 1 e 10 de pós-operatório.
2. Outra visita 6 a 12 semanas após a cirurgia e, então, conforme a necessidade.
3. Aconselhar o paciente a relatar imediatamente em caso de dor severa ou diminuição de visão.

Complicações

1. Não enganchar as fibras posteriores do oblíquo inferior produzindo correção insuficiente
2. Perfuração da esclera com agulha de sutura
3. Descolamento de retina
4. Celulite
5. Endoftalmite
6. Cisto de inclusão conjuntival
7. Fibrose conjuntival
8. Granuloma de corpo estranho

40

Recuo de reto com técnica de sutura ajustável

Indicações

Desequilíbrio da musculatura extraocular necessitando de enfraquecimento muscular para correção (p. ex., reto medial em esotropia) em paciente colaborativo para ajuste pós-operatório.

Procedimento pré-operatório

Testar a capacidade de colaboração do paciente com os ajustes pós-operatórios. Anestesiar o olho com anestésico tópico e colocar um blefarostato no olho. Depois disso, tocar e manobrar a conjuntiva com a ponta de um algodão umedecido. Um paciente que não tolera bem esse procedimento é um candidato ruim para a sutura ajustável.
  Ver o Capítulo 3.
  É necessária uma avaliação completa para estrabismo com determinação do plano cirúrgico detalhado.

Instrumentação

- Blefarostato (p. ex., Lancaster, Barraquer)
- Porta-agulhas
- Fios de sutura (seda 6-0 com agulha espatulada, Vicryl 6-0 de armação dupla com agulha espatulada [S29 ou S14], Vicryl 7-0, Mersilene 5-0 com agulha espatulada)
- Pinça denteada (p. ex., Bishop-Harmon, Castroviejo 0,5 mm)
- Duas pinças denteadas de 0,5 mm com trava
- Tesoura Westcott (pontas arredondadas)
- Cautério (pinça bipolar)
- Ganchos de músculo (p. ex., Green, Jameson)
- Ganchos de tenotomia Stevens
- Compasso Castroviejo
- Pinça de sutura

Procedimento operatório

Nota: As figuras foram feitas a partir do ponto de vista do cirurgião posicionado na cabeceira do paciente.

1. Anestesia: anestesia geral. A anestesia retrobulbar é possível, mas você não será capaz de ajustar as suturas até o dia seguinte, quando o bloqueio retrobulbar tiver desaparecido completamente.
2. Colocar uma gota de fenilefrina a 2,5% no olho para fazer vasoconstrição e diminuir o sangramento. Preparar e colocar campos cirúrgicos.
3. Colocar blefarostato.

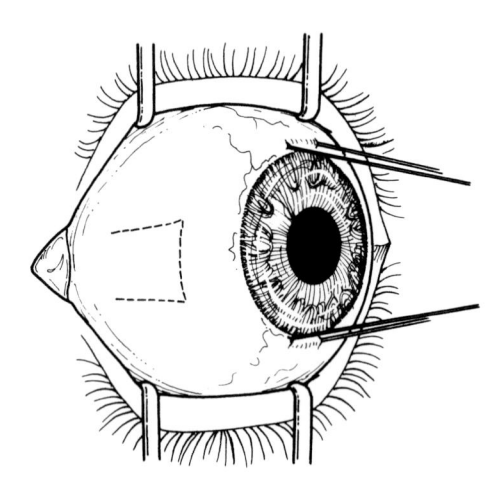

Figura 40.1

4. Colocar uma sutura de ancoragem episcleral de seda 6-0 no limbo nas posições de 6 e 12 horas (**Fig. 40.1**).

  Opcional: usar pinça Castroviejo com trava em vez de sutura de ancoragem.

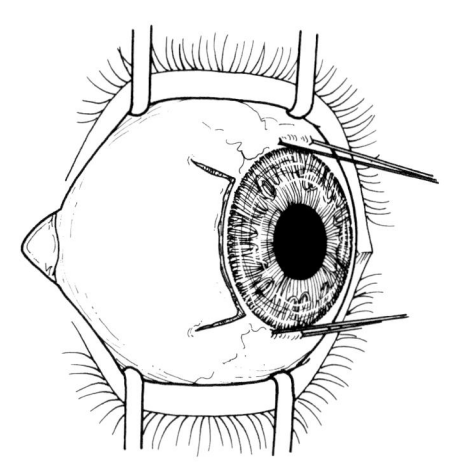

Figura 40.2

5. Fixar o bulbo com as suturas de ancoragem para expor o campo cirúrgico.
6. Preparar uma peritomia límbica em asa com base no fórnice até a esclera nua com tesoura Westcott (**Fig. 40.2**).

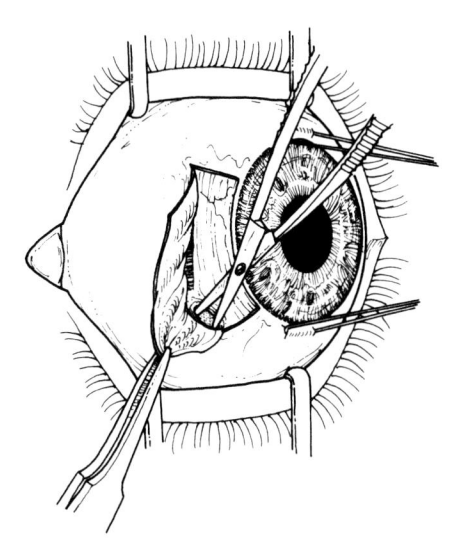

Figura 40.3

7. Abrir a cápsula de Tenon e o septo intermuscular com dissecção afiada e romba com tesoura Westcott para alcançar a esclera nua em ambos os lados da inserção do músculo (**Fig. 40.3**).
    a. Apontar 45 graus entre os retos horizontal e vertical para evitar dano aos músculos.
    b. Aumentar a incisão de maneira romba com tesoura Westcott.
    c. Repetir do outro lado da inserção muscular.

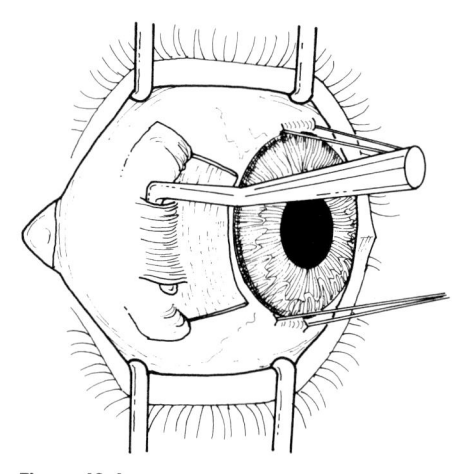

Figura 40.4

8. Isolar o músculo (**Fig. 40.4**).
    a. Primeiramente colocar o gancho de tenotomia Stevens através da abertura na fáscia e sob o músculo. Segurar o gancho paralelo e rente à esclera nua para facilitar a passagem.
    b. Prosseguir com um gancho de músculo Green perpendicular à esclera e logo posterior ao gancho Stevens. Manter a ponta do gancho Green pressionada contra a esclera.
    c. Remover o gancho de tenotomia Stevens.
    d. Prosseguir com um segundo gancho de músculo Green perpendicular à esclera e logo posterior ao primeiro gancho Green. Mais uma vez, manter a ponta do gancho Green pressionada contra a esclera.
    e. Remover o primeiro gancho Green.
    f. A ponta do gancho de músculo pode ser visualizada do outro lado do músculo. Se isso não ocorrer, repetir os passos 8d-e.

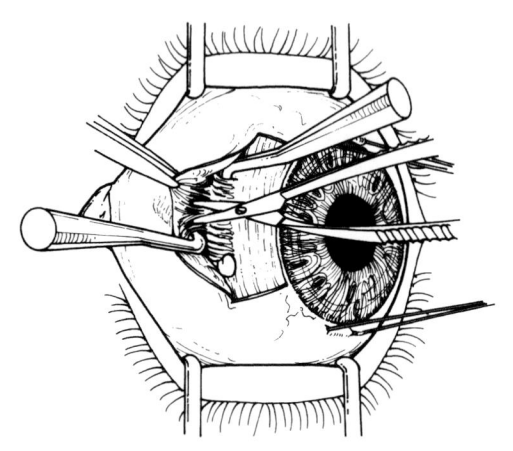

Figura 40.5

b. A primeira laçada é através de metade da espessura do músculo a partir do centro para uma das bordas do músculo a 1 mm de sua inserção. A segunda laçada é através de toda a espessura do músculo, de posterior para anterior, a 1 mm da borda do músculo. Prender a segunda laçada.
c. Realizar esse procedimento superior e inferiormente.
d. Não cortar fora as agulhas.

9. Levantar a conjuntiva sobrejacente com gancho de tenotomia Stevens e usar tesoura Westcott para cortar minimamente os ligamentos acessórios da bainha muscular. Tomar cuidado para não cortar a bainha muscular ou o músculo, pois isso pode causar sangramento. Se ocorrer sangramento, aplicar pressão direta com uma haste flexível de algodão até que pare (**Fig. 40.5**).
10. Incisar minimamente o septo intermuscular superior e inferiormente ao músculo, se necessário, para obter uma adequada exposição do músculo. Tomar cuidado para não cortar o músculo oblíquo inferior ao incisar ao longo da borda inferior do reto lateral.

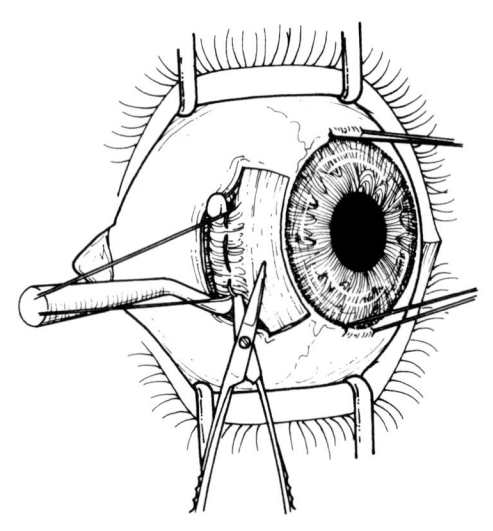

Figura 40.7

12. Descolar o músculo de sua inserção com tesoura Westcott (**Fig. 40.7**).
    a. Segurar o gancho de músculo e as suturas para cima para evitar o corte das suturas.
    b. Cortar o músculo rente à esclera.
    c. Inspecionar o músculo para assegurar-se de que esteja adequadamente suturado e não dividido, e de que as passadas de agulha foram feitas no lugar certo e estão adequadas.
13. Cauterizar delicadamente (conforme a necessidade) ou aplicar pressão direta com uma haste flexível de algodão sobre o local de inserção para obter a hemostasia.

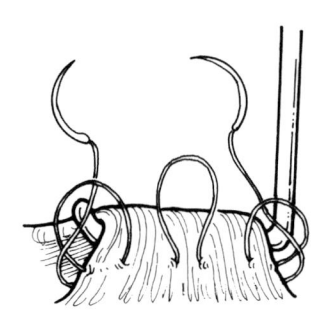

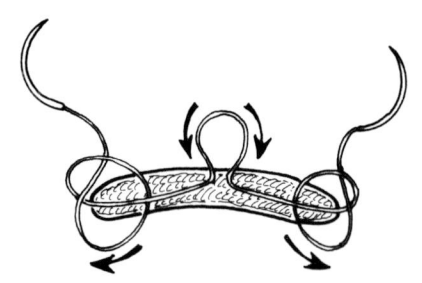

Figura 40.6

11. Suturar o músculo a 1 mm de sua inserção com Vicryl 6-0 de armação dupla com agulhas espatuladas (**Fig. 40.6**).
    a. Levantar o músculo com o gancho de músculo.

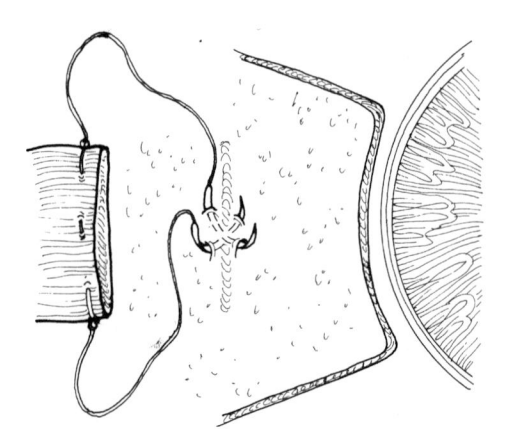

Figura 40.8

14. Fixar novamente o músculo à esclera no local de inserção original usando as duas extremidades da sutura de Vicryl 6-0 previamente colocada **(Fig. 40.8)**.
    a. Fixar o bulbo com pinça denteada.
    b. Passar as agulhas através do local de inserção original, com inclinação de 45 graus em direção ao centro do local de inserção, saindo próximas entre si.
    c. Assegurar-se de que a agulha passe através da esclera além de passar pelo coto do tendão muscular.
    d. Manter a agulha paralela à esclera para diminuir a chance de perfuração.

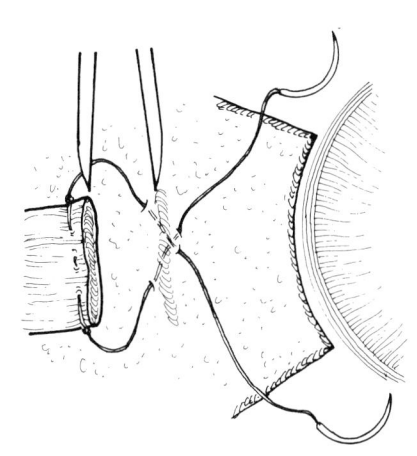

Figura 40.9

15. Manter o músculo em posição **(Fig. 40.9)**.
    a. Usar o compasso Castroviejo para medir a quantidade desejada de recuo a partir do local de inserção até a borda do músculo.
    b. Assegurar-se de que o recuo seja igual em ambas as suturas (superior e inferior).

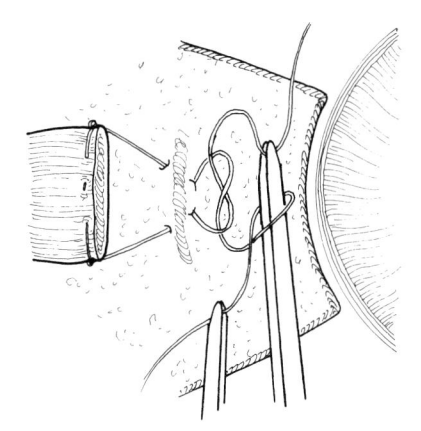

Figura 40.10

16. Amarrar a sutura com um movimento chuleado e, depois, com um nó de correr do tipo *"slip knot"* **(Fig. 40.10)**.
    a. Aparar a sutura de modo que a extremidade que se deve puxar para afrouxar o nó do tipo *"slip knot"* seja mais longa (para ser mais fácil de identificar durante os ajustes).
    b. Deixar comprimento suficiente de sutura para permitir um ajuste fácil.

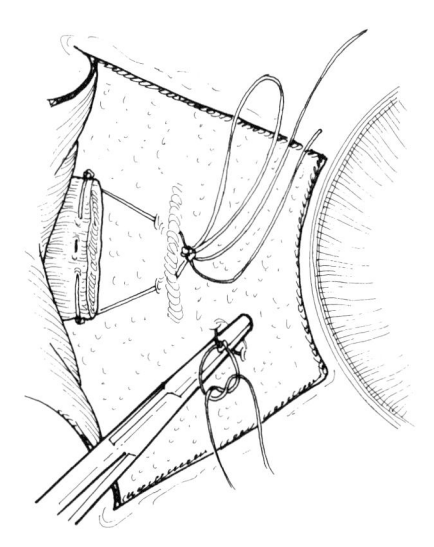

Figura 40.11

17. Colocar uma sutura em alça de balde (*bucket handle*) próxima ao limbo **(Fig. 40.11)**.
    a. Fazer uma sutura de espessura parcial da esclera com Mersilene 5-0 em agulha espatulada.
    b. Amarrar sobre as extremidades fechadas de uma tesoura Westcott para formar uma alça.

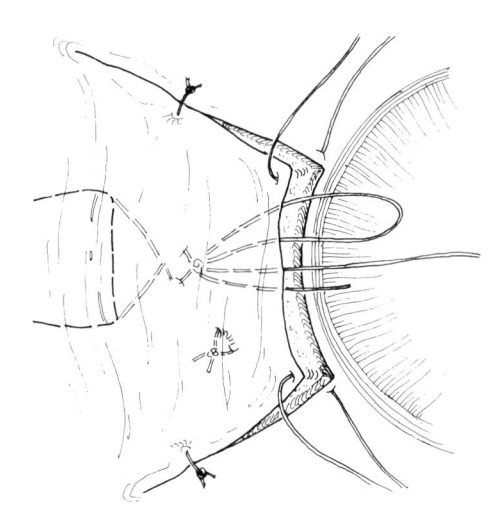

Figura 40.12

18. Fechar a conjuntiva com suturas de Vicryl 7-0 **(Fig. 40.12)**.
    a. Suturar permanentemente a porção radial do retalho conjuntival posteriormente à inserção do músculo.
    b. Suturar os dois cantos do retalho conjuntival na esclera anteriormente à inserção do músculo com alças longas de Vicryl 7-0.
19. Enfiar as extremidades da sutura no fórnice.
20. Remover as suturas de ancoragem.
21. Aplicar colírio antibiótico e esteroide (pomada irá borrar a visão do paciente e tornar mais difícil o ajuste).
22. Aplicar curativo compressivo no olho para evitar que o paciente pisque (para conforto do paciente).

Ajuste da sutura

O ajuste da sutura pode ser realizado mais tarde no mesmo dia (quando o paciente estiver acordado da anestesia geral e colaborativo) ou no dia seguinte à cirurgia (especialmente se for administrada anestesia retrobulbar).

1. Remover o curativo ocular.
2. Anestesia: aplicar colírio de proparacaína no olho por vários minutos. Alertar o paciente de que ele ainda terá a sensação de pressão. Ajustes agressivos podem causar náuseas, vômitos ou tonturas.
3. Realizar teste de estrabismo se houver desvios.
4. Colocar blefarostato.
5. Se o objetivo desejado for alcançado, vá para o passo 7.

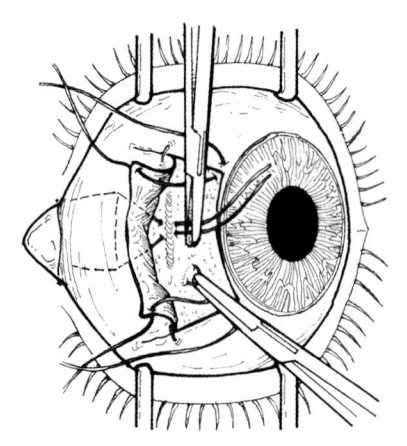

Figura 40.13

6. Se houver uma quantidade indesejável de desvio, apertar ou afrouxar o músculo conforme a necessidade.
    a. Para apertar o músculo **(Fig. 40.13)**:
        i. Desamarrar o bojo do nó de correr, mas não o laço chuleado puxando a extremidade mais longa do fio.
        ii. Segurar cada extremidade do fio com pinça de sutura ou porta-agulhas.
        iii. Pedir para o paciente segurar a sutura em alça de balde para estabilizar o bulbo.
        iv. Puxar delicadamente a sutura (e o músculo) para frente paralelamente ao trajeto da sutura. Não puxar demais, pois os fios podem sair do trajeto da sutura.
        v. Quando conseguir apertar da maneira desejada, apertar o nó chuleado e amarrar novamente o nó de correr. O assistente pode segurar o nó chuleado com pinça de sutura para impedir que ele escorregue.
        vi. Retornar para o passo 3.
    b. Para afrouxar o músculo:
        i. Desamarrar o nó de correr puxando a extremidade mais longa do fio e afrouxando o laço chuleado.
        ii. Segurar a sutura no comprimento aproximado a ser feito o recuo.
        iii. Segurar a sutura em alça de balde para estabilizar o bulbo.
        iv. Pedir para o paciente olhar lentamente na direção do músculo sendo ajustado e, então, relaxar.
        v. Amarrar novamente os nós chuleado e de correr.
        vi. Retornar para o passo 3.
7. Quando a quantidade necessária de ajuste (se for feito) for alcançada, amarrar permanentemente a sutura do músculo.
    a. Cortar o laço do nó de correr e puxar para afrouxar a sutura.
    b. Amarrar a sutura com dois outros laços chuleados e aparar as pontas.

Nota: Verificar as rotações para certificar-se de que as ducções não foram comprometidas.

8. Cortar e remover a sutura em alça de balde.

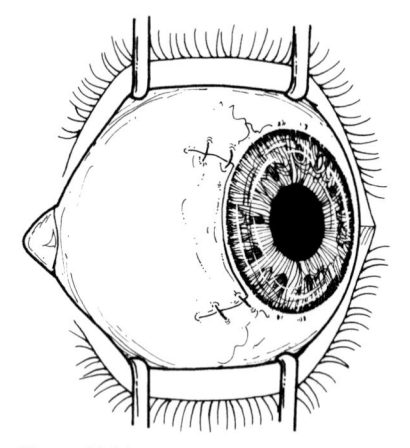

Figura 40.14

9. Fechar a conjuntiva usando as suturas de Vicryl 7-0 colocadas previamente **(Fig. 40.14)**.
    a. Cortar fora o nó.
    b. Amarrar as suturas de maneira permanente.

Procedimento pós-operatório

1. Liberar o paciente quando estiver estável.
2. Aplicar pomada de antibiótico ou antibiótico/esteroide 4 vezes ao dia por 5-14 dias (p. ex., eritromicina, Tobradex, Maxitrol).
3. O paciente deve evitar contato com água suja (p. ex., piscinas) ou ambientes empoeirados (p. ex., caixas de areia, porões) por 2 semanas. O paciente pode tomar banho no dia seguinte ao procedimento.

Plano de acompanhamento

1. Dia 0-1 de pós-operatório se o ajuste for ser realizado no consultório.
2. Uma consulta dentro das próximas 2 semanas.
3. Outra visita com 6-12 semanas de pós-operatório e, então, conforme a necessidade.
4. Aconselhar o paciente a relatar imediatamente em caso de dor severa ou diminuição da visão.

Complicações

1. Perfuração da esclera com agulha de sutura
2. Descolamento de retina
3. Celulite
4. Correção exagerada ou insuficiente
5. Deslizamento do músculo a partir do local suturado
6. Cisto de inclusão conjuntival
7. Fibrose conjuntival
8. Endoftalmite
9. Formação de *dellen* em incisões límbicas
10. Granuloma de corpo estranho
11. Isquemia de segmento anterior secundária à cirurgia concomitante em múltiplos músculos

41
Mioescleropexia retroequatorial (*Fadenoperation*) posterior

Indicações
Desequilíbrio de musculatura extraocular que necessita de enfraquecimento muscular no campo de visão do músculo, mas não no olhar primário.

Procedimento pré-operatório
Ver o Capítulo 3.
É necessária uma avaliação completa para estrabismo com determinação do plano cirúrgico detalhado.

Instrumentação
- Blefarostato (p. ex., Lancaster, Barraquer)
- Porta-agulhas
- Fios de sutura (seda 6-0 com agulha espatulada, Vicryl 6-0 de armação dupla com agulha espatulada [S29 ou S14], Vicryl 7-0, Mersilene 5-0 com agulhas S28 ou S29)
- Pinças denteadas (p. ex., Bishop-Harmon, Castroviejo 0,5 mm)
- Duas pinças denteadas de 0,5 mm com trava
- Tesoura Westcott (pontas arredondadas)
- Cautério (pinça bipolar)
- Ganchos de músculo (p. ex., Green, Jameson)
- Ganchos de tenotomia Stevens
- Compasso Castroviejo

Procedimento operatório
Nota: As figuras foram feitas a partir do ponto de vista do cirurgião posicionado na cabeceira do paciente.

1. Prosseguir com a cirurgia primária de estrabismo (geralmente um recuo de músculo reto por abordagem no limbo ou fórnice) até após a reinserção do músculo de volta ao bulbo (ou até a exposição da bainha muscular se não for realizado recuo). A Figura 41.1 é a visão superior do reto medial direito.

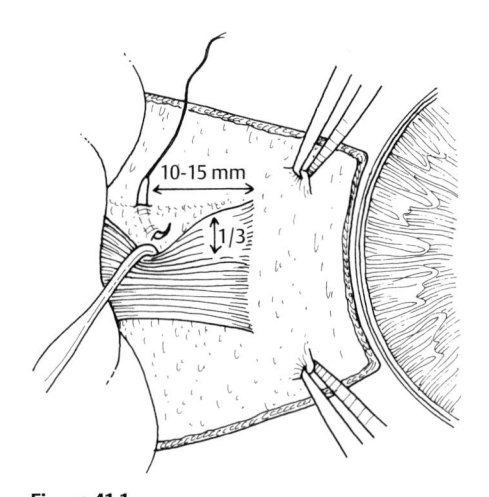

Figura 41.1

2. Retrair o bulbo com pinça Castroviejo com trava ou com um gancho de músculo Green se não tiver sido feito recuo do músculo reto (**Fig. 41.1**).
3. Suturar o terço inferior do músculo com Mersilene 5-0 em agulha espatulada (**Fig. 41.1**).
    a. Marcar a posição da sutura de fixação posterior na esclera ao longo da borda inferior do músculo reto usando compasso (geralmente 10-15 mm atrás do local de inserção original).
    b. Retrair a borda inferior do músculo com gancho Stevens.
    c. Suturar o Mersilene 5-0 através de espessura parcial da esclera no local marcado.
    d. Suturar através do terço inferior do músculo.

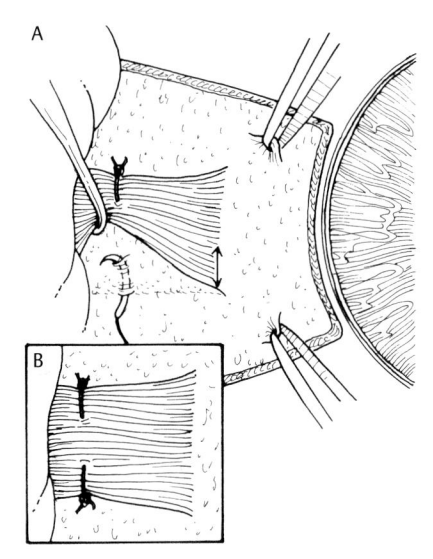

Figura 41.2

    e. Amarrar com um nó de cirurgião 2-1-1 (**Fig. 41.2A**).
4. Suturar o terço superior do músculo com Mersilene 5-0 em agulha espatulada.
    a. Marcar a posição da sutura de fixação posterior na esclera ao longo da borda superior do músculo reto com compasso.
    b. Retrair a borda superior do músculo com gancho Stevens.
    c. Suturar o Mersilene 5-0 através de espessura parcial da esclera no local marcado (**Fig. 41.2B**).
    d. Suturar através do terço superior do músculo (**Fig. 41.2B**).
    e. Amarrar com um nó de cirurgião 2-1-1.
5. Continuar com o restante da cirurgia de estrabismo.

Procedimento pós-operatório

1. Liberar o paciente quando estiver estável.
2. Aplicar pomada de antibiótico ou antibiótico/esteroide 4 vezes ao dia por 5-14 dias (p. ex., eritromicina, Tobradex, Maxitrol).
3. O paciente deve evitar contato com água contaminada (p. ex., piscina) ou ambientes empoeirados (p. ex., caixas de areia, porões) por 2 semanas. O paciente pode tomar banho no dia seguinte ao procedimento.

Plano de acompanhamento

1. Uma ou duas visitas entre os dias 1 e 10 de pós-operatório.
2. Outra visita com 6-12 semanas de pós-operatório e, então, conforme a necessidade.
3. Aconselhar o paciente a relatar imediatamente em caso de dor severa ou diminuição da visão.

Complicações

1. Perfuração da esclera com agulha de sutura
2. Descolamento de retina
3. Celulite
4. Endoftalmite
5. Formação de *dellen* em incisões límbicas
6. Correção exagerada ou insuficiente
7. Deslizamento do músculo a partir da posição suturada
8. Cisto de inclusão conjuntival
9. Fibrose conjuntival
10. Granuloma de corpo estranho
11. Isquemia de segmento anterior secundária à cirurgia concomitante em múltiplos músculos

42

Transposição vertical dos músculos retos horizontais para padrões "A" ou "V"

Indicações

Desequilíbrio da musculatura extraocular horizontal com um padrão "A" ou "V" que exige enfraquecimento ou fortalecimento muscular para a correção.

Procedimento pré-operatório

Ver o Capítulo 3.
É necessária uma avaliação completa para estrabismo com determinação do plano cirúrgico detalhado.

Instrumentação

A mesma da cirurgia primária de estrabismo.

Procedimento operatório

Nota: As figuras foram feitas a partir do ponto de vista do cirurgião posicionado na cabeceira do paciente.

1. Realizar a cirurgia primária de estrabismo horizontal (recuo ou ressecção de reto por abordagem pelo limbo ou fórnice).
2. Colocar o músculo mais superior ou mais inferiormente conforme planejado ao suturar o músculo de volta à esclera.

Nota: Recordar o mnemônico "MALE" (*Medial Apex – Lateral Empty*). O reto medial (RM) é desviado em direção ao ápice ou ponta da letra "A" ou "V" (i. e., colocação superior para padrão "A" ou colocação inferior para padrão "V"). O reto lateral (RL) é desviado em direção ao vazio (*empty*) ou parte aberta da letra "A" ou "V" (i. e., colocação inferior para padrão "A" ou colocação superior para padrão "V").

   a. Para uma cirurgia de reto medial em padrão "A", posicionar o tendão do músculo mais superiormente em uma distância equivalente à metade da largura do tendão (ou mais) conforme planejado (**Fig. 42.1A**).

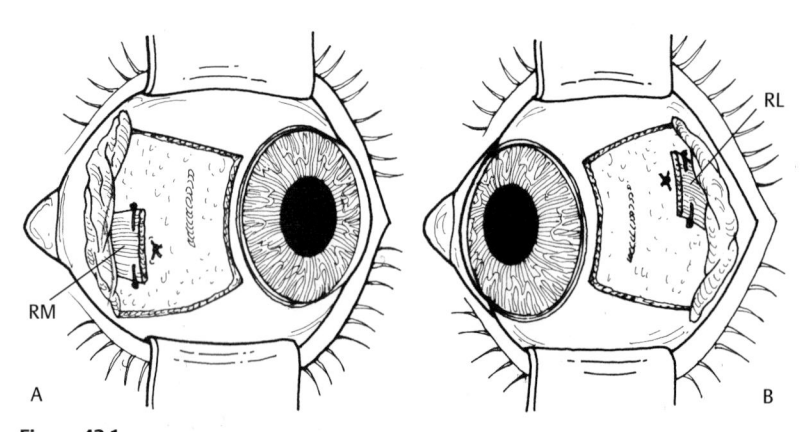

Figura 42.1

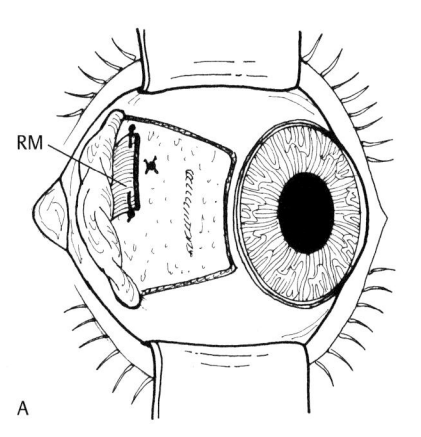

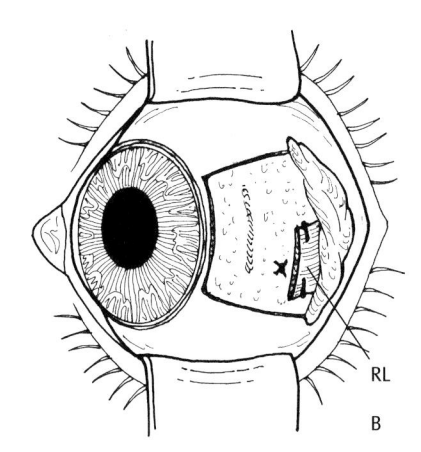

Figura 42.2

b. Para uma cirurgia de RL com padrão "A", posicionar o tendão do músculo mais inferiormente em uma distância equivalente à metade da largura do tendão (ou mais) conforme planejado **(Fig. 42.1B)**.
c. Para uma cirurgia de RM com padrão "V", posicionar o tendão do músculo mais inferiormente em uma distância equivalente à metade da largura do tendão (ou mais) conforme planejado **(Fig. 42.1A)**.
d. Para uma cirurgia de RL com padrão "V", posicionar o tendão do músculo mais superiormente em uma distância equivalente à metade da largura do tendão (ou mais) conforme planejado **(Fig. 42.1B)**.
3. Finalizar a cirurgia de estrabismo conforme descrito anteriormente.

Procedimento pós-operatório

O mesmo da cirurgia primária de estrabismo.

Complicações

As mesmas da cirurgia primária de estrabismo.

43
Extração de catarata pediátrica

Indicações

Em pacientes pediátricos, as indicações para a remoção do cristalino são:
1. Uma opacidade do cristalino ou catarata que cause uma perda da melhor acuidade visual corrigida.
2. Subluxação ou deslocamento do cristalino causando uma diminuição incorrigível da acuidade visual.

Manejo cirúrgico no paciente pediátrico

A seguir estão recomendações gerais para a abordagem cirúrgica da cirurgia de catarata no paciente pediátrico. As diretrizes específicas dependem de múltiplos fatores, como a experiência do cirurgião com cirurgia límbica *versus* de *pars plana*.

- Idade menor do que 18-24 meses:
  - Lensectomia
  - Capsulotomia posterior primária
  - Vitrectomia anterior
- Idade de 2 a 6 anos:
  - Facoemulsificação/irrigação e aspiração
  - Opcional, mas recomendado: implante primário de lente intraocular (LIO)
  - Opcional, mas recomendado: capsulotomia posterior primária e vitrectomia anterior
- Idade acima de ~ 6 anos (dependendo da criança ser capaz de sentar para a capsulotomia YAG):
  - Facoemulsificação
  - Implante primário de LIO

A irrigação/aspiração é o método preferido para a extração de catarata em crianças com menos de 2 anos.

As crianças entre 18 meses e 2 anos podem precisar de facoemulsificação, dependendo da densidade do cristalino.

Vantagens da facoemulsificação em relação à cirurgia extracapsular padrão

- Feridas operatórias menores aceleram a recuperação e minimizam o astigmatismo e complicações pós-operatórias relacionadas à ferida.
- A cirurgia é realizada dentro de um sistema relativamente fechado.

Desvantagens da facoemulsificação em comparação com a cirurgia extracapsular

- Possível aumento do dano ao endotélio corneano.
- Possível aumento no risco de dano à íris com pupilas menores.

Incisão cirúrgica recomendada em pacientes pediátricos

Uma incisão em túnel escleral pode ser preferível a uma incisão em córnea clara, pois feridas autosselantes em córnea clara não são confiáveis em crianças. Realizar uma incisão límbica, discretamente anterior, dentro do túnel escleral para evitar o prolapso da íris.

Colocação de lente intraocular

1. O implante de LIO costuma ser recomendado em crianças de 2 anos ou mais. Os cirurgiões têm implantado lentes em pacientes mais jovens, mas a segurança a longo prazo ainda está sendo investigada.
2. As lentes de polimetilmetacrilato (PMMA) são recomendadas devido a sua segurança a longo prazo. As lentes de acrílico dobráveis são adequadas, pois muitos estudos demonstraram que elas são bem toleradas. (As lentes de silicone não foram bem estudadas em crianças.)
3. Lentes multifocais têm sido usadas em pacientes pediátricos. A segurança de lentes multifocais em pacientes pediátricos ainda não foi bem estabelecida.

4. Se não for usada nenhuma LIO durante a cirurgia, deve ser usada uma lente de contato para se obter a melhor acuidade visual corrigida. Uma lente secundária fixada no sulco ou uma lente suturada pode ser planejada para o futuro. A segurança de LIOs suturadas ainda não foi estabelecida.

Opacificação de cápsula posterior

1. Uma capsulotomia posterior primária e uma vitrectomia anterior devem ser realizadas em crianças com menos de 4 anos, pois a opacificação da cápsula posterior irá se desenvolver no pós-operatório. Uma vitrectomia anterior deve ser realizada junto com a capsulotomia anterior porque a face anterior do vítreo pode agir como uma base para a proliferação fibrosa, que pode ocluir o eixo visual.
2. As capsulotomias anteriores primárias podem comprometer a integridade da cápsula.
3. Após a idade de 4 anos, pode ser possível a realização de YAG em pacientes pediátricos colaborativos.
4. O procedimento cirúrgico é apenas uma parte da reabilitação visual do paciente pediátrico. A reabilitação óptica com adaptação da lente de contato, oclusão e cuidado adicional para ambliopia é essencial.
   a. A oclusão do outro olho deve ser iniciada, na maioria dos casos, no primeiro dia após a cirurgia, conforme o plano recomendado pelo cirurgião.
   b. Se não for usada uma LIO, a lente de contato apropriada ou óculos prescritos devem ser usados tão cedo quanto 1 semana após a cirurgia.
   c. Também são recomendadas avaliações de acompanhamento para opacificação de cápsula posterior, glaucoma de início tardio e descolamento de retina.

Procedimento pré-operatório

1. A dilatação máxima pode ser difícil de ser obtida por hipoplasia da íris.
2. As recomendações para dilatação no paciente pediátrico incluem as seguintes:
   a. Uma gota de fenilefrina a 2,5%, tropicamida a 1% e ciclopentolato a 1%; alternativamente, usar colírio 3 e 38 ¼ em solução oftálmica (isso contém ciclopentolato a 1%, fenilefrina a 2,5%, tropicamida a 0,25%).
   b. Repetir uma vez o esquema acima, se necessário.
   c. Se não for possível a dilatação adequada, usar atropina a 0,5% 1 vez ao dia por 1 semana antes da cirurgia.
   d. No intraoperatório, pode-se usar 0,5 mL de epinefrina a 1:10.000 sem conservantes adicionada ao frasco de 500 mL de BSS, se isso for aprovado pelo anestesista.
   e. Ganchos de íris (p. ex., Grieshaber) podem ser necessários durante a cirurgia em pupilas que não respondam a outras manobras.
3. Adicionalmente, ver o Capítulo 3.

Em crianças, é essencial a obtenção de consentimento informado com relação à anestesia geral e colocação de LIO, se isso for considerado.

4. A liberação para a anestesia geral deve ser feita pelo pediatra antes da cirurgia.

Cálculo do poder da lente intraocular

Várias fórmulas para o cálculo do poder da LIO têm sido derivadas com base em óptica teórica e dados empíricos. A fórmula de Sanders-Retzlaff-Kraff (SRK) é uma das mais amplamente usadas.

Fórmula SRK: Poder da LIO = A − 2,5 (AL) − 0,9 (K), onde

1. A = constante determinada pelo fabricante da lente específica. Um valor típico é de A = 118.7.
2. K = medida média de ceratometria em dioptrias.
3. AL = comprimento axial do olho em milímetros medido com ultrassonografia em modo A.

Recomendado: Não usar lentes de silicone (p. ex., PMMA, Acrysoft) em pacientes pediátricos. A estabilidade a longo prazo de lentes de acrílico dobráveis ainda está sendo estudada.

Instrumentação

- Balão de Honan (opcional)
- Blefarostato
- Pinça com dentes finos (p. ex., Colibri e/ou Castroviejo reta 0,12 mm)
- Pinça Elschnig
- Tesoura Westcott
- Cautério (*underwater eraser* ou descartável)
- Escarificador (Beaver #64 ou Grieshaber #68)
- Bisturi microcirúrgico (p. ex., Beaver #75M, Superblade)
- Lâmina microvitreorretiniana (MVR) de 20 G (p. ex., Beaver ou Sharpoint)
- Substância viscoelástica (p. ex., Healon, Amvisc, Viscoat)
- Cerátomo (p. ex., Beaver #55, diamante ou aço, 2,9 mm a 3,2 mm)
- Cistótomo
- Pinça Utrata
- Unidade de facoemulsificação e vitrectomia
- Gancho Kuglen
- Pinça de sutura McPherson reta e angulada
- Pinça de LIO
- Gancho Sinskey
- Tesoura Vannas
- Porta-agulhas fino
- Fios de sutura: náilon 10-0, Vicryl 10-0
- Solução de acetilcolina (p. ex., Miochol)
- Esponjas de celulose

Procedimento operatório

1. Anestesia: geral.
2. Opcional: aplicar balão de Honan por ~5 minutos para descomprimir o olho e a órbita, minimizando a pressão positiva do vítreo.
3. Preparar e colocar campos cirúrgicos.
4. Colocar blefarostato.
5. Garantir uma dilatação pupilar adequada.
6. Para crianças menores de ~ 18 meses e quando não for usada LIO:
   a. Usar uma lâmina MVR para fazer duas incisões discretamente anteriores aos vasos límbicos anteriores nas posições de 11 e 2 horas do relógio.
   b. Injetar substância viscoelástica na câmara anterior.
   c. Realizar uma capsulotomia: isso pode ser realizado de duas maneiras:

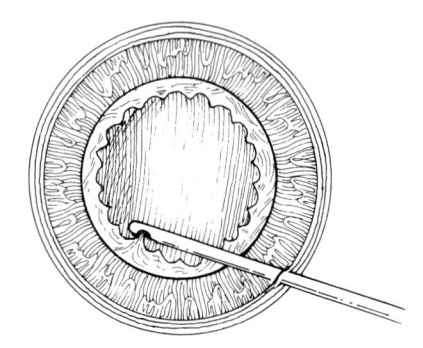

Figura 43.1

i. Usar um instrumento de vitrectomia Ocutome para fazer uma capsulotomia de 4 mm (**Fig. 43.1**).
ii. Realizar uma capsulorrexe curvilínea contínua com um cistótomo e uma pinça de capsulorrexe Utrata de ~ 4 mm de diâmetro. Estar ciente da elasticidade da cápsula em pacientes pediátricos, pois a capsulorrexe pode ser facilmente perdida sob a pupila. Usar uma técnica controlada para manter a cápsula dobrada sobre si mesma ao realizar a capsulorrexe (**Figs. 43.2A e 43.2B**).

Nota: Tem sido usada a indocianina verde (ICV) em crianças para auxiliar na visualização da cápsula anterior. A segurança a longo prazo para crianças ainda não foi estabelecida.

d. Usar o sistema de irrigação/aspiração para remover de forma cuidadosa e meticulosa todo o material do cristalino (ver o Capítulo 8). Um sistema de irrigação/aspiração dividido é particularmente útil para remover todo o córtex e células epiteliais de dentro do saco capsular (**Figs. 43.3A e 43.3B**).

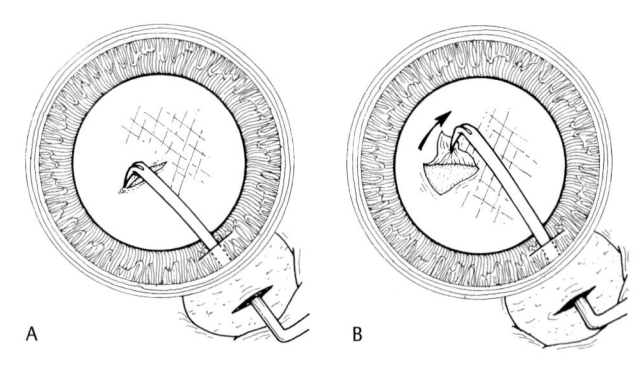

Figura 43.2

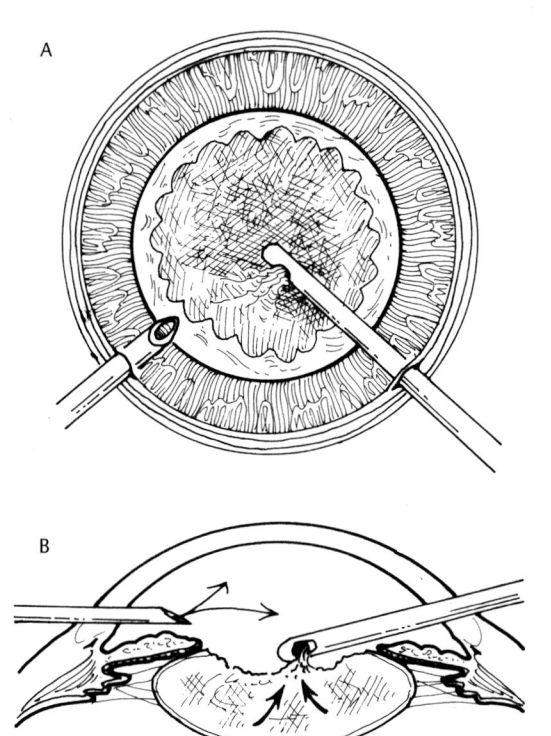

Figura 43.3

e. Usar o aparelho de vitrectomia Ocutome para realizar uma capsulectomia posterior (**Fig. 43.4**). Alternativamente, pode ser realizada uma capsulorrexe curvilínea contínua posterior primária em mãos experientes.
f. Realizar uma vitrectomia anterior (ver o Capítulo 12).
g. Uma cânula de irrigação *butterfly* separada pode ser colocada através da paracentese.
h. Manter a ponta da vitrectomia atrás do nível da cápsula posterior para tentar remover a face hialoide anterior.
i. Alternativamente, pode ser realizada uma vitrectomia por acesso único através da *pars plana* (ver o Capítulo 63).
j. Fechar as feridas da MVR com sutura de náilon 10-0 e esconder os nós.

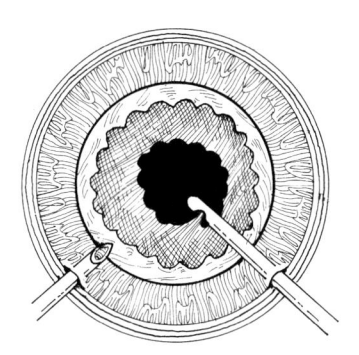

Figura 43.4

7. Para crianças de 18 meses ou mais.
   a. Preparar uma peritomia conjuntival com base no fórnice no limbo (tesoura Westcott, pinça de tecido) de ~ 7 mm para lente de peça única; de 4 mm se for usar lente dobrável ou se não for usar LIO. Centralizar a peritomia em aproximadamente 10 ou 2 horas do relógio no lado da mão dominante do cirurgião.
   b. Obter a hemostasia com cautério.
   c. Fazer um túnel escleral curto:
      i. Usar lâmina Beaver #64 e pinça 0,12 mm para fazer uma incisão curvilínea inicial de espessura parcial perpendicular à esclera e a 2 mm do limbo.
      ii. Estender a incisão em *groove* de espessura parcial por 3-3,5 mm se for planejada uma lente dobrável e por 6,0 mm para uma lente de PMMA.
      iii. Usar a extremidade plana e a base da lâmina Beaver #64 para construir um túnel escleral curto (comprimento de ~ 2 mm) da mesma profundidade até a córnea clara.
      iv. Continuar a construção do túnel logo posteriormente aos vasos límbicos anteriores.
   d. Realizar uma paracentese através de córnea clara adjacente ao limbo (ver o Capítulo 7).
      i. Posicionar em 9 ou 3 horas no lado da mão não dominante.
      ii. Usar um bisturi microcirúrgico (p. ex., Beaver #75M).
   e. Injetar substância viscoelástica na câmara anterior antes ou depois de fazer a incisão na córnea clara.
   f. Usar um cerátomo de diamante ou aço (2,9 mm a 3,2 mm) para penetrar na câmara anterior na margem anterior do túnel do lado da mão dominante (p. ex., em qualquer lugar ao longo das posições de 10 a 2 horas) para tentar evitar o prolapso da íris.
      i. Realizar uma capsulotomia. Ver 6c.
      ii. Realizar hidrodissecção com BSS, se necessário:
      iii. Colocar a ponta da cânula de BSS sob a margem anterior da capsulorrexe. Posicionar a cânula em direção ao equador do cristalino e injetar delicadamente a BSS.
      iv. Isso costuma resultar na hidratação do córtex e sua consequente elevação na câmara anterior.
   g. Preparar a unidade de facoemulsificação. Funções do pedal.
   Posição 1 = apenas irrigação.
   Posição 2 = irrigação/aspiração.
   Posição 3 = irrigação/aspiração/facoemulsificação.
   h. Realizar a facoemulsificação:
      i. Em crianças, o cristalino costuma ser muito mole e apenas o núcleo central raramente necessita de facoemulsificação. O material completo do cristalino costuma ser facilmente aspirado.
      ii. Ajustar a potência inicial da unidade de facoemulsificação para sua faixa inferior e ajustar para mais ou para menos para obter o efeito de corte desejado.
      iii. Realizar incisões lineares curtas em *groove* (ver o Capítulo 8). Em geral, costuma ser necessária pouca energia de ultrassom para remover o núcleo central em pacientes pediátricos.
   i. Remover de forma cuidadosa e meticulosa todo o material do córtex com a ponta de irrigação/aspiração de 0,3 mm da unidade de facoemulsificação (ver o Capítulo 8). Um sistema dividido de irrigação/aspiração é particularmente útil para remover todo o córtex e células epiteliais de dentro do saco capsular.
8. Para pacientes que recebem uma LIO.

Nota: A técnica cirúrgica depende da decisão sobre uma lente PMMA não dobrável ou uma lente dobrável de acrílico.

   a. Se for planejada uma lente de PMMA:
      i. Criar um pequeno túnel escleral:
         I. Preparar uma peritomia conjuntival com base no fórnice ao nível do limbo (tesoura Westcott, pinça de tecido) de ~ 7 mm para lente de peça única. Centralizar a peritomia em aproximadamente 10 ou 2 horas do lado da mão dominante do cirurgião.
         II. Garantir a hemostasia com cautério.
         III. Criar um túnel escleral curto:
            A. Usar uma lâmina Beaver #64 e pinça de 0,12 mm para fazer uma incisão linear inicial de espessura parcial perpendicular à esclera a 2 mm do limbo.
            B. Estender a incisão em *groove* de espessura parcial por largura de ~ 6,0 mm.
            C. Usar extremidade plana e base da lâmina Beaver #64 para construir um túnel esclera curto (~ 2 mm) da mesma profundidade até a córnea clara logo posteriormente aos vasos límbicos anteriores.
      ii. Prosseguir com a remoção da catarata conforme descrito em 7d-i.
      iii. Deve ser realizada uma capsulotomia posterior e uma vitrectomia anterior se o paciente não for ser capaz de sentar para a capsulotomia YAG no período pós-operatório inicial. Se a criança for capaz de sentar para um exame em lâmpada de fenda e uma ecografia em modo A, é provável que seja possível realizar a capsulotomia YAG.
      iv. Injetar substância viscoelástica no saco capsular.
      v. Aumentar a incisão para 6 mm com o cerátomo ou lâmina crescente.
      vi. Inserir a lente de PMMA no saco capsular (ver o Capítulo 8).
      vii. Inserir a alça com a pinça Kelman McPherson.
      viii. Centralizar a LIO e girar para a posição horizontal com gancho Sinskey. Prosseguir para #9.

b. Se for planejada uma lente de acrílico:
   i. Criar um pequeno túnel escleral:
      I. Preparar uma peritomia conjuntival com base no fórnice ao nível do limbo (tesoura Westcott, pinça de tecido) de ~ 4 mm. Centralizar a peritomia em aproximadamente 10 ou 2 horas do lado da mão dominante do cirurgião.
      II. Obter hemostasia com cautério.
      III. Criar um pequeno túnel escleral.
      IV. Usar lâmina Beaver #64 e pinça 0,12 mm para fazer uma incisão linear inicial de espessura parcial perpendicular à esclera a 2 mm do limbo.
      V. Estender a incisão em *groove* de espessura parcial por 3-3,5 mm.
      VI. Usar a extremidade plana e a base da lâmina Beaver #64 para construir um túnel escleral curto (~ 2 mm em comprimento) da mesma profundidade até à córnea clara.
      VII. Continuar a construção do túnel logo após os vasos límbicos anteriores.
   ii. Prosseguir com a extração da catarata conforme descrito anteriormente em 7d-k.
   iii. Aumentar a incisão com cerátomo, se necessário.
   iv. Inserir a LIO manualmente ou com um injetor (ver o Capítulo 8).
   v. Usar um gancho Kuglen ou em Y, se necessário, para inserir a alça.
   vi. Centralizar a LIO e girar para a posição horizontal com gancho Sinskey. Prosseguir para #9.
9. Para todos os pacientes após a remoção da catarata e do córtex e quando a LIO, se for usada, estiver em posição.
   a. Remover a substância viscoelástica com instrumento de irrigação/aspiração usando sucção mínima.
   b. Irrigar Miochol ou Miostat na câmara anterior para fazer constrição da pupila.
   c. Fechar a ferida com suturas interrompidas de náilon 10-0.
   d. Verificar a presença de vazamentos na ferida aplicando pressão delicada em pontos da ferida (esponja de celulose).
   e. Reposicionar a conjuntiva e fixar com suturas (p. ex., seda ou Vicryl 7-0) ou cautério.
   f. Opcional: administrar injeções subconjuntivais de cefazolina (100 mg) e Decadron (4-8 mg).
   g. Opcional: posicionar a lente de contato medida previamente sobre o olho, se indicada.
   h. Remover o blefarostato.
   i. Aplicar topicamente pomada de antibiótico e esteroide se não for utilizada lente de contato.
   j. Aplicar curativo e colocar protetor tipo *Fox shield*.

Procedimento pós-operatório

1. As orientações pós-operatórias podem incluir:
   a. Líquidos intravenosos até a ingesta oral estar adequada.
   b. A atividade pode ser liberada com os pais.
   c. Tylenol (5-10 mg/kg/dose; comprimidos: 80 mg, 160 mg, 325 mg, 500 mg) oral ou retal.
   d. Zofran (0,1 mg/kg; até 4 mg a cada 4 horas).
   e. Um sedativo conforme a necessidade à noite (pode-se usar hidrato de cloral 25-50 mg/kg, xarope de 500 mg/5 mL, dose máxima de 1 g) se o paciente permanecer hospitalizado à noite.
   f. Protetor tipo *Fox shield*; não esfregar o olho.
2. Os pais devem ser instruídos a impedir que a criança chore, se possível, para minimizar a manobra de Valsalva.
3. Remover o protetor no primeiro dia de pós-operatório. O paciente deve continuar a usar os óculos de policarbonato previamente prescritos durante o período pós-operatório.
4. O paciente deve usar o protetor *Fox shield* para dormir na primeira semana.
5. Colírio de esteroide (p. ex., Pred Fort a 1%) a cada hora nas primeiras 24-48 horas; depois, a cada 2 horas por 4-7 dias; depois reduzido gradualmente ao longo de 6-8 semanas conforme a inflamação.
6. Atropina todos os dias ou em dias alternados enquanto houver inflamação e forem usados esteroides.
7. Antibióticos tópicos (p. ex., Ciloxan, Tobrex, oflox) 4 vezes ao dia por 10-14 dias.
8. Começar a ocluir o olho não operado após a cirurgia de acordo com as recomendações do cirurgião.
9. Adaptar o paciente à lente de contato no olho operado conforme as recomendações do cirurgião, idealmente o mais cedo possível.

Plano de acompanhamento

1. Dia 1 de pós-operatório.
2. Dia 4 ou 5 de pós-operatório (maior incidência de início de endoftalmite nesse período).
3. Acompanhar semanalmente no pós-operatório, conforme a necessidade.

Remoção de suturas

O astigmatismo induzido no pós-operatório pode diminuir de maneira significativa ao longo das semanas após a cirurgia e o cirurgião pode optar por observar. Se for necessária a remoção da sutura no paciente pediátrico, ela deve ser feita sob sedação ou anestesia geral.

Complicações

1. Perda de fragmentos do núcleo na cavidade vítrea
2. Aumento transitório na pressão intraocular
3. Hifema
4. Dano endotelial corneano e consequente ceratopatia bolhosa
5. Efusão ou hemorragia supracoroidal
6. Opacificação da cápsula posterior
7. Endoftalmite
8. Descolamento de retina
9. Edema macular cistoide
10. Ambliopia
11. Glaucoma (13-24% dos pacientes no pós-operatório de catarata pediátrica desenvolvem glaucoma e necessitam ser acompanhados)

44

Goniotomia e trabeculotomia

■ Goniotomia

Indicações

- Glaucoma congênito primário.
- Outros glaucomas desenvolvimentais primários.
- Glaucomas secundários pediátricos.
- Prevenção de glaucoma secundário à aniridia.

Procedimento pré-operatório

Ver o Capítulo 3.

1. O tratamento do glaucoma congênito primário costuma ser cirúrgico. O tratamento clínico costuma ser uma medida temporária antes da cirurgia.
2. Orientar os pais sobre a possibilidade de múltiplas cirurgias e frequentes consultas de acompanhamento.
3. Realizar um exame pré-operatório abrangente no consultório. A pressão intraocular (PIO) deve ser determinada de maneira acurada no consultório, pois muitos fármacos usados durante um exame sob anestesia alteram a PIO.
4. Descartar obstrução do ducto nasolacrimal como causa de epífora.
5. Diminuir ao máximo o edema corneano com tratamento clínico para reduzir a pressão no olho. Usar acetazolamida oral, se necessário. A goniotomia pode ser feita com maior acurácia através de córneas com menos edema.
6. Aplicar uma pomada de antibiótico em ambos os olhos na noite anterior à cirurgia.
7. Desde que tenha sido obtida uma pressão ocular acurada, um colírio de pilocarpina a 1% 30 minutos antes da cirurgia protegerá o cristalino da lâmina de goniotomia.

Instrumentação

- Pilocarpina a 1% (opcional)
- Pomada de antibiótico
- Cloridrato de proparacaína
- Álcool contendo corante vermelho
- Tonômetro manual (p. ex., Perkins)
- Compasso
- Lente de gonioscopia Koeppe
- Microscópio manual
- Iluminação manual Barkan
- Oftalmoscópio direto
- Lâmina Bard-Parker #15
- Lupa binocular
- Fotóforo ou microscópio cirúrgico
- Blefarostato
- Pinça de fixação Elschnig-O'Connor com trava
- Pinça Castroviejo 0,3 mm
- Gancho de músculo
- Lente de gonioscopia cirúrgica Barkan pequena e grande

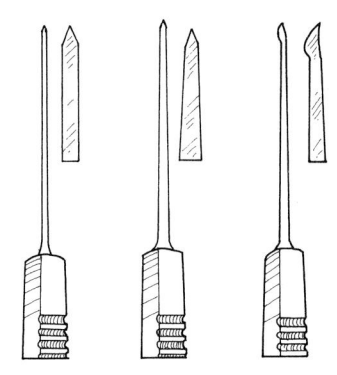

Figura 44.1

- Bisturi de goniotomia (Swan sem ponta afilada, Swan com ponta afilada ou Barkan) (**Fig. 44.1**). (Notar que a figura mostra esses instrumentos nessa ordem, da esquerda para a direita.)
- BSS

- Vicryl 10-0
- Porta-agulhas
- Pinça de sutura
- Tesoura Vannas ou tesoura de sutura fina
- Esponjas Weck-Cel
- Protetor ocular pediátrico

Procedimento operatório

1. Anestesia: anestesia geral. Se uma PIO acurada não for obtida no consultório, é imperativo obter a pressão assim que possível após a indução da anestesia. Muitos barbitúricos e anestésicos inalados diminuem a pressão ocular e a cetamina pode aumentá-la.
2. Após medir a pressão, o paciente é intubado.
3. Realizar um exame sob anestesia. Medir os diâmetros corneanos e realizar gonioscopia. O exame do nervo óptico pode ser feito através de pupila não dilatada com oftalmoscopia direta com lente Koeppe.
4. Selecionar a área em que será realizada a goniotomia.

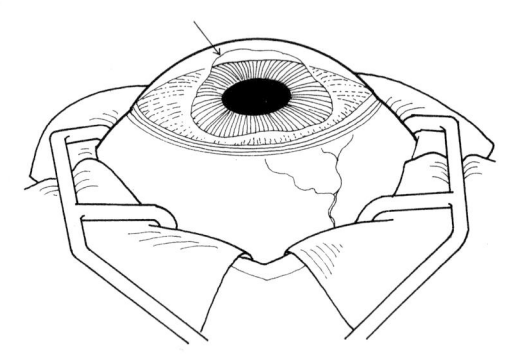

Figura 44.2

5. Se a córnea não estiver clara, coloca-se uma gota de proparacaína no olho. Uma pequena quantidade de álcool é aplicada sobre aproximadamente um quarto da córnea, a uma distância de 180 graus do lado do ângulo que será submetido à goniotomia. Após 10 segundos retira-se o álcool com irrigação e o epitélio é raspado com lâmina Bard-Parker #15 (**Fig. 44.2**). Deve-se tomar cuidado para preservar as células epiteliais do limbo.
6. Preparar e colocar campos cirúrgicos.
7. O cirurgião posiciona-se em frente ao ângulo em que a cirurgia será realizada.
8. O assistente ficará do lado oposto.
9. Colocar o blefarostato.
10. Fixação do olho:

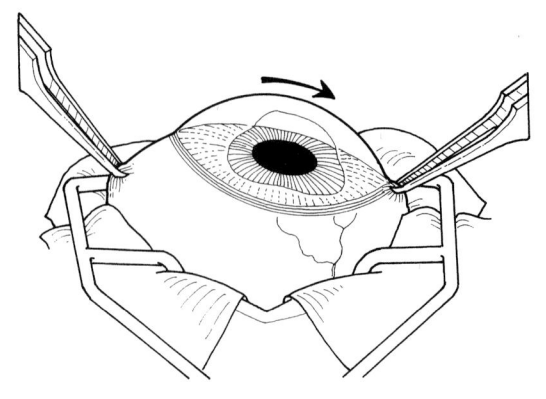

Figura 44.3

   a. Usa-se pinça Castroviejo para segurar a conjuntiva perto do limbo na posição de 6 horas, voltando-se o olho para baixo (**Fig. 44.3**). Alternativamente, um gancho de músculo pode ser usado para voltar o olho para baixo.
   b. A pinça de fixação Elschnig-O'Connor com trava é usada para fixar o reto superior.
   c. O olho é, então, voltado para cima.
   d. A outra pinça de fixação Elschnig-O'Connor com trava é usada para fixar o reto inferior.
   e. O blefarostato é removido.
   f. As duas pinças de fixação com trava são dadas ao assistente para que posicione o globo ocular.
11. Posicionamento da cabeça:

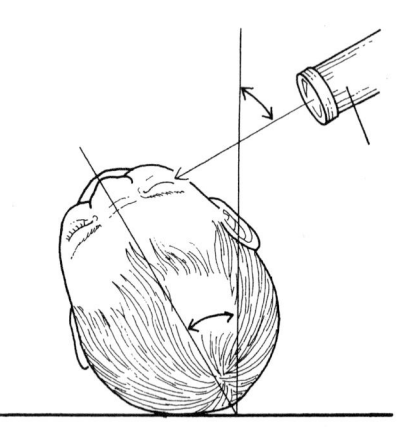

Figura 44.4

   a. A cabeça do paciente é inclinada 30 graus para longe do cirurgião (**Fig. 44.4**). Isso facilita a cirurgia e permite uma remoção mais fácil de qualquer bolha de ar sob o cristalino.

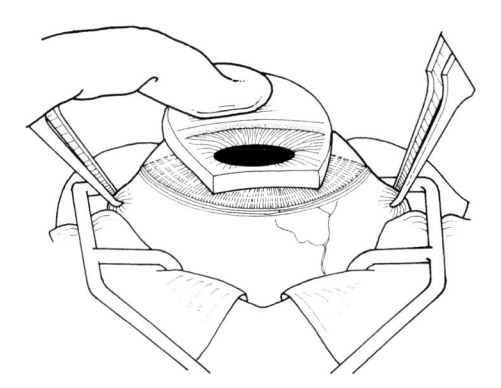

Figura 44.5

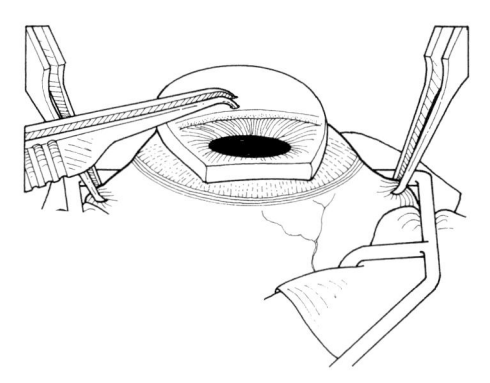

Figura 44.6

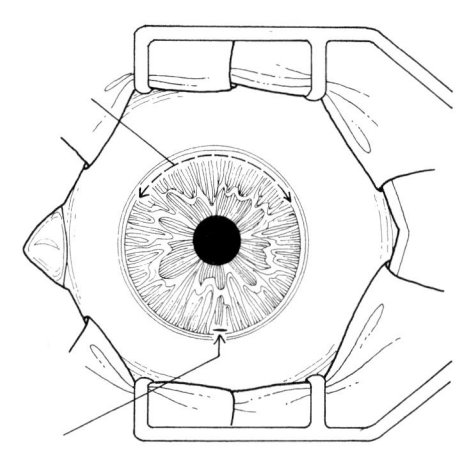

Figura 44.7

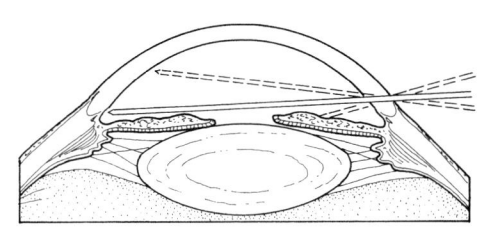

Figura 44.8

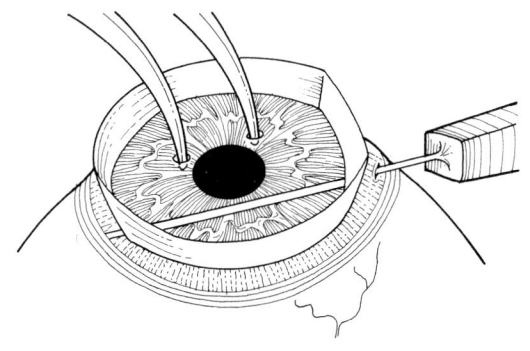

Figura 44.9

b. A lente de gonioscopia Barkan é colocada sobre a córnea (**Figs. 44.5** e **44.6**). Coloca-se BSS sob a lente.

Opcional: usar Goniosol com a lente.

12. Entrada da lâmina de goniotomia na câmara anterior.
    a. Pode ser necessário que o assistente faça um movimento lento e quase imperceptível do olho em direção à lâmina à medida que ela entra no olho para fornecer alguma resistência contrária, pois a entrada da lâmina pode empurrar o olho para longe do cirurgião.
    b. A lâmina começa a entrar na câmara anterior através da córnea a ~ 1 mm do limbo. O local de entrada fica distante 180 graus do centro da área do ângulo operado (**Fig. 44.7**).
    c. À medida que a lâmina passa através da córnea, o cirurgião deve desviar sua visão para a lente de cirurgia Barkan. A lâmina deve ser vista penetrando na câmara anterior.
    d. A lâmina é guiada paralelamente à íris (**Fig. 44.8**) e não sobre a pupila ou o cristalino (**Fig. 44.9**).

Nota (opcional): Se for usada uma lâmina sem irrigação, colocar uma pequena quantidade de substância viscoelástica na câmara anterior através de uma paracentese separada e aspirar com cânula ao final do procedimento.

13. Fazendo a incisão de goniotomia.

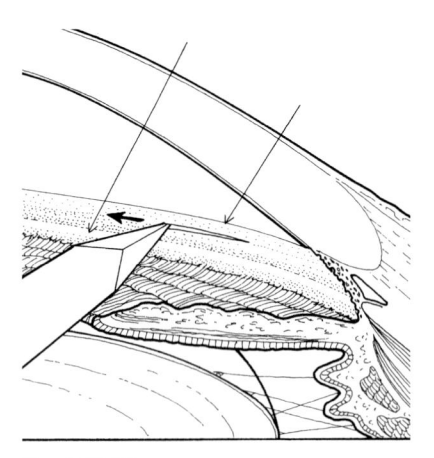

Figura 44.10

a. A lâmina é direcionada logo anteriormente ou para a malha trabecular média (**Fig. 44.10**). Quando planejar a cirurgia em aproximadamente um terço, um sexto ou mais do ângulo é incisado com a lâmina movendo-se em sentido horário. Quando a lâmina retorna para o início da incisão original, outro um sexto ou mais do ângulo é incisado com a lâmina movendo-se em sentido anti-horário. A lâmina tem posição relativamente superficial sem incisar a esclera subjacente. Se houver sensação de tecido sendo cortado, o cirurgião pode estar muito aprofundado e na esclera. Quando feita corretamente, uma linha branca pode ser vista no local da incisão.

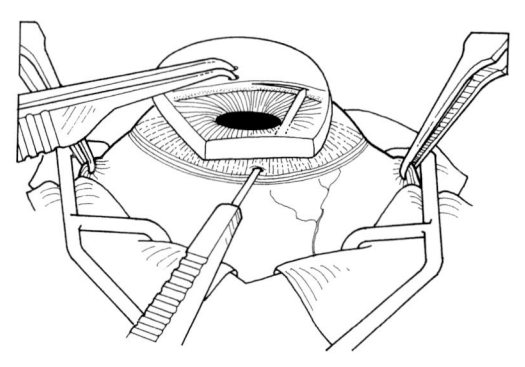

Figura 44.11

b. Após comunicação cuidadosa com o assistente, pode-se tratar mais partes do ângulo se o assistente girar o olho na direção oposta (p. ex., anti-horária) a que o cirurgião pretende mover a ponta da lâmina (p. ex., horária) (**Fig. 44.11**).

14. Remoção da lâmina.
    a. O cirurgião deve avisar o assistente quando for o momento.
    b. Quando a lâmina é retirada, o assistente pode mover o olho de maneira quase imperceptível para longe da lâmina para fornecer tração contrária, pois a retirada pode puxar o olho em direção ao cirurgião.
    c. À medida que a lâmina é removida, deve-se tomar cuidado para removê-la sobre a íris e não sobre a pupila ou cristalino. A lente Barkan pode ser movida sobre o local de entrada para evitar a saída de líquido e o achatamento da câmara anterior.
15. Remover a pinça Elschnig-O'Connor e recolocar o blefarostato.

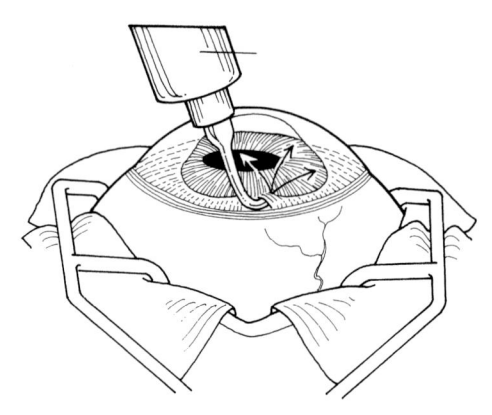

Figura 44.12

16. Reformar imediatamente a câmara anterior com BSS, se necessário (**Fig. 44.12**).

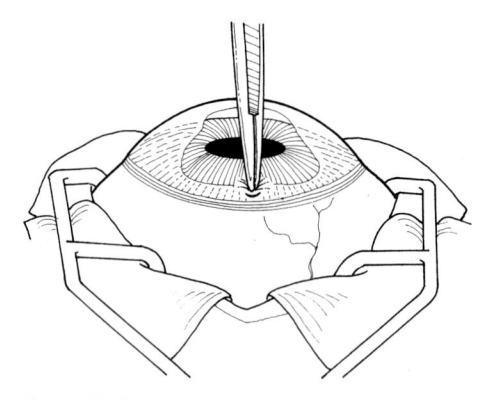

Figura 44.13

17. A incisão é mantida fechada pelo assistente com as extremidades fechadas de uma pinça romba empurrando delicadamente sobre o lábio anterior da incisão (**Fig. 44.13**).
18. Fechar a incisão com sutura de Vicryl 10-0. Pode-se usar Weck-Cel para assegurar-se de que não há vazamentos na ferida.
19. Aplicar pomada de antibiótico e colocar protetor oocular.

20. Se for necessário realizar a goniotomia no outro olho, o cirurgião deve escovar-se novamente, mudar o avental e preparar novamente o paciente.

Procedimento pós-operatório

1. As orientações pós-operatórias podem incluir:
   a. Líquidos intravenosos até uma ingesta oral adequada.
   b. As atividades podem ser liberadas com os pais.
   c. Cabeceira da cama elevada em 15 graus.
   d. Tylenol (5-10 mg/kg/dose; comprimidos: 80 mg, 160 mg, 325 mg, 500 mg) por via oral ou retal.
   e. Zofran (0,1 mg/kg; até 4 mg a cada 4 horas).
   f. Um sedativo, se necessário, ao deitar (pode-se usar hidrato de cloral 25-50 mg/kg, xarope de 500 mg/5 mL, dose máxima de 1 g).
   g. Protetor tipo *Fox shield*; não esfregar o olho.
2. Aplicar topicamente pomada de antibiótico/esteroide 1 vez ao dia por pelo menos 5 dias após a cirurgia. Se for usada uma sutura para fechar a ferida corneana, deve-se continuar o antibiótico até a remoção ou reabsorção da sutura.
3. Os pais podem ser orientados a evitar que a criança chore, se possível, para minimizar a manobra de Valsalva.
4. O protetor ocular pode ser removido no primeiro dia de pós-operatório.
5. Os pacientes podem ser liberados do hospital no primeiro ou segundo dia de pós-operatório.
6. A PIO pode não ser medida de maneira confortável por vários dias.
7. Se não houver certeza em relação à pressão, pode-se continuar com medicações para glaucoma no pós-operatório com redução gradual até que se obtenha uma pressão confiável.
8. Pode ser necessário um exame sob anestesia com 1 mês se não for possível um exame completo no consultório. Deve-se observar a refração.

Complicações

1. Hifema (mais comum)
2. Iridodiálise
3. Ciclodiálise
4. Sinéquia anterior periférica
5. Descolamento de retina
6. Catarata
7. Endoftalmite

■ Trabeculotomia

Indicações

- Olhos com *haze* corneano que impede uma boa visão do ângulo.
- Olhos que não melhoraram com duas ou mais goniotomias.

Procedimento pré-operatório

Ver o Capítulo 3.

1. O tratamento de glaucoma congênito primário costuma ser cirúrgico. O tratamento clínico costuma ser uma medida temporária antes da cirurgia.
2. Orientar os pais sobre a possibilidade de múltiplas cirurgias e consultas frequentes para acompanhamento.
3. Realizar um exame pré-operatório abrangente do paciente em consultório. A PIO deve ser medida de maneira acurada no consultório, pois muitos fármacos usados durante um exame com anestesia alteram a PIO.
4. Descartar obstrução do ducto nasolacrimal como causa de epífora.
5. Diminuir ao máximo o edema corneano com tratamento clínico para redução da pressão ocular. Usar acetazolamida oral, se necessário (15 mg/kg ao dia em 4 doses divididas). Se a córnea melhorar, costuma ser preferível a realização de uma goniotomia.
6. Aplicação tópica de pomada de antibiótico em ambos os olhos na noite anterior à cirurgia.
7. Desde que já tenha sido obtida uma pressão ocular acurada e se a condição clínica do paciente permitir, colocar uma gota de pilocarpina a 2% 30 minutos antes da cirurgia.

Instrumentação

- Pilocarpina a 1% (opcional)
- Pomada de antibiótico
- Tonômetro manual (p. ex., Perkins)
- Compasso
- Lente de gonioscopia Koeppe
- Microscópio manual
- Iluminação manual Barkan
- Oftalmoscópio direto
- Lâmina Super Sharp (bisturi Wheeler)
- Blefarostato
- Tesoura Westcott (ponta romba)
- Pinça Chandler
- Pinça Hoskins
- Diatermia subaquática monopolar
- Lâmina Beaver #57
- Tesoura Vannas
- Lente de gonioscopia Zeiss de quatro espelhos
- Trabeculótomos McPherson ou Harms para mão esquerda e direita
- Sutura em rédea de reto superior com seda 4-0 ou sutura em rédea corneana inferior com seda 6-0
- Fio de sutura Prolene 6-0
- Fio de sutura de náilon 10-0
- Fio de sutura Vicryl 8-0
- BSS
- Porta-agulhas
- Pinça de sutura
- Esponjas Weck-Cel
- Protetor ocular pediátrico

Procedimento operatório

1. Anestesia: anestesia geral. Se não tiver sido obtida uma PIO acurada no consultório, é imperativo obter uma pressão assim que possível após a indução da anestesia. Muitos barbitúricos e anestésicos inalatórios diminuem a pressão ocular e a cetamina pode aumentar a pressão.
2. Após a obtenção da pressão o paciente é intubado.
3. Realizar um exame sob anestesia geral. Medir os diâmetros corneanos e realizar gonioscopia. Pode ser feito o exame do nervo óptico através de uma pupila não dilatada com oftalmoscopia direta através de lente de Koeppe.
4. Preparar e colocar campos cirúrgicos.
5. Colocar o blefarostato.
6. Colocação da sutura em rédea.
   a. Pode ser colocada uma sutura em rédea de seda 4-0 no reto superior para exposição da conjuntiva superior.
   b. Alternativamente, pode ser colocada uma sutura em rédea de seda 6-0 na córnea inferior/limbo para minimizar o trauma na conjuntiva. Essa sutura, cujas extremidades são amarradas juntas em uma alça fechada, deve ser colocada sob a metade inferior do blefarostato e clampeada no campo inferior para expor a conjuntiva superior.

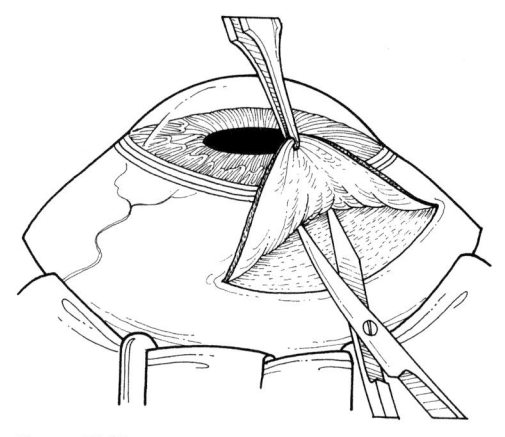

Figura 44.15

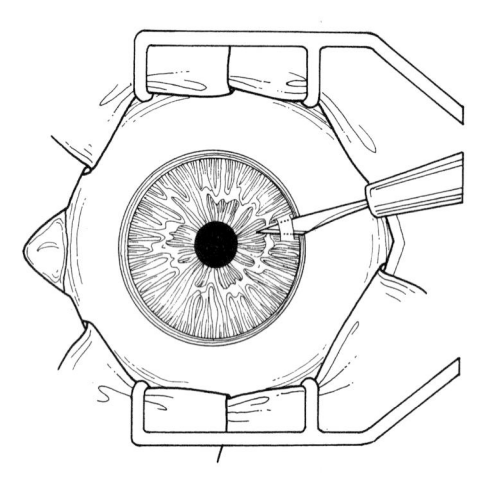

Figura 44.14

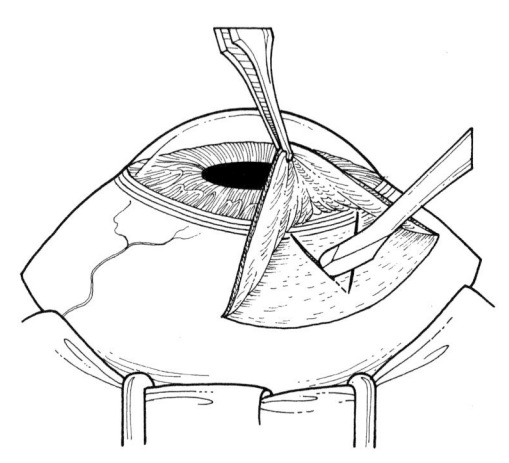

Figura 44.16

7. Fazer um local de paracentese através de córnea clara temporalmente (**Fig. 44.14**).
8. Fazer um retalho conjuntival com base no limbo em posição superotemporal ou superonasal com a tesoura Westcott romba e pinça de Chandler ou Hoskins (**Fig. 44.15**).
9. Usar diatermia monopolar de campo molhado para a hemostasia, minimizando o trauma e a inflamação. Isso é particularmente importante sobre o local do futuro retalho escleral.
10. Fazer o retalho escleral.

   a. Fazer uma incisão escleral de espessura parcial para marcar um retalho triangular ou retangular de 3-4 mm (**Fig. 44.16**).

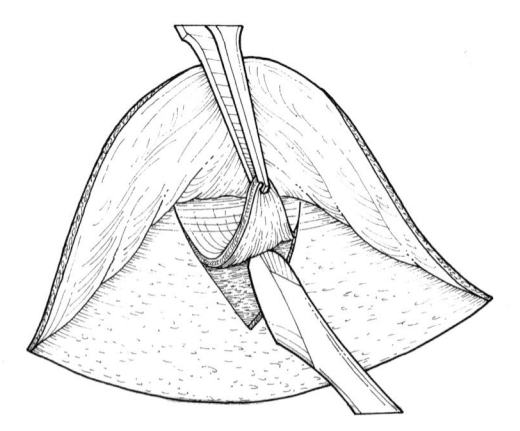

Figura 44.17

b. Segurar o retalho pela borda com pinça Hoskins (**Fig. 44.17**). Dissecar o retalho anteriormente em direção ao limbo com a lâmina #57. Deve-se tomar cuidado, pois a esclera pode ser mais fina em olhos com buftalmo. Porém, um retalho mais espesso pode facilitar a identificação mais fácil da anatomia subjacente.

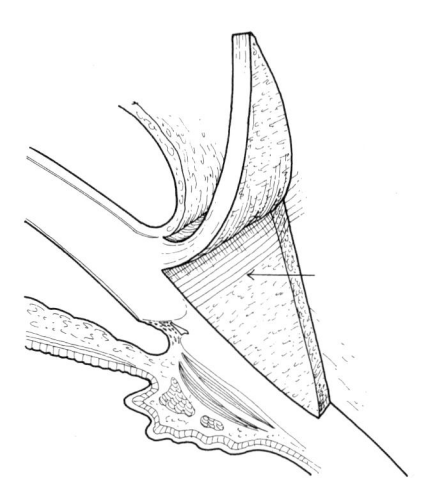

Figura 44.18

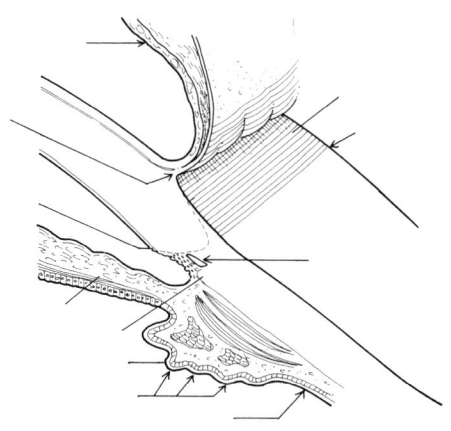

Figura 44.19

c. Continuar a dissecção do retalho escleral até ~ 1 mm anteriormente à junção da esclera com o limbo (**Figs. 44.18** e **44.19**). A junção da esclera com o limbo também é chamada de limbo cirúrgico ou posterior e é a junção da esclera branca opaca com o limbo translúcido cinza-azulado. O limbo é a junção da córnea transparente com a esclera opaca. O aspecto posterior do limbo cinza-azulado é o esporão escleral, o qual tem fibras que correm circunferencialmente. O canal de Schlemm é o espaço mais escuro na borda anterior do esporão escleral.

11. Entrando no canal de Schlemm.

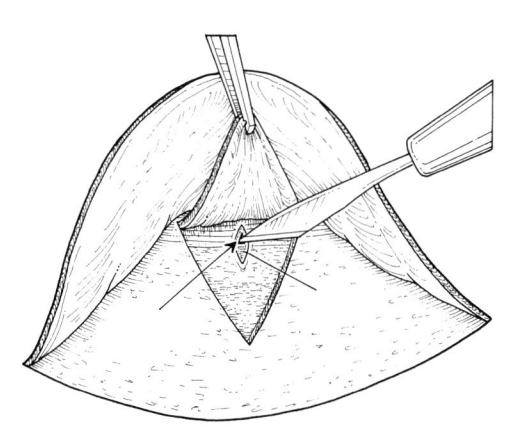

Figura 44.20

a. Fazer uma incisão radial em arranhadura através da junção da esclera com o limbo para cortar o canal de Schlemm e ainda evitar a entrada na câmara anterior (**Fig. 44.20**).
O canal de Schlemm está logo atrás da malha trabecular.
b. Aprofundar gradualmente a incisão radial até ver uma gota de aquoso ou sangue na parede lateral.
c. Irrigar a incisão.

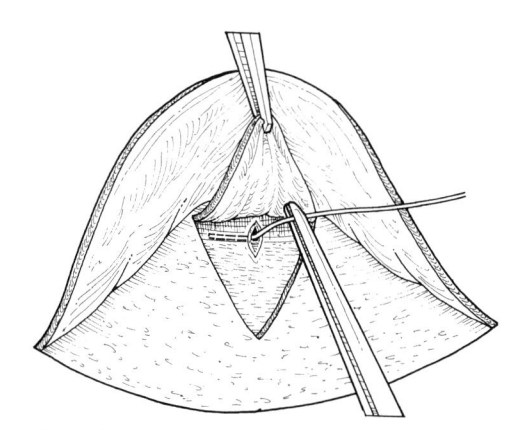

Figura 44.21

d. Ao entrar no canal de Schlemm com o fio Prolene 6-0, deve haver pouca resistência (**Fig. 44.21**). Se não houver certeza quanto ao posicionamento no canal de Schlemm, uma gonioscopia com a lente de Zeiss ajudará a verificar a posição do fio Prolene.
12. Entrando na câmara anterior com o trabeculótomo.

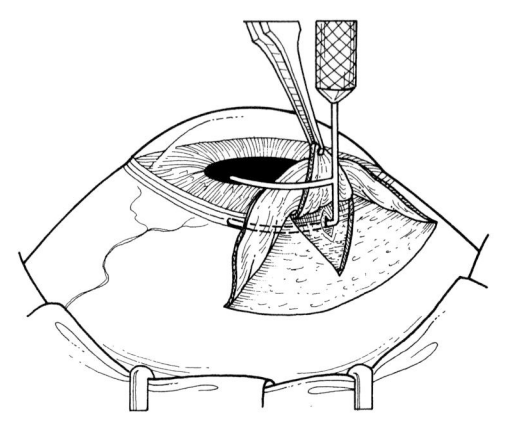

Figura 44.22

a. Quando o Prolene 6-0 for removido, o braço interno do trabeculótomo é introduzido no canal **(Fig. 44.22)**. Deve haver uma resistência relativamente mínima. Se não houver certeza quanto ao posicionamento, a gonioscopia pode ser novamente realizada. O cirurgião destro pode considerar a inserção do trabeculótomo para a direita mais difícil, de modo que isso pode ser feito primariamente quando a visão da câmara anterior é mais clara. Pode haver sangramento e achatamento da câmara anterior durante a segunda colocação do trabeculótomo.

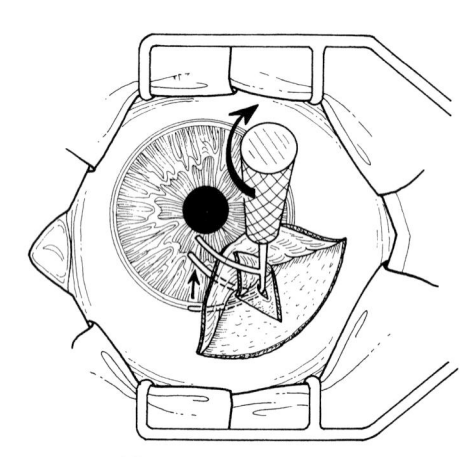

Figura 44.23

b. Quando o trabeculótomo estiver totalmente colocado com canal, o braço é mantido paralelo à íris e girado em direção ao canal **(Fig. 44.23)**. Tomar cuidado para evitar a pupila e o cristalino.
c. Se a câmara anterior ficar rasa após a remoção do trabeculótomo, injetar BSS na câmara anterior através da paracentese.

d. Inserir o outro trabeculótomo no outro lado da incisão radial e girar em direção à câmara anterior.
13. Deixar a incisão radial sem sutura após a retirada do trabeculótomo.

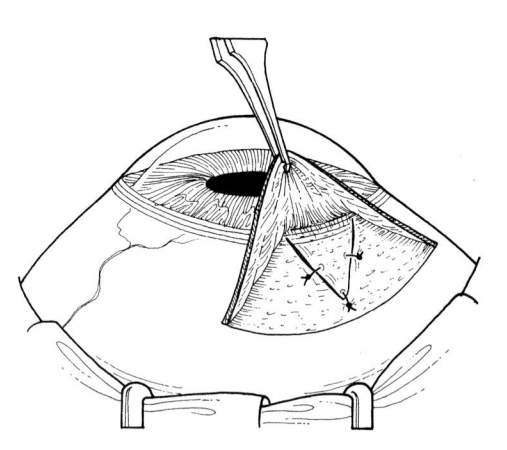

Figura 44.24

14. Fechar o retalho escleral com três suturas de náilon 10-0 **(Fig. 44.24)**.
15. Fechar a conjuntiva e a cápsula de Tenon com uma sutura contínua de Vicryl 8-0.
16. Reformar a câmara anterior, se necessário.
17. Colocar uma gota de pilocarpina a 1% e colírio ou pomada de esteroide/antibiótico no olho.
18. Colocar um protetor ocular.
19. Se for necessário realizar trabeculotomia no outro olho, o cirurgião deve escovar-se novamente, trocar o avental e o paciente deve ser novamente preparado.

Procedimento pós-operatório

1. As orientações pós-operatórias podem incluir:
    a. Líquidos intravenosos até ingesta oral adequada.
    b. A atividade pode ser liberada com os pais.
    c. Cabeceira da cama elevada 15 graus.
    d. Tylenol (5-10 mg/kg/dose; comprimidos: 80 mg, 160 mg, 325 mg, 500 mg) oral ou retal.
    e. Zofran (0,1 mg/kg; até 4 mg a cada 4 horas).
    f. Um sedativo, se necessário, ao deitar (pode-se usar hidrato de cloral 25-50 mg/kg, xarope de 500 mg/5 mL, dose máxima de 1g).
    g. Protetor ocular; não esfregar o olho.
2. Remover o escudo protetor no primeiro dia de pós-operatório.
3. Se a câmara anterior estiver bem formada e sem hifema significativo, o paciente é liberado.
4. Pode ser usada uma combinação de esteroide/antibiótico 4 vezes ao dia por 2 ou 3 semanas.

5. Os mióticos podem ajudar a manter patente a abertura na malha trabecular.
6. Os pais podem ser orientados a evitar que a criança chore, se possível, para minimizar a manobra de Valsalva.
7. O paciente pode ser visto semanalmente no consultório, podendo-se tentar fazer uma medida acurada da pressão.
8. Se não for possível realizar um exame ocular completo no consultório, pode ser feito um exame sob anestesia após 1 mês da cirurgia. Se possível, a PIO deve ser medida antes da intubação. A refração deve ser observada. Deve ser tentada uma gonioscopia com lente Koeppe.

Complicações

1. Hifema
2. Sinéquia anterior periférica
3. Bolha filtrante inadvertida
4. Descolamento coroidal
5. Opacidade do cristalino
6. Infecção
7. Prolapso subconjuntival da íris
8. Dissecção inadvertida da membrana de Descemet
9. Trauma da íris
10. Criação de falso trajeto na câmara anterior
11. Fenda de ciclodiálise inadvertida

VIII

Plástica ocular

45

Incisão e drenagem de calázio

Indicações

Drenagem de calázio que não tenha respondido de forma satisfatória ao manejo clínico.

Procedimento pré-operatório

1. Tratar a causa subjacente da formação do calázio (p. ex., blefarite estreptocócica ou rosácea) com compressas quentes diárias, higiene palpebral, limpeza com xampu infantil diluído ou doxiciclina, conforme a necessidade.
2. Se for planejada uma incisão na pele, orientar o paciente sobre possível cicatriz residual.
3. **Nota:** Casos selecionados respondem à injeção intralesional de corticosteroide.

Instrumentação

- Lente escleral (opcional)
- Caneta marcadora de tecido (opcional)
- Clampe de calázio
- Cureta de calázio
- Bisturi (p. ex., lâmina Bard-Parker #11 ou #15)
- Pinça denteada
- Tesoura (p. ex., Westcott)

Procedimento operatório

1. Aplicar anestésico tópico.
2. Opcional: fazer marcas finas com caneta na pele sobre o calázio para evitar a perda dos pontos de referência externos após a infiltração do anestésico.
3. Infiltração subconjuntival de lidocaína a 2% mais epinefrina a 1:100.000.
    a. Fazer injeção subconjuntival perto do local planejado para a incisão, evitando a injeção direta no calázio.
4. Preparar e colocar campos cirúrgicos.
5. Opcional: colocar lente escleral.
6. Aplicar o clampe de calázio.

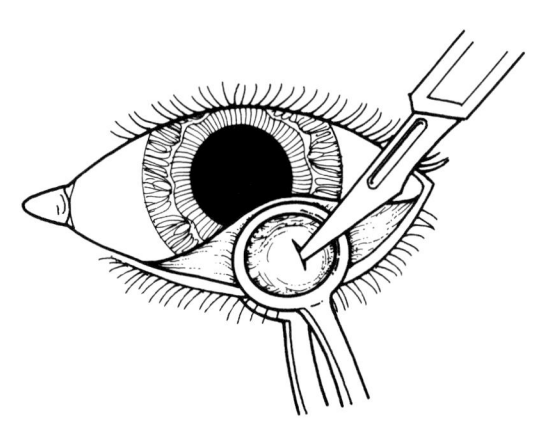

Figura 45.1

7. Incisar o calázio verticalmente através da conjuntiva e até o tarso com um bisturi (**Fig. 45.1**). Opcional: realizar incisão cruzada no tarso com o bisturi.
    a. O comprimento da incisão deve ser de ~ 3 mm.
    b. Orientar a incisão paralela às glândulas meibomianas (para evitar dano excessivo às glândulas).
    c. Não colocar a incisão mais próxima do que 2,5 mm da margem palpebral para evitar o entalhe da pálpebra no pós-operatório.

Nota: Em lesões que são proeminentes na superfície palpebral anterior e não mostram um componente visível quando olhadas a partir da superfície conjuntival, a melhor abordagem pode ser uma incisão cutânea.

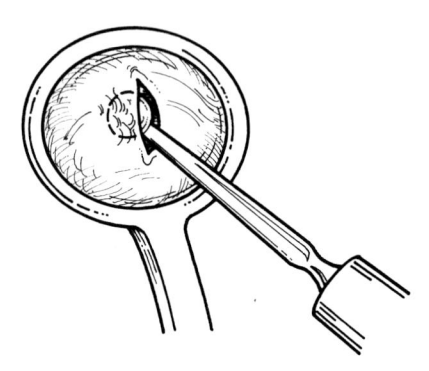

Figura 45.2

8. Remover o material lipogranulomatoso por curetagem (cureta de calázio) **(Fig. 45.2)**.

Nota: Em lesões atípicas, mandar tecido para a histopatologia.

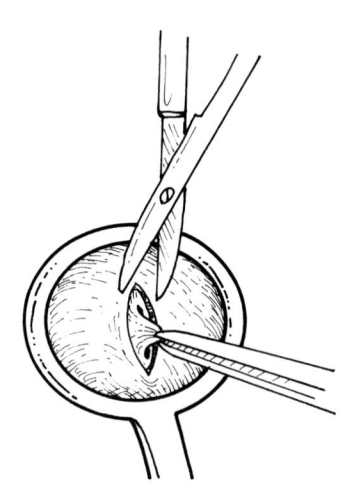

Figura 45.3

9. Opcional: excisar a cápsula do calázio, se houver, com pinça e tesoura **(Fig. 45.3)**.
10. Remover o clampe de calázio.
11. Remover a lente escleral.
12. Aplicar pomada de antibiótico.
13. Colocar curativo leve.

Procedimento pós-operatório

1. Remover o curativo em 6-24 horas após cessar a drenagem.
2. Aplicar pomada de antibiótico 3 vezes ao dia por 3 dias.
3. Continuar a tratar a causa subjacente da formação de calázio.
4. Acompanhar os resultados do material da patologia, se tiver sido enviado.

Complicações

1. Recorrência do calázio
2. Formação de granuloma piogênico no local da cirurgia
3. Despigmentação e atrofia focal da pele em alguns pacientes que recebem injeção de esteroide
4. Formação de cicatriz residual na margem palpebral anterior
5. Falha em diagnosticar doença maligna em lesões recorrentes que não são enviadas para avaliação histopatológica.

46

Lacerações palpebrais/defeitos palpebrais/biópsias

■ Reparo de lacerações e defeitos de espessura total da margem palpebral

Indicações

O capítulo a seguir discute o reparo geral de um defeito na margem palpebral, de etiologia cirúrgica ou traumática. As situações em que essa técnica é usada incluem:

- Biópsia de espessura total da margem palpebral e excisão de lesões da margem palpebral.
- Tratamento de triquíase focal.
- Reparo de lacerações de espessura total envolvendo a margem palpebral.
- Tratamento de ectrópio ou entrópio palpebral em que se deseja a ressecção de espessura total da pálpebra.

Procedimento pré-operatório

Ver o Capítulo 3.
Para lacerações traumáticas da pálpebra.

1. Descartar lesão ocular.
2. Inspecionar cuidadosamente o local da lesão.
   a. Descartar o envolvimento de canalículo e sistema lacrimal. (Se houver laceração, ver a seção Reparo canalicular com intubação, mais adiante nesse capítulo.)
   b. Avaliar a função do elevador para descartar lesão em sua aponeurose. Ver a seção Reparo de ptose por avanço externo da aponeurose do elevador no Capítulo 54, pág. 279.
3. Administrar profilaxia para tétano, se houver indicação.
4. Administrar antibióticos profiláticos intravenosos ou orais.

Instrumentação

- Lente escleral
- Pinça denteada
- Bisturi com lâmina Bard-Parker #15
- Tesoura
- Cautério
- Porta-agulhas
- Fios de sutura (Vicryl 6-0 com agulha espatulada, seda 6-0)

Procedimento operatório

1. Aplicar anestésico tópico.
2. Infiltração subcutânea de mistura 50:50 de lidocaína a 2% mais epinefrina a 1:100.000 e bupivacaína a 0,75%.
   a. Infiltrar a área a ser manipulada por via cutânea ou conjuntival.
3. Preparar e colocar campos cirúrgicos da maneira estéril habitual.
4. Colocar a lente escleral.

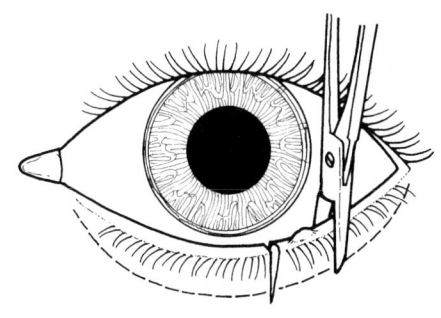

Figura 46.1

5. Incisar a margem palpebral perpendicularmente em um dos lados da área a ser ressecada (**Fig. 46.1**).
   a. Fixar a pálpebra com pinça ou sutura de tração.
   b. Usar bisturi com lâmina Bard-Parker #15 ou tesoura para realizar a incisão.
   c. Estender a incisão logo abaixo da margem do tarso.
   d. Excisar alguns milímetros adicionais quando tratar-se de neoplasia.
6. Similarmente, realizar uma segunda incisão vertical no outro lado da lesão, englobando completamente a área de interesse (**Fig. 46.1**).

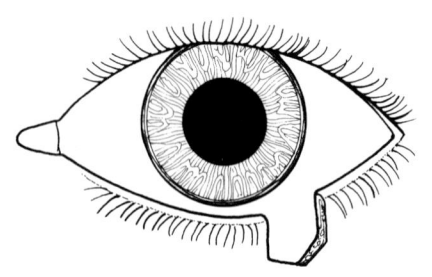

Figura 46.2

7. Excisar o segmento palpebral como um pentágono, completando as incisões inferiormente ao tarso (bisturi ou tesoura) (**Fig. 46.2**).

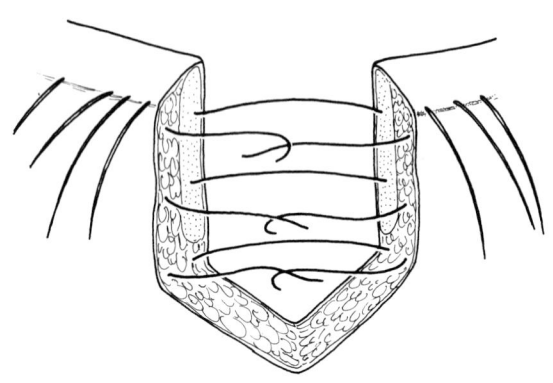

Figura 46.3

8. Aproximar o tarso com três suturas interrompidas de espessura parcial com fio absorvível (p. ex., Vicryl 6-0) (**Fig. 46.3**).
   a. Assegurar-se de que a sutura não faz protrusão posteriormente através da conjuntiva.
   b. Os fios podem ser deixados sem amarrar até que a margem palpebral esteja aproximada.

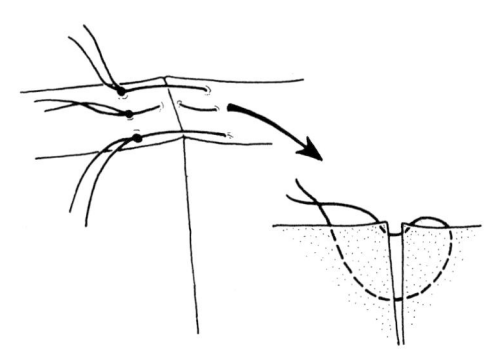

Figura 46.4

9. Aproximar as margens palpebrais (**Fig. 46.4**).
   a. Usar fio não absorvível (p. ex., seda 6-0).
   b. A sutura deve estar ~ 1-2 mm de cada lado da ferida e com profundidade de 1-2 mm.
   c. Sutura 1: usar uma sutura de colchoeiro vertical através da linha cinzenta (fazer eversão da ferida para evitar o entalhe da pálpebra) ou usar suturas interrompidas simples.
   d. Sutura 2: usar uma sutura interrompida na linha dos cílios.
   e. Sutura 3 (opcional): usar uma sutura interrompida através da margem palpebral posterior.

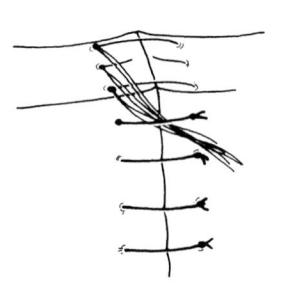

Figura 46.5

   f. Manter longas as extremidades das saturas para subsequentemente fixá-las sob a sutura cutânea mais superior para evitar contato com a córnea (**Fig. 46.5**).
10. Fechar a pele com suturas interrompidas (p. ex., seda 6-0).
11. Remover a lente escleral.
12. Aplicar pomada de antibiótico no olho e linha de sutura.
13. Aplicar curativo ou compressa ocular fria.

Encurtamento horizontal da pálpebra

1. Preparar o olho para a cirurgia conforme descrito nos passos 1-4.
2. Incisar a margem palpebral perpendicularmente próximo da área de pior posicionamento da pálpebra (**Fig. 46.1**).
   a. Fixar a pálpebra com pinça.
   b. Usar bisturi (lâmina Bard-Parker #15) ou tesoura.
   c. Estender a incisão logo inferiormente à margem do tarso.

3. Sobrepor as extremidades cortadas da pálpebra para avaliar a quantidade de encurtamento necessário (pode-se cortar ou amassar a margem palpebral para marcar a distância).
4. Realizar uma segunda incisão vertical no local marcado.
5. Remover o segmento palpebral completando o pentágono inferiormente ao tarso com bisturi ou tesoura (**Fig. 46.2**).
6. Fechar o defeito palpebral e completar o procedimento conforme descrito nos passos 10-14.

Reparo de lacerações de espessura total da margem palpebral

1. Preparar o olho para a cirurgia conforme descrito anteriormente.
2. Evitar o desbridamento excessivo da ferida. Se necessário, pode-se limpar e reformatar as margens da ferida conforme a necessidade para fechá-la adequadamente (p. ex., fazer um defeito pentagonal conforme descrito anteriormente).
3. Fechar o defeito palpebral e completar o procedimento conforme descrito nos passos 8 a 13.

Procedimentos pós-operatórios

1. Administrar antibióticos de amplo espectro por via oral ou intravenosa, conforme a indicação.
2. Usar bolsa de gelo para diminuir o edema.
3. Aplicar pomada de antibiótico 2 vezes ao dia na linha de sutura.

Remoção de suturas

1. Remover as suturas cutâneas após 5 dias, exceto pela sutura que direciona as suturas da margem palpebral para longe da córnea.
2. Remover as suturas da margem da pálpebra e a sutura cutânea remanescente em 10-14 dias.

Complicações

1. Infecção
2. Hematoma
3. Chanfradura da pálpebra
4. Posicionamento inadequado da pálpebra

■ Reparo canalicular com intubação

Indicações

- Laceração de canalículos por trauma.
- Laceração de canalículos por cirurgia (p. ex., excisão de tumor palpebral).

Procedimento pré-operatório

Ver o Capítulo 3.
1. Documentar as indicações clínicas para a cirurgia. Para procedimentos palpebrais, obter fotografias pré-operatórias.
2. Se possível, interromper o uso de aspirina e anti-inflamatórios não esteroides 10 dias antes da cirurgia. Interromper o uso de varfarina antes da cirurgia, se possível.
3. Interrogar o paciente a respeito de tendências hemorrágicas. É útil perguntar se o paciente já teve sangramento anormal após extrações dentárias. Obter avaliação hematológica se houver suspeita de tendência à hemorragia.

Instrumentação

- Lente escleral
- Porta-agulhas
- Pinça denteada
- Dilatadores de ponto
- Sondas lacrimais Bowman 0-00 e 5-6
- Ganchos de pele duplos
- Cautério
- Pinça em baioneta
- Espéculo nasal
- Fotóforo para o cirurgião
- Tubos lacrimais de silastic em sondas lacrimais (sistemas de intubação lacrimal Quickert-Dryden, Jackson, Crawford ou similares)
- Esponja de retina
- Levantador de periósteo
- Hemostática reta
- Fios de sutura (Vicryl 7-0, Vicryl 6-0, seda 6-0)

Procedimento operatório

1. Usar anestesia local ou geral.
2. A anestesia geral é preferida, pois os tecidos edemaciados (após trauma) podem ser difíceis de anestesiar e os pacientes podem não ser colaborativos.
3. A manipulação de tubos dentro do nariz pode ser desconfortável para alguns pacientes.
4. Aplicar anestesia tópica.
5. Injetar anestesia local infiltrativa. Fazer injeção subcutânea e subconjuntival nos aspectos mediais da pálpebra inferior e superior e no canto medial.
   a. Pode-se usar mistura 50:50 de lidocaína a 2% mais epinefrina a 1:100.000 e bupivacaína a 0,75%.
6. Tamponar o meato inferior e médio do nariz com cotonoides neurológicos de 2,5 X 7,5 cm embebidos em solução de cocaína a 4%.
   a. Isso fornece anestesia e murcha a mucosa nasal, permitindo a visualização das estruturas dentro do nariz.
   b. O fotóforo de fibra óptica facilitará a visualização durante o procedimento.

Opcional: pode-se usar oximetazolina em vez de cocaína.

7. Remover os cotonoides embebidos em cocaína e injetar a parede lateral do nariz, o meato médio e o meato inferior com solução anestésica. Colocar novos cotonoides embebidos em cocaína nos meatos médio e inferior.
8. Preparar e colocar campos cirúrgicos da maneira estéril habitual.
9. Manter ambos os olhos expostos para comparação durante o procedimento.
10. Colocar a lente escleral.
11. Dilatar o ponto lacrimal da pálpebra lacerada.

12. Introduzir a sonda de Bowman 0 através do ponto lacrimal da pálpebra lacerada. Se a sonda for visualizada, a laceração está confirmada. Retirar a sonda.
13. Usando ampliação com lupa ou microscópio cirúrgico, inspecionar a pálpebra lacerada e os tecidos do canto. Identificar a luz da extremidade proximal cortada do canalículo.
    a. Usar ganchos de pele para retrair os tecidos do canto medial.
    b. Em caso de dificuldade, o ponto lacrimal não envolvido pode ser dilatado e pode-se injetar solução salina, fluoresceína ou Healon corada com fluoresceína para ajudar a identificar o canalículo cortado.
    c. Confirmar que a extremidade cortada foi encontrada inserindo a sonda de Bowman 0 na luz até o nível do saco lacrimal. A sonda deve passar facilmente.

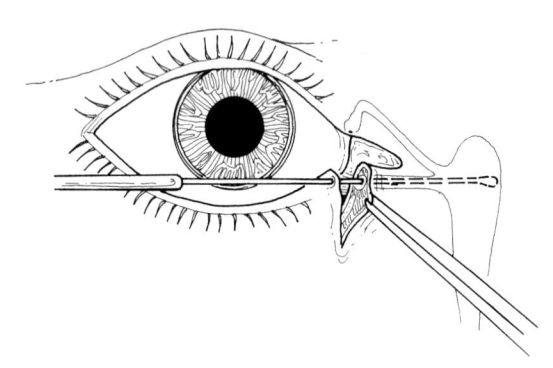

Figura 46.6

14. Dilatar novamente o ponto lacrimal com canalículo lacerado. Avançar a sonda lacrimal com tubo de silicone acoplado através do ponto até o canalículo lacerado proximal (**Fig. 46.6**).
15. Avançar medialmente até sentir uma resistência firme na parede lateral do saco lacrimal.

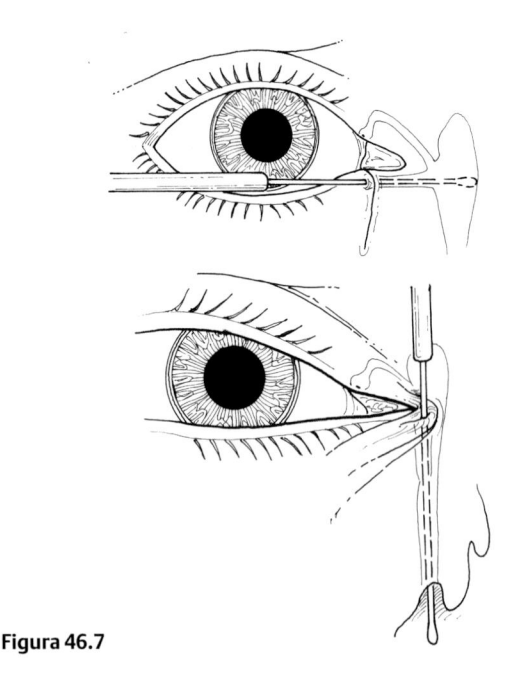

Figura 46.7

16. Remover o tampão de cocaína do nariz. Avançar a sonda lacrimal com tubo de silicone acoplado inferiormente onde ele é recoberto pela turbina inferior (**Fig. 46.7**).
    a. Usar espéculo nasal para visualizar a turbina. A sonda costuma ser visualizada diretamente. Um levantador de periósteo Freer pode ser usado para retrair a turbina medialmente para auxiliar na visualização.
    b. Alternativamente, inserir a sonda Bowman 5-6 abaixo da turbina inferior. Sentir o metal da sonda lacrimal com metal abaixo da turbina inferior.
17. Pegar a sonda no nariz com hemostática. Segurar e retirar do nariz.
18. Dilatar o ponto lacrimal do canalículo normal. Inserir uma sonda não usada acoplada ao tubo lacrimal através do ponto lacrimal até a parede medial do saco lacrimal e, então, inferiormente. Recuperar o tubo no nariz. Puxar o tubo de silicone firmemente através do nariz.

Nota: Inspecionar à medida que reduz o afastamento no canalículo lacerado.

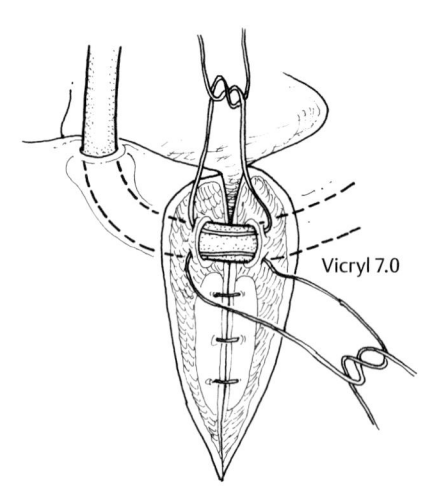

Figura 46.8

19. Suturar o canalículo com Vicryl 7-0. Colocar uma ou duas suturas de Vicryl 7-0 através das duas extremidades cortadas do canalículo anteriormente ao tubo de silicone e amarrar (**Fig. 46.8**).

Nota: Assegurar-se de que o tubo de silicone não está encarcerado movendo-o para frente e para trás.

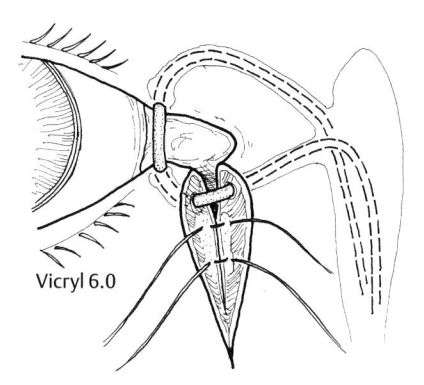

Figura 46.9

20. Reparar a laceração palpebral usando suturas escondidas de Vicryl 6-0 nos tecidos profundos do canto (**Fig. 46.9**). Usar seda 6-0 para fechar a pele.

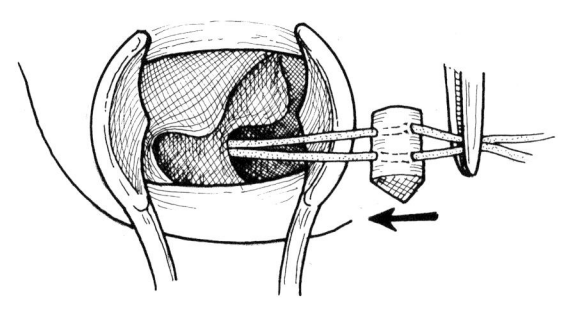

Figura 46.10

21. Cortar a esponja de retina até um comprimento de 0,6 cm e segurar com duas hemostáticas. Usar agulha #18 para fazer duas perfurações na esponja. Avançar a extremidade da sonda Bowman através desses buracos e avançar a esponja até o meato inferior (**Fig. 46.10**).

22. Amarrar 6-8 nós quadrados. Colocar gancho de músculo no canto medial e avançar a luva de silicone até obter uma tensão satisfatória.
23. Remover a lente escleral.
24. Aplicar na linha de sutura.

Procedimento pós-operatório

1. Colocar bolsa de gelo para diminuir o edema.
2. Elevar a cabeceira da cama em 30 graus para diminuir o edema.
3. Aplicar pomada de antibiótico 2 vezes ao dia na linha de sutura.
4. Remover as suturas cutâneas em 5-7 dias.
5. Remover o tubo em 6-12 semanas. Visualizar o chumaço no nariz. Cortar o tubo no canto medial e retirá-lo através do nariz.

Complicações

1. Sangramento nasal
2. Erosão do canalículo pelo tubo
3. Fibrose canalicular com epífora

47
Biópsia de artéria temporal

Indicações
- Suspeita de arterite temporal.
- Se tiver sido iniciado tratamento com esteroides empiricamente, a biópsia de artéria temporal deve ser feita dentro de 10 dias.

Procedimento pré-operatório
Ver o Capítulo 3.

1. Obter história clínica completa, com foco em sinais e sintomas de arterite temporal.
2. Medir a velocidade de sedimentação globular e a proteína-C reativa.
3. Se possível, interromper o uso de aspirina e anti-inflamatórios não esteroides por 10 dias antes da cirurgia. Interromper o uso de varfarina 2-3 dias antes da cirurgia, se for clinicamente possível.
4. Interrogar o paciente sobre tendências hemorrágicas. Uma pergunta útil é saber se o paciente já apresentou sangramento anormal após extração dentária. Obter avaliação hematológica se houver suspeita de tendência hemorrágica.

Instrumentação
- Doppler (disponível)
- Caneta marcadora de tecido
- Bisturi (p. ex., lâmina Bard-Parker #15)
- Hemostática pequena
- Tesoura
- Fios de sutura (seda 4-0 e 6-0, Vicryl 6-0, Prolene 6-0)
- Cautério

Procedimento operatório
1. Identificar a artéria temporal pela palpação.

Nota: Pode ser necessário o Doppler em casos difíceis.

2. Marcar a pele sobre a artéria (caneta marcadora).
3. Infiltrar o local da cirurgia com lidocaína a 2% mais epinefrina a 1:100.000. Não injetar diretamente sobre a artéria.
4. Incisar a pele sobre a artéria até o tecido subcutâneo usando bisturi.

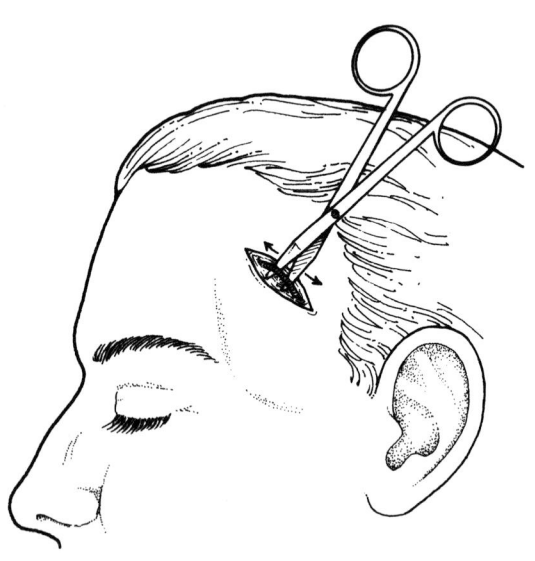

Figura 47.1

5. Expor e isolar ~ 3-5 cm da artéria temporal usando dissecção romba (tesoura, hemostática) **(Fig. 47.1)**.
6. Ligar vasos acessórios (seda 6-0).
7. Ligar a artéria temporal com quatro suturas (seda 4-0).
   a. O espécime da biópsia deve ser o mais longo possível (~ 2-4 cm), pois, do ponto de vista histopatológico, pode haver áreas poupadas pela doença (normais).

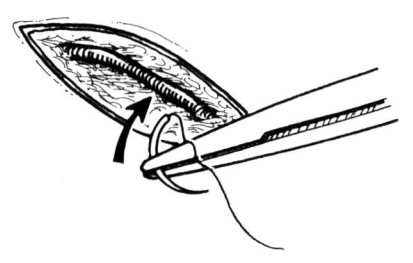

Figura 47.2

   b. Técnica: progredir com a base da agulha à frente ao fazer a sutura para evitar a punção do vaso **(Fig. 47.2)**.

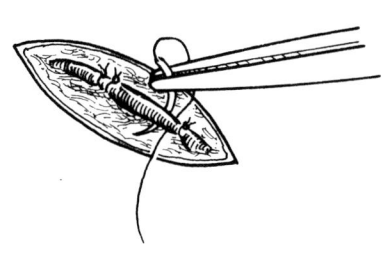

Figura 47.3

   c. Colocar duas suturas em cada extremidade do espécime para garantir a hemostasia **(Fig. 47.3)**.
8. Remover o espécime com tesoura, cortando a artéria dentro das suturas duplas.
9. Garantir a hemostasia com cautério.
10. Fechar a ferida com suturas profundas de fio absorvível (p. ex., Vicryl 6-0).
11. Fechar a pele com suturas interrompidas ou contínuas (Prolene 6-0).
12. Fazer curativo na ferida.

Procedimento pós-operatório

1. Remover as suturas da pele em cerca de 1 semana.
2. Tratar clinicamente, se necessário.

Complicações

1. Sangramento excessivo
2. Infecção
3. Lesão de nervo facial

48

Tarsorrafia lateral

Indicações

- Problemas de exposição corneana (p. ex., paralisia de nervo facial, miopatias palpebrais, oftalmopatia tireoidiana).
- Ceratite neurotrófica (p. ex., paciente diabético, após infecção herpética).
- Quadro severo de olho seco (p. ex., ceratoconjuntivite *sicca*, penfigoide cicatricial ocular, síndrome de Stevens Johnson).
- Ulceração corneana estéril.
- Usada em conjunto com transplante de membrana amniótica em procedimentos de reconstrução ocular.

Procedimento pré-operatório

1. Tentar tratamentos clínicos conforme a etiologia do problema do paciente (p. ex., lubrificantes, fita palpebral, lente de contato terapêutica, oclusão do ponto).

Ver o Capítulo 3.

2. Para procedimentos oculoplásticos, interromper o uso de aspirina e anti-inflamatórios não esteroides 10 dias antes da cirurgia. Suspender a varfarina 2-3 dias antes da cirurgia, se for clinicamente possível.
3. Interrogar o paciente sobre tendências hemorrágicas. Uma pergunta útil é questionar se o paciente já apresentou sangramento anormal após extração dentária. Obter avaliação hematológica se houver suspeita de tendência hemorrágica.

Instrumentação

- Lente escleral
- Caneta marcadora de tecido
- Porta-agulhas
- Pinça denteada
- Bisturi (p. ex., lâmina Bard-Parker #11 ou #15)
- Tesoura (p. ex., Westcott)
- Fios de sutura (Vicryl 6-0 em agulha espatulada, seda 6-0 de armação dupla [opcional])

Procedimento operatório

Técnica 1: Técnica de shaving palpebral (realizado menos frequentemente do que a técnica 2)

1. Vantagens:
   a. É de rápida realização. Pode ser realizada à beira do leito.
   b. Pode ser facilmente aberta.
2. Anestesiar a área com infiltração local de lidocaína a 2% mais epinefrina a 1:100.000.
3. Preparar e colocar campos cirúrgicos da maneira estéril habitual.
4. Colocar a lente escleral.
5. Marcar a margem superior e inferior da pálpebra (p. ex., marca de pressão da pinça, caneta marcadora ou bisturi) para delinear a extensão medial da tarsorrafia desejada (geralmente 8-10 mm a partir do canto lateral).

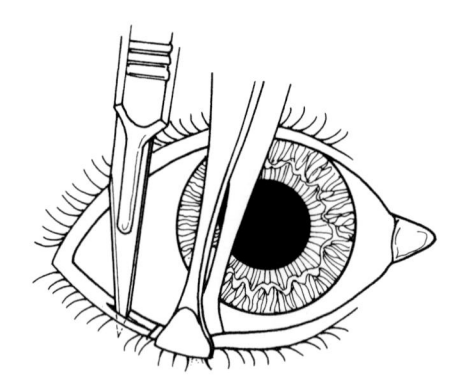

Figura 48.1

6. Tornar cruenta uma pequena faixa de tecido da margem palpebral ao longo da linha cinzenta com bisturi ou tesoura a partir da comissura lateral com extensão medial conforme a tarsorrafia desejada (**Fig. 48.1**).
   a. Não retirar os cílios.

b. As margens cruentas da pálpebra superior e inferior devem se encontrar no ângulo do canto lateral.

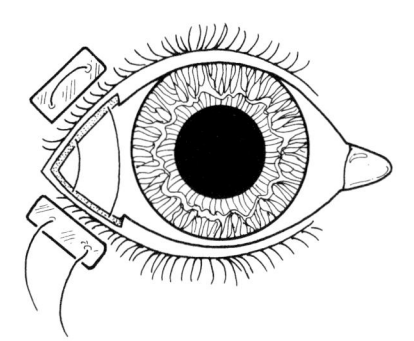

Figura 48.2

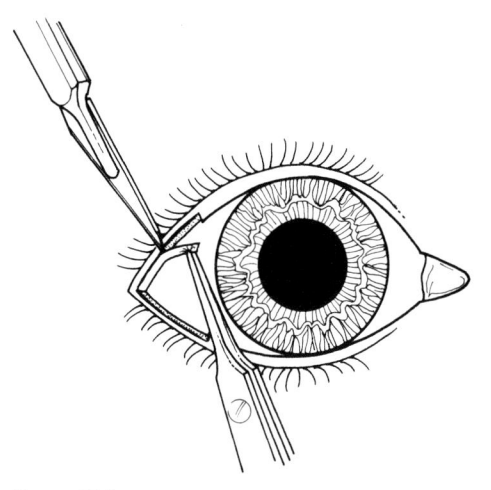

Figura 48.3

7. Colocar suturas de colchoeiro horizontais através das pálpebras superior e inferior para fixar a tarsorrafia (**Fig. 48.2**).
   a. Usar suturas de seda 4-0 de armação dupla.
   b. Colocar e amarrar as suturas através dos chumaços (pode-se usar um pedaço de cinta retiniana de silicone).
   c. Usar uma ou duas suturas de colchoeiro dependendo do comprimento da tarsorrafia.
   d. Cada extremidade da sutura deve ser colocada através da pele da pálpebra superior ~ 5 mm acima da linha dos cílios, atravessar a placa tarsal superior, sair através da superfície crua da margem da pálpebra superior, entrar através da superfície crua da margem da pálpebra inferior, atravessar a placa tarsal inferior e sair através da pele da pálpebra inferior a ~ 5 mm da linha dos cílios.
   e. Remover a lente escleral antes de amarrar as suturas.
   f. Amarrar sobre o chumaço.
8. Opcional: reforçar o fechamento com suturas interrompidas de Vicryl 6-0 através da margem palpebral.
9. Aplicar pomada de antibiótico na margem da ferida.
10. Aplicar curativo ou bolsa de gelo no olho.

Técnica 2: Tarsorrafia lateral permanente (realizada com mais frequência)

1. Marcar a margem superior e inferior para delinear a extensão medial da tarsorrafia desejada (geralmente 8-10 mm a partir da comissura lateral).
2. Anestesiar a área com infiltração local de lidocaína a 2% mais epinefrina a 1:100.000.
3. Preparar e colocar campos cirúrgicos da maneira estéril habitual.
4. Incisar ao longo da linha cinzenta com bisturi a partir da comissura lateral até a extensão medial da tarsorrafia desejada.
   a. Não raspar os cílios.
   b. A incisão separa o tarso do orbicular e tem 4 mm em altura vertical. Usar bisturi para iniciar a incisão, seguido por tesoura para aprofundá-la.
5. Raspar a margem superficial da pálpebra a partir da lamela posterior da pálpebra inferior (tesoura ou bisturi) (**Fig. 48.3**).
   a. Criar uma faixa de superfície crua para uma aderência duradoura na pálpebra oposta.
   b. Não remover tecido da lamela anterior. Isso evita a perda de cílios e a aparência indesejável se a tarsorrafia for revertida.

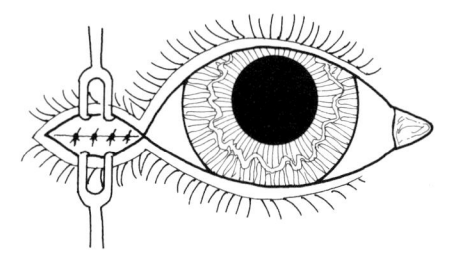

Figura 48.4

6. Suturar o tarso com 3-4 suturas interrompidas de espessura parcial com Vicryl 6-0. Amarrar o nó anteriormente para evitar a abrasão da córnea (**Fig. 48.4**).
7. Opcional: podem ser colocadas suturas de seda 6-0 através da lamela anterior para dar suporte adicional durante os primeiros 10 dias de cicatrização.
8. Aplicar pomada de antibiótico na margem palpebral.
9. Aplicar curativo ou bolsa de gelo no olho.

Procedimento pós-operatório

1. Colocar bolsa de gelo para diminuir o edema.
2. Levantar a cabeceira da cama em 30 graus para diminuir o edema.
3. Aplicar pomada de antibiótico no local da tarsorrafia 2 vezes ao dia.
4. Remover as suturas de seda da pele em 1 semana.

Complicações

1. Fissura palpebral com correção exagerada ou insuficiente.
2. Rompimento da linha dos cílios.
3. Ruptura espontânea da tarsorrafia.

49
Colocação de peso de ouro

Indicações
Paresia do músculo orbicular da pálpebra superior com lagoftalmo.

Procedimento pré-operatório
Ver o Capítulo 3.
1. Se possível, interromper o uso de aspirina e anti-inflamatórios não esteroides 10 dias antes da cirurgia. Suspender a varfarina 2-3 dias antes da cirurgia, se for clinicamente possível.
2. Interrogar o paciente sobre tendências hemorrágicas. Uma questão útil é saber se o paciente já apresentou sangramento anormal em extração dentária. Obter avaliação hematológica se houver suspeita de tendência hemorrágica.

Instrumentação
- Lente escleral
- Porta-agulhas
- Fios de sutura (polipropileno 6-0)
- Pinça denteada
- Tesoura (p. ex., Westcott)
- Cautério
- Bisturi (p. ex., lâmina de 15 graus)
- Peso de ouro do tamanho selecionado
- Retrator de pele (p. ex., Blair)

Procedimento operatório
1. Para determinar o tamanho do peso de ouro a ser usado, examinar o paciente em posição de ortostatismo.
   a. Aplicar Mastisol ou benjoim na região pré-tarsal da pálpebra superior.
   b. Aplicar um peso de ouro ou peso medidor (o tamanho-padrão produzido varia de 0,6 a 1,6 g).

Nota: Um peso de 1,2 g é o tamanho mais comumente usado.

2. Observar o posicionamento da pálpebra no olhar primário (é desejada a simetria com o outro olho).
3. Observar o local pedindo para o paciente fechar delicadamente o olho (é desejado o fechamento completo). Marcar a prega palpebral.
4. Aplicar anestésico tópico.
5. Infiltração subcutânea com uma mistura 50:50 de lidocaína a 2% mais epinefrina a 1:100.000 e bupivacaína a 0,75%.
6. Preparar e colocar campos cirúrgicos. Manter ambos os olhos expostos para comparação durante o procedimento.
7. Colocar a lente escleral.

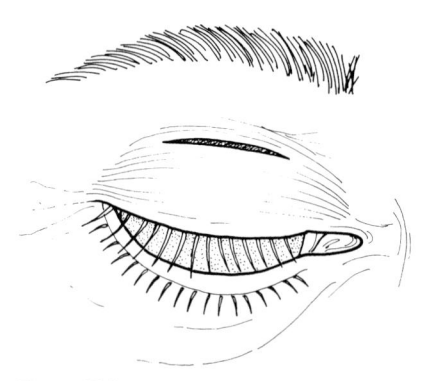

Figura 49.1

8. Fazer uma incisão na prega palpebral ao longo da pálpebra superior com bisturi (**Fig. 49.1**).
9. Puxar as margens cutâneas para cima com pinça e abrir o músculo orbicular com tesoura Westcott.

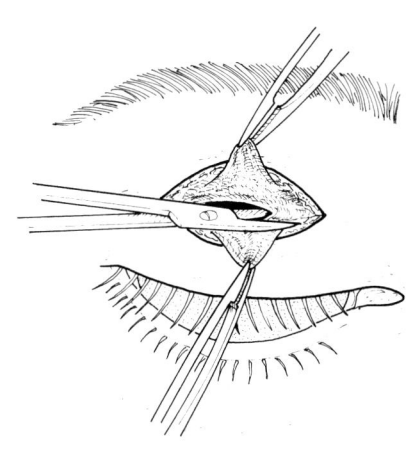

Figura 49.2

10. Usar tesoura para fazer uma abertura horizontal no músculo orbicular um pouco maior do que a largura do peso de ouro **(Fig. 49.2)**.

Nota: O septo orbitário pode ou não ser aberto, dependendo da anatomia específica do paciente.

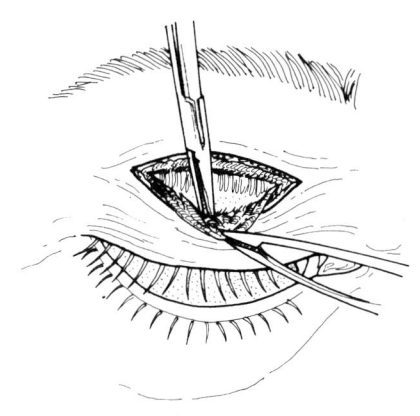

Figura 49.3

11. Dissecar inferiormente e abaixo do orbicular na superfície da placa tarsal **(Fig. 49.3)**.
    a. Dissecar até começar a ver os folículos dos cílios.
    b. Não dissecar medialmente ou lateralmente mais do que o necessário para minimizar o risco de ptose.
12. Colocar o peso centralmente na placa tarsal. Orientar o peso de ouro horizontalmente e colocar a extremidade arredondada do peso inferiormente (em direção aos cílios).

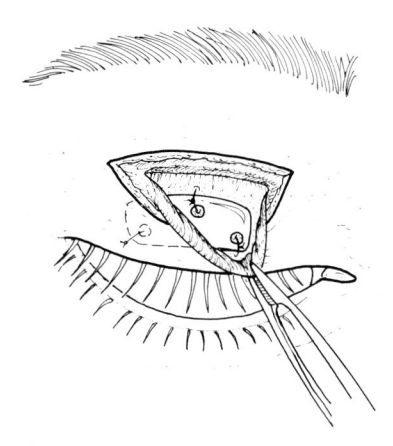

Figura 49.4

13. Colocar três suturas de polipropileno 6-0 através da espessura parcial do tarso e dos buracos no peso de ouro **(Fig. 49.4)**.
    a. Everter a pálpebra para ter certeza de que a sutura não passou pela espessura completa, causando abrasão da córnea.
    b. A margem inferior do peso deve descansar 4 mm acima da margem da pálpebra.
14. Fechar o orbicular com sutura de Vicryl 6-0 escondendo os nós.
15. Fechar a pele com Prolene 6-0 ou categute simples de absorção rápida 6-0.
16. Aplicar pomada e curativo no olho.

Procedimento pós-operatório

1. Aplicar pomada de antibiótico no olho e na ferida 2 vezes ao dia por 2 dias.
2. Usar bolsa de gelo para diminuir o edema.
3. Elevar a cabeceira da cama em 30 graus para diminuir o edema.

Complicações

1. Ptose
2. Exposição do peso
3. Infecção
4. Alergia ao implante de ouro
5. Migração do peso

50
Reparo de ectrópio

■ Introdução

O ectrópio involucional resulta, em geral, de alterações na pálpebra relacionadas à idade e, em particular, de frouxidão generalizada e rebaixamento das estruturas palpebrais e da porção média da face. A paralisia de sétimo nervo se manifestará de modo semelhante, mas com aparência mais pronunciada. Vários procedimentos e variações têm sido desenvolvidos para a correção de ectrópio. A cirurgia específica a ser realizada depende da etiologia anatômica de um caso em particular e da preferência pessoal do cirurgião.

A seguir estão alguns dos procedimentos mais usados para a correção de casos de rotina de ectrópio involucional, cicatricial e por paralisia.

Indicações

Reparo de ectrópio do ponto

Essa técnica pode ser usada isoladamente ou em combinação com outro procedimento para ectrópio a fim de reposicionar um ponto que está evertido em relação ao bulbo secundariamente ao ectrópio medial.

Encurtamento de espessura completa da pálpebra por ressecção em cunha

O encurtamento horizontal da pálpebra (descrito no Capítulo 46, "Reparo de lacerações e defeitos da espessura completa da margem palpebral") é fácil de ser realizado e algumas vezes é útil para ectrópio central da pálpebra inferior. Ele pode ser combinado com uma excisão de pele tipo blefaroplastia em casos em que, além de frouxidão horizontal da pálpebra, há excesso de pele (ver o Capítulo 52).

Encurtamento de espessura completa da pálpebra por tarsal strip lateral

A técnica de *tarsal strip* lateral está indicada para ectrópio generalizado e frouxidão lateral da pálpebra, ectrópio lateral e ectrópio com frouxidão do tendão lateral do canto. Ela pode ser usada em casos de paralisia do sétimo nervo – embora os resultados a longo prazo variem.

Tratamento de ectrópio cicatricial

Pacientes com ectrópio e deficiência vertical da pele podem se beneficiar de encurtamento da espessura completa da pálpebra com elevação da porção média da face ou de encurtamento da espessura completa da pálpebra com enxerto de pele. Estes pacientes podem ter uma história geral de dano actínico e câncer de pele. Alguns pacientes têm uma história específica de remoção da pálpebra inferior ou de cânceres da pele da bochecha, blefaroplastia transcutânea prévia da pálpebra inferior ou trauma de face. Na maioria dos casos, o exame mostra pele relativamente lisa e sem rugas. Puxar para cima a porção lateral da pálpebra ectrópica até a posição normal no ângulo lateral do canto. Se houver deslocamento significativo no ângulo da boca ou abaixo, pode haver rebaixamento das estruturas médias da face ou deficiência de pele. O ectrópio cicatricial é pior no olhar para cima, pois a pele não pode seguir o movimento superior das pálpebras.

Elevação da porção média da face com *tarsal strip* para tratar ectrópio involutivo e cicatricial

Pacientes selecionados com ectrópio podem se beneficiar de elevações das estruturas médias da face junto com reforço de espessura completa da pálpebra.

Enxerto de pele com *tarsal strip* para tratar ectrópio cicatricial

Pacientes com ectrópio e deficiência vertical de pele podem se beneficiar de encurtamento da espessura completa da pálpebra com enxerto de pele. Este tratamento costuma ser curativo, mas a diferença de pele entre o leito doador e o receptor pode ser um problema em alguns pacientes.

Para todos os procedimentos, interromper o uso de aspirina e anti-inflamatórios não esteroides 10 dias antes da cirurgia. Suspender a varfarina 2-3 dias antes da cirurgia, se for clinicamente possível.

Interrogar o paciente a respeito de tendências hemorrágicas. Uma pergunta útil é saber se o paciente já apresentou sangramento anormal após extrações dentárias. Obter avaliação hematológica se houver suspeita de tendência hemorrágica.

■ Reparo de ectrópio do ponto

Indicações

Ver a seção Introdução no início deste capítulo.

1. Tratamento de epífora secundária à eversão do ponto inferior.
2. Pode ser combinado com outros procedimentos para ectrópio em casos com eversão proeminente do ponto.

Procedimento pré-operatório

Ver o Capítulo 3.

1. Documentar as indicações clínicas para a cirurgia.
2. Em procedimentos oculoplásticos, interromper o uso de aspirina e anti-inflamatórios não esteroides 10 dias antes da cirurgia. Suspender a varfarina 2 a 3 dias antes da cirurgia, se for clinicamente possível.

Instrumentação

- Sonda lacrimal
- Lente escleral
- Pinça denteada
- Clampe de calázio
- Porta-agulhas
- Fio de sutura (Vicryl 7-0)
- Bisturi (p. ex., lâmina Bard-Parker #15)
- Tesoura (p. ex., Westcott)

Procedimento operatório

1. Aplicar anestésico tópico.
2. Infiltração subconjuntival na porção média da pálpebra inferior sob o canalículo:
    a. Mistura 50:50 de lidocaína a 2% mais epinefrina a 1:100.000 e bupivacaína a 0,75%.
3. Preparar e colocar campos cirúrgicos da maneira estéril habitual.
4. Colocar a lente escleral.
5. Colocar a sonda lacrimal "0" no canalículo inferior para identificar o canalículo durante o procedimento.
6. Everter a pálpebra com pinça ou clampe de calázio. (A placa do clampe de calázio pode facilitar as incisões iniciais.)

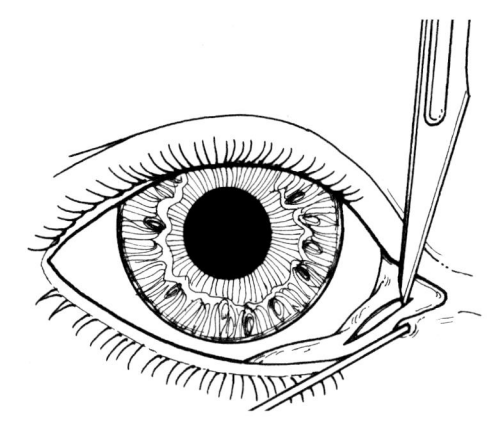

Figura 50.1

7. Excisar uma elipse horizontal de tecido incluindo a conjuntiva e uma porção do complexo retrator da pálpebra adjacente usando bisturi ou tesoura (**Fig. 50.1**).
    a. Centralizar a excisão abaixo do ponto.
    b. O ápice da incisão superior deve estar 2 mm abaixo do canalículo inferior.
    c. A excisão deve ter comprimento de ~ 5 mm e largura de 3 mm.
8. Remover a sonda lacrimal.

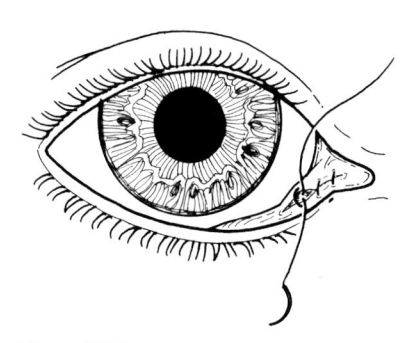

Figura 50.2

9. Fechar o defeito com suturas interrompidas de Vicryl 7-0 (**Fig. 50.2**).
    a. Passar a sutura com profundidade suficiente para imbricar as margens do tarso e dos retratores da pálpebra inferior.
    b. Esconder os nós na ferida.
10. Remover a lente escleral.
11. Aplicar pomada de antibiótico.
12. Aplicar compressas frias.

Procedimento pós-operatório

1. Aplicar bolsa de gelo para diminuir o edema.
2. Elevar a cabeceira da cama em 30 graus para diminuir o edema.
3. Aplicar topicamente pomada de antibiótico 2 vezes ao dia por 3 dias ou até que o paciente não tenha desconforto ou irritação conjuntival.

Complicações

- Correção exagerada
- Correção insuficiente

■ Reparo de ectrópio: *Tarsal Strip* lateral

Indicações

Ver a seção Introdução no início deste capítulo.

- Ectrópio generalizado com frouxidão horizontal da pálpebra.
- Ectrópio lateral.
- Ectrópio secundário à paralisia de sétimo nervo.

Procedimento pré-operatório

Ver o Capítulo 3.
Documentar as indicações clínicas para a cirurgia.

Instrumentação

- Lente escleral
- Porta-agulhas
- Fios de sutura (Dexon 5-0 com agulha semicircular [SS-2], Vicryl 6-0, Prolene 6-0)
- Tesoura (p. ex., Stevens)
- Pinça denteada
- Retrator Blair ou gancho duplo de pele
- Cautério
- Bisturi com lâmina Bard-Parker #15

Procedimento operatório

1. Aplicar anestésico tópico.
2. Infiltração subcutânea e subconjuntival de uma mistura 50:50 de lidocaína a 2% mais epinefrina a 1:100.000 e bupivacaína a 0,75%.
3. Preparar e colocar campos cirúrgicos estéreis da maneira habitual.
4. Manter ambos os olhos expostos para comparação durante o procedimento.
5. Colocar a lente escleral.

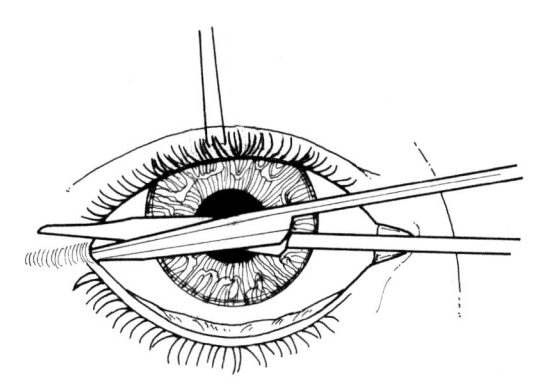

Figura 50.3

6. Realizar cantotomia lateral, dividindo horizontalmente o tendão do canto lateral com tesoura (**Fig. 50.3**).

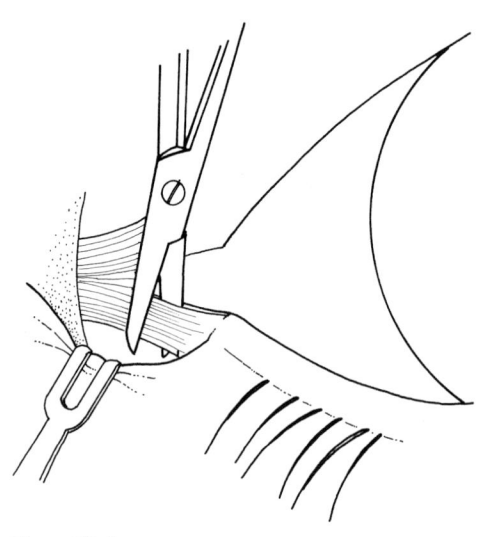

Figura 50.4

7. Dividir a porção inferior do tendão do canto lateral (**Fig. 50.4**).
   a. Direcionar inferotemporalmente.
   b. Puxar lateralmente a pálpebra inferior com pinça e liberar completamente as fibras da porção inferior do tendão do canto com tesoura.
   c. Quando a porção inferior do canto estiver cortada, a pálpebra inferior deve ficar marcadamente frouxa.
8. De maneira romba, aumentar e dissecar uma bolsa pré-periosteal logo dentro da margem orbitária, expondo o periósteo (**Fig. 50.5**).
   a. A bolsa irá determinar a posição do novo ângulo do canto.
   b. Tentar igualar ao outro olho ou, se o problema for bilateral, fazer o ângulo do canto lateral 2 mm mais alto do que o ângulo do canto medial.

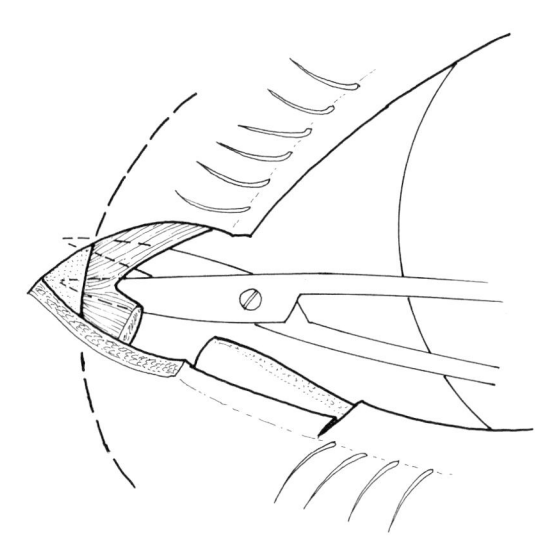

Figura 50.5

9. Puxar a pálpebra inferior temporalmente para a bolsa pré-periosteal lateral.
   a. Marcar o ponto em que a pálpebra encontra o periósteo lateral e a largura necessária da pálpebra.
   b. Este é o comprimento aproximado do retalho do tarso a ser subsequentemente preparada.

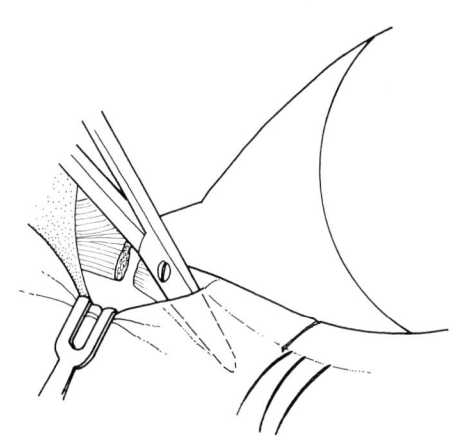

Figura 50.6

10. Separar a pele e o orbicular do tarso de maneira romba com tesoura (**Fig. 50.6**).

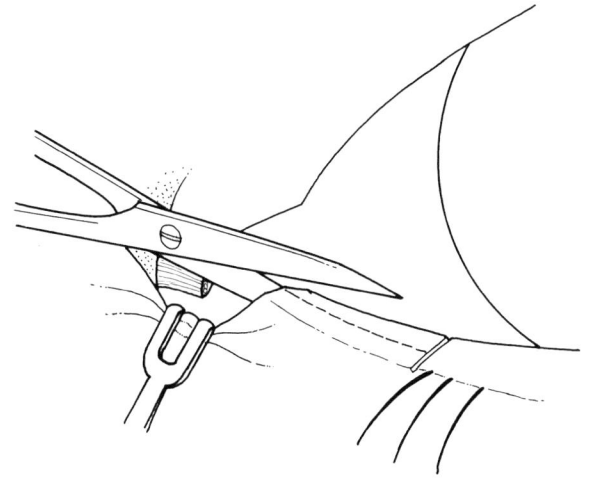

Figura 50.7

11. Formar um retalho de pele e orbicular incisando a pele horizontalmente na linha cinzenta com tesoura (**Fig. 50.7**).

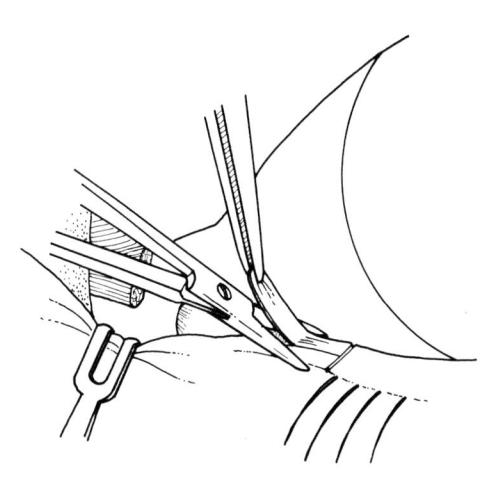

Figura 50.8

12. Raspar a margem palpebral sobre o retalho tarsal em desenvolvimento com tesoura (**Fig. 50.8**).
13. Raspar a conjuntiva a partir da superfície posterior do tarso com bisturi.

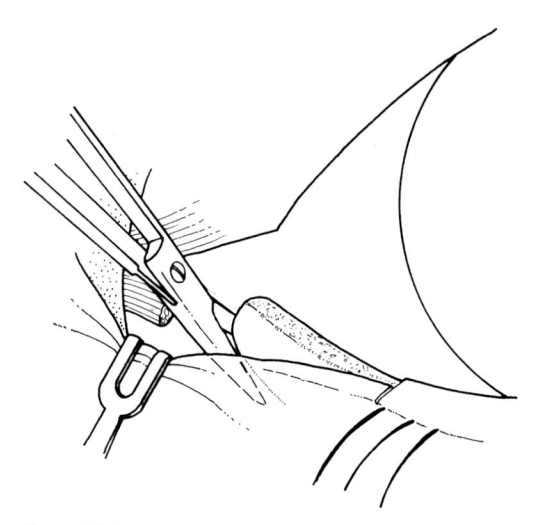

Figura 50.9

14. Finalizar o *tarsal strip* incisando horizontalmente logo abaixo do tarso pelo comprimento do retalho (**Fig. 50.9**).

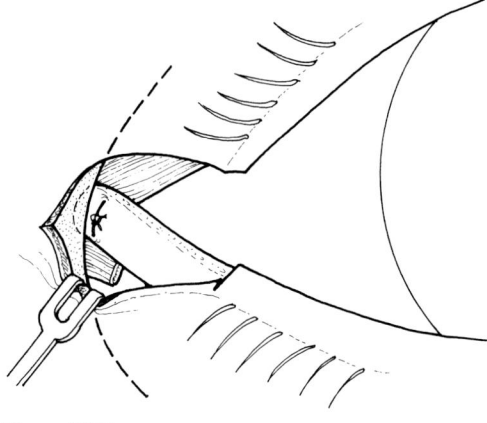

Figura 50.11

16. Trazer as suturas de armação dupla através do retalho tarsal e amarrar com nó de correr (*slip*). Verificar a tensão da pálpebra. Apertar ou afrouxar o nó conforme a necessidade antes de terminar o nó. Pode-se aumentar o comprimento do retalho tarsal conforme a necessidade. Amarrar firmemente o nó (**Fig. 50.11**).

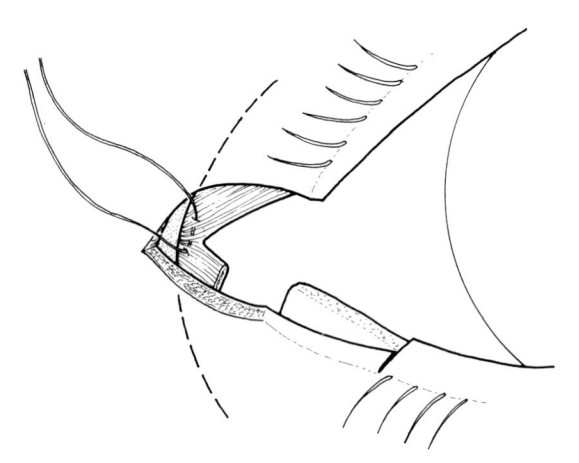

Figura 50.10

15. Colocar suturas de Dexon 5-0 de armação dupla através do periósteo da margem orbitária (**Fig. 50.10**).
    a. Usar um aplicador com ponta de algodão ou pedir para um assistente usar um gancho ou ancinho (*rake*) de pele duplo para retrair os tecidos medialmente para longe do periósteo.
    b. É útil pegar o periósteo com a agulha e, então, puxá-lo anteriormente (em direção à pele) em vez de tentar girar a agulha através dos tecidos.

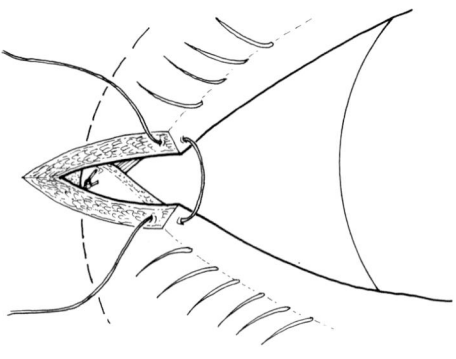

Figura 50.12

17. Reformar o ângulo do canto lateral com sutura de colchoeiro horizontal de Prolene 6-0 entre a pálpebra superior e a pálpebra inferior (**Fig. 50.12**).
18. Avançar a pele lateral e o músculo em direção superotemporal.
19. Excisar a orelha de cachorro lateral.
20. Suturar a camada muscular com Vicryl 6-0 prestando atenção para esconder o nó no retalho tarsal.
21. Suturar a pele com Prolene 6-0 ou categute simples 6-0 de absorção rápida.
22. Remover a lente escleral.
23. Aplicar pomada de antibiótico na linha de sutura.
24. Cobrir a ferida com compressa ocular fria.

Elevação (*lift*) da porção média da face

Indicações

Ver a seção Introdução no início deste capítulo.

- Ectrópio cicatricial (especialmente após blefaroplastia inferior cosmética ao tentar evitar enxerto cutâneo).
- Paralisia de nervo facial.
- Elevação cosmética da porção média da face e bolsas de gordura das bochechas.

Procedimento pré-operatório

Ver o Capítulo 3.

1. Documentar as indicações clínicas para a cirurgia.
2. Para procedimentos oculoplásticos, interromper o uso de aspirina e anti-inflamatórios não esteroides 10 dias antes da cirurgia. Suspender a varfarina 2-3 dias antes da cirurgia, se for clinicamente possível.
3. Interrogar o paciente sobre tendências hemorrágicas. Uma pergunta útil é saber se o paciente já apresentou sangramento anormal após extrações dentárias. Obter avaliação hematológica se houver suspeita de tendência hemorrágica.

Instrumentação

- Lente escleral
- Porta-agulhas
- Fios de sutura (PDS 4-0)
- Placa palpebral Jaeger
- Tesoura (p. ex., Stevens)
- Levantador de periósteo Freer
- Letrocautério com ponta de agulha (p. ex., agulha Colorado reta)
- Retrator Senn
- Bisturi (lâmina Bard-Parker #15)
- Fotóforo

Procedimento operatório

1. Aplicar anestésico tópico.
2. Infiltrar uma mistura 50:50 de lidocaína a 2% mais epinefrina a 1:100.000 mais bupivacaína a 0,75%. Fazer injeção subcutânea e subconjuntival no canto lateral, no fórnice inferior, ao longo do forame infraorbital e profundamente através de toda a bochecha.
3. Preparar e colocar campos cirúrgicos da maneira estéril habitual. Manter ambos os olhos expostos para comparação durante o procedimento.
4. Colocar a lente escleral.
5. Realizar cantotomia lateral, dividindo horizontalmente o tendão do canto lateral com tesoura (**Fig. 50.3**).
6. Dividir a porção inferior do tendão do canto lateral (**Fig. 50.4**).
   a. Tomar direção de ~ 45 graus inferiormente a partir da cantotomia.
   b. Puxar lateralmente a pálpebra inferior com retrator ancinho (*rake*) ou pinça e palpar diretamente as fibras da porção inferior com tesoura antes de cortar.
   c. Incisar o tendão com tesoura.
   d. Quando a porção inferior do tendão estiver cortada, a pálpebra inferior deve ficar muito mais frouxa.

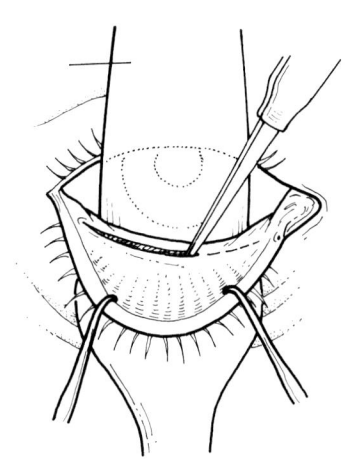

Figura 50.13

7. Everter a pálpebra usando dois ganchos duplos segurados pelo assistente na borda tarsal inferior (**Fig. 50.13**).
8. Incisar através da conjuntiva e dos retratores da palpebra inferior, 2 mm abaixo da borda tarsal inferior usando cautério cortante (**Fig. 50.13**).
9. Colocar sutura de tração através dos retratores da pálpebra inferior e usar tesoura Stevens para dissecar logo anteriormente ao septo orbitário até o nível da margem orbitária.
10. Continuar o plano de dissecção abaixo do orbicular até passar a margem orbitária em 4-5 mm.
11. Usar cautério cortante ou lâmina Bard-Parker #15 para incisar até o osso da margem orbitária, deixando uma porção de 3-4 mm de tecido intacto inferior ao *arcus marginalis*.

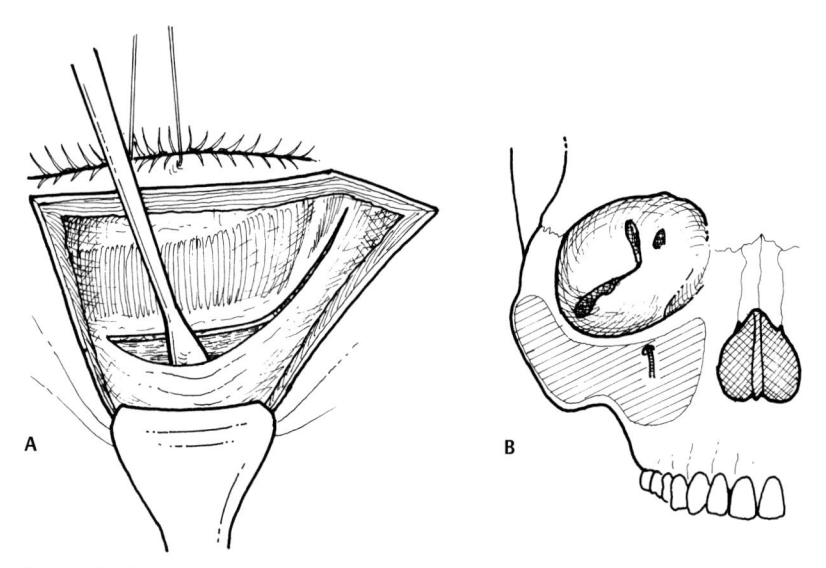

Figura 50.14

12. Realizar dissecção subperiosteal através da eminência malar usando levantador de periósteo Freer **(Fig. 50.14A)**. Dissecar lateralmente ao nervo infraorbital (evitar o comprometimento deste nervo) **(Fig. 50.14B)**.

Nota: Para alcançar uma elevação maior, pode estar indicada a dissecção medial ao nervo infraorbital.

13. Usar cautério ou lâmina Bard-Parker #15 para incisar o periósteo nos aspectos medial, inferior e lateral da dissecção para permitir que a bochecha suba.
    a. Usar um retrator ou o dedo para liberar e alongar amplamente os tecidos da bochecha.
14. Suspender o periósteo da bochecha até a porção de tecido remanescente na margem orbitária e até o periósteo orbitário lateral usando três suturas de PDS 4-0 **(Fig. 50.15)**.
15. Completar o reparo do *tarsal strip* lateral (ver a seção Reparo de ectrópio: *tarsal strip* lateral neste capítulo, pág. 258).
16. Aplicar pomada de antibiótico na linha de sutura.
17. Cobrir o olho com compressa ocular fria.

Procedimento pós-operatório

1. Aplicar compressas frias por 24 horas.
2. Elevar a cabeceira da cama em 30 graus para diminuir o edema.
3. Aplicar pomada ocular nas feridas por 5 dias.
4. Aguardar semanas ou meses de edema na bochecha.

Complicações

1. Parestesia na bochecha e gengiva superior (lesão de V2)
2. Fraqueza do nervo facial (lesão de VII)
3. Edema prolongado
4. Dobras de pele no local das suturas de fixação da bochecha

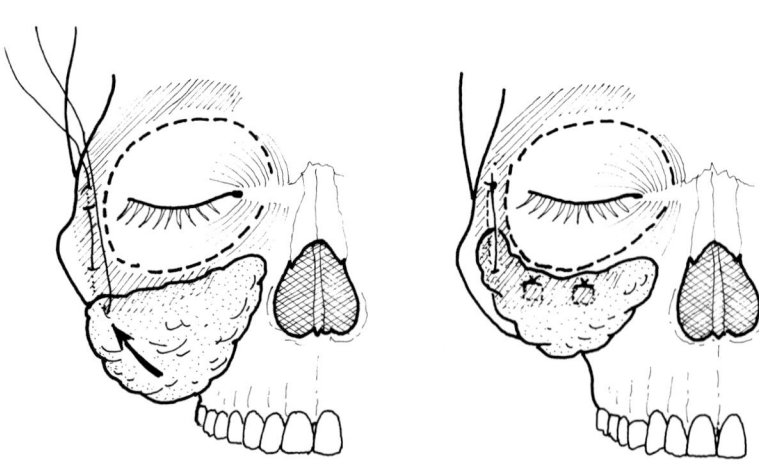

Figura 50.15

▪ Enxerto de pele

Indicações

Ver a seção Introdução no início deste capítulo.

- Ectrópio cicatricial por perda de pele (p. ex., trauma, câncer de pele).
- Ectrópio cicatricial por redução de volume da pele (p. ex., dano actínico, cicatrização de doença cutânea).

Procedimento pré-operatório

Ver o Capítulo 3.

1. Documentar as indicações clínicas para a cirurgia.
2. Para procedimentos oculoplásticos, interromper o uso de aspirina e anti-inflamatórios não esteroides 10 dias antes da cirurgia. Suspender a varfarina 2-3 dias antes da cirurgia, se for clinicamente possível.
3. Interrogar o paciente sobre tendências hemorrágicas. Uma pergunta útil é saber se o paciente já apresentou sangramento anormal após extrações dentárias. Obter avaliação hematológica se houver suspeita de tendência hemorrágica.

Instrumentação

- Lente escleral
- Porta-agulhas
- Fios de sutura (categute 6-0 de absorção rápida, seda 6-0)
- Tesoura (p. ex., Stevens)
- Pinça denteada
- Retrator Blaire ou gancho de pele duplo
- Cautério
- Bisturi (p. ex., lâmina Bard-Parker #15)

Procedimento operatório

1. Aplicar anestésico tópico.
2. Infiltração com uma mistura 50:50 de lidocaína a 2% mais epinefrina a 1:100.000 e bupivacaína a 0,75%.
    a. Fazer injeção subcutânea e subconjuntival no canto lateral, pálpebra inferior e locais potenciais de enxerto (p. ex., atrás da orelha, pálpebra, supraclavicular).
3. Preparar e colocar campos cirúrgicos, incluir todos os potenciais locais doadores.
4. Manter ambos os olhos expostos para comparação durante o procedimento.
5. Colocar a lente escleral.
6. Colocar sutura de tração de seda 6-0 através da margem palpebral centralmente logo posterior à linha dos cílios. Clampear no campo da testa.

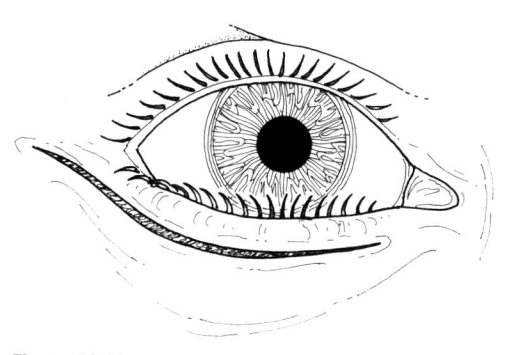

Figura 50.16

7. Fazer uma incisão subciliar através da pálpebra e na área do canto lateral (**Fig. 50.16**).

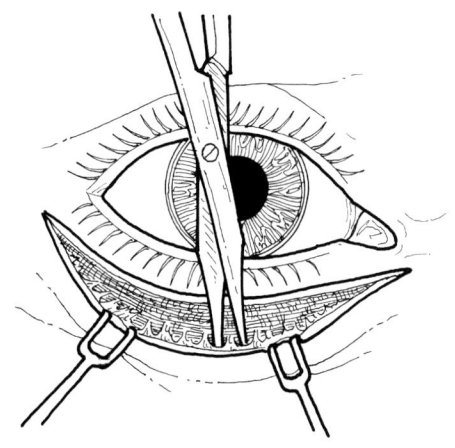

Figura 50.17

8. Dissecar retalho de pele até o nível da margem orbitária inferiormente (**Fig. 50.17**).
9. Opcional *(mas geralmente necessário)*: realizar encurtamento de toda a espessura por:
    a. Excisão e reparo de um pentágono na pálpebra inferior, na junção do terço médio e terço lateral da pálpebra (ver o Capítulo 46, seção Reparo de lacerações e defeitos de espessura total da margem palpebral). Ou,
    b. Realizar *tarsal strip* lateral (ver o Capítulo 50, seção Reparo de ectrópio: *tarsal strip* lateral).
10. Colocar a pálpebra inferior em posição anatômica normal. Medir as dimensões horizontal e vertical do defeito.
11. O enxerto deve ser 25% maior verticalmente do que o medido.
12. Retirar o enxerto de local apropriado (p. ex., pálpebra superior, retroauricular, supraclavicular).
    a. A pele da pálpebra é a melhor alternativa. A técnica é semelhante à blefaroplastia da pálpebra superior (ver o Capítulo 52, seção Blefaroplastia).
13. Não abrir o septo orbitário (reduz as chances de sangramento). O músculo orbicular pode ser deixado no local doador ou ser removido com a pele doadora.

14. Se não for necessária toda a largura da pálpebra superior, deixar a pálpebra superior medial intacta (menor chance de problemas de fechamento).
15. Remover os elementos subcutâneos (incluindo o músculo orbicular) do aspecto posterior do enxerto de pele.

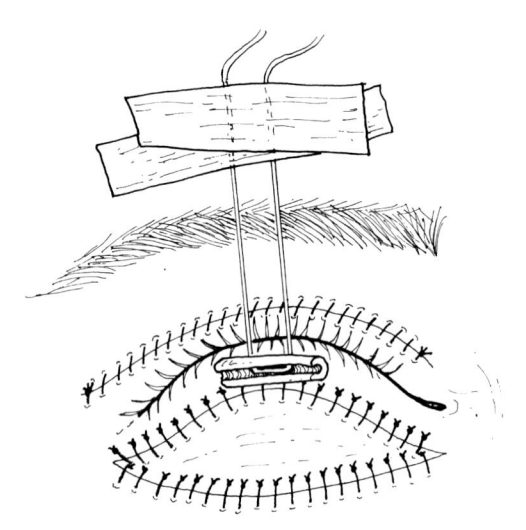

Figura 50.18

16. Fixar em posição com seda ou categute 6-0 de absorção rápida com sutura contínua ou interrompida **(Fig. 50.18)**.
17. Fixar a sutura da margem da pálpebra na testa usando fita (mantém o enxerto de pele esticado) **(Fig. 50.18)**.
18. Cobrir com pomada oftálmica, curativo Telfa e curativo compressivo.

Procedimento pós-operatório

1. Aplicar bolsa de gelo para diminuir o edema.
2. Elevar a cabeceira da cama em 30 graus para diminuir o edema.
3. Remover o curativo em 2-3 dias.
4. Remover as suturas em 7 dias.

Complicações

1. Correção insuficiente
2. Falha do enxerto
3. Diferença entre os tecidos do enxerto e receptor
4. Hematoma
5. Infecção

51
Reparo de entrópio

■ Introdução

O entrópio involucional resulta de alterações relacionadas à idade na pálpebra. Tais alterações incluem: (1) frouxidão palpebral horizontal, (2) desinserção e frouxidão do retrator da pálpebra inferior e (3) acavalamento do orbicular pré-tarsal pelo orbicular pré-septal. Vários procedimentos e variações têm sido desenvolvidos para correção de entrópio por meio da melhora de uma ou mais destas condições patológicas. A cirurgia específica realizada dependerá do caso específico e de preferência pessoal do cirurgião.

O menos comumente encontrado entrópio por doença conjuntival cicatricial (p. ex., penfigoide ocular cicatricial) irá necessitar de um procedimento de separação (*splitting*) da pálpebra ou um enxerto de membrana mucosa.

Nota: Estes capítulos abordarão apenas a correção cirúrgica do entrópio involucional. O manejo do entrópio cicatricial não será discutido.

Os itens a seguir descrevem os procedimentos mais comumente usados para a correção de casos de rotina de entrópio involucional.

Indicações

As suturas de entrópio evitam o acavalamento do orbicular ao mesmo tempo em que reforçam os retratores da pálpebra inferior. Essa técnica é útil para casos em que o reparo permanente pode não ser necessário (p. ex., entrópio espástico) ou quando se deseja um procedimento simples (p. ex., pacientes debilitados). As suturas de entrópio podem também ser usadas como um adjunto para outros procedimentos palpebrais.

Separação palpebral horizontal e encurtamento palpebral

A combinação de separação palpebral horizontal e encurtamento da pálpebra é útil para entrópio com frouxidão palpebral horizontal. Essa técnica firma a pálpebra ao mesmo tempo em que reforça os retratores da pálpebra inferior e evita o acavalamento do orbicular.

Reinserção dos retratores da pálpebra inferior (com reforço horizontal de espessura completa)

A maioria dos entrópios involucionais resulta de frouxidão palpebral horizontal e frouxidão generalizada ou deiscência dos retratores da pálpebra inferior das adesões normais no tarso. O reforço dos retratores da pálpebra inferior pode ser acompanhado por encurtamento horizontal da pálpebra por procedimento de *tarsal strip* ou por ressecção em cunha.

■ Suturas de entrópio

Indicações

Ver a Introdução neste capítulo.

- Correção temporária de ectrópio leve ou intermitente (p. ex., ectrópio espástico).
- Correção de ectrópio em pacientes debilitados incapazes de serem submetidos a procedimentos mais complexos e demorados.
- Podem ser usadas como adjunto para outros procedimentos de entrópio.

Procedimento pré-operatório

Ver o Capítulo 3.

1. Interromper o uso de aspirina e anti-inflamatórios não esteroides 10 dias antes da cirurgia. Suspender a varfarina 2-3 dias antes da cirurgia, se for clinicamente possível.
2. Interrogar o paciente sobre tendências hemorrágicas. Uma questão útil é saber se o paciente já apresentou sangramento anormal após extração dentária. Obter avaliação hematológica se houver suspeita de tendência hemorrágica.

Instrumentação

- Fio de sutura (categute cromado 4-0 de armação dupla com agulhas longas)
- Porta-agulhas
- Pinça denteada

Procedimento operatório

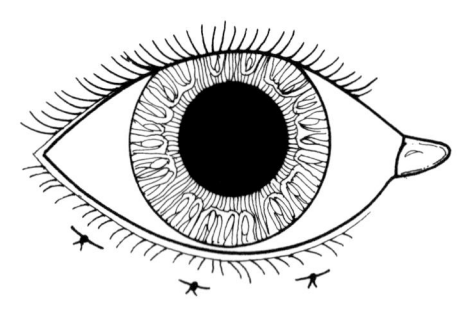

Figura 51.1

1. Localizar a posição das suturas (**Fig. 51.1**).
   a. Colocar a sutura de colchoeiro mais medial na junção do terço medial e dos dois terços laterais da pálpebra inferior (evitar a eversão do ponto).
   b. Continuar lateralmente, separando cada sutura de colchoeiro com ~ 5 mm, até um total de três suturas.
   c. A sutura mais lateral deve terminar a ~ 5 mm do canto lateral.

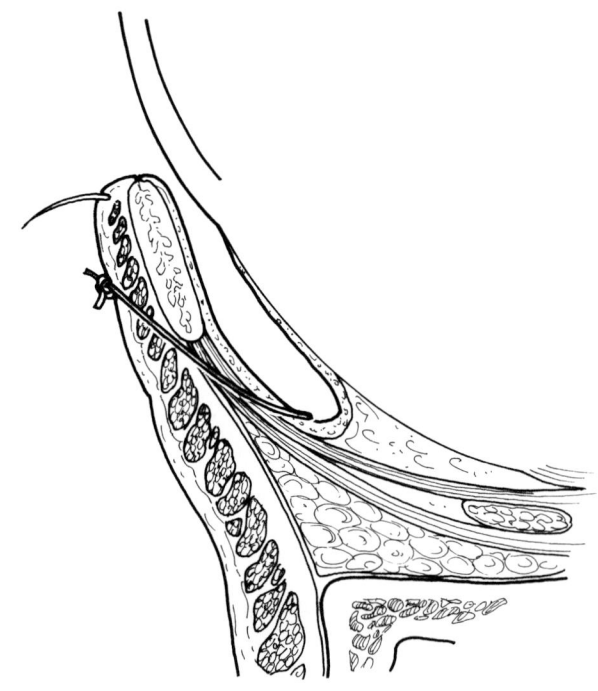

Figura 51.2

2. Técnica de colocação das suturas (**Fig. 51.2**):
   a. Segurar a pálpebra com pinça e passar cada extremidade da sutura de categute cromado de armação dupla 4-0
      i. através da conjuntiva profundamente no fórnice inferior
      ii. para cima em direção à margem inferior do tarso, imbricando os retratores da pálpebra inferior e passando logo abaixo da margem inferior do tarso, e
      iii. para fora através da pele a ~ 2 mm abaixo da linha dos cílios (puxar a pele inferiormente ao passar a agulha através dela).
   b. Separar os dois braços da sutura por 3 mm.
   c. Ajustar a tensão da sutura para fornecer uma correção levemente exagerada (ectrópio leve).
3. Mecanismo de ação da sutura.
   a. Formação de aderência do orbicular pré-tarsal nos retratores da pálpebra inferior evitando que o músculo pré-septal acavale no orbicular pré-tarsal.
   b. Esticar os retratores da pálpebra inferior e transferir a sua puxada para o tarso anterossuperior, causando eversão do tarso.
4. Aplicar pomada de antibiótico no fórnice conjuntival inferior e nas suturas externas.

Procedimento pós-operatório

1. Aplicar bolsa de gelo para diminuir o edema.
2. Manter a cabeceira da cama elevada 30 graus para diminuir o edema.
3. Aplicar pomada de antibiótico 2 vezes ao dia na linha de sutura.
4. Remover as suturas em 2 a 3 semanas.

Complicações

1. Correção insuficiente
2. Perda da correção com o tempo

Nota: As suturas de entrópio podem ser repetidas conforme a necessidade.

■ Separação horizontal da pálpebra/ encurtamento da pálpebra

Indicações

Ver a seção Introdução no início do capítulo.

1. Entrópio com frouxidão palpebral horizontal.
2. A separação horizontal da pálpebra e reinserção dos retratores da pálpebra inferior, sem encurtamento palpebral, pode ser realizada em casos de entrópio sem frouxidão palpebral horizontal.

Procedimento pré-operatório

Ver o Capítulo 3.

1. Para procedimentos oculoplásticos interromper o uso de aspirina e anti-inflamatórios não esteroides 10 dias antes da cirurgia. Suspender a varfarina 2-3 dias antes da cirurgia, se for clinicamente possível.
2. Questionar o paciente sobre tendências hemorrágicas. Uma pergunta útil é saber se o paciente já apresentou sangramento anormal após extração dentária. Obter avaliação hematológica se houver suspeita de tendência hemorrágica.

Instrumentação

- Lente escleral
- Porta-agulhas
- Fios de sutura (seda 4-0, Vicryl 6-0, seda 6-0, categute cromado 4-0 de armação dupla ou seda 5-0)
- Pinça denteada
- Tesoura para tecidos (p. ex., Westcott, Stevens)
- Bisturi com lâmina Bard-Parker #15

Procedimento operatório

1. Aplicar anestésico tópico.
2. Fazer injeção local infiltrativa de solução anestésica.
    a. Infiltração subcutânea com uma mistura 50:50 de lidocaína a 2% mais epinefrina a 1:100.000 e bupivacaína a 0,75%.
    b. Fazer injeção subcutânea e subconjuntival no canto lateral.
3. Preparar e colocar campos cirúrgicos. Manter ambos os olhos expostos para comparação durante o procedimento.
4. Colocar a lente escleral.
5. Colocar sutura de seda 4-0 na pálpebra superior para a retração da pálpebra durante o procedimento.
    a. Posicioná-la ~ 2-3 mm acima da margem palpebral.
    b. Colocar a sutura através da pele e da espessura parcial do tarso.
6. Realizar uma incisão vertical de espessura completa através da pálpebra centralmente com tesoura, estendendo a incisão logo abaixo da placa tarsal.

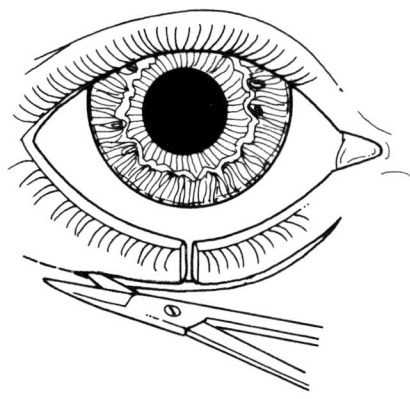

Figura 51.3

7. Realizar uma incisão horizontal de espessura completa logo abaixo do tarso (**Fig. 51.3**).
    a. Estendê-la medialmente a partir da incisão vertical previamente realizada até um ponto ~ 3 mm lateral ao ponto inferior.
    b. Estendê-la lateralmente a partir da incisão vertical até o nível do canto lateral, mantendo a incisão horizontal (não seguir para cima o arco do contorno palpebral).
8. Obter hemostasia com cautério.
9. Sobrepor os retalhos palpebrais lateral e medial para estimar a quantidade necessária de encurtamento palpebral.
    a. Marcar a secção da pálpebra a ser ressecada sobre o retalho lateral.
    b. Pode-se incisar a margem palpebral com um bisturi ou esmagar a margem palpebral com pinça para marcar a distância.

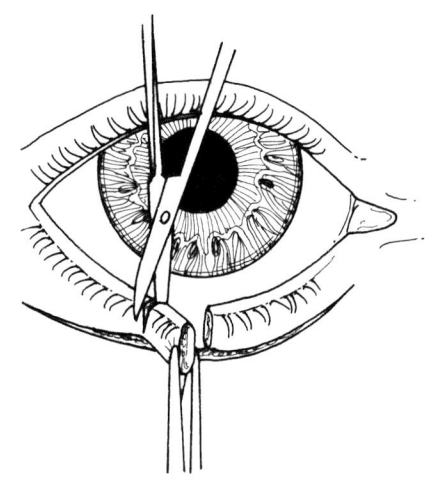

Figura 51.4

10. Ressecar a porção medida de retalho palpebral com tesoura (**Fig. 51.4**).
11. Fechar os dois retalhos palpebrais (ver o Capítulo 46, seção Reparo de lacerações e defeitos de espessura total da margem palpebral).
    a. Aproximar o tarso com duas ou três suturas interrompidas de espessura parcial e absorvíveis (p. ex., Vicryl 6-0).
    b. Aproximar a margem palpebral com suturas interrompidas (p. ex., seda 6-0) através de (1) linha cinzenta, (2) linha dos cílios e (3) margem palpebral posterior.
12. Excisar qualquer excesso de pele e orbicular abaixo da incisão horizontal.

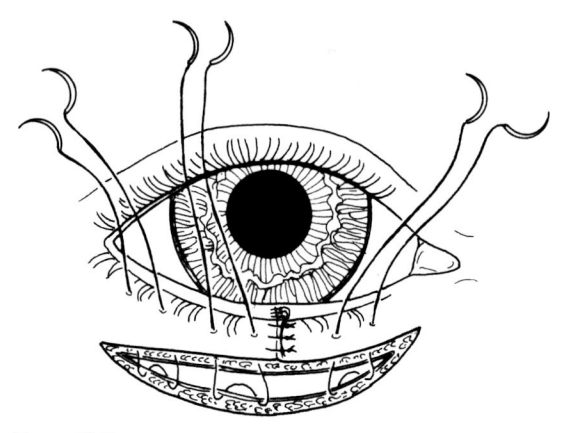

Figura 51.5

13. Fechar a incisão horizontal e reinserir os retratores da pálpebra com suturas de eversão da pálpebra com categute cromado 4-0 de armação dupla ou seda 5-0 (**Fig. 51.5**).
    a. Identificar os retratores observando seu movimento quando o paciente olha para baixo.
    b. Passar cada extremidade da sutura (1) através da conjuntiva ~ 2 mm abaixo da margem inferior da incisão, (2) através dos retratores da pálpebra inferior, (3) através da margem superior da incisão logo anteriormente ao tarso e (4) para fora através da pele ~ 2 mm abaixo da linha dos cílios.
    c. Colocar três dessas suturas através da incisão lateral, central e medialmente (evitar a eversão do ponto).
    d. Ajustar a tensão das suturas para uma discreta eversão da pálpebra.

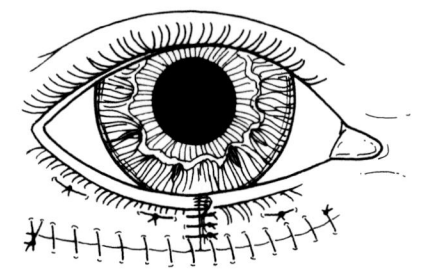

Figura 51.6

14. Fechar a pele com suturas contínuas ou interrompidas de náilon 6-0 ou 7-0 (**Fig. 51.6**).
15. Remover a lente escleral.
16. Aplicar pomada de antibiótico na linha de sutura.
17. Aplicar curativo.

Procedimento pós-operatório

1. Aplicar bolsa de gelo para diminuir o edema.
2. Elevar a cabeceira da cama 30 graus para diminuir o edema.
3. Aplicar pomada de antibiótico 2 vezes ao dia na linha de sutura.
4. Remover as suturas da pele em 5-7 dias.
5. Remover as suturas de eversão da pálpebra em 2 semanas.

Complicações

1. Correção insuficiente ou exagerada
2. Hematoma
3. Infecção
4. Chanfradura na pálpebra

■ Reparo de entrópio com inserção dos retratores da pálpebra inferior

Indicações

Ver a seção Introdução no início do capítulo.

- Entrópio involucional ou "espástico" com frouxidão palpebral horizontal.
- Ausência de componente conjuntival cicatricial.

Procedimento pré-operatório

Ver o Capítulo 3.

1. Para procedimentos oculoplásticos interromper o uso de aspirina e anti-inflamatórios não esteroides 10 dias antes da cirurgia. Suspender a varfarina 2-3 dias antes da cirurgia, se for clinicamente possível.
2. Questionar o paciente sobre tendências hemorrágicas. Uma pergunta útil é saber se o paciente já apresentou sangramento anormal após extração dentária. Obter avaliação hematológica se houver suspeita de tendência hemorrágica.

Instrumentação

- Lente escleral
- Porta-agulhas
- Fios de sutura (Prolene 6-0, categute 6-0 de absorção rápida)
- Tesoura (p. ex., Westcott, Stevens)
- Pinça denteada
- Retrator Blair ou gancho de pele duplo
- Retrator Desmarres
- Bisturi (p. ex., lâmina Bard-Parker #15)

Procedimento operatório

1. Aplicar anestésico tópico.
2. Fazer injeção local infiltrativa de solução anestésica.
    a. Infiltração subcutânea com uma mistura 50:50 de lidocaína a 2% mais epinefrina a 1:100.000 e bupivacaína a 0,75%.
    b. Fazer injeção subcutânea e subconjuntival no canto lateral.
3. Preparar e colocar campos cirúrgicos.
4. Manter ambos os olhos expostos para comparação durante o procedimento.
5. Colocar a lente escleral.

8. Incisar e depois abrir o septo orbitário horizontalmente e retrair a gordura orbitária inferiormente com retrator Desmarres para expor os retratores brancos da pálpebra inferior (**Fig. 51.9**).

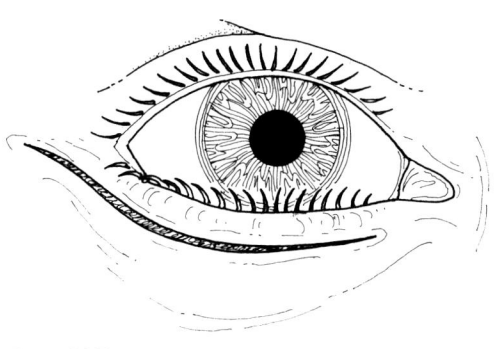

Figura 51.7

6. Incisar a pele com bisturi através da pálpebra inferior a partir do ponto até além do canto lateral (**Fig. 51.7**).

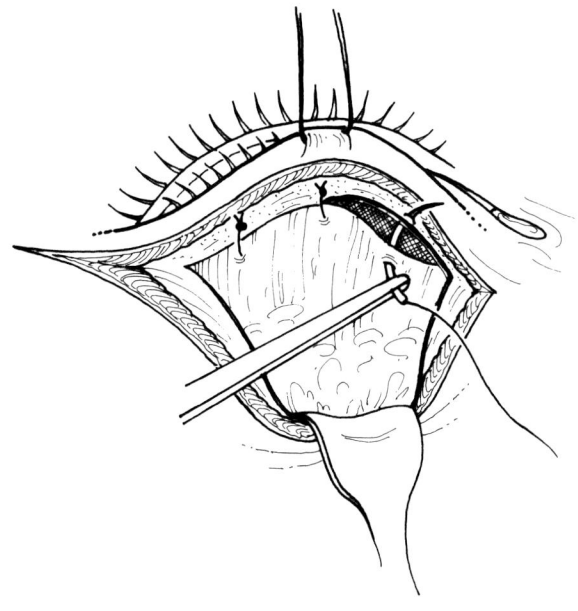

Figura 51.10

9. Inspecionar os retratores da pálpebra inferior.
   a. Se estiverem desinseridos, fixar na margem livre na placa tarsal com três suturas interrompidas de Prolene 6-0 (**Fig. 51.10**).
   b. Se não estiverem desinseridos, avançar os retratores até a placa tarsal superiormente 4-6 mm.
10. Se a pálpebra inferior estiver horizontalmente frouxa (como costuma ser o caso):
    a. Excisar e reparar um pentágono na pálpebra inferior, na junção do terço médio com o terço lateral da pálpebra (ver o Capítulo 46, seção Reparo de lacerações e defeitos de espessura total da margem palpebral); ou
    b. Realizar *tarsal strip* lateral (ver o Capítulo 50, seção Reparo de ectrópio: *tarsal strip* lateral).

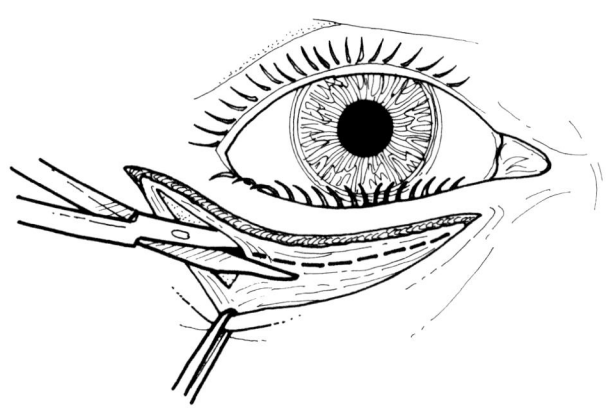

Figura 51.8

7. Abrir o músculo orbicular horizontalmente (**Fig. 51.8**).

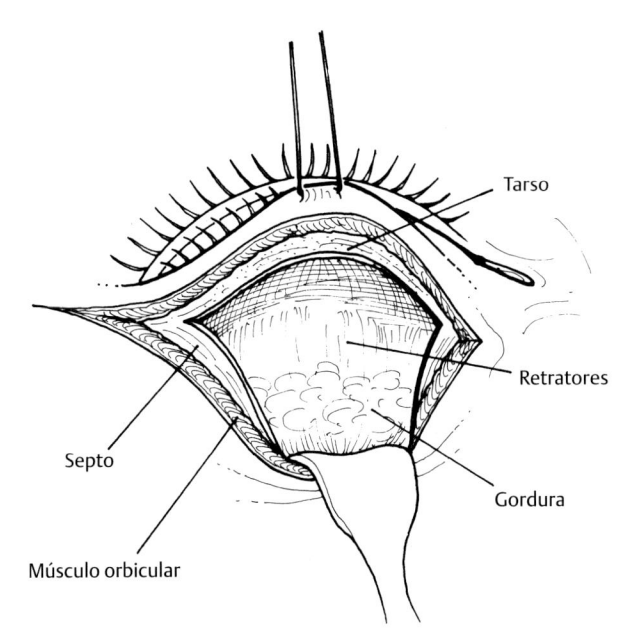

Figura 51.9

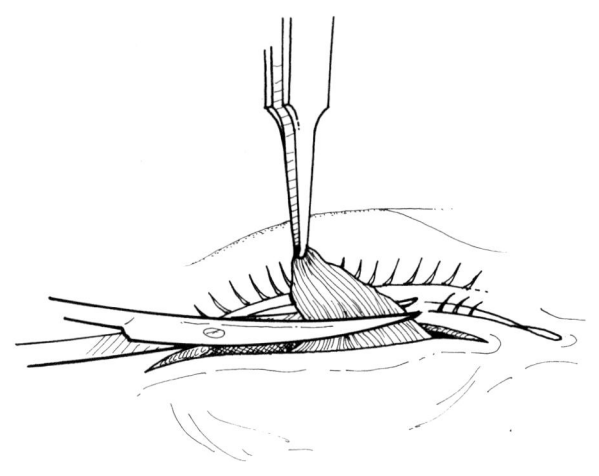

Figura 51.11

11. Excisar uma faixa de orbicular a partir do aspecto inferior da incisão (**Fig. 51.11**).
    a. Isso enfraquece o orbicular acavalado e ajuda a criar aderência para evitar a recorrência do entrópio.
12. Pode-se ressecar pele do aspecto inferior da ferida.
    a. Dispor a pele da pálpebra inferior sobre a ferida.
    b. Pedir para o paciente abrir a boca e olhar para cima.
    c. Aparar o excesso de pele de maneira conservadora.

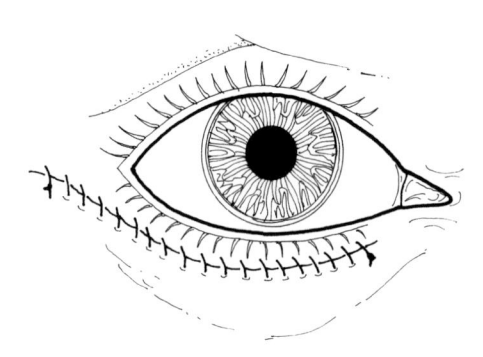

Figura 51.12

13. Suturar a pele com Prolene ou categute 6-0 de absorção rápida (**Fig. 51.12**).
14. Aplicar pomada de antibiótico na linha de sutura.

Procedimento operatório: reparo transconjuntival de entrópio

1. Fazer uma incisão com tesoura ou cautério cortante inferiormente à placa tarsal através de toda a pálpebra inferior.
2. Segurar os retratores da pálpebra inferior e a conjuntiva como uma unidade e descolá-las delicadamente do músculo orbicular.
3. Dissecar os retratores da pálpebra inferior da conjuntiva por vários milímetros.
4. Excisar uma faixa de orbicular pré-tarsal através da pálpebra inferior usando tesoura ou cautério cortante.
5. Suturar os retratores da pálpebra inferior no aspecto inferior da placa tarsal usando sutura de Vicryl 6-0 e escondendo os nós.
6. Realizar o procedimento de *tarsal strip* se indicado (ver o Capítulo 50, seção Reparo de ectrópio: *tarsal strip* lateral).

Procedimento pós-operatório

1. Aplicar bolsa de gelo para diminuir o edema.
2. Elevar a cabeceira da cama 30 graus para diminuir o edema.
3. Aplicar pomada de antibiótico 2 vezes ao dia na linha de sutura.
4. Remover as suturas da pele em 5-7 dias.

Complicações

1. Correção insuficiente ou exagerada
2. Hematoma
3. Infecção
4. Chanfradura na pálpebra

52
Blefaroplastia

■ Pálpebra superior

Indicações

- Remoção de pele redundante que obstrui o campo visual ou causa sintomas de sensação de peso ou cansaço.
- Melhora cosmética.
- A blefaroplastia superior pode ser usada como adjunto para cirurgia de ptose em pacientes com queda da pálpebra e excesso de pele na pálpebra superior.
- A blefaroplastia superior pode ser usada para obter pele para enxerto cutâneo reconstrutivo.

Procedimento pré-operatório

Ver o Capítulo 3.

1. Exame completo da pálpebra e do olho para determinar o plano cirúrgico detalhado.
2. Medir a posição da prega palpebral. (Se a prega palpebral não for bem delimitada ou estiver malposicionada, pode estar indicada a colocação de suturas de fixação supratarsais.)
3. Avaliar a presença e a localização de gordura orbitária herniada. (O prolapso de gordura cosmeticamente inaceitável costuma estar localizado medialmente.)
4. Avaliar a posição da sobrancelha. (Uma elevação de sobrancelha pode ser necessária se ela estiver caída.)
5. Avaliar a posição da pálpebra. (Um procedimento de ptose pode estar indicado em combinação com a blefaroplastia.)
6. Verificar a sensibilidade da córnea, a coloração da córnea, o fenômeno de Bell e o teste de Schirmer para avaliar o impacto potencial de qualquer lagoftalmo pós-operatório.
7. Realizar um exame de campo visual para documentar qualquer defeito de campo (geralmente superior) secundário a dermatocalaze se necessário para garantia.
8. Obter fotografias frontais e laterais para documentar a aparência pré-operatória.
9. Interromper o uso de aspirina e anti-inflamatórios não esteroides 10 dias antes da cirurgia. Suspender a varfarina 2-3 dias antes da cirurgia, se for clinicamente possível.
10. Questionar o paciente sobre tendências hemorrágicas. Uma pergunta útil é saber se o paciente já apresentou sangramento anormal após extração dentária. Obter avaliação hematológica se houver suspeita de tendência hemorrágica.

Instrumentação

- Lente escleral
- Caneta marcadora
- Pinça denteada
- Bisturi (p. ex., lâmina Bard-Parker #15)
- Tesoura Stevens
- Tesoura Westcott
- Cautério
- Porta-agulhas
- Hemostática
- Fios de sutura (Prolene 6-0 ou categute 6-0 de absorção rápida)

Procedimento operatório

1. Marcar a localização desejada para a prega palpebral com caneta marcadora de tecido geralmente na borda superior da placa tarsal.
   a. Em geral, usar a prega palpebral existente porque é mais fácil fazer marcas simétricas.

Nota: As pregas são mais baixas em homens em relação às mulheres, e mais baixas em asiáticos em relação a brancos.

   b. A prega palpebral está ~ 6 mm acima dos cílios no canto lateral, 7-9 mm centralmente e 5 mm nasalmente.
2. Determinar a borda superior da ressecção de pele planejada, observando a aparência pré-operatória das pálpebras e o tamanho da prega palpebral desejada. Usar um dos seguintes métodos:

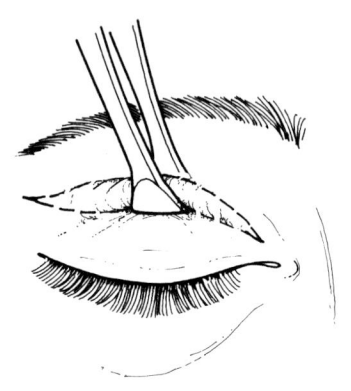

Figura 52.1

a. Colocar o dente inferior da pinça na linha da prega palpebral previamente marcada e pinçar um excesso de pele apenas suficiente para everter um pouco a margem palpebral. Repetir essa manobra em toda a extensão da pálpebra superior, marcando a borda superior de pele a ser ressecada com caneta marcadora (essa manobra sugere o máximo de pele que pode ser removida sem o desenvolvimento de lagoftalmo) **(Fig. 52.1)**.

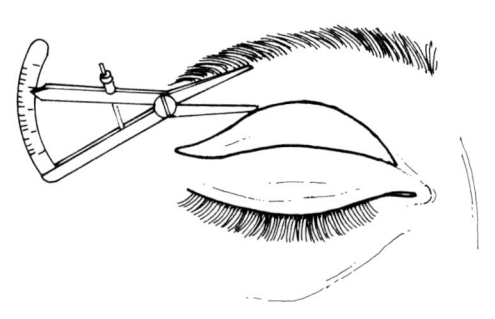

Figura 52.2

b. Medir a partir do aspecto inferior da sobrancelha até o aspecto superior da excisão planejada em ambos os lados. Em blefaroplastia funcional, é raro deixar menos de 8-10 mm entre a margem inferior da sobrancelha e o aspecto superior da incisão. Em blefaroplastia cosmética, tipicamente se deixa 12-17 mm de pele. Observar, por inspeção e palpação, a junção da fina pele palpebral e da pele mais espessa abaixo da sobrancelha; não estender a excisão até a pele mais espessa **(Fig. 52.2)**.
3. Estender as marcas medialmente até o nível do ponto superior e temporalmente além do canto lateral.
   a. A extensão lateral da blefaroplastia é determinada pela redundância da pele além do canto. Se a pele deve ser excisada lateralmente, fazer uma curva superior na excisão a partir do canto seguindo o padrão de pregas cutâneas normais.
   b. Fazer angulação para cima se houver extensão medial além do ponto para evitar o enrugamento.
4. Aplicar anestésico tópico.
5. Infiltração subcutânea com uma mistura 50:50 de lidocaína a 2% mais epinefrina a 1:100.000 e bupivacaína a 0,75%.
6. Preparar e colocar campos (manter toda a face exposta para comparação durante o procedimento).
7. Colocar lente escleral.
8. Incisar a pele ao longo das marcas com bisturi.

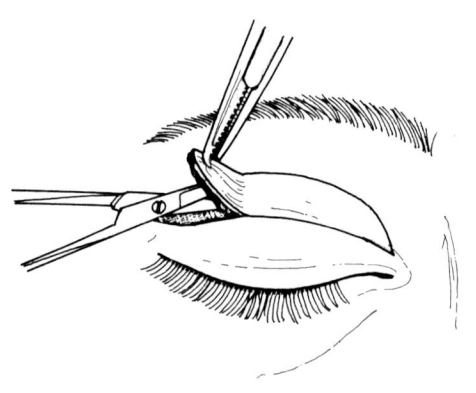

Figura 52.3

9. Usar tesoura Westcott, tesoura Stevens, cautério cortante ou *laser* de CO_2 para remover um retalho de pele e músculo ao longo das linhas marcadas, expondo o septo orbitário **(Fig. 52.3)**. (O *laser* de CO_2 exige protetores oculares metálicos no olho, lentes protetoras para toda a equipe da sala de cirurgia e a evitação de oxigênio suplementar.)
10. Se for desejado, a pele e o músculo podem ser removidos como camadas distintas.

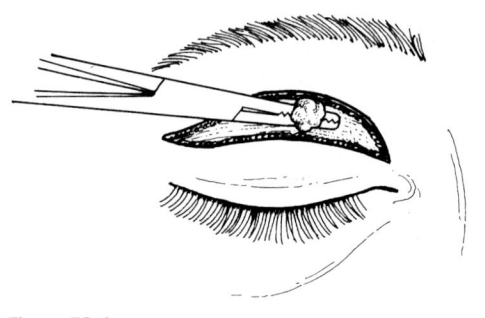

Figura 52.4

11. Remover a gordura orbitária prolapsada **(Fig. 52.4)**.

Nota: Nem todos os pacientes têm gordura orbitária prolapsada. A remoção exagerada de gordura tende a fazer com que as pálpebras pareçam demasiadamente cirúrgicas e pode fazer o paciente parecer mais velho.

a. Abrir o septo orbitário horizontalmente para expor a gordura orbitária prolapsada. Manter a incisão relativamente alta na área pré-septal para evitar a violação da aponeurose do elevador.
b. Aplicar uma pressão delicada sobre a pálpebra inferior para fazer prolapso da gordura pela ferida. Para

evitar sangramento, não tracionar diretamente a gordura orbitária.
  c. Clampear a gordura em sua base com hemostática.
  d. Excisar a gordura sobre a hemostática (bisturi ou tesoura Westcott).
  e. Cauterizar o coto.
  f. Antes de soltar a hemostática, segurar a gordura sob ela com a pinça denteada.
  g. Liberar a hemostática e, segurando a gordura com a pinça, inspecionar a presença de sangramentos e cauterizar conforme a necessidade.
  h. Liberar a gordura, permitindo que ela retorne à órbita.
12. Assegurar a hemostasia com cautério.
13. Fechar a ferida em camada única.
  a. Não suturar o septo de volta junto.
  b. Opcional: reformar ou aumentar a prega palpebral com suturas interrompidas.

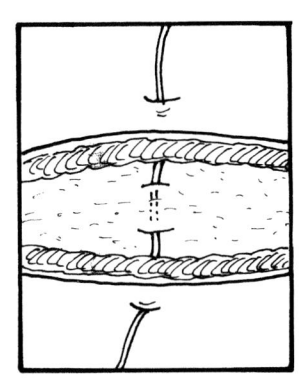

Figura 52.5

  i. Colocar ~ 4 suturas de fixação supratarsais para aumentar a prega palpebral (**Fig. 52.5**).
  ii. Usar Prolene ou Vicryl 6-0.
  iii. Técnica.
    1. Entrar na pele perto da borda cortada.
    2. Passar a sutura através da aponeurose do elevador no local desejado da prega palpebral (próximo da borda inferior da ferida).
    3. Sair através da borda oposta da pele.
  iv. Verificar o contorno da prega palpebral e da margem palpebral, recolocando as suturas conforme a necessidade.

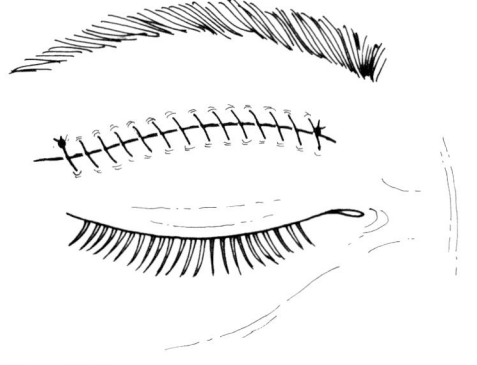

Figura 52.6

    v. Fechar a pele com sutura contínua de fio 6-0 (**Fig. 52.6**).
  c. Opcional: reformar ou aumentar a prega palpebral com sutura contínua da pele.
    i. Passar a sutura cutânea através da pálpebra.
    ii. Pegar porções da aponeurose do elevador ou do tarso a cada duas passadas da sutura.
14. Remover a lente escleral.
15. Aplicar topicamente pomada de antibiótico na linha de sutura.

Procedimento pós-operatório

1. Aplicar bolsa de gelo para diminuir o edema.
2. Manter a cabeceira da cama elevada 30 graus para diminuir o edema.
3. Aplicar pomada de antibiótico na linha de sutura 2 vezes ao dia.
4. Remover as suturas cutâneas em 4 a 6 dias.

Complicações

1. Hemorragia orbitária com possibilidade de subsequente cegueira
2. Ceratopatia de exposição por lagoftalmo
3. Prega palpebral malposicionada ou indistinta
4. Ptose por dano ao elevador

■ Pálpebra inferior

Indicações

- Prolapso cosmeticamente inadequado da gordura da pálpebra inferior.
- A blefaroplastia transconjuntival inferior tem risco mínimo de retração da pálpebra inferior no pós-operatório em comparação com a blefaroplastia inferior externa (transcutânea).
- A blefaroplastia inferior pode ser combinada com reparo de ectrópio ou entrópio por *tarsal strip* lateral ou ressecção palpebral em cunha.
- A blefaroplastia inferior pode ser combinada com procedimentos de *resurfacing a laser* (ver o Capítulo 53) ou remoção *pinch* de pele da pálpebra inferior (descrito adiante).

Procedimento pré-operatório

Ver o Capítulo 3.

1. Um exame ocular e palpebral completo determinará o plano cirúrgico detalhado.
2. Avaliar a posição da pálpebra inferior (um *tarsal strip* ou outro procedimento no canto pode estar indicado para ectrópio ou frouxidão horizontal).
3. Avaliar a magnitude do prolapso de gordura em cada um dos três compartimentos de gordura.

4. Avaliar o excesso de pele (pacientes com pele ou linhas redundantes podem ser candidatos para *pinch* de pele ou procedimento de *resurfacing a laser*).
5. Avaliar a anatomia da porção média da face e bochecha (pode ser candidato a *lifting* de porção média da face).
6. Se possível, interromper o uso de aspirina e anti-inflamatórios não esteroides 10 dias antes da cirurgia. Suspender a varfarina antes da cirurgia, se for clinicamente possível.
7. Questionar o paciente sobre tendências hemorrágicas. Uma pergunta útil é saber se o paciente já apresentou sangramento anormal após extração dentária. Obter avaliação hematológica se houver suspeita de tendência hemorrágica.
8. Obter fotografias pré-operatórias.

Instrumentação

- Placa palpebral de Jaeger
- Cautério cortante com ponta de agulha ou *laser* de CO_2
- Pinça denteada
- Porta-agulhas
- Retratores Desmarres
- Ganchos de pele duplos finos
- Tesoura Westcott
- Hemostática
- Fio de tração de seda 4-0

Procedimento operatório

1. Usar anestesia local ou anestesia local com sedação intravenosa.
    a. Aplicar anestésico tópico nos olhos a serem operados.
    b. Fazer injeção infiltrativa local de solução anestésica por via transconjuntival.
    c. Infiltração transconjuntival de uma mistura 50:50 de lidocaína a 2% mais epinefrina a 1:100.000 e bupivacaína a 0,75%.
2. Preparar e colocar campos da maneira estéril habitual. Manter ambos os olhos expostos para comparação durante o procedimento.
3. Colocar ganchos de pele duplos medial e lateralmente para retrair a pálpebra inferior.
4. Usando uma placa palpebral para retrair e proteger o olho, utilizar cautério cortante para incisar 4-5 mm abaixo da margem tarsal inferior a partir da comissura lateral até o nível do ponto **(Fig. 52.7)**.
5. Usar a placa tarsal para aplicar pressão no olho até o prolapso de gordura.
6. Remover os ganchos de pele e colocar o retrator Desmarres. Colocar sutura de tração de seda 4-0 através dos retratores da pálpebra inferior e clampear no campo cirúrgico sobre a testa (ajuda na visualização da gordura da pálpebra inferior).

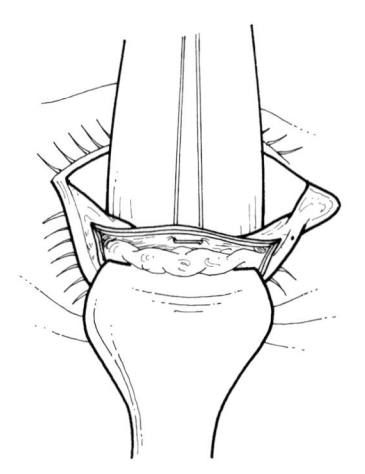

Figura 52.8

7. Incisar os tecidos palpebrais ao longo do nível da incisão (através da conjuntiva e retratores da pálpebra inferior) até a exposição completa dos coxins de gordura medial, central e lateral **(Fig. 52.8)**.
    a. Opcional: observar o músculo oblíquo inferior entre os coxins de gordura medial e central. Não violá-lo.
    b. Pode-se cortar uma expansão em arco entre os coxins de gordura central e lateral para auxiliar na exposição.

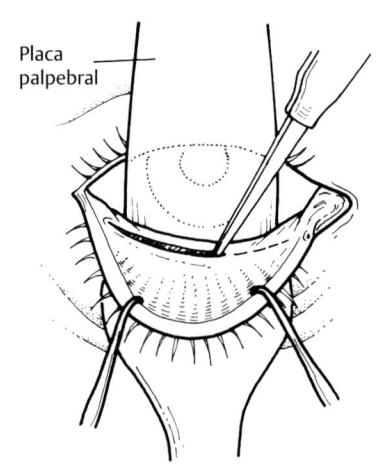

Figura 52.7

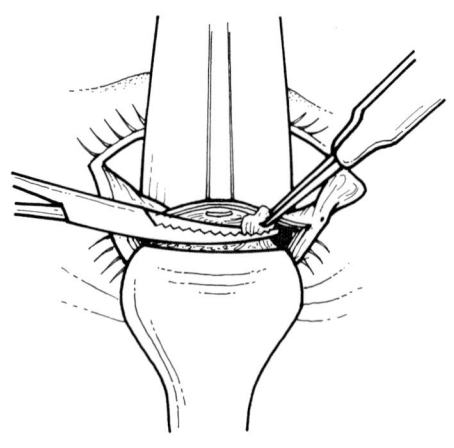

Figura 52.9

8. Excisar a gordura da pálpebra inferior com cautério ou com técnica de clampear, cortar, cauterizar (ver a seção Pálpebra superior anteriormente neste capítulo) **(Fig. 52.9)**.
9. Definir a quantidade de gordura a ser removida de cada compartimento em cada um dos olhos.
    a. Remover gordura até estar rente com a margem orbitária com pressão delicada no bulbo.
        1. Pode-se pedir para o paciente sentar ereto para julgar o contorno palpebral.
    b. Medir a qualidade da gordura excisada.
        1. Usar caneta marcadora para colocar cinco linhas verticais sobre um chumaço de gaze para representar os seis coxins de gordura (coxins medial, central e lateral das pálpebras inferiores esquerda e direita).

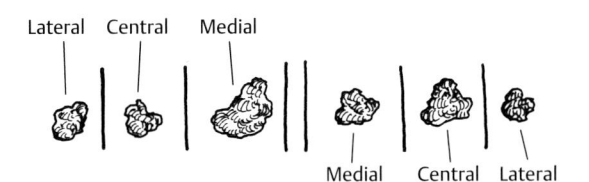

Figura 52.10

2. Colocar a gordura excisada no chumaço de gaze marcado para orientação sobre qual gordura foi excisada **(Fig. 52.10)**.
3. Isso permite avaliar a magnitude e a simetria da remoção de gordura.
4. Costumam ser removidas quantidades iguais de gordura de compartimentos semelhantes em cada lado (p. ex., quantidade igual de gordura removida do compartimento medial das pálpebras inferiores esquerda e direita).

10. Remover as suturas de tração. Puxar os retratores da pálpebra inferior (não necessita suturas). Aplicar Steri-Strips horizontalmente através da pálpebra inferior.

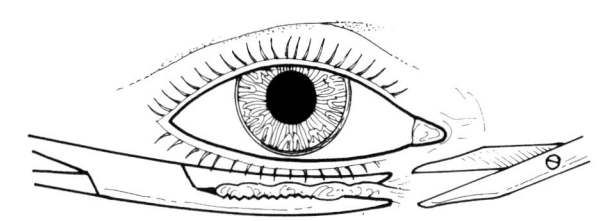

Figura 52.11

11. Opcional: pode-se amassar 1-3 mm de pele da pálpebra inferior logo abaixo da margem ciliar com hemostática e excisar com tesoura Westcott para melhorar o excesso de pele. Fechar a pele com categute 6-0 de absorção rápida ou Prolene 6-0 **(Fig. 52.11)**.

Procedimento pós-operatório

1. Aplicar bolsa de gelo para diminuir o edema.
2. Manter a cabeceira da cama elevada 30 graus para diminuir o edema.
3. Aplicar pomada de antibiótico na linha de sutura externa (se estiver presente) 2 vezes ao dia.
4. Remover as suturas cutâneas em 4-6 dias.

Complicações

1. Retração da pálpebra inferior
2. Assimetria
3. Diplopia
4. Hemorragia orbitária e possibilidade de subsequente cegueira

53

Resurfacing da pele a *laser*

Os procedimentos de *resurfacing* a *laser* com tecnologia de *laser* CO_2 ou *erbium* utilizam a capacidade do *laser* para causar ablação tecidual com mínimo dano térmico. É realizada a ablação da pele superficial e estimulada a formação de colágeno novo. A tecnologia de CO_2 utiliza um feixe pulsado ou um *scanner* rápido para liberar fluência maior do que 5 J/cm^2 com um tempo de permanência (*dwelling time*) tecidual bem abaixo de 1 milissegundo. O *laser erbium*:YAG se baseia em uma tecnologia pulsada e, devido à maior absorção do *erbium* pela água, o *laser* de *erbium*:YAG causa mínimo dano térmico aos tecidos subjacentes.

Embora essas tecnologias exijam habilidades pré-operatórias, intraoperatórias e pós-operatórias semelhantes, os parâmetros de tratamento podem variar. O *resurfacing* seguro exige a consideração do tipo de pele do paciente, do tipo de *laser* e dos parâmetros e de observações intraoperatórias que exigem treinamento e experiência.

O CO_2 e o *erbium* podem ser combinados com a blefaroplastia transconjuntival, mas não com a blefaroplastia externa devido ao risco para o retalho de pele.

Os princípios descritos aqui podem ser aplicados às técnicas mais novas de *resurfacing* de CO_2 fracionado.

Indicações

- Ritidose facial
- Alterações perioculares actínicas ou por hiperpigmentação

Procedimento pré-operatório

Ver o Capítulo 3.

1. Prescrever creme de Retin-A a 0,05% a ser aplicado à noite.
2. Prescrever creme de pigmento (hidroquinona a 4% ou ácido kójico) para uso à noite por pacientes selecionados por 1 mês antes do tratamento.
3. Iniciar agentes antivirais para suprimir a infecção e a reativação herpética. Iniciar na véspera da cirurgia e usar até a epitelização completa.
4. Prescrever antibióticos orais desde a véspera da cirurgia e continuar até a epitelização completa.

Instrumentação

- *Laser* de CO_2 ou de *erbium*
- Lente ocular metálica

Procedimento operatório

1. Anestesia local ou geral.
2. Injetar anestesia infiltrativa local (p. ex., lidocaína a 2% com ou sem epinefrina) nas áreas a serem tratadas.
3. Implementar os procedimentos de segurança relacionados ao *laser*.
    a. Colocar protetor ocular metálico sob as pálpebras.
    b. A equipe da sala de cirurgia deve usar óculos específicos para *laser*.
    c. Desligar o oxigênio.
    d. Usar toalhas úmidas ao redor do campo cirúrgico.
4. Testar o *laser* em um abaixador de língua fora do campo cirúrgico.

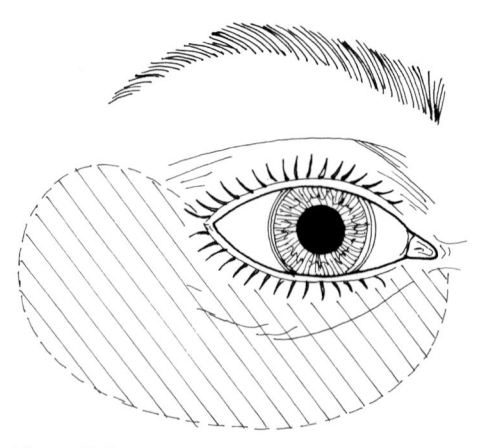

Figura 53.1

5. Demarcar os limites para o tratamento proposto (**Fig. 53.1**).
6. Tratar a pele com *laser* nos parâmetros específicos (p. ex., fluência e número de passagens).
7. Especificações do *laser*:
    a. Para *laser* de CO_2:
        i. Retirar produtos de pele acumulados no tecido.
        ii. Realizar uma segunda passagem conforme indicação clínica.
        iii. Retirar tecidos com gaze.
        iv. Objetivo final conforme indicação clínica.
    b. Para *laser* de *erbium*:
        i. Não remover tecido entre as passagens.
        ii. Objetivo final conforme indicação clínica.
8. Considerações para o objetivo final:
    a. Fluência e número de passagens do *laser*.
    b. Aparência da pele (p. ex., contração, aparência de cor camurça).
    c. Tipo de pele do paciente.
9. Remover a lente escleral.
10. Cobrir os tecidos tratados com pomada Aquaphor. Alternativamente, aplicar Vigilon ou outro curativo semioclusivo.

Procedimento pós-operatório

1. Orientar o paciente a aplicar compressas frias de água ou solução salina na área tratada. Quando a pele não estiver molhada, aplicar pomada de Aquaphor. Molhar e remover crostas pelo menos 4 vezes ao dia. Se a formação de crostas for persistente, usar uma solução de 1 colher de sopa de vinagre branco em 1 quarto de solução de água para molhar a pele.
2. Continuar os antibióticos até a epitelização da pele.
3. Quando a pele estiver epitelizada, iniciar o uso de filtro solar e hidratantes.

Complicações

1. Ectrópio e retração palpebral
2. Hipopigmentação
3. Hiperpigmentação
4. Fibrose
5. Eritema persistente
6. Falha em alcançar o efeito desejado
7. Diferença entre a pele tratada e a pela não tratada

54

Reparo de ptose

■ Introdução

Várias abordagens para a cirurgia de ptose têm sido descritas. O procedimento ideal é determinado pela etiologia, gravidade e características da pálpebra com ptose e pela preferência pessoal do cirurgião.

A ptose pode ser classificada como:

- Neurogênica (p. ex., paralisia de terceiro nervo, síndrome de Horner)
- Miogênica (p. ex., a maioria das ptoses congênitas, oftalmoplegia progressiva crônica)
- Aponeurótica (involutiva devido a afinamento, estiramento, deiscência e desinserção da aponeurose do elevador)
- Mecânica (p. ex., massas palpebrais)
- "Pseudo"-ptose (p. ex., enoftalmo, *pthisis bulbi*, retração palpebral contralateral).

O tratamento baseado na etiologia específica dará os melhores resultados.

Obter uma história completa para classificar adequadamente a ptose. O tipo e a severidade da ptose ditarão o manejo cirúrgico apropriado. Realizar um exame completo da pálpebra e do olho para determinar um plano cirúrgico detalhado. Avaliação da função do elevador e magnitude da ptose são os determinantes mais importantes do tipo de cirurgia a ser realizada.

Procedimento pré-operatório

1. Avaliar a posição da pálpebra e a função do elevador.
   a. Medir a altura da fenda palpebral.
   b. Confirmar a quantidade de ptose medindo da margem até a distância do reflexo pupilar (MDR) (distância da margem da pálpebra superior até o reflexo de luz pupilar).
      i. Ptose leve: 1-2 mm de descida da pálpebra (MDR = 2-3 mm)
      ii. Ptose moderada: 3 mm de descida palpebral (MDR = 1 mm)
      iii. Ptose severa: 4 mm ou mais (margem palpebral no eixo visual ou abaixo dele)
   c. Medir a função do elevador.
      i. Boa: mais de 8 mm.
      ii. Razoável: 5-7 mm.
      iii. Ruim: 4 mm ou menos.
   d. Observar a posição da pálpebra no olhar para baixo.
      i. A ptose congênita está associada com retardo palpebral (*lid lag*).
      ii. Na ptose adquirida, a pálpebra permanece ptótica no olhar para baixo.
   e. Comparar a simetria palpebral.
2. Medir a posição da prega palpebral.
   a. Uma prega palpebral alta sugere desinserção ou deiscência da aponeurose do elevador.
3. Verificar a sensibilidade corneana, fenômeno de Bell e teste de Schirmer para avaliar o impacto potencial de qualquer lagoftalmo pós-operatório.
4. Realizar um exame externo com eversão das pálpebras superiores à procura de massas palpebrais ou orbitais.
   a. Deve ser considerada a possibilidade de pseudoptose (por enoftalmo do olho envolvido ou proptose do olho contralateral).
5. Realizar exame neuromuscular.
   a. Examinar as pupilas para descartar síndrome de Horner ou paralisia de terceiro nervo.
   b. Verificar a função da musculatura extraocular para descartar paralisia de terceiro nervo ou falta do fenômeno de Bell.
   c. Descartar hipotropia como causa de pseudoptose.
   d. Descartar miastenia grave.
6. Realizar exame de campo visual para documentar qualquer corte de campo secundário à ptose.
7. Tirar fotografias frontais para documentar a presença de ptose no pré-operatório.

■ Ressecção conjuntival – músculo de Müller

O procedimento de ressecção posterior de conjuntiva – músculo de Müller é útil para a ptose leve (menos de 3 mm de descida palpebral) com boa função do elevador (8 mm ou mais). Ele fornece excelente simetria e contornos quando realizado bilateralmente.

Indicações

- Ptose leve (menos de 3 mm de descida palpebral) com boa função do elevador (10 mm ou mais).
- Reversão significativa da ptose com administração de cloridrato de fenilefrina a 2,5% no fórnice conjuntival superior.

Procedimento pré-operatório

Ver o Capítulo 3.

1. Interromper o uso de aspirina ou anti-inflamatórios não esteroides 10 dias antes da cirurgia. Suspender a varfarina 2-3 dias antes da cirurgia, se for clinicamente possível.
2. Questionar o paciente sobre tendências hemorrágicas. Uma pergunta útil é saber se o paciente já apresentou sangramento anormal após extração dentária. Obter avaliação hematológica se houver suspeita de tendência hemorrágica.

Instrumentação

- Bisturi (lâmina Bard-Parker #15)
- Clampe de ptose Putterman (Karl-Ilg)
- Fio de sutura (categute 6-0)
- Porta-agulhas
- Pinça denteada
- Pinça denteada com trava

Procedimento operatório

1. Aplicar anestésico tópico.
2. Anestesia: infiltrativa local ou geral em crianças e pacientes não colaborativos.
   a. Injetar 2,5 mL de lidocaína a 2% sem epinefrina na distribuição do nervo frontal e área pré-tarsal.
   b. Evitar a epinefrina, pois ela estimula o músculo de Müller e pode influenciar os resultados da cirurgia.
3. Preparar e colocar campos cirúrgicos da maneira estéril habitual.
   a. Manter ambos os olhos expostos para comparação durante o procedimento.

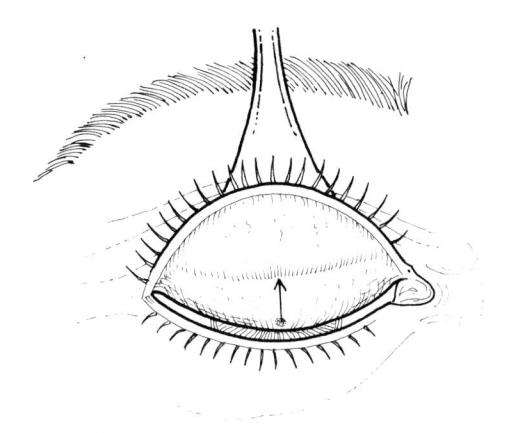

Figura 54.1

4. Fazer eversão da pálpebra sobre o retrator Desmarres e marcar a conjuntiva delicadamente com cautério (monopolar ou bipolar) 8,0 mm (para 2 mm de elevação) acima da borda tarsal superior centralmente acima da pupila (**Fig. 54.1**).

   Ver o passo 5 para cálculo da magnitude da ressecção.

5. Marcar 4 mm acima da borda tarsal na pálpebra medial e lateral, com aproximadamente 15 mm de afastamento centrado sobre a pupila (**Tabela 54.1**).

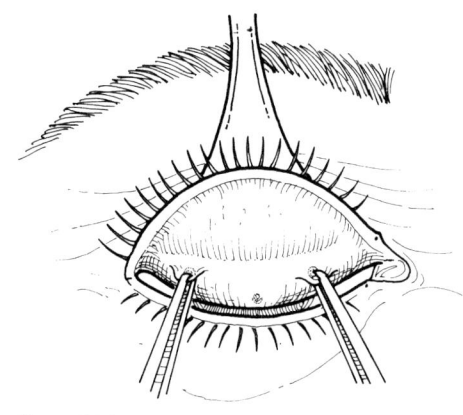

Figura 54.2

6. Aplicar pinça Castroviejo com trava (pode ser substituída por suturas de tração longas de seda 6-0) nas marcas medial e lateral (**Fig. 54.2**).

Tabela 54.1 Ressecção conjuntival – músculo de Müller

Elevação desejada da pálpebra	Posição da marca central acima da borda tarsal superior	Posição da pinça medial e lateral	Avanço total da conjuntiva e músculo de Müller
1 mm	4 mm	2	4
1,5	6	3	6
2	8	4	8
2,5	10	5	10

7. Remover o retrator Desmarres.

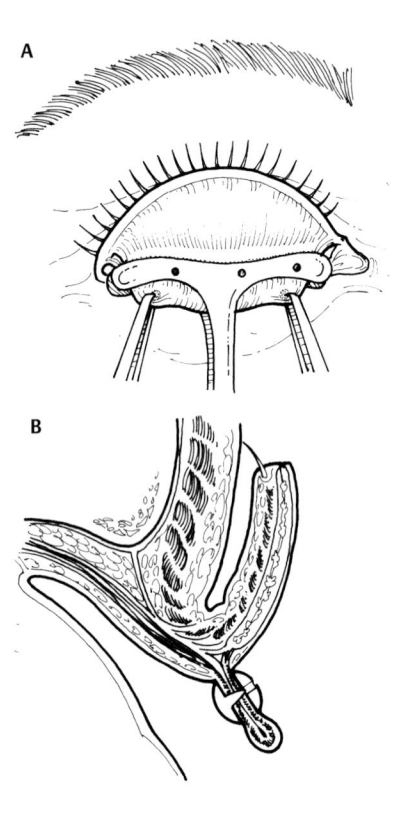

Figura 54.3

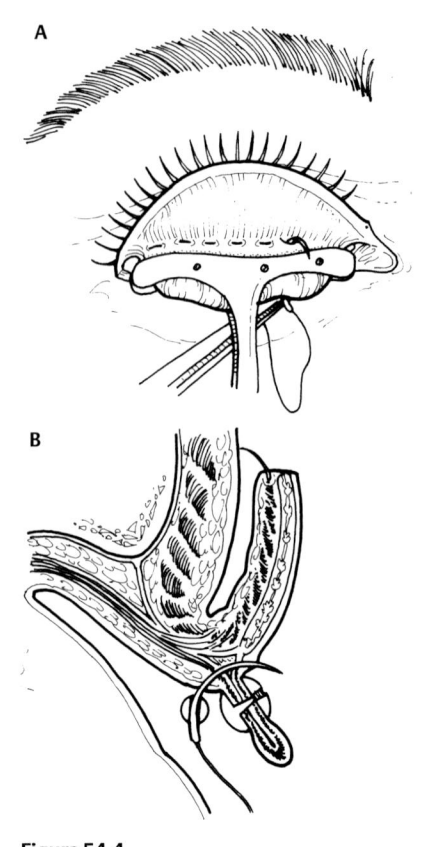

Figura 54.4

8. Com o assistente levantando os tecidos dentro da pinça Castroviejo com trava, aplicar o clampe de ptose com o topo do clampe na marca previamente feita 8 mm acima da borda tarsal **(Fig. 54.3)**.
    a. O clampe inclui 8 mm de conjuntiva e músculo de Müller aderido.
    b. O clampe avança a aponeurose do elevador internamente.
9. Fazer sutura com categute 6-0 de lateral para medial através da pálpebra de maneira horizontal aproximadamente 1 mm abaixo do clampe **(Fig. 54.4)**.

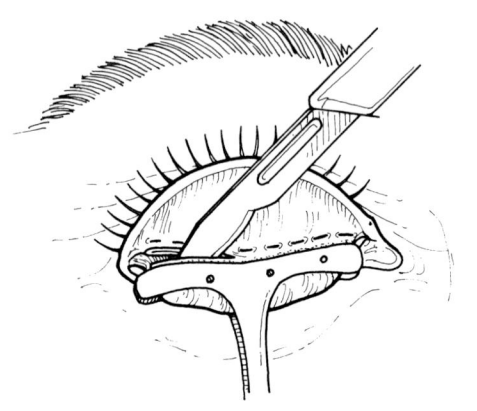

Figura 54.5

10. Usar bisturi (p. ex., lâmina Bard-Parker #15) para excisar tecido dentro do clampe **(Fig. 54.5)**.
    a. Angular o bisturi em direção ao clampe de metal para evitar o corte da sutura.

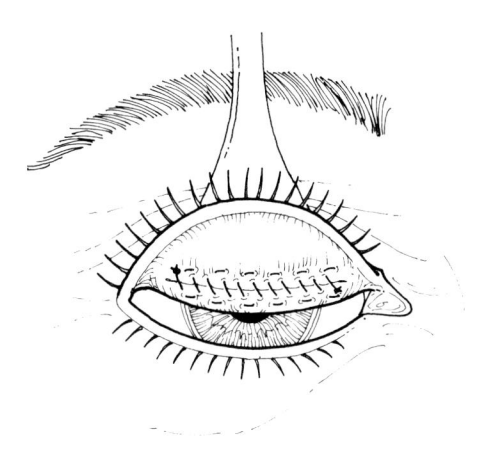

Figura 54.6

11. Suturar da parte medial para a lateral de maneira contínua simples (**Fig. 54.6**).
    a. Pode-se esperar um discreto sangramento nos tecidos (ausência de epinefrina). Pedir para o assistente enxugar a ferida à frente do cirurgião com aplicador de algodão.
12. Amarrar as duas extremidades da sutura.
13. Aplicar pomada de antibiótico no olho.
14. Aplicar compressas frias.

Procedimento pós-operatório

1. Aplicar bolsa de gelo para diminuir o edema.
2. Aplicar pomada de antibiótico 4 vezes ao dia para lubrificação.

Complicações

1. Edema palpebral e equimose
2. Abrasão corneana secundária à irritação pela sutura
3. Hemorragia palpebral
4. Correção exagerada ou insuficiente
5. Assimetria palpebral
6. Contorno palpebral ruim
7. Prega palpebral malposicionada ou indistinta
8. Ceratopatia de exposição secundária a lagoftalmo

■ Procedimento de Fasanella-Servat

Como o procedimento de ressecção conjuntival – músculo de Müller posterior, o procedimento de Fasanella-Servat é útil para casos de ptose leve (2 mm ou menos) com boa função do elevador (8 mm ou mais). Ele é tecnicamente o mais simples entre os procedimentos realizados para ptose. Como a placa tarsal é encurtada verticalmente, há um risco aumentado de "apiculamento" central da pálpebra em comparação com o procedimento de ressecção conjuntival – músculo de Müller. Além disso, o encurtamento vertical da placa tarsal resultante deste procedimento pode tornar mais difícil a realização de outras cirurgias para ptose.

Indicações

- Ptose congênita leve (menos de 2 mm de descida palpebral) com boa função do elevador (8 mm ou mais)
- Casos selecionados de ptose adquirida involutiva leve
- Ptose leve associada com síndrome de Horner

Procedimento pré-operatório

Ver o Capítulo 3.

1. Se possível, interromper o uso de aspirina e anti-inflamatórios não esteroides 10 dias antes da cirurgia. Suspender a varfarina 2-3 dias antes da cirurgia, se for clinicamente possível.
2. Questionar o paciente sobre tendências hemorrágicas. Uma pergunta útil é saber se o paciente já apresentou sangramento anormal após extração dentária. Obter avaliação hematológica se houver suspeita de tendência hemorrágica.

Instrumentação

- Caneta marcadora de tecido
- Lente escleral
- Bisturi
- Hemostáticas curvas pequenas
- Fio de sutura (categute 6-0 de armação dupla)
- Porta-agulhas
- Tesoura Stevens
- Pinça denteada

Procedimento operatório

1. Aplicar anestesia tópica.
2. Anestesia: infiltrativa local ou geral em crianças e pacientes não colaborativos.
3. Preparar e colocar campos cirúrgicos.
    a. Manter ambos os olhos expostos para comparação durante o procedimento.
4. Colocar a lente escleral para proteger o bulbo (não mostrado nas ilustrações).

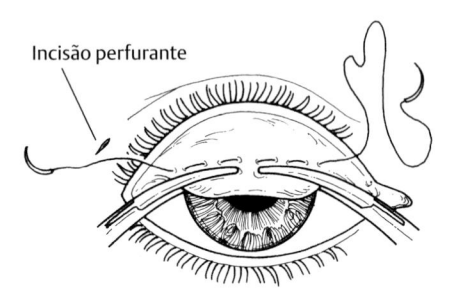

Figura 54.7

5. Usar bisturi (p. ex., lâmina Bard-Parker #11) para fazer uma pequena incisão perfurante através da pele na borda lateral da prega palpebral (**Fig. 54.7**).

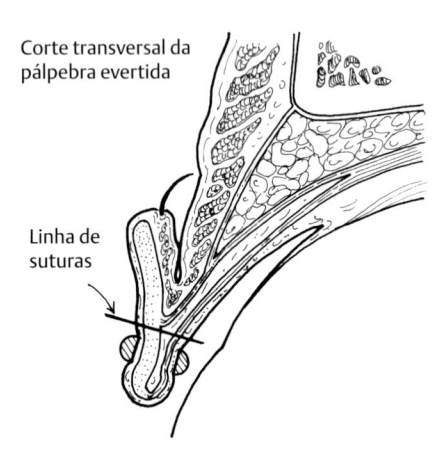

Figura 54.8

6. Everter a pálpebra superior (**Figs. 54.7 e 54.8**).
7. Clampear duas hemostáticas curvas pequenas através da borda tarsal superior abrangendo o tarso superior, a borda inferior do músculo de Müller e a conjuntiva sobrejacente.
    a. Posicionar a 2-3 mm da margem superior do tarso.
    b. Garantir que os clampes estejam posicionados de maneira que a largura abrangida do tarso seja constante ao longo de todo o comprimento dos clampes. Isso evita a ressecção demasiada de tarso centralmente.
    c. Garantir que a pele e a aponeurose do elevador não estejam imbricadas pelo clampe.
8. Suturar com uma extremidade do categute de armação dupla 6-0 à maneira de colchoeiro, aproximadamente 1 mm acima das hemostáticas.
    a. Colocar na espessura completa de todos os tecidos (conjuntiva inferior-tarso-músculo de Müller-conjuntiva superior).
    b. Iniciar medialmente e fazer cerca de 4-6 passadas de agulha progredindo lateralmente.
9. Remover as hemostáticas (**Fig. 54.9**).

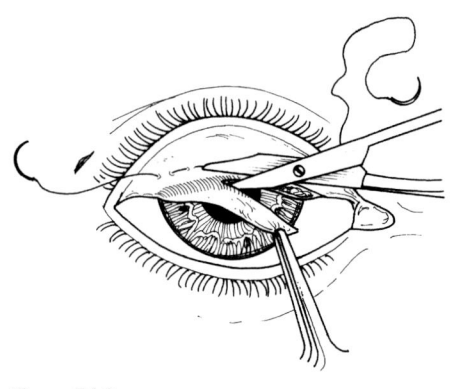

Figura 54.9

10. Cortar através das marcas com tesoura Stevens.
    a. Deve ser removido apenas o tarso superior, porção inferior do músculo de Müller e a conjuntiva. Deve ser ressecada não mais do que a metade do tarso.
    b. Não cortar através da aponeurose do elevador e da pele.

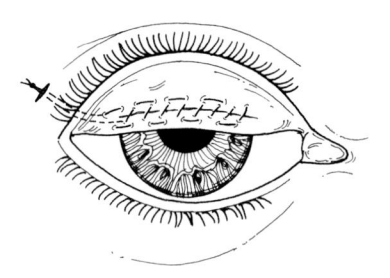

Figura 54.10

11. Usando o braço livre medial da sutura colocada no passo 8 como sutura contínua, juntar novamente a borda tarsal superior e a borda inferior do músculo de Müller enquanto aproxima as bordas conjuntivais cortadas (**Fig. 54.10**).
12. Levar ambos os braços da sutura através da incisão perfurante colocada previamente na pele, amarrar as extremidades e esconder os nós sob a pele.
13. A incisão cutânea geralmente não necessita de sutura.
14. Remover a lente escleral.
15. Aplicar pomada de antibiótico no olho.
16. Aplicar compressas frias.

Procedimento pós-operatório

1. Aplicar bolsa de gelo para diminuir o edema.
2. Aplicar pomada de antibiótico 4 vezes ao dia para lubrificação corneana.

Complicações

1. Edema palpebral e equimose
2. Abrasão corneana secundária à irritação pela sutura
3. Assimetria palpebral
4. Contorno palpebral ruim

Reparo de ptose por avanço externo da aponeurose do elevador

O avanço ou reparo da aponeurose do elevador é útil em casos de ptose congênita ou adquirida não complicada de qualquer magnitude com 5 mm ou mais de função do elevador. Com uma função do elevador pior, deve-se considerar uma ressecção do elevador ou uma suspensão do frontal.

Indicações

- Ptose adquirida (involutiva, traumática) secundária a afinamento, estiramento, deiscência ou desinserção da aponeurose do elevador.
- Casos selecionados de ptose congênita com boa função do elevador.
- Casos selecionados de ptose neurogênica com boa função do elevador.

Procedimento pré-operatório

Ver o Capítulo 3.

1. Se possível, interromper o uso de aspirina e anti-inflamatórios não esteroides 10 dias antes da cirurgia. Suspender a varfarina 2-3 dias antes da cirurgia, se for clinicamente possível.
2. Questionar o paciente sobre tendências hemorrágicas. Uma pergunta útil é saber se o paciente já apresentou sangramento anormal após extração dentária. Obter avaliação hematológica se houver suspeita de tendência hemorrágica.

Instrumentação

- Caneta marcadora de tecidos
- Lente escleral
- Fio de sutura (Prolene 6-0, categute 6-0 de absorção rápida, seda 5-0)
- Porta-agulhas
- Bisturi (p. ex., lâmina Bard-Parker #15)
- Pinça denteada
- Tesoura Stevens
- Tesoura Westcott
- Retratores tipo ancinho (*rake*) (p. ex., Blaire)
- Retrator Desmarres

Procedimento operatório

1. Marcar a localização desejada para a prega palpebral com caneta marcadora de tecido (em geral 8-10 mm acima da linha dos cílios e simétrica com a pálpebra contralateral).
    a. Se a prega palpebral estiver indistinta ou malposicionada, pode estar indicada a colocação de suturas de fixação supratarsal (ver o passo 21).
    b. Em reparos unilaterais, tentar igualar a prega palpebral do outro olho.
2. Aplicar anestesia tópica.
3. Anestesia: local infiltrativa sem sedação ou com sedação leve.
    a. A anestesia local é preferida para permitir movimentos voluntários do elevador ao identificar a aponeurose e posicionar a pálpebra.
    b. Infiltração subcutânea na pálpebra pré-tarsal com uma mistura 50:50 de lidocaína a 2% mais epinefrina a 1:100.000 e bupivacaína a 0,75%.
4. Preparar e colocar campos cirúrgicos da maneira estéril habitual.
    a. Manter ambos os olhos expostos para comparação durante o procedimento.
    b. Colocar a lente escleral para proteger o bulbo.

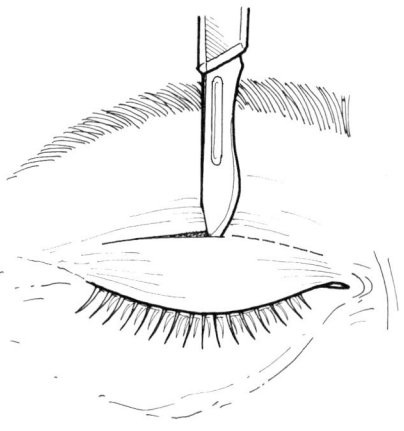

Figura 54.11

5. Incisar a pele ao longo da marca da prega palpebral com bisturi (p. ex., lâmina Bard-Parker #15) (**Fig. 54.11**).
6. Opcional: colocar sutura de tração de seda 5-0 através da margem inferior da pálpebra superior e fixar no campo inferiormente com hemostática.
7. Segurar as margens superior e inferior da ferida opostas entre si centralmente, e abrir o músculo horizontalmente com tesoura de tecido (Stevens ou Westcott).
8. Usando dissecção afiada, cortar o orbicular horizontalmente paralelo com a incisão cutânea para revelar o septo orbitário.
9. Assegurar a hemostasia com cautério.

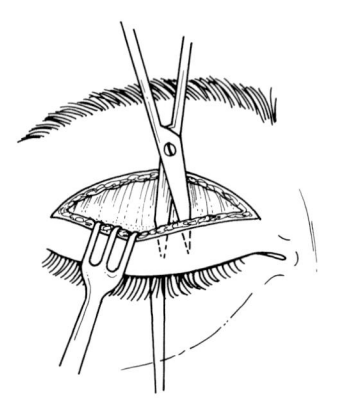

Figura 54.12

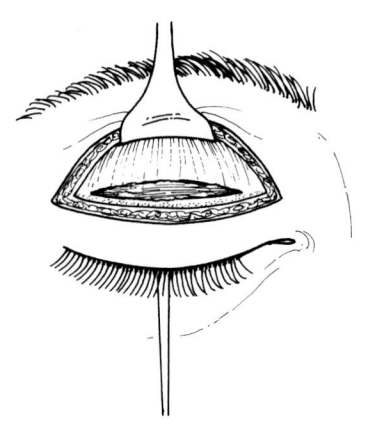

Figura 54.14

10. No aspecto inferior da incisão, dissecar de maneira cortante até o tarso com tesoura. Pode-se retrair a pele inferiormente com retrator (**Fig. 54.12**).
11. Limpar o tecido residual da superfície anterior do tarso com dissecção afiada:
    a. Dissecar para expor os 3 mm superiores do tarso.
    b. Sempre parar a dissecção se visualizar raízes dos cílios.
12. Enquanto levanta a pele superior e o orbicular com a pinça, usar dissecção afiada e romba para abrir o septo orbitário.

14. Retrair a gordura pré-aponeurótica com retrator Desmarres (**Fig. 54.14**).
15. Identificar o defeito na aponeurose ou a margem da aponeurose desinserida. A aponeurose irá se movimentar à medida que o paciente olha para cima, facilitando sua identificação.

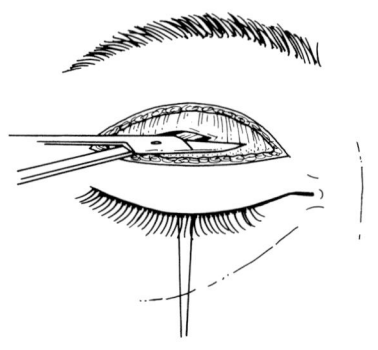

Figura 54.13

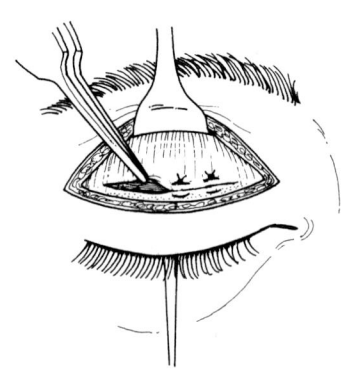

Figura 54.15

13. Incisar o septo orbitário horizontalmente (pinça denteada, tesoura Stevens ou Westcott) (**Fig. 54.13**). Permanecer superiormente de modo a encontrar gordura orbitária e não cortar a aponeurose do elevador.

16. Suturar a aponeurose desinserida na placa tarsal com sutura de colchoeiro horizontal de Prolene 6-0 (**Fig. 54.15**).
    a. Colocar a primeira sutura centralmente logo acima da pupila para estabelecer a altura da pálpebra.
    b. Iniciar superiormente na margem cortada do elevador.
    c. Colocar suturas horizontalmente através da espessura parcial do tarso, aproximadamente 1-2 mm de sua margem superior.
    d. Everter a placa tarsal e recolocar a sutura se ela tiver violado a conjuntiva e passado pela espessura total. Então, retornar superiormente até o elevador.
17. Amarrar a sutura com nó de correr (*slip*).
18. Inspecionar a altura da pálpebra enquanto o paciente olha para frente, para cima e para baixo, reposicionando as suturas, se necessário. A altura intraoperatória final da pálpebra deve ser 1-1,5 mm mais alta do que a elevação pós-operatória desejada.
19. Reparar a aponeurose medialmente e lateralmente com suturas interrompidas ou de colchoeiro adicionais para formar o contorno da pálpebra.

20. Em alguns casos pode ser desejável pedir para o paciente sentar ereto para verificar a posição da pálpebra.
21. Opcional: remover o excesso de pele da pálpebra (ver o Capítulo 52).
    a. Marcar a pele da pálpebra superior a ser removida com caneta marcadora.
    b. Remover crescente de pele e orbicular com tesoura afiada.
    c. Se for desejado, clampear a gordura aponeurótica prolapsada, cortar no clampe e cauterizar o coto antes de remover o clampe.

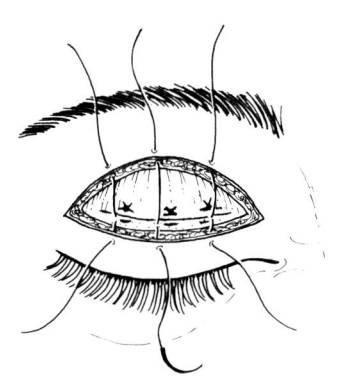

Figura 54.16

22. Colocar aproximadamente três suturas de fixação supratarsal para reforçar a prega palpebral (**Fig. 54.16**).
    a. Usar suturas interrompidas de Prolene ou categute de absorção rápida 6-0.
    b. Colocar uma sutura perto da margem cantal lateral da incisão e as outras centralmente e medialmente.
    c. Técnica:
        i. Entrar na pele perto da margem cortada; incluir a margem cortada do músculo orbicular. Passar a sutura através da aponeurose do elevador na localização desejada para a prega palpebral perto da margem inferior da ferida.
        ii. Sair através da margem cortada da pele em aposição.
        iii. Fechar a pele com suturas interrompidas ou contínuas de Prolene 6-0 ou categute de absorção rápida.
23. Aplicar pomada de antibiótico na linha de sutura.
24. Aplicar compressas frias.

Procedimento pós-operatório

1. Aplicar bolsa de gelo para diminuir o edema.
2. Manter a cabeceira da cama elevada 30 graus para diminuir o edema.
3. Aplicar pomada de antibiótico na ferida 2 vezes ao dia.
4. Usar lubrificação ocular de maneira agressiva em função do esperado lagoftalmo no pós-operatório.
5. Remover as suturas cutâneas em 4-6 dias.

6. Se a pálpebra estiver alta ou baixa demais nos primeiros 3-10 dias de pós-operatório, você pode levar o paciente novamente para a sala de cirurgia. A ferida pode ser aberta sem anestesia ou com infiltração mínima e os passos 15-24 são repetidos.

Complicações

1. Hemorragia orbitária com possibilidade de consequente cegueira
2. Hemorragia palpebral
3. Correção exagerada ou insuficiente
4. Assimetria palpebral
5. Contorno palpebral ruim
6. Prega palpebral indistinta ou malposicionada
7. Ceratopatia de exposição secundária ao lagoftalmo

■ Ressecção do elevador

A ressecção do elevador é útil em casos de ptose moderada a severa com 4-8 mm de função do elevador. Este procedimento é semelhante ao avanço ou reparo da aponeurose, mas é útil em casos de ptose mais severa (pela magnitude da ptose ou pela deficiência da função do elevador). O músculo elevador é ressecado. Com a função do elevador ainda pior, deve ser considerada uma suspensão do frontal.

Procedimento pré-operatório

Ver o Capítulo 3.

1. História completa para classificar adequadamente a ptose. O tipo e a severidade da ptose ditarão o manejo cirúrgico adequado.
2. Exame ocular e palpebral completos para determinar o plano cirúrgico detalhado.
3. Avaliar a posição palpebral e a função do elevador. Planejar a quantidade de ressecção necessária.

O comprimento do elevador a ser ressecado pode variar entre aproximadamente 10 e 26 mm. A quantidade específica depende de dois critérios: (1) a severidade da ptose e (2) a função do elevador. Por exemplo, uma ptose moderada com função razoável do elevador pode responder a uma ressecção de 18-22 mm, mas uma ressecção de apenas 14-17 mm pode ser necessária na presença de boa função do elevador. Várias diretrizes publicadas estão disponíveis a respeito da quantidade sugerida de ressecção para o grau de ptose e função do elevador.

a. Um método para determinar a ressecção se baseia na aparência intraoperatória (segundo Berke).
   i. Para função razoável do elevador, ajustar o nível intraoperatório da pálpebra na posição pós-operatória desejada.
   ii. Para uma função boa do elevador, fazer uma correção menor em 1-2 mm.
   iii. Para uma função ruim do elevador, fazer uma correção maior em 1-2 mm.

b. Outro método para determinar a ressecção se baseia na magnitude da ressecção do elevador (segundo Beard).
   i. Em pacientes com 1-2 mm de ptose, ressecar 10-13 mm do elevador se a função for de 8 mm ou mais.
   ii. Em pacientes com 3 mm de ptose, ressecar 14-17 mm se a função do elevador for de 8 mm ou mais, ressecar 18-22 mm se a função do elevador for de 5-7 mm.
   iii. Em pacientes com 4 mm ou mais de ptose, ressecar 14-17 mm se a função do elevador for de 8 mm ou mais, ressecar 18 mm ou mais se a função do elevador for de menos de 7 mm.

Instrumentação

- Caneta marcadora de tecido
- Lente escleral
- Hemostática
- Fios de Sutura (seda 5-0, categute 6-0, Dexon 5-0 de armação dupla, seda 6-0, seda 4-0, categute 6-0 de absorção rápida)
- Bisturi (p. ex., lâmina Bard-Parker #15)
- Pinça denteada
- Tesoura Stevens
- Tesoura Westcott
- Retratores Blaire
- Retrator Desmarres
- Clampe de ptose (p. ex., Berke)
- Porta-agulhas
- Compasso Castroviejo
- Coxim de silicone (p. ex., banda de cintamento retiniano de silicone)

Procedimento operatório

1. Aplicar anestesia tópica.
2. Marcar o local desejado para a prega palpebral com caneta marcadora de tecido (geralmente 7-10 mm acima da linha dos cílios e simétrico com a pálpebra contralateral).
3. Anestesia: geral ou local infiltrativa.
a. A anestesia local é preferida para permitir movimentos voluntários do elevador ao identificar a aponeurose e a posição da pálpebra.
b. Infiltração subcutânea com uma mistura 50:50 de lidocaína a 2% mais epinefrina a 1:100.000 e bupivacaína a 0,75%.
4. Preparar e colocar campos cirúrgicos. Manter ambos os olhos expostos para comparação entre os olhos durante o procedimento.
5. Colocar a lente escleral para proteger o bulbo.
6. Colocar sutura de tração de seda 5-0 através da margem inferior da pálpebra superior e fixar no campo inferiormente com hemostática.

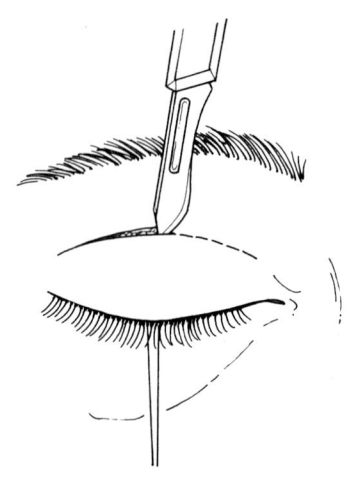

Figura 54.17

7. Incisar a pele ao longo da marca da prega palpebral com bisturi (p. ex., lâmina Bard-Parker #15) **(Fig. 54.17)**.
8. Levantar o orbicular com pinça denteada segurando os aspectos inferior e superior da ferida e abrir o músculo horizontalmente com tesoura afiada (Stevens ou Westcott).
9. Usando dissecção romba, descolar o orbicular e incisá-lo horizontalmente ao longo da incisão cutânea.
10. Garantir a hemostasia com cautério.

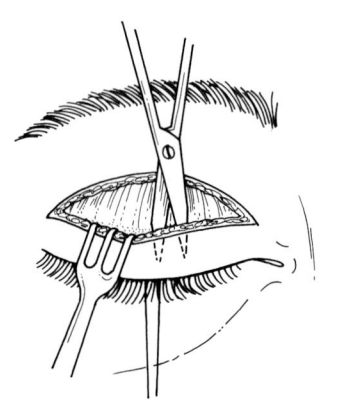

Figura 54.18

11. Realizar dissecção afiada e romba até o tarso com tesoura. Pode-se retrair a pele com retrator *rake* **(Fig. 54.18)**.
12. Limpar o tecido residual do tarso anterossuperior com dissecção afiada e romba.

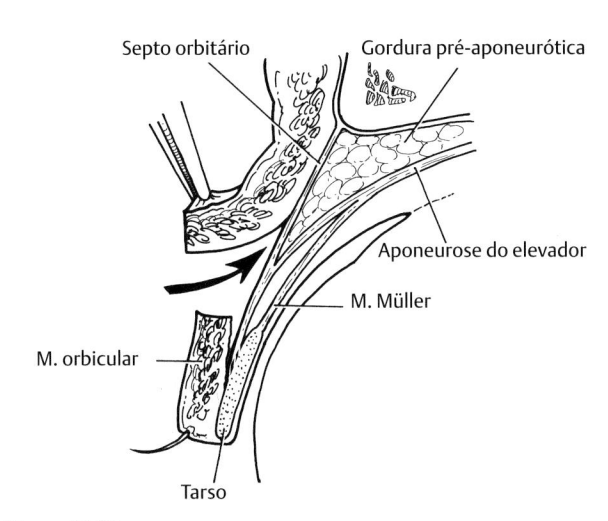

Figura 54.19

13. Enquanto levanta-se a pele superior e o orbicular com a pinça, expor a superfície anterior do septo orbitário usando dissecção afiada e romba **(Fig. 54.19)**.

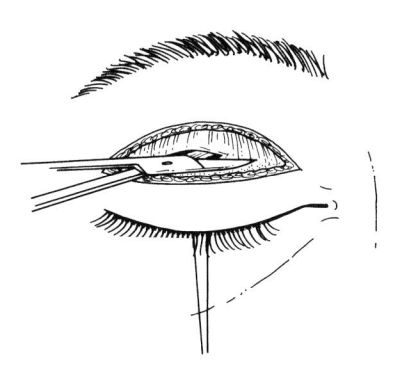

Figura 54.20

14. Abrir o septo orbitário e incisar horizontalmente com pinça denteada, tesoura Stevens ou Westcott **(Fig. 54.20)**.
15. Identificar a aponeurose do elevador.
    a. Retrair a gordura pré-aponeurótica com retrator Desmarres.
    b. Pedir para o paciente olhar para cima enquanto observa o movimento da aponeurose.

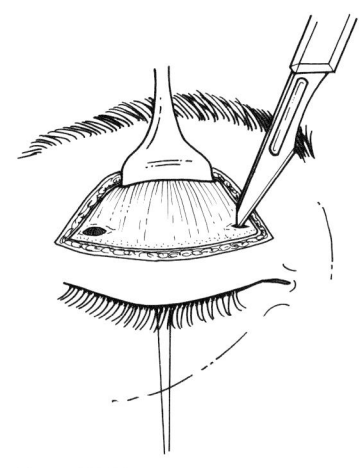

Figura 54.21

16. Abrir toda a espessura da pálpebra nas bordas nasal e temporal da prega palpebral com bisturi ou tesoura **(Fig. 54.21)**.

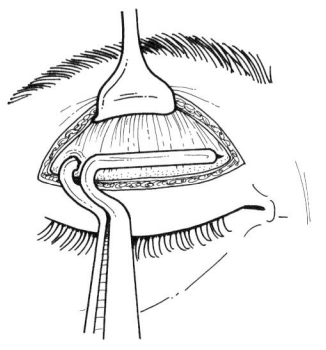

Figura 54.22

17. Inserir o clampe de ptose **(Fig. 54.22)**.
18. Fechar o clampe de ptose logo acima da borda superior do tarso.
19. Incisar toda a espessura da pálpebra abaixo do clampe com tesoura ou bisturi. O clampe contém conjuntiva, músculo de Müller, aponeurose do elevador e, algumas vezes, o septo orbitário.

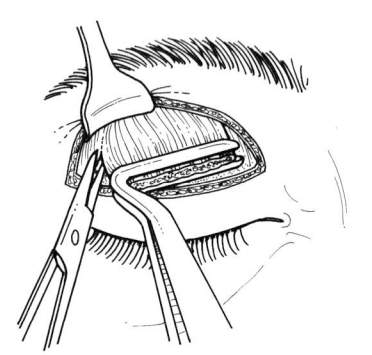

Figura 54.23

20. Se necessário, cortar cornos do elevador posteriormente para liberá-lo para a ressecção (**Fig. 54.23**).

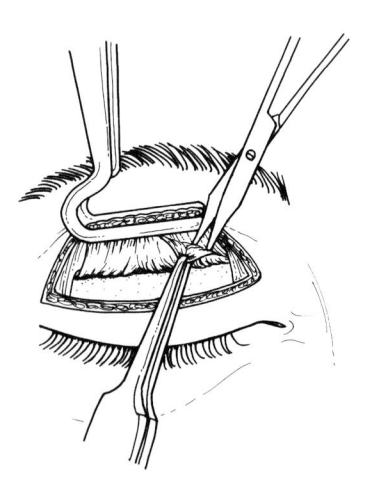

Figura 54.24

21. Dissecar a conjuntiva livre do músculo de Müller e clampe de ptose (**Fig. 54.24**).
    a. Injetar lidocaína mais epinefrina em situação subconjuntival para a hemostasia.
    b. Começar a dissecção a aproximadamente 5 mm do clampe para maior facilidade.
    c. Usar tesoura para realizar dissecção afiada e romba.
    d. Os dois cantos da conjuntiva cortada podem ser marcados com suturas de seda 6-0 para serem usados para retração durante a dissecção.
    e. A dissecção da conjuntiva do músculo de Müller deve ser continuada posteriormente o suficiente para permitir a ressecção do elevador sem dano à conjuntiva.
22. Para uma ressecção maior do elevador, ressecar aproximadamente 5 mm de conjuntiva para evitar redundância na sua reinserção no tarso.

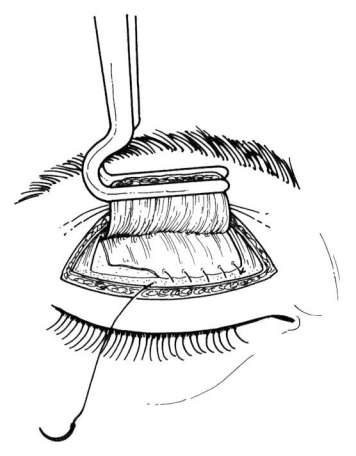

Figura 54.25

23. Fixar novamente a extremidade livre da conjuntiva no tarso com sutura interrompida ou contínua de categute 6-0 (**Fig. 54.25**).
24. Desfazer quaisquer aderências remanescentes entre o septo orbitário e o elevador e limpar a ressecção anterior do elevador, liberando o suficiente para a ressecção desejada.
25. Medir o comprimento da ressecção desejada com compasso.

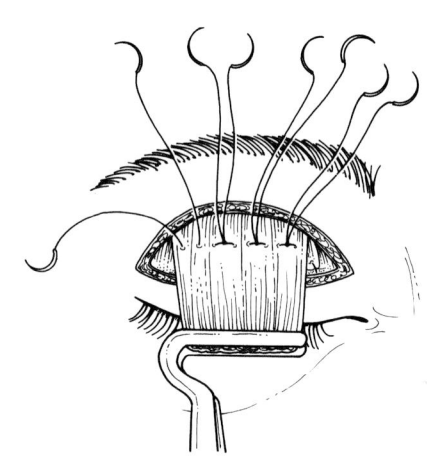

Figura 54.26

26. Colocar quatro suturas de colchoeiro de Dexon 5-0 de armação dupla através da espessura completa do músculo a uma distância de aproximadamente 2 mm proximalmente ao nível desejado de ressecção (**Fig. 54.26**).
    a. Fazer espaçamento igual entre as suturas.
    b. Colocar através da parte traseira do músculo e amarrar anteriormente.
    c. Deixar ambas as extremidades longas com as agulhas.
27. Ressecar o músculo logo distalmente às suturas.
28. Remover a lente escleral.

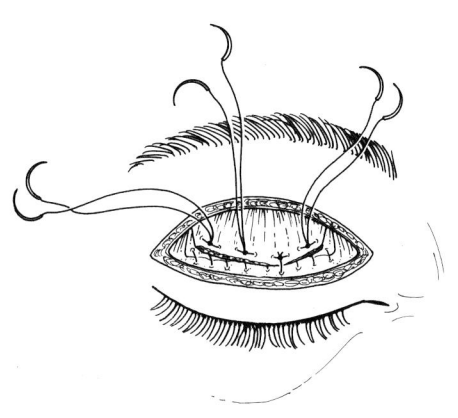

Figura 54.27

29. Usar as suturas colocadas previamente para fixar o elevador na placa tarsal aproximadamente 1 mm abaixo da borda tarsal superior **(Fig. 54.27)**.
    a. Colocar suturas através da espessura parcial do tarso a aproximadamente 1-2 mm de sua borda superior.
    b. Amarrar primeiramente apenas uma alça e verificar o contorno palpebral. Pode-se pedir para o paciente olhar para cima e para baixo para melhor avaliação do posicionamento.
    c. Reposicionar as passadas de agulha no tarso conforme a necessidade para obter o contorno palpebral desejado.
30. Se necessário, remover o excesso de pele da pálpebra (ver o Capítulo 52).
    a. Marcar a pele da pálpebra superior a ser removida com caneta marcadora.
    b. Remover um crescente de pele e orbicular com tesoura afiada.

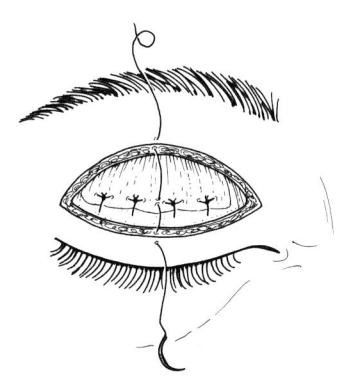

Figura 54.28

31. Colocar três ou mais suturas de fixação supratarsais para formar a prega palpebral **(Fig. 54.28)**.
    a. Usar suturas interrompidas de seda 6-0.
    b. Colocar uma sutura perto da borda cantal lateral da incisão, e as outras central e medialmente.
    c. Técnica I:
        i. Entrar na pele perto da extremidade cortada.
        ii. Passar a sutura através do elevador na localização desejada para a prega palpebral perto da borda inferior da ferida.
        iii. Sair através da extremidade cortada oposta da pele.
    d. Técnica II:

    Para suturas dissolvidas usar Vicryl 6-0 ou outra sutura absorvível.

        i. Colocar a sutura em situação subcuticular através de uma borda da ferida.
        ii. Colocar em situação subcuticular através da borda oposta.
        iii. Passar a sutura através do elevador na localização desejada para a prega palpebral.
        iv. Amarrar e esconder o nó sob o orbicular.
32. Fechar a pele com suturas interrompidas ou contínuas de seda 6-0 ou categute 6-0 de absorção rápida.
33. Remover a sutura de tração.

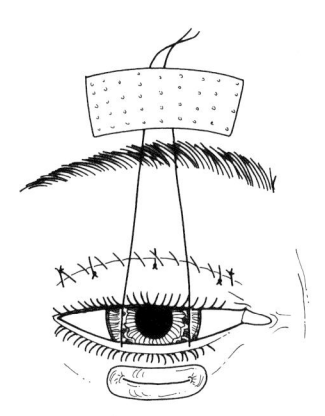

Figura 54.29

34. Opcional: colocar sutura de Frost de seda 4-0 para proteger a córnea da exposição **(Fig. 54.29)**.
    a. Colocá-la de modo de colchoeiro através da linha cinzenta da pálpebra inferior saindo através de um coxim (p. ex., banda de cintamento retiniana de silicone).
    b. Fixar com fita as extremidades da sutura na sobrancelha para fechar o olho sem colocar tensão na pálpebra superior no pós-operatório.
35. Aplicar pomada de antibiótico na linha de sutura.

Procedimento pós-operatório

1. Aplicar bolsa de gelo para diminuir o edema.
2. Manter a cabeceira da cama elevada 30 graus para diminuir o edema.
3. Remover a sutura de Frost em 1 ou 2 dias.
4. Aplicar pomada de antibiótico 2 vezes ao dia na ferida.
5. Usar lubrificação ocular de modo agressivo por causa do lagoftalmo esperado no pós-operatório.
6. Remover as suturas cutâneas em 4-6 dias (a menos que tenha usado suturas dissolvíveis).

Complicações

1. Hemorragia orbitária com possibilidade de consequente cegueira
2. Hemorragia palpebral
3. Correção exagerada ou insuficiente
4. Assimetria palpebral
5. Contorno palpebral ruim
6. Prega palpebral malposicionada ou indistinta
7. Prolapso conjuntival
8. Entrópio ou ectrópio
9. Ceratopatia de exposição secundária ao lagoftalmo

■ Suspensão do frontal

Em casos com pouca ou nenhuma função do elevador (4 mm ou menos), o procedimento de escolha é uma suspensão do frontal usando *fascia lata* autógena, bastões de silicone ou outro material sintético.

Indicações

- Casos selecionados de ptose congênita com função ruim do elevador.
- Casos selecionados de ptose neurogênica ou miopática com função ruim do elevador.

Procedimento pré-operatório

Ver a seção Introdução no início deste capítulo.
   Ver o Capítulo 3.

Instrumentação

- Lente escleral
- Fios de Sutura (Vicryl 6-0, categute 6-0 de absorção rápida)
- Porta-agulhas
- Bisturi (p. ex., lâmina Bard-Parker #15)
- Pinça denteada
- Tesoura Stevens
- Tesoura Westcott
- Cautério
- Retratores *rake* (p. ex., Blaire)
- Retrator Desmarres
- Placa palpebral Jaeger
- Luva dispersora Watzke
- Bastão de silicone de 1 mm
- Luva de silicone Watzke

Procedimento operatório

1. Anestesia: geral para crianças. Geral ou local para adultos colaborativos.
2. Aplicar anestesia tópica.
3. Preparar e colocar campos cirúrgicos. Manter ambos os olhos expostos para comparação durante o procedimento.
4. Embeber o bastão de silicone de 1 mm e a luva Watzke em solução antibiótica.
5. Colocar a lente escleral sob as pálpebras para proteger o bulbo.

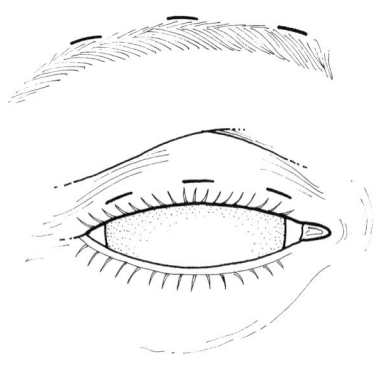

Figura 54.30

6. Marcar os locais de incisão na pálpebra (**Fig. 54.30**):
   a. Uma 6 mm medialmente ao canto lateral, 1-2 mm acima dos cílios.
   b. Uma acima da pupila, 1-2 mm acima dos cílios.
   c. Uma 6 mm lateralmente ao canto medial, 1-2 mm acima dos cílios.
7. Marcar os locais de incisão no aspecto superior da sobrancelha (**Fig. 54.30**):
   a. Uma acima do canto lateral com 3 mm de comprimento.
   b. Uma acima da pupila com 3 mm de comprimento.
   c. Uma acima do canto medial com 3 mm de comprimento.

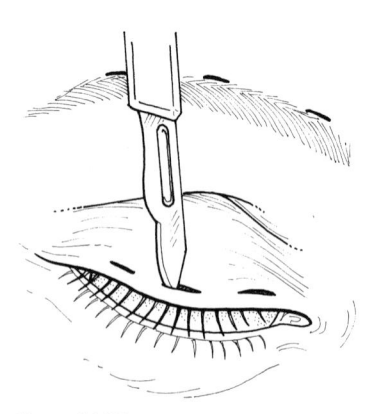

Figura 54.31

8. Fazer incisões na pálpebra com bisturi através da pele e orbicular na placa tarsal (**Fig. 54.31**).

9. Fazer incisões na sobrancelha até o periósteo.
10. Através das incisões perfurantes medial e lateral na sobrancelha, progredir para criar uma grande bolsa sob o músculo frontal superiormente usando tesoura Stevens para permitir a colocação fácil do silicone e luva Watzke no final da cirurgia.
11. Remover a lente escleral e colocar a placa palpebral de Jaeger sob a pálpebra para proteger o globo ocular. Pressionar superiormente contra a margem orbitária para proteger o conteúdo orbitário e ocular.
12. Avançar a agulha de fáscia Wright da incisão palpebral lateral até a incisão palpebral central.

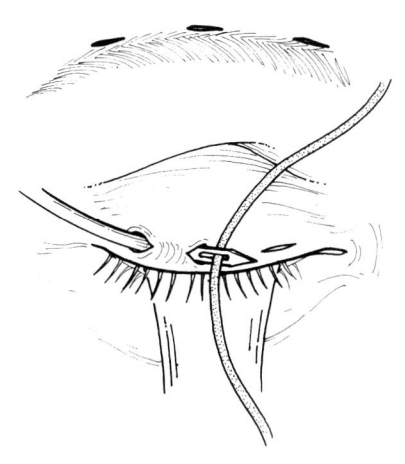

Figura 54.32

13. Passar o bastão de silicone através do buraco da agulha de fáscia Wright (**Fig. 54.32**).
14. Tracionar a agulha de fáscia Wright enfiada passando o bastão de silicone sob a pele e músculo.

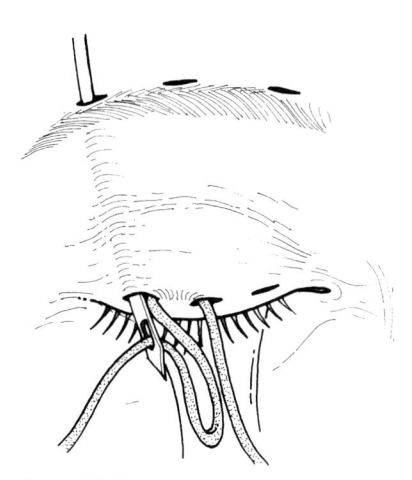

Figura 54.33

15. Inserir a agulha de fáscia Wright através da incisão perfurante lateral na sobrancelha e avançá-la através da incisão palpebral lateral (**Fig. 54.33**).

16. Passar o silicone através do buraco da agulha de fáscia Wright.
17. Tracionar a agulha de fáscia avançando o silicone para fora pela incisão lateral na sobrancelha.

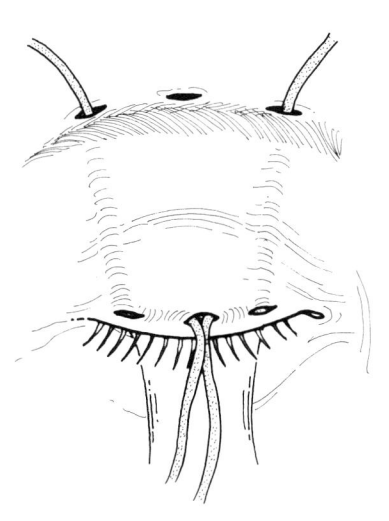

Figura 54.34

18. Da mesma maneira, usar a agulha de fáscia Wright para passar uma peça separada de silicone da incisão palpebral central até a incisão palpebral medial e, depois, para cima através da sobrancelha medialmente (**Fig. 54.34**).
19. Inserir a agulha de fáscia Wright não carregada da incisão central na sobrancelha para a incisão palpebral central.

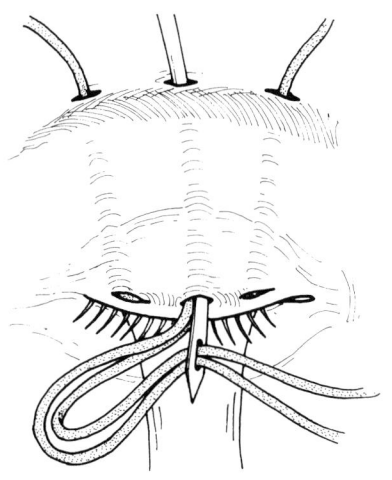

Figura 54.35

20. Passar ambos os bastões de silicone no buraco da agulha de fáscia Wright (**Fig. 54.35**) e tracionar a agulha de volta através da incisão na sobrancelha (**Fig. 54.36**).

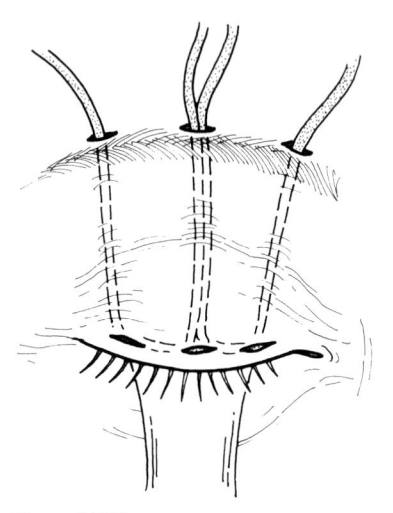

Figura 54.36

21. Avançar a agulha de fáscia Wright vazia da incisão lateral na sobrancelha para a incisão central na sobrancelha.

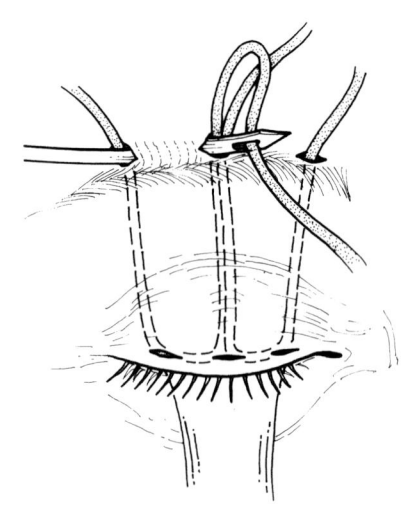

Figura 54.37

22. Passar o bastão de silicone que foi colocado através do romboide lateral (**Fig. 54.37**).
23. Tracionar a agulha de fáscia Wright e recuperar o silicone na incisão lateral da sobrancelha.
24. Fazer uma manobra idêntica para o bastão medial, recuperando as extremidades do bastão de silicone através da incisão medial na sobrancelha.

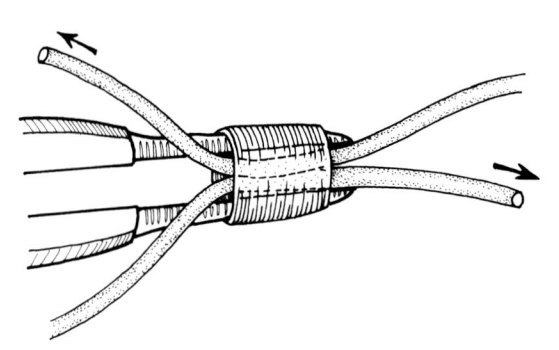

Figura 54.38

25. Carregar a luva Watzke na luva dispersora (**Fig. 54.38**).
26. Enfiar duas extremidades do bastão de silicone através da luva Watzke. As extremidades do silicone entram na luva em direções opostas.
27. Fechar as incisões palpebrais com categute 6-0 de absorção rápida antes de esticar os bastões de silicone.
    a. Quando os bastões de silicone estiverem esticados, a pálpebra é puxada para cima e é difícil fechar as incisões palpebrais.

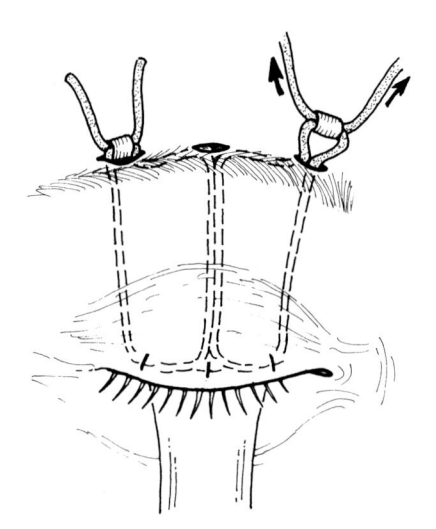

Figura 54.39

28. Puxar e esticar os bastões de silicone até que a altura e a posição da pálpebra sejam as ideais (**Fig. 54.39**).
29. Aparar o bastão de silicone deixando 10-20 mm de excesso (para permitir o ajuste da posição no pós-operatório).
30. Posicionar as luvas Watzke dentro da ferida.
    a. Confirmar a altura e o contorno das pálpebras.
    b. Colocar as extremidades livres das luvas nas bolsas profundas feitas superiormente às incisões na sobrancelha.

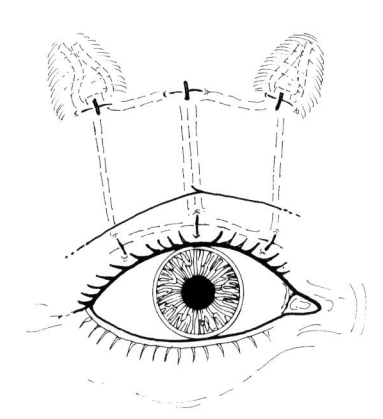

Figura 54.40

31. Fechar as incisões na sobrancelha com Vicryl 6-0 e categute 6-0 de absorção rápida, escondendo os nós **(Fig. 54.40)**.

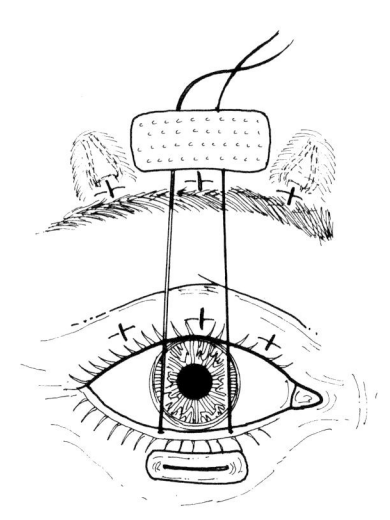

Figura 54.41

32. Opcional:
Colocar sutura de Frost de seda 4-0 para proteger a córnea da exposição **(Fig. 54.41)**.
   a. Colocar de maneira de colchoeiro através da linha cinzenta da pálpebra inferior e para fora através de um coxim (p. ex., banda de cintamento retiniano de silicone).
   b. Fixar com fita as extremidades da sutura na sobrancelha para fechar o olho sem colocar tensão na pálpebra superior no pós-operatório.
33. Opções e variações para a suspensão do frontal:
   a. Pode ser combinada com blefaroplastia com fixação epitarsal para formar a prega palpebral e remover o excesso de tecido palpebral.
   b. Pode ser realizado um pentágono simples em crianças pequenas usando uma única peça de silicone **(Fig. 54.42)**.

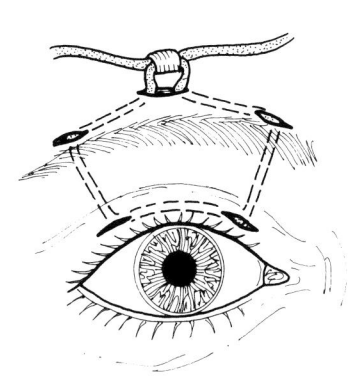

Figura 54.42

Procedimento pós-operatório

1. Usar bolsas de gelo para diminuir o edema.
2. Manter a cabeceira da cama elevada 30 graus para diminuir o edema.
3. Aplicar pomada de antibiótico na córnea a cada 2 horas até ter certeza de que a córnea pode tolerar a exposição. Antibiótico nos locais de incisão 2 vezes ao dia.

Complicações

1. Hemorragia orbitária com possibilidade de consequente cegueira
2. Hemorragia palpebral
3. Correção exagerada e insuficiente
4. Assimetria palpebral
5. Contorno palpebral ruim
6. Prega palpebral malposicionada ou indistinta
7. Ceratopatia de exposição secundária ao lagoftalmo
8. Exposição do material implantado
9. Rompimento dos laços (*slings*)
10. Perda dos resultados com o tempo por prolapso (*cheese wiring*) do material do *sling*
11. Celulite

55

Lifting endoscópico de testa/sobrancelha

Indicações

- Ptose da sobrancelha interferindo com a visão.
- Ptose da sobrancelha ou frouxidão de tecidos temporais e da fronte cosmeticamente indesejáveis.

Procedimento pré-operatório

Ver o Capítulo 3.

1. Avaliar a posição da sobrancelha sob o ponto de vista funcional e cosmético:
   a. Muitos pacientes mascaram a ptose da sobrancelha com esforços voluntários. Peça para o paciente fechar os olhos e massagear as sobrancelhas até uma posição de repouso. As sobrancelhas ficaram baixas?
   b. Observe fotografias antigas. A ptose da sobrancelha costuma estar presente desde a adolescência ou terceira década de vida. Fotografias antigas podem revelar a posição basal da sobrancelha do paciente.
   c. Analisar a altura e o contorno atuais e desejados para a sobrancelha.

Nota: A ptose lateral da sobrancelha está mais comumente associada com problemas visuais e estéticos. A ptose lateral da sobrancelha aumenta com a idade.

   d. Determinar a ação dos músculos corrugador e *procerus*. Decidir se eles devem ser enfraquecidos na cirurgia e em que proporção.
   e. Analisar e documentar assimetrias e diferenças pré-existentes na função do frontal.
   f. Para assimetrias significativas, ter certeza de questionar e examinar a possibilidade de disfunção de sétimo par craniano.
2. Discutir métodos alternativos de elevação da sobrancelha (*lifting* direto, da porção média da testa, pré-triquial ou coronal). Discutir métodos alternativos para fazer os olhos parecerem mais abertos (blefaroplastia).
3. Fazer uma avaliação completa da pálpebra superior e função lacrimal, incluindo a presença ou ausência de ptose palpebral verdadeira e a presença e magnitude de pele palpebral redundante.
4. Considerar a administração de Botox nos músculos corrugador e *procerus* 2 semanas antes da cirurgia para reduzir sua puxada para baixo na sobrancelha durante o período pós-operatório.

Instrumentação

- Endoscópio de 30 graus
- Bainha de *lifting* de sobrancelha específica para cada fabricante de endoscópios
- Conjunto de videoendoscopia incluindo: fonte de luz de xenônio, monitor de vídeo de alta resolução e câmera endoscópica
- Bisturi (p. ex., lâmina Bard-Parker #15)
- Dissecadores e elevadores para *endobrow*
- Tesoura de *endobrow*
- Pinça de *endobrow*
- Dispositivo de fixação da testa Endotine, brocas e ferramenta de inserção (Coapt Systems). Outros sistemas também podem ser usados conforme a preferência do cirurgião
- Grampeador cirúrgico
- Fio de sutura (Vicryl 4-0)
- Retrator denteado de autorretenção
- Porta-agulhas
- Pinça Adson

Procedimento operatório

O *lifting* endoscópico de sobrancelha/testa pode ser combinado com blefaroplastia superior.

Premissa subjacente: o descolamento completo da testa e a fixação dos tecidos em uma posição anatômica mais superior deixarão a elevação da sobrancelha sem incisões longas.

1. Revisar a anatomia relevante das áreas temporal e glabelar.

Procedimentos Cirúrgicos em Oftalmologia

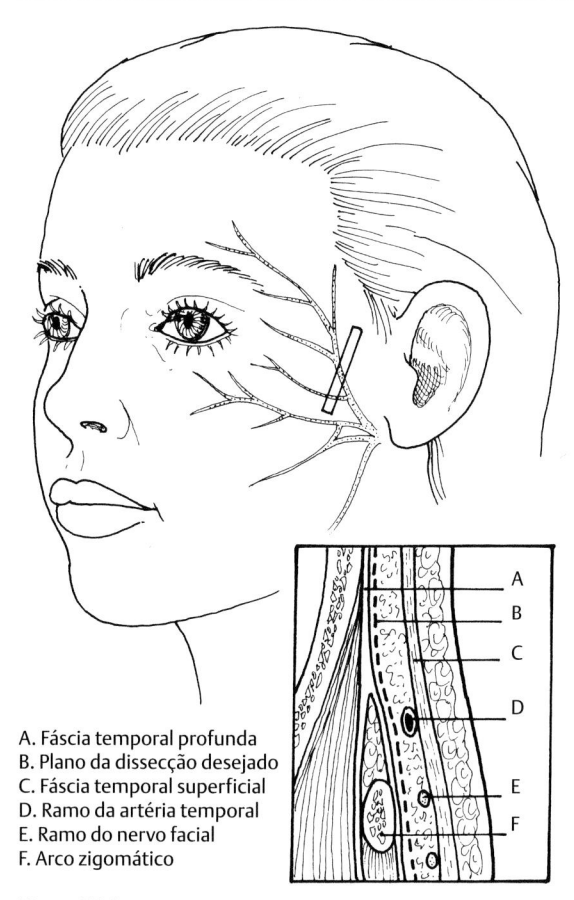

Figura 55.1

A. Fáscia temporal profunda
B. Plano da dissecção desejado
C. Fáscia temporal superficial
D. Ramo da artéria temporal
E. Ramo do nervo facial
F. Arco zigomático

a. O plano de dissecção seguro fica ao longo da fáscia temporal profunda. Nesse plano cirúrgico o nervo facial é anterior ao plano de dissecção (**Fig. 55.1**).
b. O nervo supraorbital emerge de um entalhe ou forame. O músculo corrugador atravessa superotemporalmente a partir de sua origem óssea (**Fig. 55.2**).

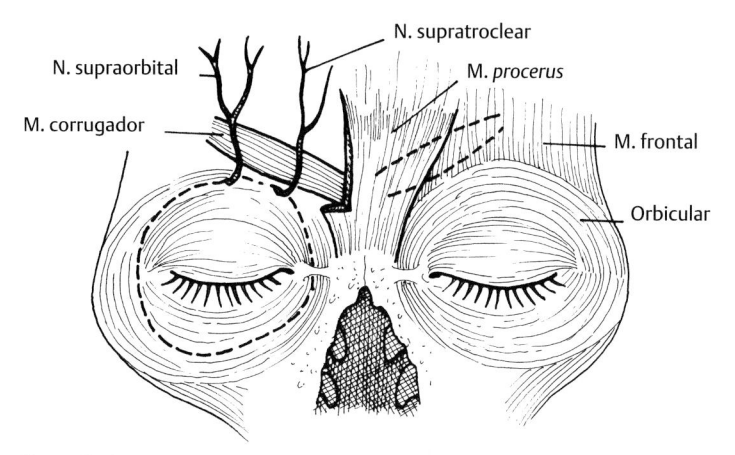

Figura 55.2

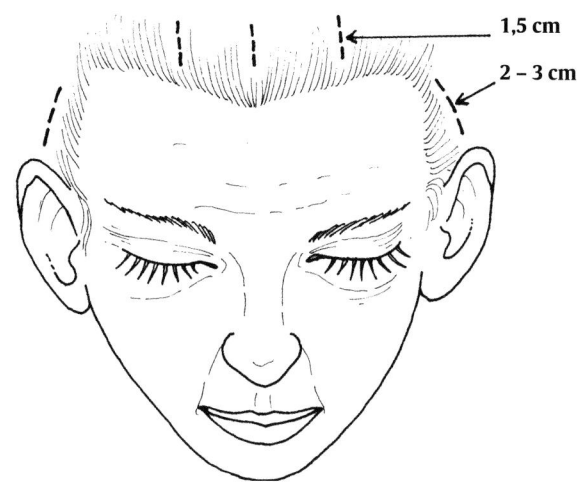

N. supratroclear
N. supraorbital
M. corrugador
M. procerus
M. frontal
Orbicular

Figura 55.3

2. Marcar o paciente antes da cirurgia (**Fig. 55.3**).
   a. Marcar incisões sagitais centrais e paracentrais de 1,5 cm de comprimento atrás da linha dos cabelos.
   b. Marcar incisões temporais de 2-3 cm curvilíneas e situadas 2-5 cm atrás da linha dos cabelos.
   c. Raspar o couro cabeludo de maneira conservadora nos locais a serem cortados pelo bisturi. Prender os cabelos com elásticos na parte de trás da cabeça para evitar que os cabelos migrem para o espaço cirúrgico.
3. Testar a instrumentação antes de iniciar a anestesia.
4. Anestesia monitorada ou geral. O paciente exige mais sedação do que com os procedimentos palpebrais habituais, e a comunicação com a equipe de anestesia é particularmente importante.
5. Injetar Xylocaína a 0,5% com epinefrina a 1:200.000 nos locais planejados para as incisões, ao longo da testa e temporalmente às margens orbitais.
6. Preparar com solução de Betadine.
7. Incisar ao longo das marcas centrais e laterais até o periósteo.

8. Fazer uma incisão temporal até a fáscia temporal profunda brilhante.
9. Dissecção subperiosteal:
    a. Colocar o retrator para abrir as incisões.
    b. Com ou sem visualização endoscópica, introduzir os elevadores de periósteo através das incisões centrais e paracentrais.
    c. Com um movimento de raspagem, liberar o periósteo do osso e dissecar em direção às margens orbitais (**Fig. 55.4**).
10. Sob visualização endoscópica, completar a dissecção até as margens orbitais.
    a. Levantar o endoscópio afastado do crânio para criar uma cavidade óptica que permita a visualização da área cirúrgica.
    b. Usar tesoura endoscópica ou dissecador endoscópico para liberar completamente o periósteo ao nível das margens orbitais movendo-se da região lateral para a medial.
    c. Durante a dissecção medial, preservar os nervos supraorbital e supratroclear.
11. Sob visualização endoscópica, usar pinça endoscópica para fazer avulsão dos músculos corrugador e *procerus* conforme a necessidade (**Fig. 55.5**).

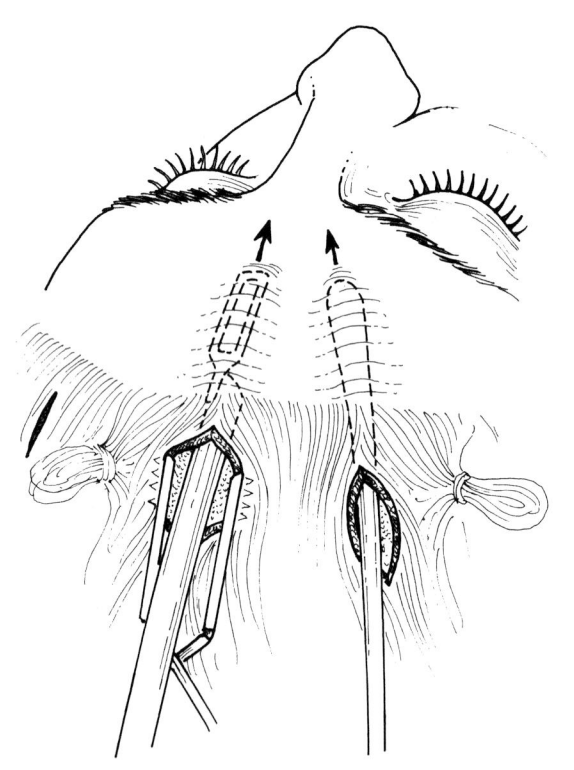

Figura 55.4

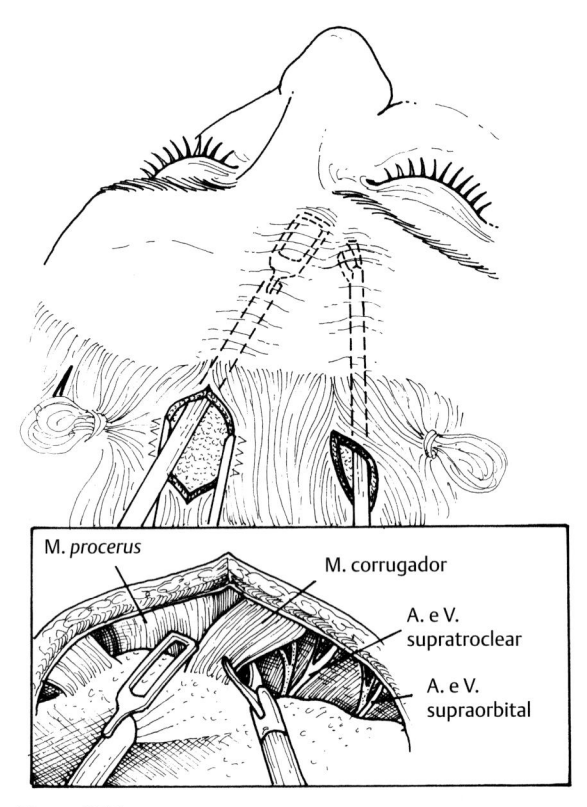

Figura 55.5

12. Através da incisão temporal, usar o dissecador para progredir através da crista temporal e juntar com a dissecção subperiosteal criada anteriormente (**Fig. 55.6**).

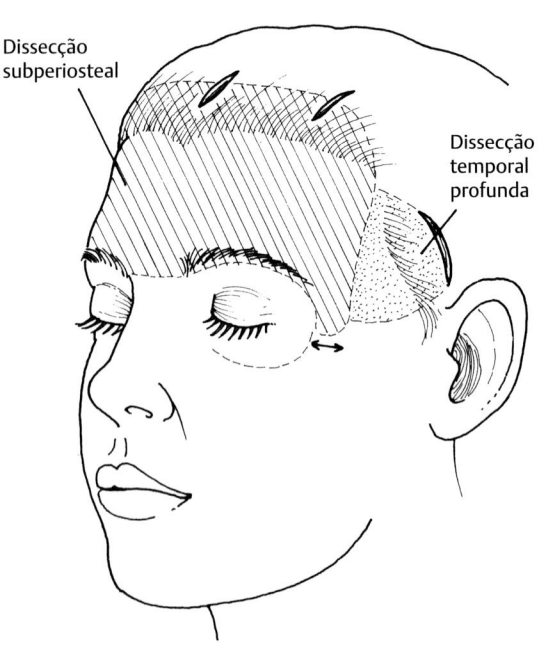

Figura 55.6

a. Dissecar, então, ao longo da camada profunda da fáscia temporal.
b. Liberar os tendões conjuntos, que limitam a movimentação das sobrancelhas.
c. Liberar ao longo da margem orbitária até o nível do tendão cantal lateral.
d. Perto da sutura frontozigomática é visto um ramo da veia zigomaticotemporal (a veia sentinela). Ela pode ser retraída ou cauterizada.
13. Fazer furos no osso craniano nas incisões paracentrais para colocação do dispositivo de fixação Endotine.

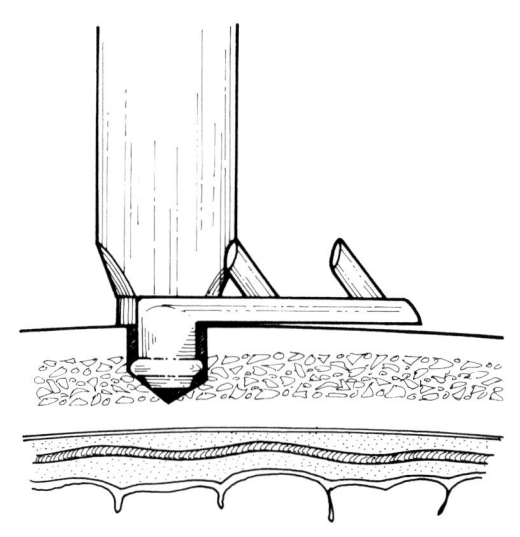

Figura 55.7

14. Inserir o dispositivo de fixação Endotine nos buracos do osso (**Fig. 55.7**).

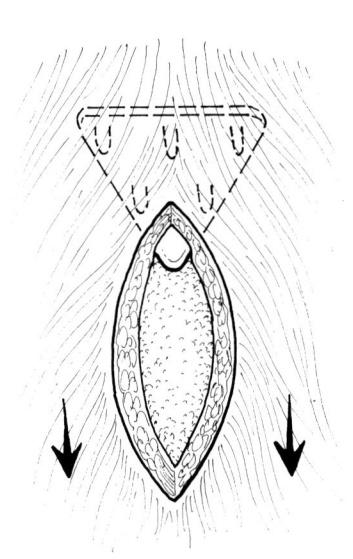

Figura 55.8

15. Puxar de volta o couro cabeludo sobre o dispositivo de fixação (**Fig. 55.8**).

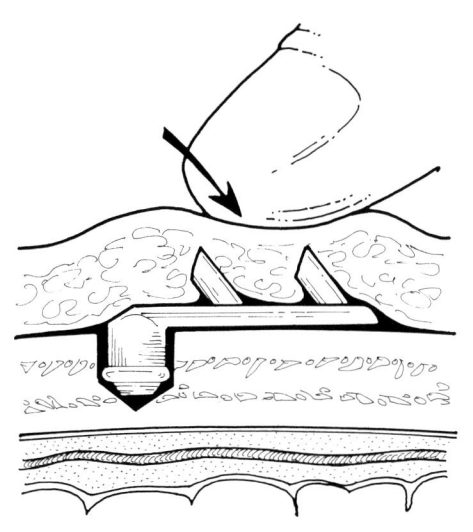

Figura 55.9

16. Pressionar para baixo sobre o couro cabeludo para englobar o dispositivo Endotine (**Fig. 55.9**). Ajustar a tensão com base na quantidade de elevação desejada.
17. Ressecar o couro cabeludo redundante na região temporal.
18. Colocar suturas de Vicryl do couro cabeludo temporal anterior até a fáscia temporal profunda para reforçar o *lifting* temporal.
19. Fechar as incisões com grampos.
20. Não é necessário dreno a menos que haja sangramento anormal.
21. Fechar com curativo oclusivo.

Cuidado pós-operatório

1. Trocar o curativo no dia 1 de pós-operatório.
2. Aplicar pomada de antibiótico nas incisões.
3. Pode-se usar antibióticos sistêmicos.
4. Usar compressas frias por 24-48 horas no pós-operatório.

Complicações

1. Paralisia do nervo facial (geralmente temporária, refletindo a tração do nervo durante a cirurgia)
2. Parestesia e distúrbios sensitivos por ruptura e manipulação de nervos sensitivos
3. Assimetria
4. Hematoma (pode exigir a evacuação ou, raramente, a cauterização direta)
5. Infecção

56

Dacriocistorrinostomia

Indicações

- Epífora crônica secundária a estenose adquirida do ducto nasolacrimal.
- Casos selecionados de dacriocistite recorrente ou crônica.
- Casos selecionados de dacrioestenose congênita que não respondem a medidas clínicas e cirúrgicas mais conservadoras.
- Em casos de obstrução do ducto nasolacrimal sem anormalidade canalicular, a dacriocistorrinostomia (DCR) pode ser realizada intranasalmente sob visualização endoscópica ou direta (esse procedimento não é discutido).
- **Nota:** A localização da obstrução à drenagem lacrimal irá ditar as variações particulares no procedimento a ser realizado. Por exemplo, casos com obstrução dos canalículos necessitarão de um procedimento para transpor todo o sistema de drenagem lacrimal. Uma discussão aprofundada de cada variação está além do escopo deste livro. Em vez disso, este capítulo descreverá uma DCR básica com intubação do sistema lacrimal com silicone.

Procedimento pré-operatório

Ver o Capítulo 3.
    Descartar outras causas de epífora.

1. Irritação ocular secundária à blefarite.
2. Lacrimejamento reflexo em resposta a olho seco.
    a. Realizar teste de Schirmer.
    b. Medir o tempo de ruptura do filme lacrimal.
3. Disfunção ou malposicionamento da pálpebra.
    a. Frouxidão palpebral.
    b. Ectrópio.
    c. Ectrópio do ponto.
4. Estenose do ponto.
5. Canaliculite.
6. Realizar avaliação clínica da anatomia do sistema lacrimal para localizar a obstrução à drenagem lacrimal.
    a. Testes de Jones com corante primário e secundário.
    b. Sondagem e irrigação.
    c. Dacriocistografia, se indicada.
    d. Avaliação da anatomia nasal.
    e. Exame de imagem das órbitas se houver suspeita de lesão expansiva.
7. Controlar qualquer infecção ativa com terapia antibiótica adequada antes de realizar a cirurgia.
8. Se possível, interromper o uso de aspirina e anti-inflamatórios não esteroides 10 dias antes da cirurgia. Suspender a varfarina antes da cirurgia se for clinicamente possível.

Instrumentação

- Fotóforo de fibra óptica
- Solução de cocaína a 4%
- Espéculo nasal
- Caneta marcadora de tecidos
- Compasso
- Retratores tipo ancinho (*rake*)
- Espéculo lacrimal ou retrator de autorretenção Alm
- Lente escleral
- Bisturi (p. ex., lâmina Bard-Parker #15 e #11 ou #12)
- Sucção
- Cautério
- Elevador de periósteo (p. ex., Freer)
- Hemostática
- *Rongeurs* de osso (p. ex., *punch* Kerrison 2 mm e 3 mm de 90 graus) e *rongeurs* de ação direta com ponta pequena (p. ex., *rongeurs* de saco lacrimal Belz)
- Dilatador de ponto
- Sondas lacrimais
- Tesoura de tenotomia Stevens
- Tesoura Westcott
- Gancho de pele duplo
- Cânula de irrigação lacrimal
- Pinça em baioneta
- Tubo lacrimal em *silastic* em sonda lacrimal Quickert-Dryden, Jackson, Crawford ou similar
- Guia com ranhura
- Fios de sutura (categute cromado 4-0 com agulha cortante semicircular, Vicryl 6-0, Mersilene 4-0 com agulha semicircular, Prolene ou categute de absorção rápida 6-0)

Procedimento operatório

1. Anestesia: geral ou local com sedação. Reduzir a pressão arterial para o menor nível tolerado.
2. Opcional: administração intraoperatória de antibióticos profiláticos.
3. Tamponar os meatos médio e inferior do nariz com cotonoides neurológicos de 2,5 x 7,5 cm em solução de cocaína a 4%.

Nota: Um fotóforo com fibra óptica facilitará a visualização durante o procedimento.

   a. Usar espéculo nasal para a visualização.
   b. Usar pinça em baioneta para facilitar o tamponamento. Segurar a extremidade distal do cotonoide neurológico e avançá-lo pelo nariz.
   c. A cocaína causa anestesia e vasoconstrição da mucosa nasal, resultando em retração e diminuição de sangramento.

4. Aplicar anestésico tópico no olho.
5. Injetar uma mistura 50:50 de lidocaína a 2% mais epinefrina a 1:100.000 e bupivacaína a 0,75% no local planejado para a incisão cutânea, tecidos moles adjacentes e parede medial anterior da órbita para diminuir o sangramento durante a cirurgia e para analgesia.
6. Preparar e colocar campos cirúrgicos da maneira estéril habitual.
7. Inserir a lente escleral para proteger o globo ocular.
8. Marcar a incisão com caneta marcadora de tecidos.
   a. Posicionar 10 mm medialmente ao canto medial para evitar os vasos angulares e a formação de aderências no pós-operatório.
   b. Iniciar logo abaixo do tendão cantal medial e estender inferiormente por 15 mm.
   c. A incisão deve ser reta, progredindo inferiormente em direção à prega alar nasal.
   d. As distâncias podem ser medidas com compasso.

9. Incisar a pele com bisturi (**Fig. 56.1**).
10. Usar dissecção afiada e romba através da camada muscular para alcançar o periósteo imediatamente abaixo do local da incisão, anteriormente à crista lacrimal anterior.
    a. Pode-se retrair a pele com retratores *rake*, espéculo lacrimal ou suturas de tração de seda 4-0.
    b. Evitar os vasos angulares se forem visualizados. Porém, se os vasos angulares forem violados, assegurar a hemostasia com sucção, cautério e ligação, conforme a necessidade.
11. Quando o periósteo estiver adequadamente exposto, incisá-lo paralelamente com a incisão, com um bisturi ou elevador de periósteo.
12. Retrair o periósteo posteriormente sobre a crista lacrimal anterior com um elevador de periósteo para expor a fossa lacrimal.

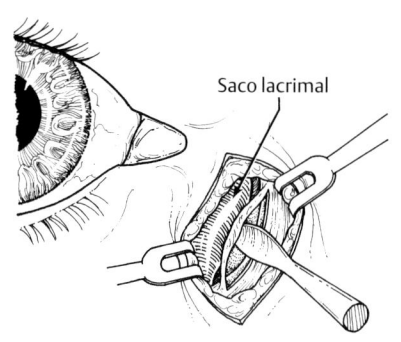

Figura 56.2

13. Usar o elevador de periósteo para mobilizar o saco lacrimal, expondo posteriormente a crista lacrimal posterior, superiormente o tendão cantal medial e inferiormente o ducto nasolacrimal (**Fig. 56.2**).

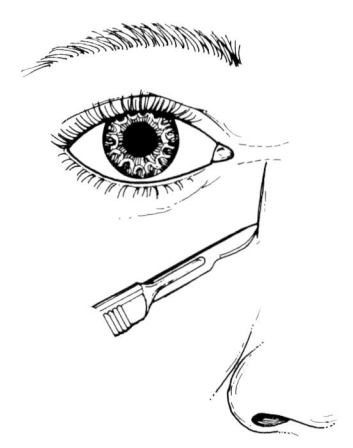

Figura 56.1

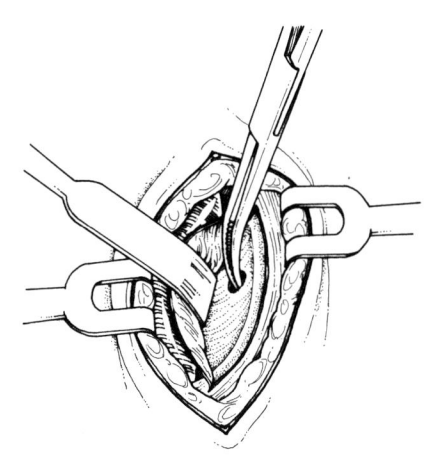

Figura 56.3

14. Retrair o saco lacrimal e usar a ponta da hemostática para progredir cuidadosamente através do osso logo posteriormente à crista lacrimal anterior (**Fig. 56.3**).

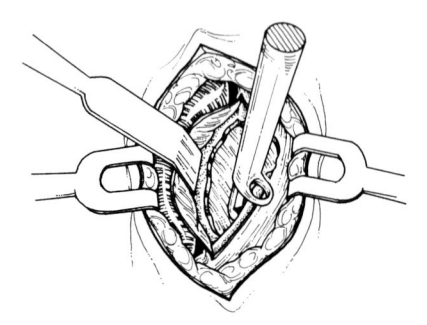

Figura 56.4

15. Usar *rongeurs* para alargar a osteotomia (**Fig. 56.4**).
    a. O tamanho final da osteotomia deve ser de ~ 10 mm x ~ 15 mm estendendo-se anteriormente até a crista lacrimal anterior.
    b. Tomar cuidado para não danificar a mucosa nasal subjacente.
16. Dilatar o ponto com dilatador de ponto.
17. Passar a sonda lacrimal através dos canalículos superior e inferior, respectivamente, para assegurar a patência desde o ponto até a parede medial do saco lacrimal.

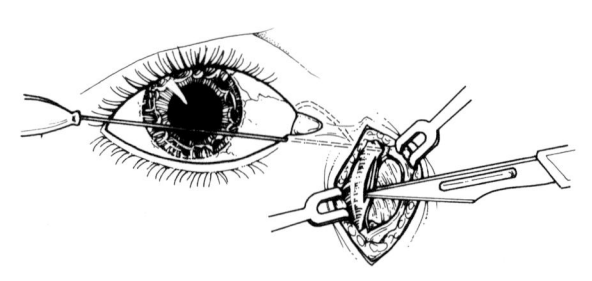

Figura 56.5

18. Incisar a parede posteromedial do saco lacrimal longitudinalmente com um bisturi (p. ex., lâmina Bard-Parker #11 ou #12) (**Fig. 56.5**).
    a. Pode-se cortar sobre as sondas lacrimais colocadas através dos canalículos para garantir a correta localização anatômica.
    b. A incisão inicial com bisturi pode ser alargada com tesoura e pode-se criar retalhos e formato de "H" anterior.
    c. Se realizada adequadamente, a sonda lacrimal deve ser visível através da incisão.
19. Remover o tamponamento nasal.
20. Colocar o aplicador com ponta de algodão embebido em cocaína ou lidocaína, com epinefrina, pelo nariz para palpar e identificar a mucosa nasal através da osteotomia previamente feita.

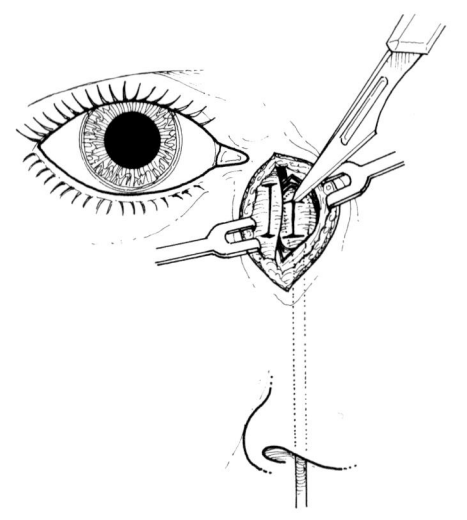

Figura 56.6

21. Usar bisturi ou tesoura para fazer retalhos na mucosa nasal anterior e posterior (**Fig. 56.6**).
22. Suturar o retalho do saco lacrimal posterior no retalho da mucosa nasal posterior usando uma ou duas suturas interrompidas com categute cromada 4-0 (agulhas com curvatura aguda facilitarão a colocação da sutura).

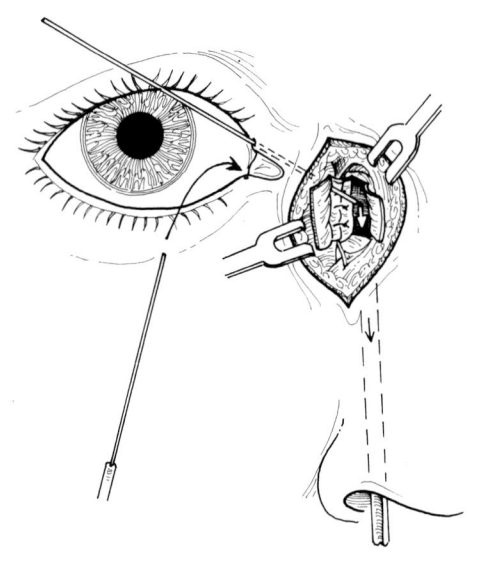

Figura 56.7

23. Intubar o sistema lacrimal com tubo de silicone (**Fig. 56.7**).
    a. Usar sondas lacrimais Quickert-Dryden, Jackson, Crawford ou similares.
    b. Através do sistema canalicular superior e inferior, respectivamente, enfiar o tubo através do saco lacrimal, através da abertura na mucosa nasal e para fora através do nariz (pode-se usar um guia com ranhura para facilitar a passagem do tubo).

c. Remover as sondas metálicas da extremidade do tubo de *silastic* e amarrar um nó no tubo ~ 5-10 mm acima na narina.

Um assistente pode segurar um gancho de músculo abaixo do tubo no canto medial para evitar tensão excessiva e posteriormente laceração do ponto e dos canalículos. Usar várias laçadas para segurança.

d. Fixar o tubo na mucosa nasal.
   i. Usar Mersilene 4-0 com agulha semicircular ou outra sutura interrompida permanente.
   ii. Suturar a mucosa alar lateral para evitar que o tubo escorregue superiormente para fora do alcance.

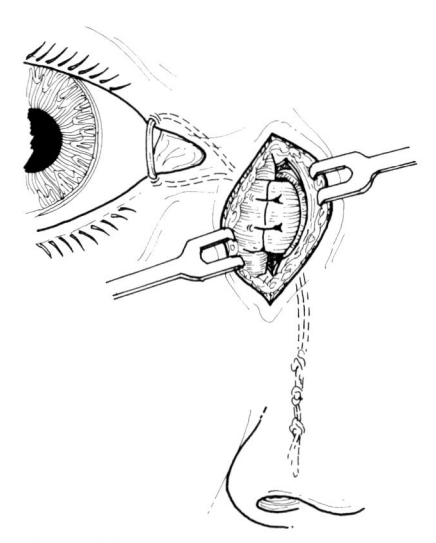

Figura 56.8

24. Suturar o retalho do saco lacrimal anterior no retalho da mucosa nasal usando uma ou duas suturas interrompidas de categute cromado 4-0 (**Fig. 56.8**).
25. Fechar a camada muscular com suturas interrompidas de Vicryl 6-0.
26. Fechar a pele com suturas interrompidas de Prolene ou categute de absorção rápida 6-0.
27. Aplicar pomada na ferida e um pequeno curativo sobre o local da incisão. Usar tampão ocular ou outra gaze cortada para colocar um curativo "bigode" para o caso de sangramento nasal.

Procedimento pós-operatório

1. Aplicar bolsa de gelo para diminuir o edema.
2. Manter a cabeceira da cama elevada 30 graus para diminuir o edema.
3. Trocar o curativo diariamente ou conforme a necessidade (pode-se removê-lo quando o paciente estiver estável).
4. Aplicar pomada de antibiótico no local da incisão e fórnice conjuntival 2 vezes ao dia por 1 semana.
5. Continuar com antibióticos sistêmicos, se indicado.
6. O paciente não deve assoar o nariz por alguns dias após a cirurgia para evitar enfisema palpebral.
7. Remover as suturas cutâneas em 5-7 dias.
8. Manter o tubo de *silastic* no local por ~ 3-6 meses, se for tolerado.
9. Opcional: irrigar o sistema lacrimal para assegurar a patência da anastomose cirúrgica.

Complicações

1. Hemorragia
2. Infecção
3. Fechamento da ostomia
4. Fibrose no local da incisão
5. Erosão do ponto e canalículos pelo tubo

57
Punctoplastia

Indicações

Estenose do ponto lacrimal com lacrimejamento.

Procedimento pré-operatório

1. Avaliar o paciente com lacrimejamento a respeito da etiologia da condição.
2. Usar o teste de desaparecimento do corante.
3. Corar a córnea e a conjuntiva.
4. Realizar o teste de Schirmer.
5. Fazer avaliação para estenose e posicionamento do ponto lacrimal.
6. Irrigação lacrimal.

Instrumentação

- Dilatador de ponto lacrimal
- Pinça denteada
- Tesoura Westcott com pontas afiadas

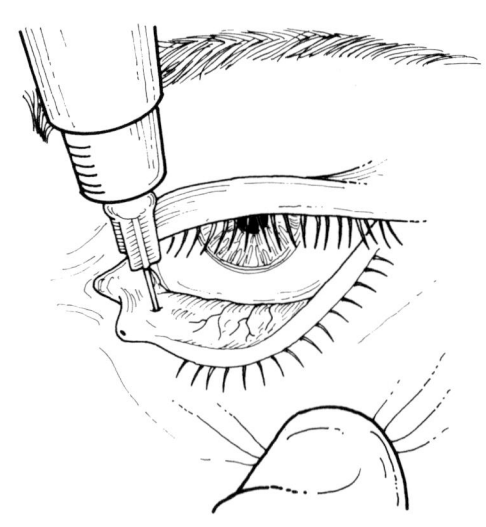

Figura 57.1

Procedimento operatório

1. Instilar colírio anestésico tópico no fórnice corneano.
2. Injetar lidocaína a 2% com epinefrina a 1:100.000 entrando na conjuntiva 4 mm inferiormente ao ponto (**Fig. 57.1**).

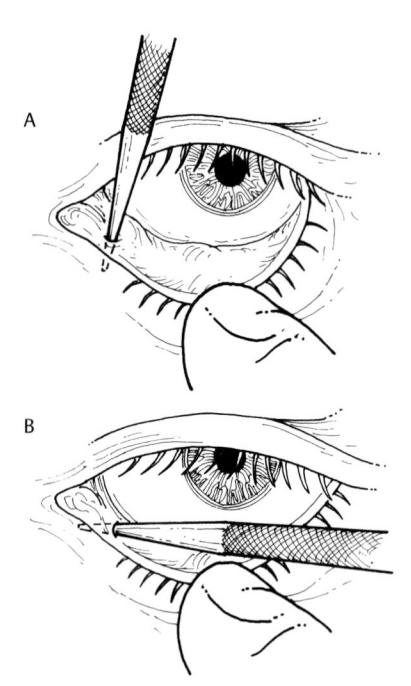

Figura 57.2

3. Dilatar amplamente o ponto com o dilatador (**Fig. 57.2A e 57.2B**).
   a. Primeiramente direcionar o dilatador inferiormente para alcançar os canalículos.
   b. Depois, direcionar o dilatador de ponto medialmente ao longo do trajeto normal dos canalículos.

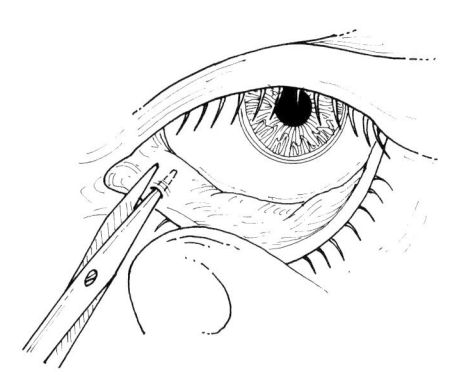

Figura 57.3

4. Com a pálpebra discretamente evertida, colocar uma lâmina da tesoura dentro do ponto em seu aspecto mais medial e cortar verticalmente o ponto **(Fig. 57.3)**.

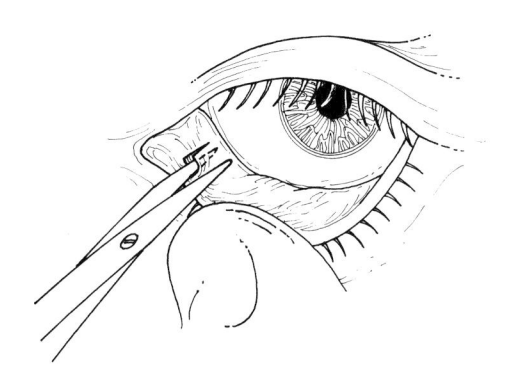

Figura 57.4

5. Colocar uma lâmina da tesoura dentro do ponto em seu aspecto mais lateral e cortar verticalmente o ponto **(Fig. 57.4)**.

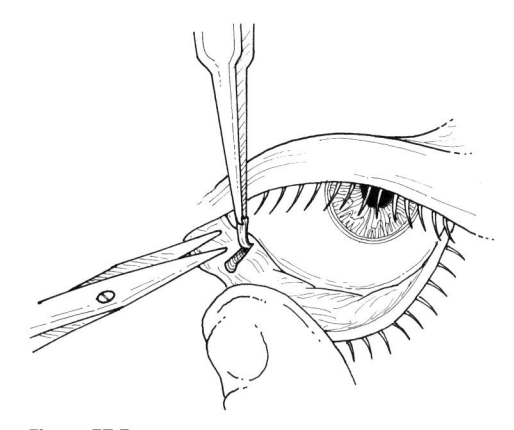

Figura 57.5

6. Segurar o tecido incisado com a pinça e cortar horizontalmente através de sua base para completar a punctoplastia **(Fig. 57.5)**.

Procedimento pós-operatório

1. Não é necessário usar nenhuma medicação.
2. Pedir para o paciente retornar em 2 semanas para dilatação do ponto **(Figs. 57.2A e 57.2B)** para evitar aderências e repetição da estenose.

58

Introdução à evisceração, enucleação e exenteração

A perda do olho é algumas vezes inevitável apesar do melhor cuidado clínico.

A evisceração é a remoção do conteúdo do olho, incluindo a retina, tecido uveal e cristalino. A córnea costuma ser removida para minimizar o potencial de irritação pós-operatória da cavidade. A bolsa escleral remanescente é preenchida com um implante e coberta com a cápsula de Tenon e a conjuntiva. A evisceração tem vantagens reconstrutivas significativas em relação à enucleação e à exenteração. O procedimento é tecnicamente simples. Como a cavidade não é rompida, o implante é estável e resiste à migração. A movimentação é excelente. A evisceração tem um risco mínimo de oftalmia simpática no olho não operado, a qual anteriormente limitava o apelo da evisceração como procedimento cirúrgico.

A enucleação é a remoção completa do olho, incluindo a esclera. A cavidade vazia é preenchida com um implante ocular, o qual é meticulosamente recoberto com a cápsula de Tenon e a conjuntiva. Várias técnicas ajudam a resistir à migração do implante com o tempo e a otimizar a movimentação da prótese ocular. A migração do implante e a mobilidade relativamente ruim são problemas da enucleação em relação à evisceração.

Os implantes tradicionais para a evisceração e a enucleação são esferas não porosas compostas de metilmetacrilato ou silicone. Esse procedimento é uma solução viável para muitos pacientes. Implantes mais novos e caros de hidroxiapatita e polietileno poroso (Medpor) são porosos e permitem o crescimento vascular interno. As vantagens destes implantes porosos são a resistência à infecção e à migração. Eles também têm o potencial para melhor mobilidade por permitir a colocação tardia (após 6 meses) de um pino, que pode ser acoplado à prótese do paciente.

A exenteração é a remoção de todo o olho e de seus tecidos moles, incluindo a conjuntiva, pálpebras e músculos extraoculares. Esse procedimento deformante é reservado para pacientes com neoplasia ou infecção que ameacem a vida, dor crônica e contínua ou deformidade significativa. Após uma exenteração, o paciente tem um grande defeito de tecidos moles que pode ser mascarado por um curativo ou pálpebra contendo uma prótese oculofacial. Lembrar, contudo, que a prótese feita para um paciente após uma exenteração não pisca e que a pele não combina com a pele adjacente.

59
Enucleação

Indicações

Ver o Capítulo 58.

- Tumores intraoculares.
- Olhos cegos após lesões penetrantes graves.
- Olhos cegos com infecção recalcitrante.
- Olhos cegos e dolorosos que não melhoram com tratamento clínico.

Procedimento pré-operatório

Ver o Capítulo 3.

1. Tratar qualquer processo infeccioso conforme a necessidade.
2. Se possível, interromper o uso de aspirina e anti-inflamatórios não esteroides 10 dias antes da cirurgia. Suspender a varfarina 2-3 dias antes da cirurgia se for clinicamente possível.
3. Interrogar o paciente sobre tendências hemorrágicas. Uma pergunta útil é saber se o paciente já apresentou sangramento anormal após extração dentária. Obter avaliação hematológica se houver suspeita de tendência hemorrágica.

Instrumentação

- Blefarostato
- Pinça denteada
- Fios de sutura (Vicryl 6-0, categute 6-0, Vicryl 5-0)
- Porta-agulhas
- Cautério
- Tesoura (Westcott, Stevens)
- Ganchos de músculo
- Implante esférico (silicone ou metilmetacrilato para a Técnica I e implante Medpor SST para a Técnica II; ver adiante)
- Conjunto medidor de esferas
- Modelador de metilmetacrilato

Procedimento operatório

1. Determinar o método a ser usado para a enucleação:
   a. Técnica I: esfera de silicone ou metilmetacrilato.
   b. Técnica II: esfera de Medpor.

Nota: O texto indicará onde há variação entre as técnicas.

2. Anestesia geral na maioria dos casos.
3. Verificar o olho a ser enucleado.
4. Preparar e colocar campos cirúrgicos da maneira estéril habitual.
5. Colocar o blefarostato.
6. Realizar peritomia límbica de 360 graus tomando cuidado para preservar toda a conjuntiva (tesoura Westcott).

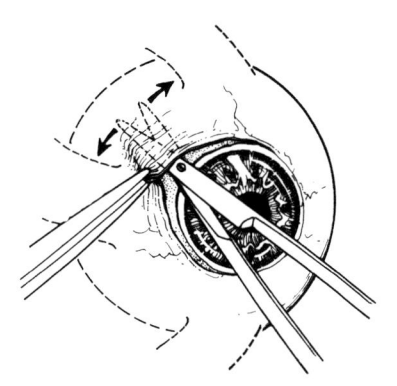

Figura 59.1

7. Aumentar a incisão de maneira romba entre os músculos retos em todos os quadrantes (**Fig. 59.1**).
   a. Usar tesoura Westcott para progredir de maneira romba através da cápsula de Tenon até a esclera nua.
   b. Direcionar a tesoura em 45 graus entre os músculos retos.
   c. Abrir a tesoura.

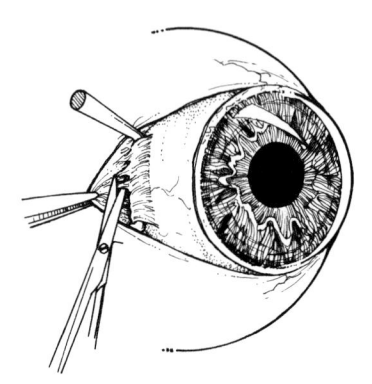

Figura 59.2

8. Isolar os músculos retos medial e lateral com gancho de músculo (**Fig. 59.2**).
9. Usar Q-tip ou tesoura para dissecar de maneira conservadora a cápsula de Tenon.

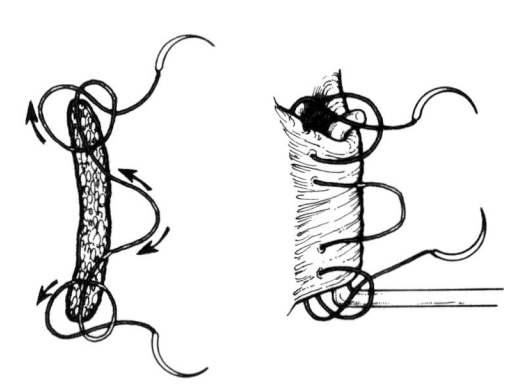

Figura 59.3

10. Fixar os músculos retos medial e lateral na inserção com suturas de Vicryl 6-0 de armação dupla com agulhas S-14 (**Fig. 59.3**).
11. Cortar os músculos retos medial e lateral em sua inserção (tesoura Westcott).
    a. Puxar para cima os ganchos de músculo e suturas para evitar o corte das suturas.
    b. Deixar um coto de ~ 5 mm na inserção do reto medial para possibilitar que o cirurgião segure e gire o bulbo.

Técnica I: Esfera de silicone ou metilmetacrilato

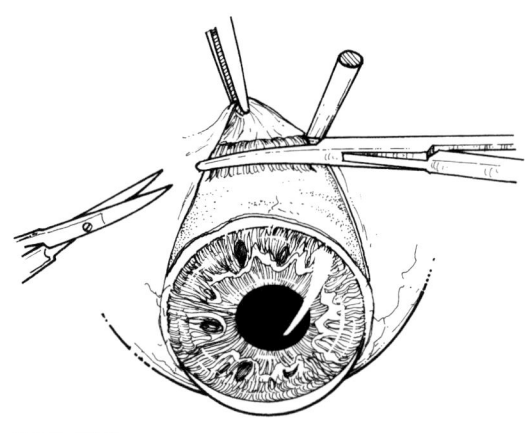

Figura 59.4

1. Segurar os músculos retos inferior e superior com gancho (**Fig. 59.4**).
2. Dissecar moderadamente os músculos da cápsula de Tenon.
3. Cortar os músculos rentes ao bulbo e permitir sua retração.

Técnica II: Esfera de Medpor

1. Fixar os músculos retos superior e inferior em sua inserção com suturas de Vicryl 6-0 de armação dupla.
2. Cortar os músculos retos superior e inferior em sua inserção (tesoura Westcott).

Ambas as técnicas

1. Opcional: isolar e cortar os músculos oblíquos superior e inferior.
    a. Oblíquo superior:
        i. Retrair posteriormente a conjuntiva e a cápsula de Tenon.
        ii. Segurar o coto do reto superior e puxar o olho em direção inferotemporal.
        iii. Sob visualização direta, isolar o tendão do oblíquo superior posteriormente ao coto do reto superior com gancho de músculo.
        iv. Clampear o tendão com hemostática.
        v. Cortar o tendão com tesoura.
    b. Oblíquo inferior:
        i. Direcionar o olho superonasalmente.
        ii. Retrair posteriormente a conjuntiva e a cápsula de Tenon.
        iii. Isolar o músculo oblíquo entre os retos inferior e lateral com gancho de músculo.
        iv. Clampear o músculo perto do bulbo com duas hemostáticas.
        v. Cortar o músculo entre as hemostáticas com tesoura.
        vi. Cauterizar os cotos musculares antes de remover os clampes.

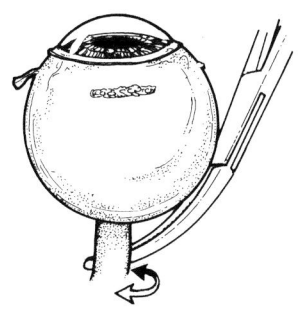

Figura 59.5

2. Dedilhar o nervo óptico com golpes laterais (**Fig. 59.5**) usando hemostática.
3. Segurar o coto do reto medial com hemostática ou pinça.
   a. Usar aplicador de algodão para desfazer aderências residuais no bulbo.
   b. Palpar o nervo óptico com uma hemostática.
4. Estabilizar o globo e girá-lo lateralmente usando um instrumento no coto do reto medial.
5. Clampear o nervo óptico por ~ 1 minuto.
   a. Se o nervo estiver completamente clampeado, a movimentação do clampe deve ser transmitida para a órbita.
   b. Não clampear o nervo óptico se houver suspeita de tumor intraocular, pois o clampeamento do nervo óptico aumenta a pressão intraocular e pode disseminar o tumor pela circulação.
   c. Não clampear o nervo óptico se houver ruptura do bulbo, pois o aumento da pressão intraocular produzido pelo clampeamento pode causar extrusão do conteúdo intraocular.
6. Remover o clampe.

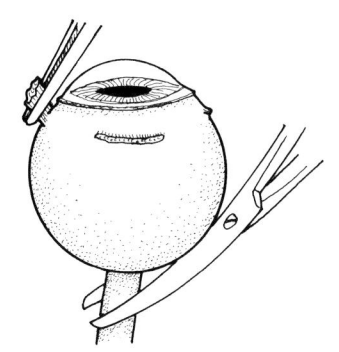

Figura 59.6

7. Cortar o nervo óptico com tesoura de enucleação (**Fig. 59.6**).
   a. Aplicar tração para cima sobre o bulbo com hemostática ou pinça no coto do músculo reto medial.
   b. Antes de cortar, pressionar a tesoura de enucleação posteriormente na órbita para não cortar o nervo muito perto do bulbo.

8. Puxar o clampe do reto medial para remover o bulbo.
9. Cortar os músculos oblíquos, se isso ainda não tiver sido feito no passo 1.
10. Desfazer qualquer aderência residual do bulbo.
11. Obter a hemostasia.
    a. Tamponar a cavidade com gaze ou cotonoides neurológicos de 1 cm x 3 cm embebidos em lidocaína com epinefrina a 1:100.000.
    b. Aplicar pressão firme por 5 minutos. Usar o dedo ou o êmbolo de uma seringa.
    c. Se o sangramento continuar, usar retratores orbitais para cauterizar os vasos sangrantes, geralmente a artéria dentro do coto do nervo óptico.
12. Inspecionar o bulbo para assegurar-se de que não tenha sido seccionado e de que tenha sido completamente removido.
13. Usar tesoura Stevens para abrir a camada posterior da cápsula de Tenon.

Técnica I: Esfera de silicone ou metilmetacrilato

1. Colocar a esfera de silicone ou metilmetacrilato posteriormente à cápsula de Tenon posterior no cone muscular.
2. Escolher o tamanho do implante de modo que a cápsula de Tenon possa ser fechada sobre ele sem tensão; 18-20 mm é o mais comum.

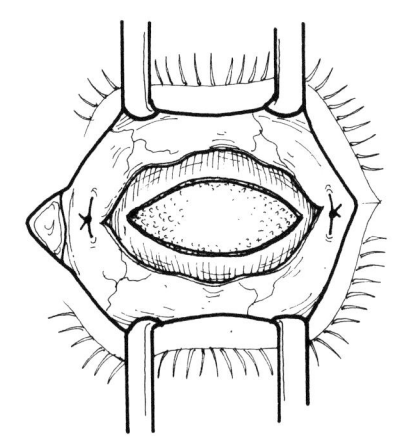

Figura 59.7

3. Amarrar as suturas previamente colocadas no músculo reto medial através da cápsula de Tenon e da conjuntiva a 5-10 mm da comissura medial e amarrar. Do mesmo modo, avançar e amarrar o músculo reto lateral (**Fig. 59.7**).

Técnica II: Medpor

1. Determinar o tamanho correto do implante com o conjunto medidor.
2. Inserir o implante na órbita com oito buracos no implante virados anteriormente para permitir a sutura dos músculos no implante.

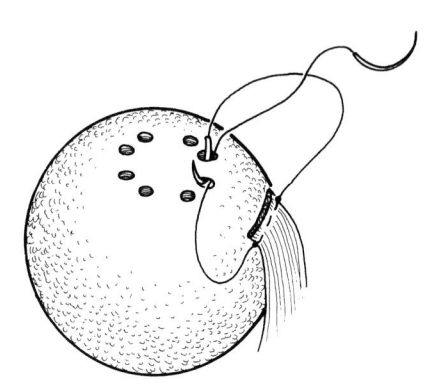

Figura 59.8

3. O implante de Medpor SST tem canais conectados para passar as suturas. Passar o fio com agulha S-14 através do túnel no implante e recuperar a agulha. Iniciando no buraco em que a primeira sutura foi recuperada, passar a outra extremidade desta sutura de armação dupla através do implante (**Fig. 59.8**).

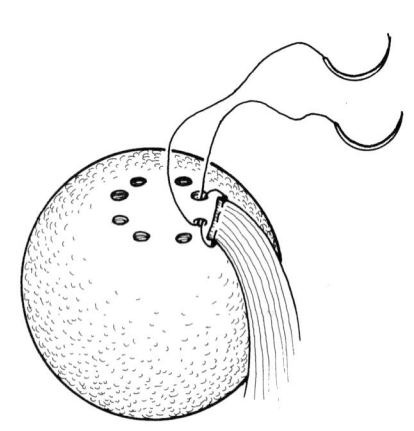

Figura 59.9

4. Puxar para cima as suturas para avançar o músculo reto até a superfície anterior do implante (**Fig. 59.9**).
5. Amarrar a sutura de armação dupla.

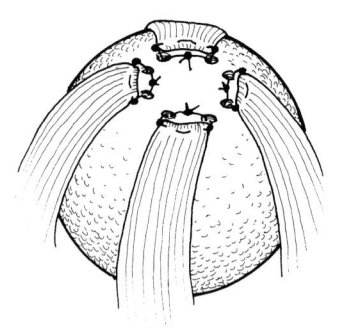

Figura 59.10

6. Suturar os outros três músculos retos no implante da mesma maneira (**Fig. 59.10**).

Ambas as técnicas

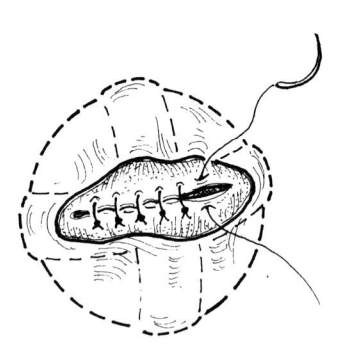

Figura 59.11

1. Fechar meticulosamente a cápsula de Tenon em camadas superficiais e profundas com suturas interrompidas de Vicryl 5-0 (**Fig. 59.11**).
2. Inspecionar qualquer espaço remanescente na cápsula de Tenon usando Q-tip ou a ponta de um gancho de músculo como uma sonda. Fechar com suturas interrompidas adicionais. É essencial um fechamento completo e firme da cápsula de Tenon.
3. Suturar a conjuntiva com categute 6-0.
4. Colocar o modelador.
5. Aplicar pomada de antibiótico.
6. Aplicar curativo firme.

Procedimento pós-operatório

1. Usar antibióticos orais por 5 dias.
2. Remover o curativo compressivo após 24-48 horas.
3. Liberar o paciente quando for capaz de tolerar as medicações orais, geralmente no dia posterior à cirurgia.
4. Aplicar pomada de antibiótico 3 vezes ao dia por 3 semanas.
5. Adaptar prótese customizada em 8 semanas.
6. No caso de Medpor, pode ser colocado um pino no implante para melhorar a mobilidade quando estiver vascularizado (casos selecionados).

Complicações

1. Secção do bulbo posterior em vez do nervo óptico, deixando estruturas oculares na órbita. Em tais casos, os tecidos residuais devem ser identificados e removidos.
2. Hemorragia.
3. Infecção.
4. Extrusão, migração e exposição do implante.
5. Ptose.

60

Evisceração

Indicações

Ver o Capítulo 58.

- Casos selecionados de infecção intraocular em olhos cegos.
- Pacientes debilitados para os quais é preferível um procedimento curto ou anestesia local.
- Pacientes para os quais o resultado cosmético é de particular importância e podem aceitar os riscos da oftalmia simpática.

Contraindicações

- Tumor intraocular.
- Condição ocular para a qual seja necessário exame histopatológico.
- Olho com trauma grave.

Procedimento pré-operatório

Ver o Capítulo 3.

1. Tratar qualquer processo infeccioso conforme a necessidade.
2. Assegurar-se de não haver doença ocular maligna.
   a. Realizar exame com ultrassom ou ressonância magnética se não puder visualizar completamente o fundo de olho.
3. Selecionar o tipo de implante a ser usado. Silicone e metilmetacrilato têm custo baixo e são relativamente inertes. Hidroxiapatita e polietileno poroso (Medpor) permitem a vascularização e uma prótese com pino mais tarde se houver desejo de um melhor movimento da prótese.

Instrumentação

- Blefarostato
- Pinça denteada
- Fios de sutura (Vicryl 6-0, categute 6-0)
- Porta-agulhas
- Tesoura corneoescleral e Westcott
- Cautério
- Bisturi microcirúrgico
- Colher de evisceração
- Implante esférico (p. ex., silicone, metilmetacrilato, hidroxiapatita, polietileno poroso [Medpor])
- Conjunto de esferas (medidor)
- Modelador de metilmetacrilato
- Espátula de ciclodiálise
- Álcool absoluto

Procedimento operatório

1. Anestesia: geral ou retrobulbar (ver o Capítulo 4).
2. Confirmar o olho a ser eviscerado.
3. Preparar e colocar campos cirúrgicos da maneira estéril habitual.
4. Colocar o blefarostato.
5. Realizar peritomia conjuntival de 360 graus no limbo (tesoura Westcott).
6. Entrar na câmara anterior no limbo (bisturi microcirúrgico).

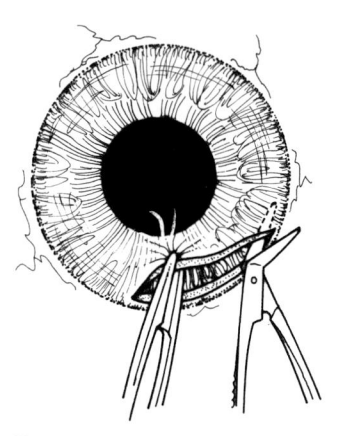

Figura 60.1

7. Remover a córnea no limbo (tesoura Westcott ou corneoscleral) **(Fig. 60.1)**.

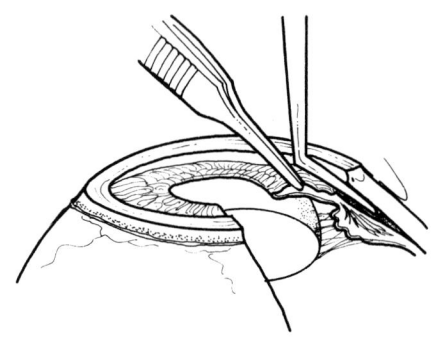

Figura 60.2

8. Desinserir a úvea do esporão escleral usando espátula de ciclodiálise **(Fig. 60.2)**.

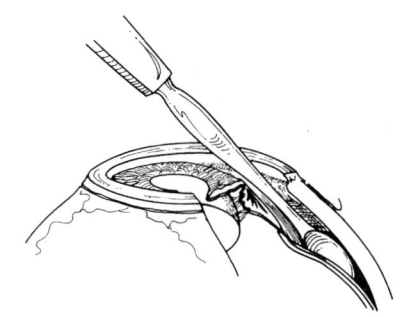

Figura 60.3

9. Retirar cuidadosamente o conteúdo intraocular com colher de evisceração, tentando liberar o conteúdo *in toto* (em sua totalidade) da lente escleral **(Fig. 60.3)**.
10. Garantir a hemostasia adequada.
    a. Cauterizar diretamente os vasos sangrantes, mais comumente na cabeça do nervo óptico.
11. Remover qualquer tecido uveal residual na cavidade escleral com colher de evisceração e aplicadores com ponta de algodão umedecidos.
12. Esfregar a cavidade escleral com aplicadores de ponta de algodão embebidos em álcool absoluto (remover as células uveais residuais e desnaturar as proteínas residuais).
13. Irrigar a lente escleral com soro fisiológico para remover todo o álcool residual.
14. Inspecionar cuidadosamente a lente escleral quanto a qualquer tecido remanescente.
15. Irrigar a lente escleral com solução de antibiótico se a evisceração for realizada por infecção intraocular.

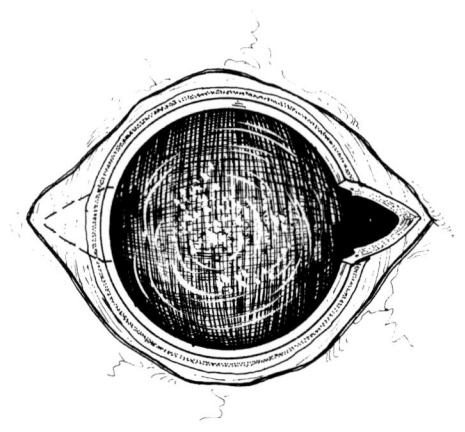

Figura 60.4

16. Excisar pequenos triângulos da esclera nas posições de 3 e 9 horas do relógio para permitir a colocação do implante e evitar "orelhas de cachorro" quando fechar a esclera **(Fig. 60.4)**.
17. Determinar o tamanho do implante a ser inserido (14, 16 ou 18 mm são os mais comuns) usando o conjunto medidor.

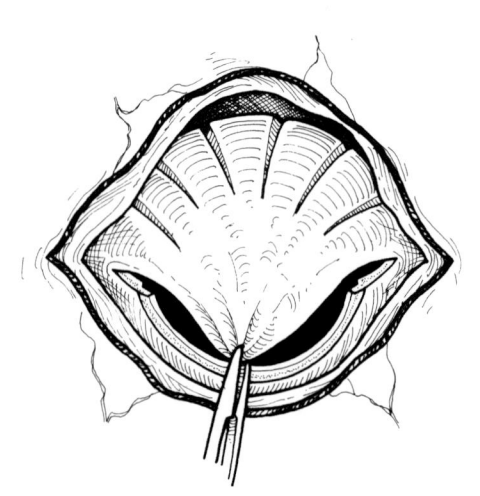

Figura 60.5

18. Garantir que a esclera feche sobre o implante sem tensão. Se não for o caso, fazer esclerotomias verticais ou horizontais posteriormente ao equador do globo ocular para permitir um implante maior e para evitar enoftalmo no pós-operatório **(Fig. 60.5)**.
19. Inserir o material de implante escolhido.

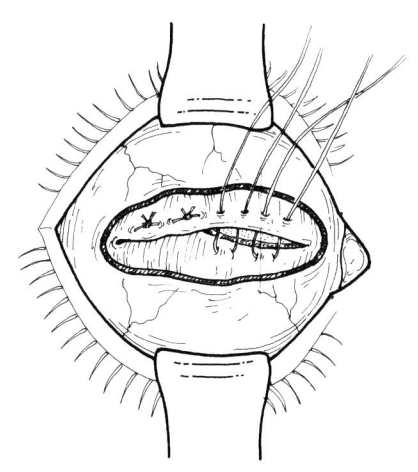

Figura 60.6

20. Fechar a esclera com 4-5 suturas horizontais de colchoeiro imbricadas com Vicryl 5-0 (barreira contra a extrusão) **(Fig. 60.6)**.
21. Reforçar a esclera com suturas interrompidas simples adicionais de Vicryl. Fechar a cápsula de Tenon com suturas interrompidas ou contínuas de Vicryl 6-0.

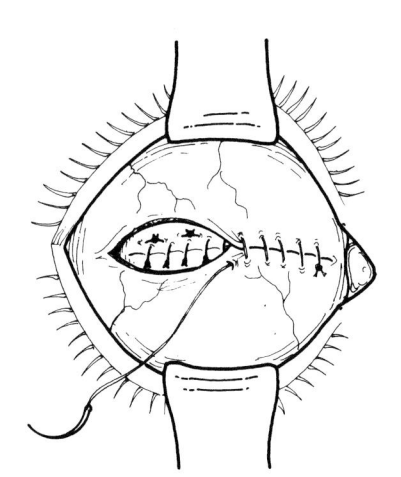

Figura 60.7

22. Fechar a conjuntiva com sutura contínua de categute 6-0 **(Fig. 60.7)**.
23. Fazer injeção subconjuntival de antibiótico se tiver havido infecção prévia.
24. Colocar o modelador de tamanho adequado para preencher os fórnices superior e inferior, mas permitindo o fechamento delicado das pálpebras.
25. Aplicar pomada de antibiótico.
26. Aplicar um curativo compressivo firme.

Procedimento pós-operatório

1. Continuar o uso de antibióticos orais ou injetáveis por vários dias após a cirurgia em casos de infecção para evitar a disseminação orbitária. Usar antibióticos orais por 5 dias em pacientes sem infecção no pré-operatório.
2. Remover o curativo após 24-48 horas.
3. Liberar o paciente quando a dor puder ser manejada com medicações orais.
4. Aplicar pomada de antibiótico 3 vezes ao dia por 3 semanas.
5. A prótese customizada é adaptada em 8-10 semanas.

Complicações

1. Risco de oftalmia simpática
2. Descoberta intraoperatória de tumor intraocular não suspeitado
3. Infecção orbitária
4. Perda de tecido para exame patológico
5. Exposição ou extrusão do implante

61
Exenteração orbital

Indicações
Ver o Capítulo 58.

Procedimento pré-operatório
1. Completar a avaliação regional e sistêmica relevante. A doença está confinada à órbita? Há evidência de disseminação para linfonodos regionais, seios paranasais contínuos, cérebro ou outros locais distantes?
2. Revisar com o paciente as indicações para este procedimento altamente desfigurante. Se o objetivo da cirurgia for "curar" o paciente da doença maligna, discutir a probabilidade de recorrência da doença. Se a cirurgia for paliativa ou para controle da doença local (como costuma ser o caso quando a doença mostra disseminação regional ou à distância), explicar os benefícios do procedimento sobre alternativas como irradiação ou a não realização de cirurgia.
3. Decidir se o paciente quer recobrir o defeito cirúrgico e de que maneira isso será feito. Um paciente com prótese oculofacial se beneficiará de uma cavidade mais profunda obtida com a exenteração completa. Um paciente com um processo orbitário superficial, como um tumor maligno conjuntival, e que não quer usar prótese ou curativo, pode se beneficiar de manter o defeito orbitário menos profundo – como é possível com uma exenteração anterior mais limitada.

Instrumentação
- Pinça denteada
- Fio de sutura (tração de seda 4-0)
- Fio categute cromado 5-0 ou 6-0
- Porta-agulhas
- Elevador de periósteo Freer
- Cautério: monopolar e bipolar
- Retratores maleáveis
- Tesoura (Stevens, de enucleação)

Procedimento operatório
1. A anestesia geral é preferível. Suplementar com uma mistura 50:50 de lidocaína a 2% mais epinefrina a 1:100.000 e bupivacaína a 0,75% injetada ao longo da margem orbitária e em situação retrobulbar e peribulbar.
    a. Pode ser usada a sedação consciente em pacientes com risco anestésico aumentado.
    b. A epinefrina diminui o sangramento em tecidos moles.
    c. O anestésico local ajuda na analgesia pós-operatória.
2. Costurar as pálpebras fechadas.
    a. As suturas são deixadas longas para permitir a mobilização do espécime.
3. Marcar a margem óssea orbitária com caneta cirúrgica.

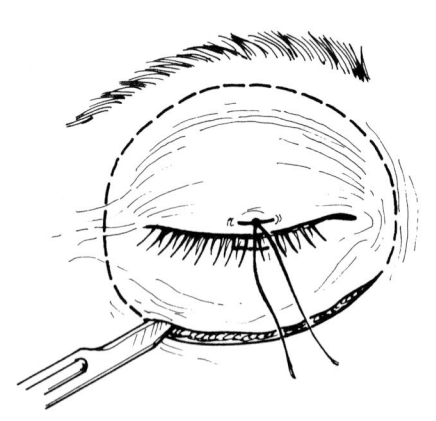

Figura 61.1

4. Incisar a pele periorbital com bisturi (**Fig. 61.1**).

    Opcional: a pele da pálpebra e o músculo orbicular podem ser preservados incisando-se a pele logo acima (para a pálpebra superior) ou abaixo (para a pálpebra inferior) dos cílios. Nessa variante, a pele da pálpebra e o músculo orbicular são liberados até o nível da margem

orbitária criando retalhos miocutâneos que são dispostos dentro da órbita vazia no final do procedimento.
5. Se a pele e músculo perioculares estiverem envolvidos no tumor, obter margens livres de doença utilizando técnicas de congelação ou Mohs.
6. Usar bisturi ou cautério cortante para incisar os tecidos periorbitais e o periósteo até a margem orbitária óssea.

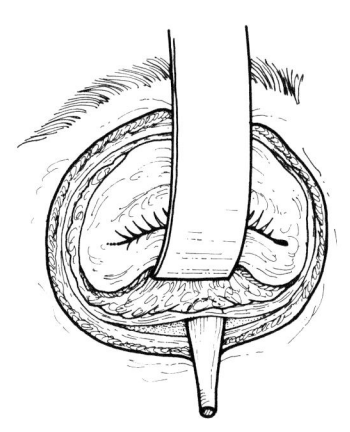

Figura 61.2

7. Separar a periórbita da órbita óssea ao longo de toda a circunferência da cavidade com retratores e elevador de periósteo (**Fig. 61.2**).
   a. A periórbita é fixada firmemente no osso nas fissuras orbitais inferior e superior, tróclea, tubérculo orbitária lateral e na origem do músculo oblíquo inferior. Liberar a periórbita com dissecção cuidadosa.
   b. Toma-se cuidado especial na parte superior da órbita, pois a violação da órbita óssea superior pode predispor a vazamento de líquido cefalorraquidiano, e na fina lâmina papirácea da órbita medial, pois a penetração pode resultar em trajeto fistuloso com o seio etmoidal.
   c. Evitar o uso do cautério monopolar no teto da órbita, pois isso tem sido associado com vazamento de líquido cefalorraquidiano.
8. Cortar o ducto nasolacrimal na entrada do canal nasolacrimal ósseo. O canal pode ser seguido cirurgicamente até o nariz, se o tumor tiver envolvido o sistema de drenagem lacrimal.

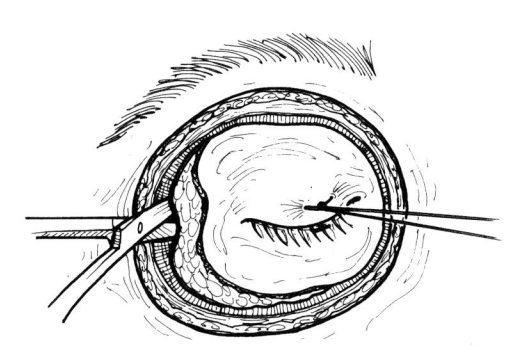

Figura 61.3

9. Dividir o espécime a partir do ápice da órbita com tesoura de enucleação (**Fig. 61.3**). Se a doença não se estender profundamente para dentro da órbita, o espécime pode ser cortado logo atrás do bulbo – deixando uma cavidade orbitária maior.
10. Remover o espécime e tamponar a cavidade orbitária com gaze para obter a hemostasia.
    a. Remover o tampão após 5 minutos e cauterizar qualquer vaso sangrante.
    b. Excisar o tecido mais apical, o qual é difícil de remover, com bisturi ou tesoura. O cautério só é usado de maneira conservadora, pois irá impedir o exame histopatológico dos tecidos apicais.
11. Obter um enxerto de pele de espessura dividida a partir da parte anterior da coxa usando um dermátomo ajustado para uma espessura de 0,015 polegadas (0,39 mm). Cobrir o local doador com pomada tópica ou curativo membranoso oclusivo.

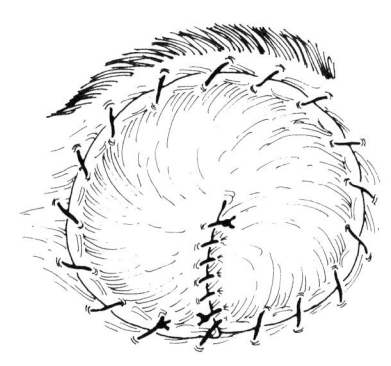

Figura 61.4

12. Suturar o enxerto na pele periocular remanescente na margem orbitária com categute cromado 5-0 ou 6-0. Dispor o enxerto dobrado na profundidade da órbita. Aparar os tecidos sobrepostos e suturar o enxerto juntamente com as suturas cromadas (**Fig. 61.4**).
    a. Tamponar a cavidade com gazes lubrificadas.
    b. Opcional: não obter enxerto cutâneo, mas apenas tamponar a cavidade com gaze lubrificada. A cicatrização ocorrerá por segunda intenção. Isso demorará mais a cicatrizar do que se for usado um enxerto cutâneo.

Procedimento pós-operatório

1. São iniciados antibióticos sistêmicos.
2. Uma ou duas semanas mais tarde, o tamponamento é removido e a cavidade já terá epitelizado em grande parte. Enxertos de espessura dividida fornecem uma cicatrização mais rápida em relação à cicatrização por granulação.
3. A cavidade pode ser recoberta por curativo ou prótese e a recorrência da doença pode ser detectada pela inspeção.
4. Opcional: se for permitido que a cavidade faça a granulação em vez de ser enxertada, serão necessários curativos diários úmidos ou secos até que esteja completa a epitelização em 4-7 dias.

a. A cicatrização por granulação resultará em uma cavidade mais rasa do que a cicatrização com enxerto de pele de espessura dividida.
   b. A cicatrização por granulação pode resultar em retração dos tecidos circundantes incluindo a sobrancelha.
5. Opcional: pacientes selecionados podem se beneficiar de transferências regionais, tais como a transposição do músculo temporal para a órbita ou de retalhos congelados, tais como retalho livre de *latisimus dorsi* para erradicar a cavidade orbitária.

Complicações

1. Sangramento da artéria oftálmica e seus ramos
2. Fístula entre os seios e a órbita causando problemas crônicos de higiene, secreção malcheirosa, dificuldade em assoar o nariz ou mudança na voz
3. Vazamento de líquido cefalorraquidiano

62

Quimiodesnervação com botox (toxina botulínica tipo A)

O Botox é fornecido como uma forma de toxina botulínica do tipo A estéril e secada a vácuo, produzida a partir de uma cultura de *Clostridium botulinum*. O Botox causa uma paralisia muscular localizada temporária por desnervação química.

Indicações

- Blefaroespasmo essencial benigno (aprovada pelo FDA [Food and Drug Administration]).
- Espasmo hemifacial (aprovada pelo FDA).
- Linhas glabelares cosmeticamente indesejáveis em pacientes com menos de 65 anos (aprovada pelo FDA).
- Rugas ou linhas de expressão cosmeticamente indesejáveis na fronte (também chamadas de "pés de galinha") (não aprovada pelo FDA).
- Muitas outras aplicações funcionais e cosméticas estão em uso clínico, embora não sejam aprovadas pelo FDA.

Contraindicações

Alergia à albumina humana; gestação; doença neuromuscular preexistente; uso concomitante de aminoglicosídeos.

Procedimento pré-operatório

1. Discutir as indicações e o uso do Botox com o paciente. A resposta do paciente a doses específicas é altamente variável. Vários tratamentos podem ser necessários antes de determinar a dose ideal e a localização da toxina.
2. O Botox não está atualmente aprovado pelo FDA para propósitos cosméticos, exceto para tratamento de linhas glabelares.

Instrumentação

- Botox (toxina botulínica tipo A) como complexo purificado da neurotoxina.
- Injeção de cloreto de sódio a 0,9% sem conservantes (a solução salina com conservante é comumente usada porque causa menos dor ao ser injetada, embora esta prática não seja recomendada pelo fabricante).
- Seringa de 3 mm com agulha 18-22 G; seringa de insulina ou TB de 0,5-1 mL com agulha de 27, 29 ou 30 G (p. ex., seringa de insulina B-D ultrafina U-100 preparada para 0,5 mL com agulha 29 G)

Procedimento operatório

1. Opcional: pode ser aplicado creme anestésico tópico na pele 15 minutos antes da injeção.
2. Reconstituir o Botox secado a vácuo.
   a. Aspirar 1 mL de soro fisiológico sem conservante em uma seringa de 1 ou 3 mL.
   b. Injetar cuidadosamente a solução salina no frasco de Botox secado a vácuo.
   c. Evitar bolhas ou turbulências.

Nota: Isso gera uma concentração de 10 unidades por 0,1 mL.

Nota: Outra diluição popular é a de 5 unidades por 0,1 mL (misturada com 2 mL de soro fisiológico no frasco).

   d. A toxina, uma vez misturada, deve ser usada dentro de 4 horas de acordo com o fabricante. (Na prática clínica, o agente continua a ser efetivo quando armazenado no refrigerador por vários dias após a reconstituição.)
3. Enxugar as áreas faciais envolvidas com álcool e deixar secar, pois o álcool pode inativar o Botox.
4. Realizar as injeções:
   a. As injeções são subcutâneas para evitar a difusão além do septo orbitário na órbita, onde pode ocorrer ptose ou diplopia.
   b. Na área glabelar, as injeções são mais profundas – na superfície da musculatura glabelar – pois a pele nessa região é mais espessa do que nas pálpebras.

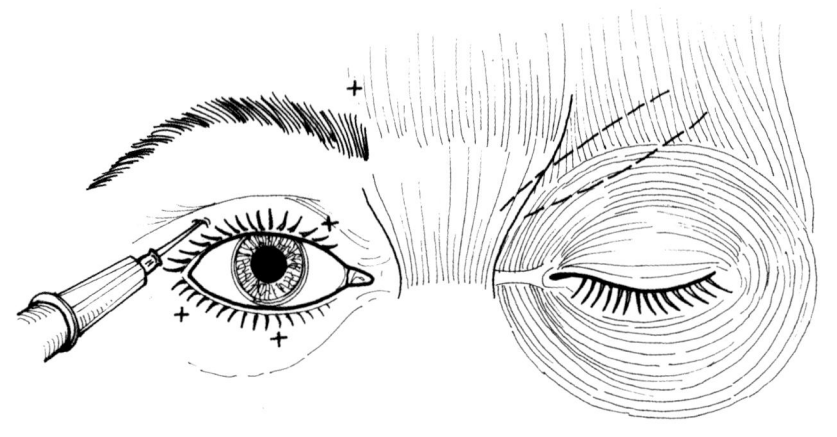

Figura 62.1

5. Em casos de espasmo hemifacial, injetar 1,25-2,5 unidades por local no lado envolvido conforme demonstrado (**Fig. 62.1**).
6. Para blefaroespasmo essencial, injetar 2,5-5,0 unidades por local conforme demonstrado (**Fig. 62.2**).
7. Para indicações cosméticas:
    a. Redução de linhas glabelares cosmeticamente indesejáveis (**Fig. 62.2**).
        i. Injetar 5 unidades na parte superior da sobrancelha 1 cm acima da margem orbitária e, então, angular a agulha superiormente por 7 mm e injetar outras 5 unidades. Isso enfraquece os corrugadores (linhas verticais). Repetir do lado oposto.
        ii. Injetar 5 unidades na linha média para enfraquecer o *procerus* (linhas glabelares horizontais).
    b. Para linhas de expressão, injetar 2-4 unidades em 3 locais na área das linhas de expressão laterais ("pés de galinha").
    c. Para rugas horizontais de sobrancelha, injetar 2 unidades em 4 locais ao longo da sobrancelha.

Instruções pós-operatórias

1. O Botox pode demorar de 2-10 dias para obter o efeito máximo.
2. A maioria dos pacientes com blefaroespasmo ou espasmo hemifacial tem sintomas de ressecamento ocular e se beneficiam de lágrimas artificiais.

Complicações

1. Visão dupla
2. Ptose
3. Olho seco
4. Lacrimejamento
5. Ptose das sombrancelhas
6. Assimetria das sobrancelhas
7. Sangramento localizado

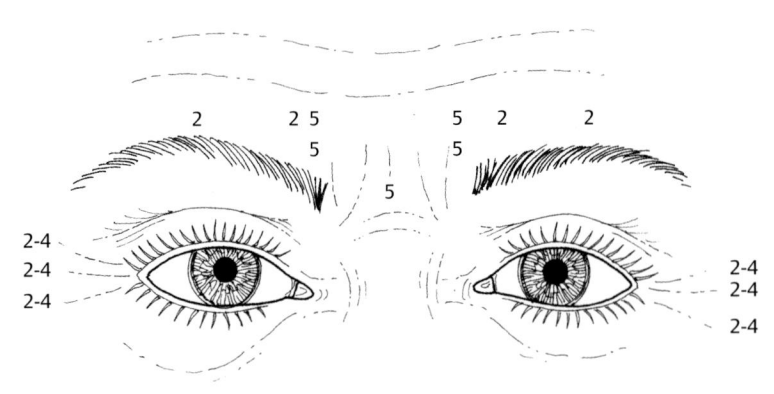

Figura 62.2

IX

Vitreorretinal

63

Vitrectomia do segmento posterior

Indicações

Os objetivos da vitrectomia posterior variam. Entre os mais importantes estão:

- Remoção de opacidades de meio.
- Manejo do descolamento de retina tracional ou tracional-regmatogênico (p. ex., descolamentos associados com proliferação vítreo retiniana [PVR] ou retinopatia diabética proliferativa [RDP]).
- Reparo do descolamento de retina regmatogênico.
- Alívio da tração tangencial sobre a retina (p. ex., membrana epirretiniana [MER]).
- Reparo de buraco macular.
- Cirurgia submacular para remoção de sangue subfoveal (p. ex., com hemorragia retiniana induzida por macroaneurismas arteriais) ou neovascularização coroidal subfoveal (p. ex., associada com a síndrome de histoplasmose ocular presumida) em pacientes cuidadosamente selecionados.
- Remoção de corpo estranho intraocular (CEIO).
- Biópsia de vítreo para identificar organismo infeccioso, em casos de endoftalmite, ou células cancerosas, em casos de linfoma intraocular de grandes células.
- Biópsia da retina e/ou coroide em casos de doença inflamatória ocular de origem incerta (p. ex., endoftalmite por *nocardia*).
- Remoção de cristalino com catarata e deiscência zonular usando abordagem via *pars plana*.
- Reposicionamento de implante de lente intraocular (LIO) subluxada.
- Como adjunto da drenagem de descolamentos coroidais serosos ou hemorrágicos.

As técnicas especializadas incluem segmentação e/ou excisão de membranas vitreorretinianas, drenagem interna de líquido sub-retiniano, aplicação de fotocoagulação com *endolaser* ou endocrioterapia, uso de líquidos de perfluorocarbono mais pesados que a água, uso de instrumentos intraoculares iluminados (p. ex., pinça, tesoura) e trocas fluido-gasosas, para citar apenas algumas. Um tratamento aprofundado destas técnicas está além do escopo deste livro. Em vez disso, este capítulo descreverá as características essenciais do procedimento de vitrectomia posterior.

Procedimento pré-operatório

Ver o Capítulo 3.

1. Avaliação retiniana completa com exame por ultrassom se houver necessidade.
2. Dilatar a pupila (p. ex., ciclopentolato a 1% mais fenilefrina a 2,5% a cada 15 minutos por 3 vezes iniciando 1 hora antes da cirurgia).

Instrumentação

- Blefarostato
- Pinça de tecido com dentes finos (p. ex., Colibri ou Castroviejo reta 0,12 mm)
- Tesoura Westcott e Stevens
- Ganchos de músculo
- Cautério com conexão para uso externo e intraocular
- Compasso Castroviejo
- Caneta marcadora (opcional)
- Lâmina microvitreorretiniana (MVR) de 20 G
- Porta-agulhas com ponta fina (preferivelmente com trava)
- Cânula de infusão de 2,5, 4 ou 6 mm dependendo: (1) do tamanho do olho (p. ex., 2,5 mm para casos pediátricos) e (2) da visibilidade da ponta da cânula após a inserção na cavidade vítrea e/ou da presença de descolamento coroidal (p. ex., cânula de 6 mm para casos com descolamento de retina)
- Fios de sutura (seda branca 4-0 ou Vicryl 6-0, Vicryl 7-0 e Vicryl 8-0 ou categute 6-0)
- Instrumentação de sucção/corte para vitrectomia

Nota: Neste capítulo, a máquina de vitrectomia Alcon Accurus e os parâmetros são usados para fins ilustrativos. Os autores reconhecem que existem outras máquinas excelentes disponíveis. Os autores não têm interesse financeiro no sistema Accurus.

- Endoiluminador de fibra óptica (alguns cirurgiões usam iluminação tipo *chandelier*, a qual é inserida através de uma esclerotomia e suturada em posição em vez de ser segurada na mão não dominante)
- Anel corneano e lentes de contato com índice refrativo alto (prisma de 20 graus e 30 graus), campo amplo (48

graus), mácula (34 graus) e lentes bicôncavas (90 D); ou o sistema de lentes de visualização em ângulo aberto (lentes de sistema de ângulo aberto: mácula, lente 66 D; equador, lente 91 D; campo amplo, lente 155 D)
- Plugues esclerais
- Aplicadores com ponta de algodão
- Oftalmoscópio indireto
- Lentes de 20 D e/ou 28 D
- Pinça intraocular (p. ex., pinça assimétrica Tano, pinça De Juan), tesoura intraocular (p. ex., Sutherland vertical e horizontal, 25 G), *pick* intraocular (p. ex., ponta serrilhada, ponta fina), cânula com ponta flexível de pó de diamante (Tano). Alguns instrumentos (p. ex., tesoura, pinça) acomodam a luz de fibra óptica e são iluminados.
- Flauta com ou sem (Charles) ponta de silicone
- *Laser* (*endolaser* e/ou indireto)
- Unidade crio (crioterapia transescleral) mais sondas apropriadas
- Bomba de gás (fornecida como parte da máquina de vitrectomia Alcon Accurus)
- Seringa de infusão de óleo de silicone (fornecida como parte da máquina de vitrectomia Alcon Accurus)
- Retratores flexíveis de íris e lâmina 15 graus (para pacientes com pupilas pequenas)
- Líquido de perfluorocarbono e/ou óleo de silicone (dependendo do caso)
- Gás: SF_6, C_3F_8
- Sistema de inversão para as lentes de vitrectomia de ângulo aberto (p. ex., ROLS de Volk)
- Muitas empresas fabricam tais sistemas de inversão, incluindo Volk, Ocular e Avi. Qualquer destes sistemas de inversão pode ser usado com as lentes de contato de ângulo aberto fabricadas por qualquer destas empresas (p. ex., usar lentes Volk com inversor Avi)
- Cânula BD Visitec 20 G x 2,5 cm com extensão da ponta de 30 G x 0,5 cm para viscodissecção (opcional)
- Instrumentos para cirurgia sub-retiniana: pinça sub-retiniana, *pick* e cânula de infusão 33 G (opcional)

Procedimento operatório

1. Anestesia: geral ou retrobulbar + sedação + monitorização anestésica ± bloqueio palpebral.
2. Preparar e colocar campos cirúrgicos no olho. Fitas plásticas adesivas são preferíveis para manter os cílios afastados do campo cirúrgico. Se houver preocupação sobre movimentos da cabeça pelo paciente sob anestesia local, considerar a fixação com fita da cabeça do paciente na maca.
3. Colocar blefarostato.
4. Realizar peritomia conjuntival (tesoura Westcott, pinça de tecido)
    a. Realizar peritomia conjuntival localizada com base no fórnice sobre os locais planejados como pontos de entrada (**Fig. 63.1A**).
    b. Alternativamente, realizar pequenas peritomias focais sobre os locais planejados para esclerotomia (**Fig. 63.1B**).

Nota: Se for planejada a colocação de um cintamento escleral, realizar uma peritomia límbica de 360 graus.

5. Opcional: cauterizar os vasos sangrantes e os locais planejados para esclerotomia.
6. Isolar e amarrar os músculos retos com sutura de seda preta 2-0 se for colocado um cintamento escleral (**Figs. 63.2 e 63.3**).
    a. Abrir a cápsula de Tenon e o septo intermuscular entre os músculos com tesoura Stevens (pode-se usar aplicador com ponta de algodão para fazer dissecção romba e expor os músculos).
    b. Isolar o músculo com gancho de músculo (ver o Capítulo 37).
    c. Amarrar cada músculo reto com sutura de seda 2-0 enfiada através de um gancho de músculo fenestrado.
        i. A sutura é colocada através do gancho de músculo fenestrado, o qual é então passado sob o músculo. A sutura é então puxada desde o gancho com pinça, amarrando o músculo.
        ii. Amarrar o músculo reto superior por último, usando as outras suturas de tração para obter uma exposição adequada. O gancho de músculo deve ser passado em direção de temporal para nasal para evitar que se amarre o tendão do oblíquo superior.
7. Planejar a localização dos pontos de entrada.
    a. Colocar as esclerotomias 3 mm posteriormente ao limbo em olhos afácicos/pseudofácicos e 4 mm pos-

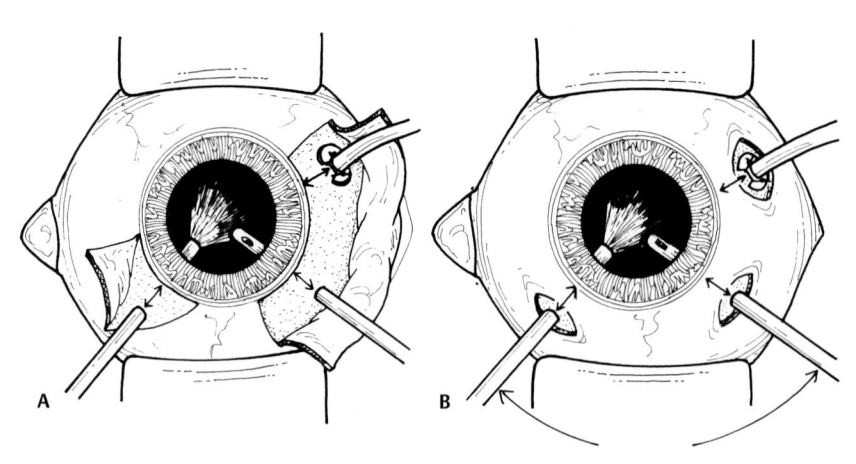

Figura 63.1

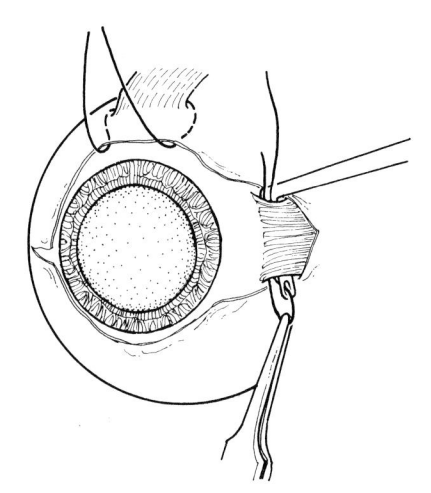

Figura 63.2

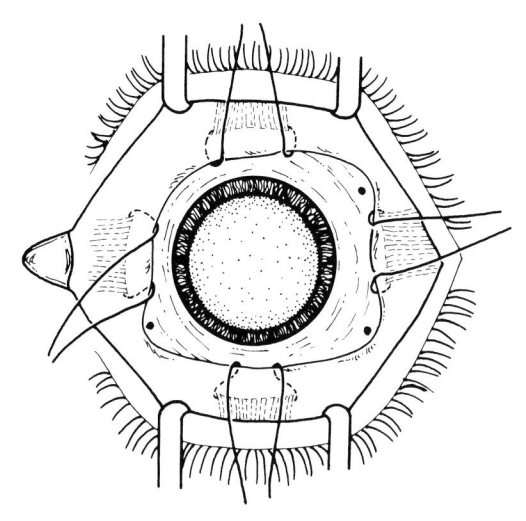

Figura 63.3

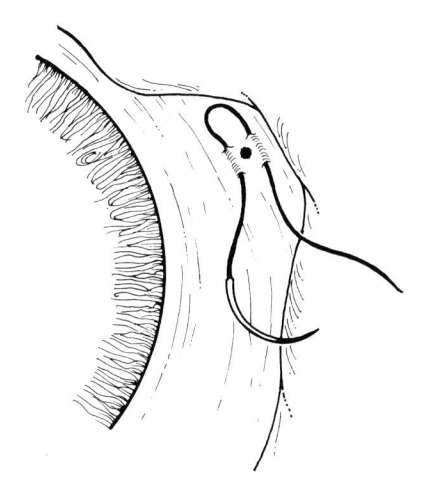

Figura 63.4

teriormente ao limbo em olhos fácicos (medir com compasso).

b. Colocar a cânula de infusão em posição inferotemporal (a menos que exista contraindicação) e posicionar os locais para a manipulação bimanual em localização superotemporal e superonasal.
c. Os locais de esclerotomia devem ser paralelos ao limbo.
d. Opcional: marcar os locais com caneta marcadora ou cautério.

8. Primeiramente preparar o local de infusão.
    a. Colocar em posição inferotemporal na maioria dos casos.
    b. Pré-colocar sutura de colchoeiro de seda branca 4-0 ou Vicryl 6-0 ou 7-0 através de espessura parcial da esclera estendendo-se sobre o local da esclerotomia (**Fig. 63.4**).
    c. Penetrar no olho com lâmina MVR (**Fig. 63.5A**).
        i. Segurar a lâmina perpendicular à superfície escleral, em direção ao centro anatômico do globo ocular.
        ii. Colocar a ponta da lâmina sobre a superfície escleral, entrar no olho com uma pressão fir-

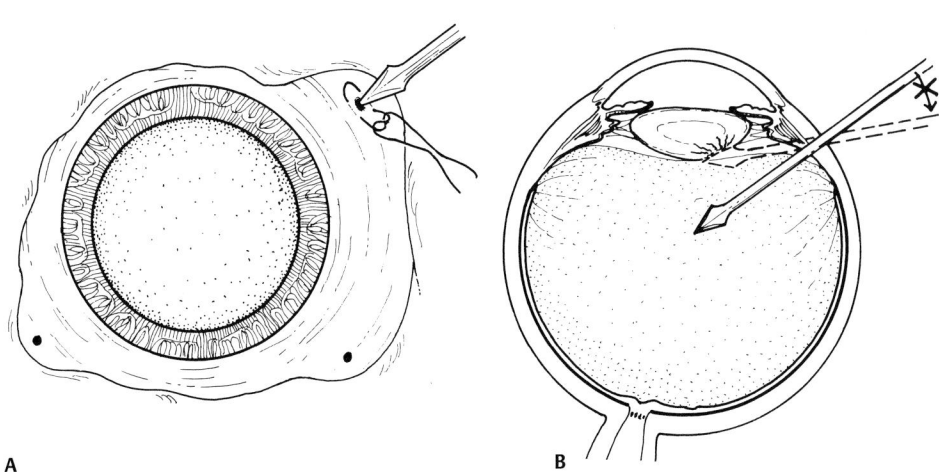

A B
Figura 63.5

me controlada e penetrar completamente a *pars plana*.
   iii. Visualizar a ponta da lâmina através da pupila para verificar a penetração, se os meios estiverem claros.
   iv. O direcionamento da sonda no vítreo anterior pode resultar em dano ao cristalino **(Fig. 63.5B)**.
   d. Colocar a cânula de infusão através da esclerotomia. (Um movimento giratório facilita a entrada da cânula.)
   e. Visualizar a cânula diretamente através da pupila externamente.
      i. Pode-se direcionar o feixe de luz do endoiluminador de fibra óptica através da pupila em direção à cânula de infusão para melhorar a visão, ou
      ii. Usar oftalmoscópio indireto para verificar a posição adequada da cânula e a penetração através da *pars plana*. Se a cânula de infusão não penetrar completamente a *pars plana*, o líquido da infusão pode descolar a retina e/ou a coroide.
   f. Fixar a cânula de infusão na esclera com a sutura colocada previamente.
9. Preparar as incisões superiores.
   a. Colocar as incisões nos quadrantes superotemporal e superonasal perto das bordas superiores dos músculos retos para uma manipulação bimanual confortável (p. ex., posição de 10 e 2 horas do relógio).
   b. Usar a lâmina MVR de modo semelhante ao passo 8c: posição final do instrumento conforme o tipo de peritomia.
   c. Fechar as esclerotomias com plugues esclerais prateados. Os plugues dourados têm diâmetro maior do que os prateados.
10. 23 G e 25 G: a entrada transconjuntival é realizada para a esclerotomia; a peritomia conjuntival não é necessária.
    a. Usar um compasso para marcar o local da esclerotomia. A esclerotomia para a linha de infusão geralmente é feita no quadrante inferotemporal.
    b. Deslocar discretamente a conjuntiva sobre o local marcado usando uma pinça ou um aplicador com ponta de algodão.
    c. Tomar o sistema afiado inseridor-cânula (um sistema pré-montado de trocarte afiado ou uma lâmina de estilete com uma cânula; os fabricantes incluem Alcon, Bausch & Lomb ou DORC) para fazer uma incisão biselada para a esclerotomia.

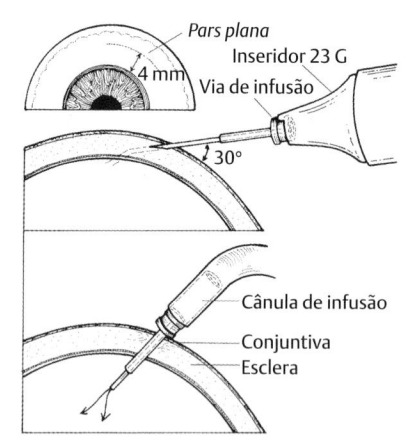

Figura 63.6

   d. Inserir o trocarte pré-montado em um ângulo de 30 graus através da conjuntiva e esclera por aproximadamente 1 mm e, então, angular diretamente em direção ao nervo óptico. (Para a vitrectomia com 25 G, alguns cirurgiões preferem fazer uma incisão transconjuntival não biselada perpendicular à esclera.) **(Fig. 63.6)**
   e. Estabilizar a cânula com uma pinça e remover o trocarte.
   f. Conectar a linha de infusão à cânula. Confirmar a localização da ponta da cânula na cavidade vítrea.
   g. Realizar esclerotomias superiores de maneira semelhante nas posições de 2 e 10 horas.
11. Se a pupila não estiver adequadamente dilatada, colocar retratores flexíveis de íris.
    a. Incisar o limbo nas posições de 2, 4, 8 e 10 horas com lâmina de 15 graus.
    b. Usar pinça de sutura McPherson ou pinça denteada 0,12, 0,3 ou 0,5 mm para guiar os retratores flexíveis de íris através das incisões límbicas e capturar a margem pupilar.

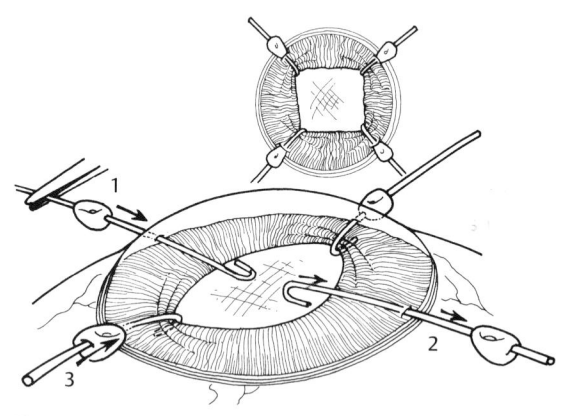

Figura 63.7

    c. Avançar a luva ao redor dos retratores flexíveis de íris, desse modo abrindo a pupila **(Fig. 63.7)**.
12. Suturar o anel corneano em posição e colocar lente de contato sobre a córnea.
    a. Fixar o anel com passadas de sutura superficiais ~ 2-3 mm posteriormente ao limbo nas posições de 6 e 12 horas ou de 3 e 9 horas.
    b. Colocar substância viscoelástica para acoplamento sobre a córnea (p. ex., Healon ou Goniosol).
13. Colocar lente de contato na córnea.
    a. Para aqueles utilizando o sistema de lente Machemer tradicional:
       i. Iniciar geralmente com a lente de campo aberto (48 graus).
       ii. Para a dissecção sobre a mácula (p. ex., dissecção da membrana limitante interna [MLI], dissecção da membrana), usar a lente de mácula.
       iii. Para dissecção periférica de vítreo, usar lente de prisma (20 graus, 30 graus).
    b. Para aqueles utilizando o sistema de lentes de contato de ângulo aberto (Volk, Oculus ou Avi):
       i. O inversor deve ser conectado ao microscópio.

ii. Iniciar geralmente com a lente de ângulo aberto (Ocular 155 D ou Volk's Mini Quad/Quad XL).
iii. Para dissecção macular, usar a lente de mácula (~ 66 D).
iv. Para dissecção equatorial, usar a lente de equador (~ 91 D).

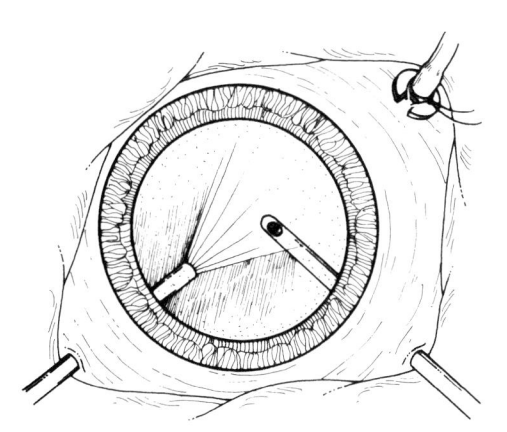

Figura 63.8

14. Inserir o endoiluminador de fibra óptica e o instrumento de vitrectomia após a remoção dos plugues esclerais (**Fig. 63.8**).
15. Desligar as luzes do ambiente e do microscópio.
16. Ajustar os parâmetros do instrumento de vitrectomia: a Alcon fornece diferentes sondas de vitrectomia que têm diferentes velocidades de corte e mecanismos de ação variados. Por exemplo, as sondas Accurus 800 e 2500 têm ação de guilhotina, enquanto a sonda InnoVit tem ação rotatória. Esta máquina apresenta um modo de pedal duplo. No início da depressão do pedal, a máquina ativa uma velocidade de corte alta pré-ajustada (p. ex., InnoVit 1.800 cpm) e 0 mmHg de vácuo. À medida que a depressão do pedal aumenta, a velocidade de corte diminui gradualmente e o vácuo aumenta para níveis pré-ajustados (p. ex., InnoVit 1.200 cpm, 200 mmHg). Os parâmetros descritos adiante são apenas sugestões. Diferentes cirurgiões preferem parâmetros diversos.
    a. Sonda Accurus 800:
        i. Vitrectomia do núcleo: velocidade de corte de 800 cpm, vácuo de 150 mmHg, pressão de infusão de 25-35 mmHg.
        ii. Base do vítreo: velocidade de corte de 800 cpm, vácuo de 50 mmHg, pressão de infusão de 25 mmHg.
        iii. Extração de membranas densas ou indução de descolamento vítreo posterior (DVP): velocidade de corte baixa de 200-400 cpm (0 cpm para indução de DVP), vácuo de 100-250 mmHg, pressão de infusão de 35 mmHg. Com vácuo alto, pode ser necessário aumentar a pressão de infusão para evitar o colapso do bulbo.
        iv. Se perto de retina descolada: taxa de corte alta de 800 cpm, vácuo de 50 mmHg, pressão de infusão de 25 mmHg.
    b. Sonda InnoVit:
        i. Vitrectomia do núcleo: velocidade de corte de 1.000 cpm, vácuo de 150-200 mmHg, pressão de infusão de 35 mmHg.
        ii. Base do vítreo: velocidade de corte de 1.800 cpm, vácuo de 50-75 mmHg, pressão de infusão de 25-35 mmHg.
        iii. Extração de membranas densas ou indução de DVP: velocidade de corte baixa de 400-600 cpm (0 cpm para indução de DVP), vácuo de 100-250 mmHg, pressão de infusão de 35 mmHg. Com vácuo alto, pode ser necessário aumentar a pressão de infusão para evitar o colapso do bulbo.
        iv. Se perto de retina descolada: velocidade de corte de 1.800 cpm, vácuo de 30 mmHg, pressão de infusão de 25-50 mmHg.
    c. Sonda Accurus 2500:
        i. Vitrectomia do núcleo: velocidade de corte de 1.500 cpm, vácuo de 75-150 mmHg, pressão de infusão de 35 mmHg.
        ii. Base do vítreo: velocidade de corte de 2.500 cpm, vácuo de 50 mmHg, pressão de infusão de 30 mmHg.
        iii. Extração de membranas densas ou indução de DVP: velocidade de corte baixa de 400-600 cpm (0 cpm para indução de DVP), vácuo de 100-250 mmHg, pressão de infusão de 35 mmHg. Com vácuo alto, pode ser necessário aumentar a pressão de infusão para evitar o colapso do bulbo.
        iv. Se perto de retina descolada: velocidade de corte de 2.500 cpm, vácuo de 50 mmHg, pressão de infusão de 30 mmHg.
    d. Sonda Accurus 23 G de 2.500 cpm:
        i. Vitrectomia do núcleo: 1.500 cpm, vácuo de 400 mmHg, pressão de infusão de 35 mmHg.
        ii. Base do vítreo: velocidade de corte de 2.500 cpm, vácuo de 150 mmHg, pressão de infusão de 25 mmHg.
        iii. Indução de DVP: aumentar a sucção para 500 mmHg.
    e. Sonda Accurus 25 G de 1.500 cpm:
        i. Vitrectomia do núcleo: 1.100 cpm, vácuo de 600 mmHg, pressão de infusão de 40 mmHg.
        ii. Base do vítreo: 1.500 cpm, vácuo de 250 mmHg, pressão de infusão de 25 mmHg.
        iii. Indução de DVP: aumentar a sucção para 600 mmHg.
17. Realizar a vitrectomia.
    a. Remover o cristalino se existir alguma opacidade impedindo a visualização adequada para o procedimento (ver o Capítulo 66).

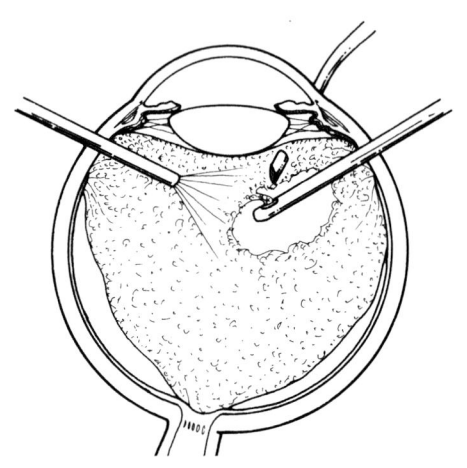

Figura 63.9

b. Remover o vítreo central (**Fig. 63.9**).

Não tocar na superfície posterior do cristalino com os instrumentos intraoculares.

c. Uma "iluminação posterior" em vez de iluminação direta com sonda de fibra óptica facilita a visualização do vítreo.
d. Identificar a hialoide posterior (FHP) e prosseguir com a vitrectomia posterior, removendo o vítreo cortical posterior (**Figs. 63.10A** e **63.10B**).
e. Se a hialoide posterior estiver presa ao nervo óptico e à retina no polo posterior, levantar a FHP com aparelho de vitrectomia no modo de aspiração com vácuo alto de 200-250 mmHg sobre a margem do disco óptico. Se isso não obtiver sucesso, incisar e levantar a FHP com a ponta de uma lâmina MVR curva:

(1) usar sucção ativa sobre a margem do disco óptico; (2) com o vítreo preso na via de corte, levantar a hialoide tracionando discretamente o instrumento de vitrectomia para longe da superfície da retina e insinuar a ponta da lâmina MVR na junção da retina e FHP na margem do disco óptico; (3) levantar a lâmina MVR para descolar a FHP da retina.

  i. Quando a margem de um anel de Weiss (anel glial branco na margem do disco óptico) estiver visível, usar sucção ativa com o aparelho de vitrectomia ou usar um *pick* para descolar a FHP da retina posterior e periférica em direção ao equador.
  ii. Deve-se ficar alerta para a criação de rupturas na retina durante esta manobra.
  iii. Se a retina estiver descolada e a FHP estiver presa na superfície da retina, pode-se infundir perfluorocarbono líquido no olho, desde que não exista ruptura na retina posterior, para manter a aderência posterior da retina durante a dissecção da FHP.

f. Realizar uma vitrectomia periférica de 360 graus. Remover a base do vítreo tão completamente quanto possível sem tocar na superfície posterior do cristalino.

  i. Pode-se usar lentes de prisma para visualizar o vítreo periférico em olhos fácicos. Se o sistema de visualização de ângulo aberto não estiver disponível, o vítreo mais periférico pode ser visualizado usando entalhe escleral e iluminação coaxial do microscópico cirúrgico. Alternativamente, em casos selecionados, pode-se combinar o uso da lente de prisma e da depressão esclerar para visualizar o vítreo posterior (**Fig. 63.11**).

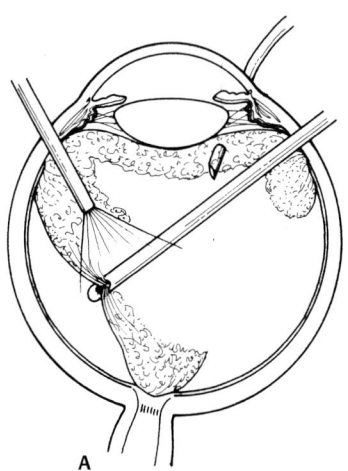

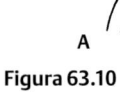

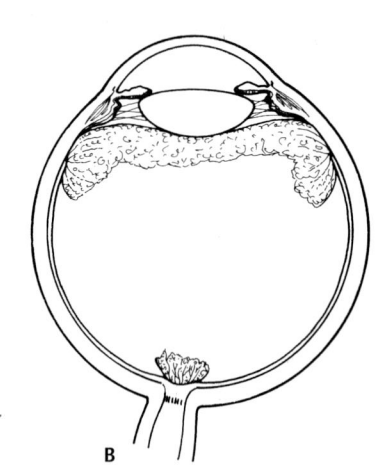

Figura 63.10

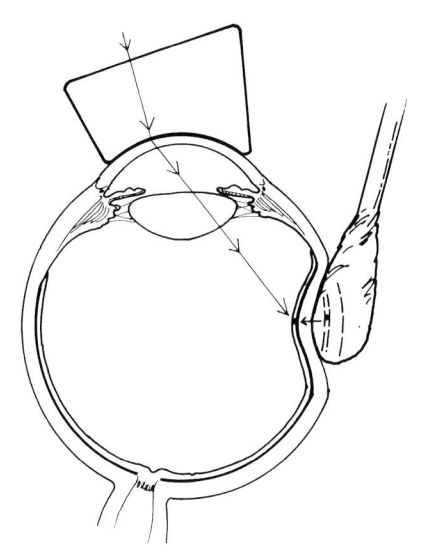

Figura 63.11

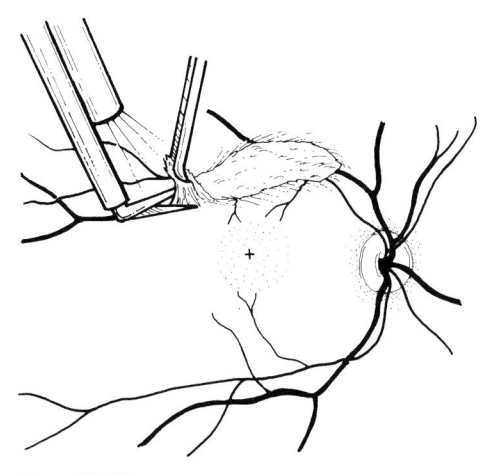

Figura 63.13

ii. Se for usado o sistema de visualização de ângulo aberto, usar a lente Ocular 155 D ou Volk's Mini Quad/Quad XL para a vitrectomia periférica.

g. Aliviar a tração vitreomacular.
   i. Usar pinça ou lâmina MVR curva para identificar/desenvolver um plano de clivagem entre a retina e as MERs e cortar tecido com tesoura intraocular e/ou descolar tecido com pinça intraocular (**Fig. 63.12**).
   ii. Se a retina estiver descolada e/ou muito atrófica, pode-se infundir Healon (usando cânula BD Visitec 20 G x 2,5 cm com extensão da ponta de 30 G x 0,5 cm) no espaço potencial entre o tecido epirretiniano e a retina para desenvolver um plano de clivagem de forma atraumática (viscodissecção).

iv. Pode-se introduzir uma tesoura intraocular entre a retina e o tecido epirretiniano, e o tecido conjuntivo pode ser incisado em bloco (delaminação) (**Fig. 63.13**), ou
   v. Com a segmentação, ilhas de tecido epirretiniano fortemente aderidas são deixadas no local com todas as aderências vítreas adjacentes sendo cortadas (segmentação) (**Fig. 63.14**).

18. Realizar manipulações especializadas conforme indicado para a patologia vitreorretiniana em particular (p. ex., nova fixação da retina com expressão do líquido sub-retiniano através de rupturas retinianas periféricas usando perfluorocarbono líquido, troca ar-líquido, segmentação de membranas intraoculares, endofotocoagulação, remoção de CEIO, etc).

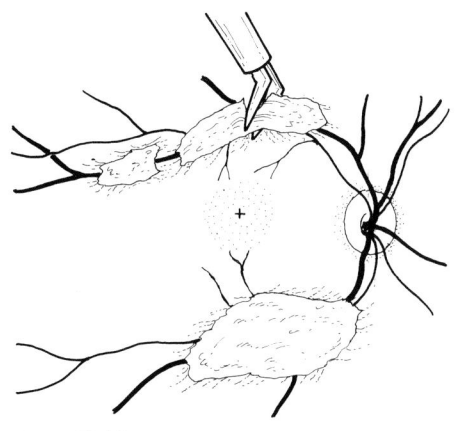

Figura 63.14

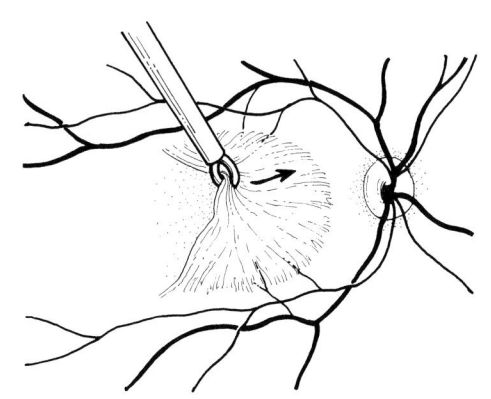

Figura 63.12

19. Remover os instrumentos do olho.

Alguns cirurgiões interrompem a infusão antes da remoção dos instrumentos para evitar o encarceramento de vítreo nas esclerotomias.

iii. Dependendo da firmeza da aderência, a margem livre do tecido epirretiniano pode ser segurada com pinça intraocular e descolada da superfície da retina (p. ex., *peeling* de MER) (*stripping* de MER com pinça, **Fig. 63.12**), ou

a. Qualquer prolapso de vítreo através dos locais de esclerotomia deve ser cortado rente à esclera com tesoura Westcott.
b. Geralmente se usa a sonda de vitrectomia logo dentro da cavidade vítrea com uma alta velocidade de corte (p. ex., Accurus 800: 800 cpm; InnoVit: 1.800 cpm; Accurus 2500: 2.500 cpm), vácuo baixo (p. ex., 50 mmHg) e pressão de infusão baixa (p. ex., 25 mmHg) para excisar o vítreo que está encarcerado no local de esclerotomia.

Nota: A última manobra pode ser perigosa se a retina estiver descolada (corte inadvertido da retina periférica descolada); geralmente a manobra é executada quando a retina está completamente aderida.

20. Colocar os plugues esclerais nos locais de esclerotomia abertos para evitar a descompressão do bulbo.
21. Examinar a retina periférica para rupturas e tratá-las, se necessário.
    a. Examinar o fundo de olho com oftalmoscópio indireto usando lente de 20 D ou 28 D após os instrumentos serem removidos do olho.
    b. Quando é usado um sistema de visualização de ângulo aberto, pode-se examinar a retina periférica sob o microscópio logo antes de retirar todos os instrumentos do olho. Usar um tubo leve através de uma das esclerotomias e colocar plugue escleral na outra esclerotomia superior remanescente. Deprimir a esclera com a outra mão e observar a presença de lacerações periféricas sob o microscópio.
    c. Ao inspecionar descolamento ou rupturas de retina, procurar cuidadosamente atrás da esclerotomia da mão dominante do cirurgião (local mais frequente de passagem de instrumentos para dentro e para fora do olho).
    d. Tratar as rupturas de retina com fotocoagulação a *laser* (incluindo oftalmoscopia indireta a *laser* e/ou *endolaser*) se a retina tiver sido novamente fixada ou com criorretinopexia transescleral, especialmente se opacidades de meio ou sangue impedirem a captação do *laser* ou se a retina estiver descolada no momento do tratamento.
    e. Para aplainar a retina periférica (quando toda a dissecção de membrana estiver completa e, em casos selecionados, após o cinturão escleral estar colocado) antes da fotocoagulação a *laser*, realizar troca líquido-ar.
        i. Ligar a infusão de ar (25-35 mmHg) enquanto drena o líquido sub-retiniano usando flauta de Charles ou usando sucção ativa (p. ex., cânula com ponta de silicone acoplada à máquina de vitrectomia para obter um vácuo máximo de 100-150 mmHg) sobre a laceração da retina.
            I. Técnica operatória guiada pelo microscópio.
                A. Colocar lente bicôncava (90 D) ou, se estiver usando sistema de ângulo aberto, lente Ocular 155 D ou Volk's Mini Quad/Quad XL sobre a córnea.
                B. Focar a retina com ampliação máxima.
                C. Selecionar a retinotomia de drenagem (uma ruptura retiniana posterior preexistente ou uma ruptura criada com endodiatermia, em geral logo superior e nasalmente ao disco óptico).
                D. Infundir ar enquanto drena o líquido sub-retiniano usando a flauta de Charles ou sucção ativa.
            II. Técnica guiada por oftalmoscopia indireta.
                A. Introduzir a agulha de Charles através de uma das esclerotomias superiores sob visualização com o oftalmoscópio indireto e uma lente de 20 D ou 28 D.
                B. Ligar a infusão de ar após ter direcionado a ponteira para a retinotomia de drenagem.
            III. Trabalhar geralmente com uma pressão de infusão de 35 mmHg.
        ii. Realizar a fotocoagulação com *laser* indireto ou *endolaser* (3-4 séries) ao redor da laceração retiniana aplainada, levando o tratamento até a margem da laceração e não tratando a parte nua do epitélio pigmentar da retina (EPR).
        iii. Se houver rupturas periféricas na retina e se houver tração vitreorretiniana nas rupturas, considerar a colocação de um cintamento escleral (geralmente uma faixa de silicone com largura de 2,5 mm [p. ex., #240, Dutch Ophtalmic] ou de 4 mm [p. ex., #42, Dutch Ophtalmic]) para sustentar a base do vítreo.

Realizar o procedimento de colocação do cintamento escleral conforme a necessidade (ver o Capítulo 64). Quando for necessário, o cintamento é colocado ao redor do olho e são amarradas suturas para manter o cinturão no lugar (particularmente nos quadrantes inferiores) antes de realizar a troca líquido-ar. Esta abordagem pode facilitar a nova fixação da retina se houver uma tração retiniana que não tenha sido aliviada (p. ex., em PVR severa).

22. Fechar cada local de esclerotomia com uma sutura de Vicryl 7-0 (**Fig. 63.15**).
23. Realizar a troca ar-gás ou a infusão de óleo de silicone se houver necessidade. O gás fornece um tamponamento temporário para a retina, mas tem maior tensão de superfície que o óleo de silicone. Assim, o gás é melhor para fechar funcionalmente as rupturas retinianas e para fixar novamente a retina, tamponando efetivamente as rupturas retinianas inferiores. O óleo de silicone (geralmente 1.000 ou 5.000 centistoke de óleo estéril [preferimos 5.000 cs]) fornece um tamponamento duradouro, pode ser associado com complicações (p. ex., descompensação corneana, catarata e glaucoma) e não tampona as rupturas retinianas inferiores, bem como tem uma gravidade específica mais baixa do que a água e irá flutuar sobre um menisco de líquido intravítreo inferior em olhos com um preenchimento incompleto.

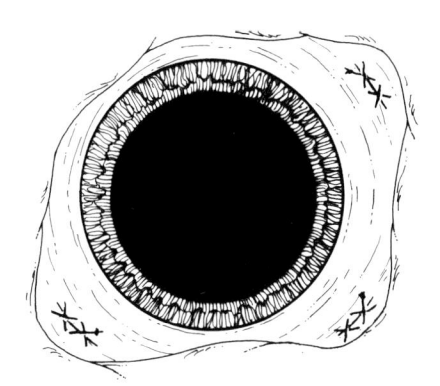

Procedimentos Cirúrgicos em Oftalmologia 327

Figura 63.15

pressão manual (dispositivo de liberação de óleo de silicone) (**Fig. 63.16**).

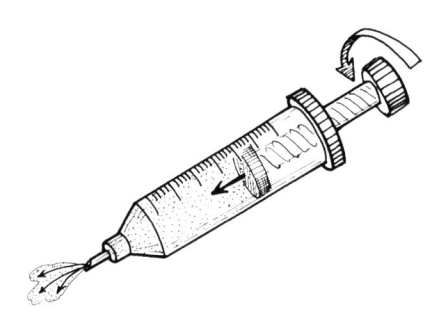

Figura 63.16

a. Troca ar-gás.
   i. Infundir uma concentração não expansível de SF_6 (20%) ou C_3F_8 (12-15%). O SF_6 se dissipa em ~ 2 semanas e o C_3F_8 de dissipa para < 30% de preenchimento de gás na cavidade vítrea em ~ 6 semanas (se o humor aquoso for produzido normalmente).
   ii. Muitos cirurgiões usam o SF_6 em olhos fácicos e o C_3F_8 em olhos afácicos/pseudofácicos ou em olhos em que se necessita de uma bolha de longa duração.
   iii. Inserir uma seringa de tuberculina (sem êmbolo) acoplada em uma agulha 30 G de 1,5 cm a 3 mm (olhos afácicos/pseudofácicos) ou 4 mm (olhos fácicos) posteriormente ao limbo com uma mão e introduzir uma seringa de 20-50 mL acoplada em uma agulha 30 G de 1,5 cm contendo uma concentração não expansível de gás 3 ou 4 mm posteriormente ao limbo com a outra mão.
   iv. O assistente geralmente deprime o êmbolo da seringa contendo gás, forçando assim o gás intraocular para fora pela seringa de tuberculina.
b. Infusão de óleo de silicone.
   i. Fechar a esclerotomia superonasal com Vicryl 7-0.
   ii. Colocar sutura de Vicryl 7-0 na esclerotomia superotemporal, mas não amarrar a sutura.
   iii. Introduzir o óleo de silicone através da esclerotomia inferotemporal.
      I. Um angiocateter de 20 G é aparado para um comprimento de 4 mm e acoplado a uma seringa de 10 mL contendo óleo de silicone.
      II. A seringa contendo óleo de silicone é conectada à máquina de vitrectomia. Usando o mecanismo de pressurização da máquina, o óleo é forçado para dentro da cavidade vítrea. A infusão é interrompida quando o menisco de silicone alcança a cápsula posterior do cristalino ou a superfície posterior do diafragma da íris.
      III. Se um mecanismo de pressurização da máquina não estiver disponível, pode-se infundir o óleo usando um mecanismo de

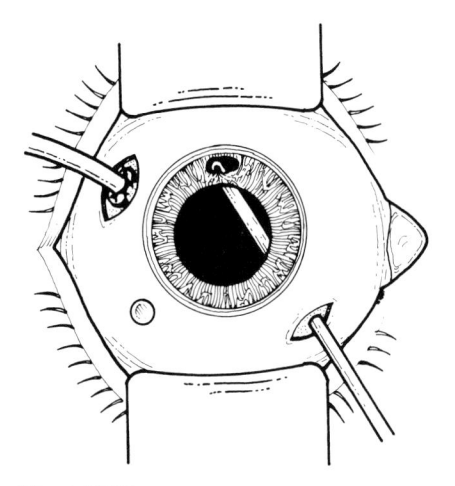

Figura 63.17

   iv. Em olhos afácicos, deve ser criada uma iridectomia inferior na posição de 6 horas para evitar o desenvolvimento de bloqueio pupilar secundário a glaucoma de ângulo fechado (**Fig. 63.17**). Alguns cirurgiões também realizam uma iridectomia inferior em olhos pseudofácicos.
   v. Verificar a pressão intraocular usando tonômetro Schiotz (subestima a pressão intraocular correta em pressões muito baixas e muito altas). Geralmente, tenta-se deixar a pressão intraocular ≤ 21 mmHg.
24. Remover as suturas em laço do músculo reto se tiverem sido colocadas anteriormente.
25. Fechar a conjuntiva (categute 6-0 ou Vicryl 8-0).
26. Fazer injeção subconjuntival de cefazolina (100 mg) e Decadron (4-8 mg).
Se o paciente for alérgico a penicilina, considerar a substituição da cefazolina por vancomicina (50 mg).
27. Considerar a administração de acetazolamida 500 mg por via intravenosa se for esperada uma elevação da pressão intraocular no pós-operatório e se não houver contraindicação (p. ex., alergia a sulfa).

O uso tópico de antagonistas β-adrenérgicos (p. ex., timolol), inibidores da anidrase carbônica (p. ex., dorzolamida) ou agonistas α-adrenérgicos (p. ex., tartarato de brimonidina a 0,2%) também é aconselhado se for tolerado pelo paciente.

28. Remover o blefarostato, aplicar pomada de antibiótico e colírio de sulfato de atropina a 1% (se não for contraindicado), aplicar curativo e colocar protetor ocular de Fox.

Procedimento operatório: aplicações especiais da vitrectomia

Endoftalmite

A biópsia de vítreo é mais bem realizada por vitrectomia de um, dois ou três acessos através da *pars plana*. Pode ser feita uma biópsia de vítreo por acesso único no consultório usando uma sonda de vitrectomia 23 G. Se uma sonda automatizada de vitrectomia não estiver disponível, o vítreo pode ser biopsiado usando uma agulha 25 ou 27 G de 3,8 cm acoplada a uma seringa de tuberculina. O uso de uma sonda de vitrectomia provavelmente resulta em menos tração vitreorretiniana do que a aspiração com seringa e não aumenta a probabilidade de obter resultados falso-positivos na cultura. Os espécimes de vítreo (0,1-0,2 mL para aspirado, ~ 0,5 mL para biópsia de vítreo assistida por sonda de vitrectomia, ~ 1 mL para vitrectomia por dois ou três acessos) devem ser enviados não diluídos para cultura e exame em lâmina para aumentar o rendimento do exame. Se for realizada uma vitrectomia por dois ou três acessos, deve-se considerar o envio do fluido do cassete para a cultura. Um estudo demonstrou que quando tanto a biópsia de vítreo quanto o cassete de vitrectomia eram enviados para cultura, os espécimes do cassete tinham uma taxa de cultura positiva de 76% enquanto, para as biópsia de vítreo, essa taxa era de apenas 43%.

Se a visualização do fundo de olho for limitada, deve ser realizada ecografia pré-operatória para detectar a presença e a quantidade de inflamação/debris no vítreo, para detectar descolamento coroidal (particularmente após trabeculectomia) e para descartar descolamento de retina ou CEIO (após trauma). O ultrassom também pode indicar a presença de um DVP, o qual pode facilitar a remoção de vítreo na cirurgia.

Biópsia de vítreo

1. Biópsia de vítreo por acesso único: geralmente realizada no consultório.
    a. Administrar anestésico tópico (p. ex., proparacaína).
    b. Colocar blefarostato estéril (preferivelmente de metal flexível).
    c. Administrar anestesia retrobulbar ou subconjuntival.
    d. Esterilizar a superfície ocular com Betadine a 5-10% tópica.
    e. A biópsia pode ser feita com o paciente sentado à lâmpada de fenda, pois a estabilização da cabeça do paciente e a ampliação pelo biomicroscópio facilitam a colocação da sonda de vitrectomia na esclerotomia e a visualização da sonda logo posteriormente à lente pseudofaco (LIO) ou ao cristalino.
    f. Para manter a visualização da esclerotomia, cauterizar a conjuntiva sobrejacente no local planejado para a esclerotomia (3 mm posteriormente ao limbo em olhos afácicos/pseudofácicos ou 4 mm posteriormente ao limbo em olhos fácicos).
    g. Se a sonda de vitrectomia tiver ponta romba, introduzir uma lâmina afiada de 23 G na cavidade vítrea anterior para criar a esclerotomia.
    h. Introduzir uma sonda de vitrectomia 23 G (Josephberg) na esclerotomia (facilitado por um discreto movimento de torção na entrada). Se usar uma sonda de vitrectomia com ponta afiada (a qual é preferida), não é necessário nem a incisão prévia com lâmina MVR nem o movimento de torção na entrada.
    i. Pedir para o assistente aspirar muito delicadamente após a sonda ser ativada até a velocidade de corte máxima e posicionada na cavidade vítrea anterior média.
    j. Parar a sucção antes de terminar o corte automatizado.
    k. Remover a sonda de vitrectomia do olho.
2. Vitrectomia no bloco cirúrgico: pacientes com endoftalmite e acuidade visual para movimentos de mão ou melhor após cirurgia de catarata ou de LIO secundária podem ser tratados com biópsia de vítreo e antibióticos intravítreos isoladamente, mas os pacientes com inflamação grave parecem se beneficiar de vitrectomia do núcleo mais antibióticos intravítreos. Se uma vitrectomia (*versus* biópsia de vítreo) estiver indicada (p. ex., paciente com visão de percepção de luz e endoftalmite pós-operatória aguda), deve ser realizada uma vitrectomia do núcleo e, geralmente, não se tenta excisar o vítreo cortical ou periférico. No caso de inflamação grave, a retina pode ser friável e mais propensa a lacerações.
    a. É melhor evitar a realização de esclerotomias perto de uma bolha filtrante para não prejudicar a bolha.
    b. Se opacidades de meio ou descolamento coroidal impedirem a colocação inicial segura da cânula de infusão, um tubo leve de infusão e uma vitrectomia por dois acessos via *pars plana* pode ser uma alternativa útil à vitrectomia de três acessos.
    c. Raramente o cristalino ou uma LIO têm que ser removidos para ajudar na visualização da sonda ou para a remoção completa dos microrganismos (p. ex., aqueles aderidos à LIO). Esse procedimento é realizado usando uma vitrectomia de três acessos.
    d. Se a inflamação impedir a visualização da cânula de infusão na *pars plana* e se não estiver disponível um tubo leve de infusão, considerar a seguinte abordagem para a colocação da cânula.
        i. Usando uma agulha *butterfly* de 23 G, começar com uma infusão límbica na câmara anterior.
        ii. Com a sonda de vitrectomia no vítreo médio, iniciar a vitrectomia. Assegurar-se de que a infusão límbica está desligada inicialmente, de maneira que se possa obter um espécime não diluído (ver item *e* adiante). Quando for obtido o material, ligar a infusão límbica. (O aparelho de vitrectomia não deve ser preparado antes de obter a amostra não diluída.)
        iii. Uma cânula de infusão (comprimento de 4-6 mm) é introduzida via *pars plana* quando uma quantidade suficiente de opacidades do vítreo e segmento anterior tiverem sido retiradas para permitir a visualização segura da cânula na cavidade vítrea.

e. Obter biópsia vítrea não diluída.
   i. Acoplar uma seringa de 10 mL na linha de aspiração da vitrectomia através de uma conexão em "T" com a linha desligada da máquina e ligada à seringa (**Fig. 63.18**).
   ii. Um assistente traciona delicadamente o êmbolo da seringa com o mecanismo de corte da vitrectomia ativado para a remoção do material vítreo.
   iii. Após a obtenção de ~ 0,5-1,0 mL de vítreo não diluído (ou se o bulbo colapsar antes), interromper a vitrectomia e ligar novamente a infusão.
   iv. O material é enviado imediatamente para cultura e exame em lâmina.
   v. Para a cultura, pode-se inocular o material em frascos de hemocultura para aeróbios e para anaeróbios na sala de cirurgia.

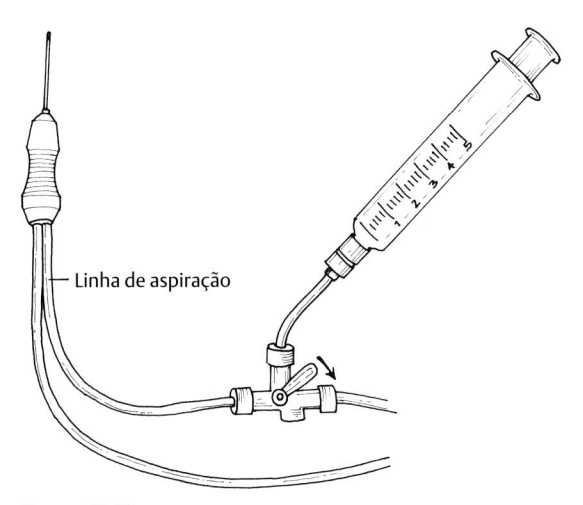

Figura 63.18

f. Em olhos afácicos ou pseudofácicos a sonda pode ser direcionada para a câmara anterior para a remoção de debris que atrapalhem a visualização do segmento posterior.
g. Tentar continuar a remoção do vítreo central até que a retina seja visível ou até a obtenção de um reflexo vermelho brilhante, mas não se a visualização for inadequada.
h. O manejo de rupturas de retina neste cenário é difícil, e o descolamento de retina tem uma chance significativa de desenvolver PVR. (Porém, se for detectada uma ruptura e tiver que ser feito o tratamento simultâneo da ruptura e da endoftalmite, pode-se usar antibióticos intravítreos com potência total com uma bolha de gás de 50%.)
i. No momento da vitrectomia de um, dois ou três acessos, podem ser removidas membranas pupilares de fibrina com uma lâmina afiada e/ou sonda de vitrectomia (através de uma incisão límbica ou pela *pars plana*) em olhos afácicos ou pseudofácicos para melhorar a visualização dos instrumentos na cavidade vítrea. Em olhos fácicos, as membranas pupilares de fibrina podem ser algumas vezes pegas e retraídas perifericamente usando-se retratores flexíveis de íris.

j. Injeções intravítreas de antibióticos: a administração de antibióticos intravítreos é a pedra fundamental do tratamento da endoftalmite pós-operatória aguda. A infecção quase sempre está situada na cavidade vítrea e outras rotas de administração dos fármacos não costumam alcançar níveis intravítreos satisfatórios. Como o início rápido da terapia é importante para o tratamento bem sucedido da endoftalmite, os antibióticos geralmente devem ser administrados antes que os resultados da cultura estejam disponíveis.
   i. Atualmente a vancomicina é considerada o fármaco de escolha para organismos gram-positivos, incluindo espécies de *Bacillus cereus* e *Staphylococcus* resistentes à meticilina, e não é tóxica na dose clinicamente recomendada de 1 mg/0,1 mL.
   ii. A melhor escolha para o tratamento antimicrobiano de organismos gram-negativos é controversa. Os aminoglicosídeos (gentamicina 0,1 mg/0,1 mL ou amicacina 0,4 mg/0,1 mL) têm sido tradicionalmente recomendados para a cobertura de gram-negativos. Muitos relatos clínicos e laboratoriais têm demonstrado que os aminoglicosídeos são tóxicos para a retina e o EPR em doses próximas às terapêuticas. A ceftazidima tem sido recomendada como antibiótico alternativo para cobrir gram-negativos em função de seu amplo índice terapêutico, menor risco de toxicidade retiniana e sua atividade antimicrobiana *in vitro*, a qual é tão efetiva quanto a dos aminoglicosídeos contra bactérias gram-negativas.
      I. A ceftazidima intravítrea não está associada com toxicidade ao EPR em doses de até 10 mg/0,1 mL em primatas.
      II. Tem sido relatado que a ceftazidima é fisicamente incompatível com a vancomicina, causando a precipitação dos fármacos quando colocados em solução. A precipitação pode ser evitada injetando-se os dois antibióticos com seringas diferentes.
   iii. As nossas recomendações atuais para a terapia intravítrea são: vancomicina (1 mg/0,1 mL) para cobrir microrganismos gram-positivos e ceftazidima (2,25 mg/0,1 mL) para cobrir microrganismos gram-negativos. Em casos de suspeita de *Enterococcus* resistente à vancomicina, tem sido sugerida a terapia empírica com ampicilina, um aminoglicosídeo e ciprofloxacina sistêmica. Em casos de suspeita de endoftalmite fúngica, a anfotericina C 5 μg/0,1 mL é administrada por via intravítrea. Essa dose pode ser repetida após 48 horas.
   iv. Materiais:
      I. Blefarostato.
      II. Iodopovidona a 5-10%.
      III. Seringa de tuberculina acoplada a uma agulha 30 G de 1,5 cm.
      IV. Seringa de tuberculina contendo vancomicina (2 mg/0,2 mL) acoplada a uma agulha 30 G de 1,5 cm.
      V. Seringa de tuberculina contendo ceftazidima (4,5 mg/0,2 mL) acoplada a uma agulha 30 G de 1,5 cm.

VI. Anestésico tópico ou lidocaína a 2% subconjuntival sem epinefrina em uma seringa de 1-3 mL acoplada a uma agulha 30 G de 1,5 cm, ou 10 mL de lidocaína a 2% sem epinefrina acoplada a uma agulha 25 G de 3,8 cm.
VII. Compasso Castroviejo (estéril).
v. Técnica:
I. Administrar anestesia tópica, subconjuntival ou retrobulbar. Muitos pacientes podem tolerar a administração intravítrea de antibióticos à lâmpada de fenda sob anestesia tópica ou subconjuntival apenas.
II. Colocar blefarostato.
III. Esterilizar a superfície ocular com iodopovidona a 5-10%.
IV. Se for o caso, realizar a biópsia do vítreo. (Neste caso é realizada a anestesia subconjuntival ou retrobulbar.) Se não for o caso de realizar a biópsia do vítreo, fazer a paracentese da câmara anterior com a seringa de tuberculina entrando no limbo (geralmente em posição temporal).
V. Inserir a seringa de tuberculina 3 (olhos afácicos/pseudofácicos) ou 4 mm (olhos fácicos) posteriormente ao limbo medindo-se com compasso. Usar seringas separadas para evitar a precipitação dos antibióticos.
VI. Fazer injeção intravítrea lenta dos antibióticos (0,1 mL de cada antibiótico) com o bisel da agulha virado anteriormente.
VII. Essa técnica permite a difusão adequada do antibiótico na cavidade vítrea, reduzindo assim a chance de toxicidade retiniana. As soluções antibióticas são viscosas e a injeção rápida com o bisel virado posteriormente favorece a liberação do fármaco em bolo sobre a mácula.
VIII. Repetir a injeção da segunda seringa contendo antibiótico.
vi. Deve ser considerada a repetição da punção vítrea e da injeção de antibióticos (mais vitrectomia via *pars plana* se não tiver sido realizada originalmente) se não for notada melhora clínica ou se for notada piora dentro de 48-72 horas, pois uma injeção intravítrea única não é adequada em alguns casos.

Remoção de corpo estranho intraocular

1. Corpo estranho magnético ≤ 3 mm de diâmetro localizado na *pars plana*:

Mesmo nesse caso alguns cirurgiões preferem uma abordagem de vitrectomia. Porém, pode-se usar uma abordagem externa conforme detalhado adiante:

a. Fechar o local de entrada com sutura.
b. Isolar os músculos retos usando suturas de seda 2-0.
c. Localizar o CEIO externamente usando oftalmoscopia indireta.
d. Fazer esclerotomia sobre o CEIO usando lâmina Beaver #69.
e. Cauterizar a coroide exposta.
f. Incisar a coroide.
g. Colocar o eletromagneto sobre o corpo estranho.
h. Ativar o magneto e remover o corpo estranho.
i. Fechar a esclerotomia com sutura de Vicryl 7-0.
j. Considerar retinopexia a *laser* ou com crioterapia na área logo posteriormente ao corpo estranho. Em alguns casos, também é necessário o uso de um cintamento escleral segmentar.
k. Se não for possível a remoção do CEIO através de abordagem externa, considerar a realização de vitrectomia via *pars plana* ± lensectomia e remoção de CEIO por abordagem interna.

2. CEIO não magnético e posteriormente localizado (dentro de 30 graus da cabeça do nervo óptico ou da mácula) ou grande (≥ 3 mm de diâmetro):

a. Realizar vitrectomia via *pars plana* e excisar aderências entre o vítreo e o CEIO.
b. Introduzir pinça intraocular e segurar firmemente o CEIO.
c. Tracionar o instrumento e o CEIO para fora do olho.
d. Pode ser necessário aumentar a esclerotomia para acomodar a passagem do CEIO para fora do olho.
  i. Para um CEIO grande, uma esclerotomia em forma de "T" pode ser útil (**Fig. 63.19**) – incisão em "T" na *pars plana*.
  ii. Considerar a remoção através do local de entrada original para um CEIO muito grande.
    I. Fazer cultura do CEIO.

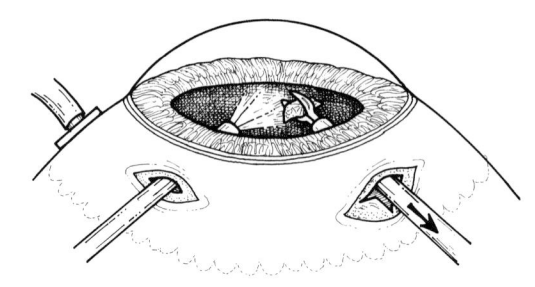

Figura 63.19

II. Fechar as esclerotomia com sutura e fechar a conjuntiva conforme descrito anteriormente.

Reposicionamento de LIO posteriormente deslocada

1. Realizar vitrectomia por três acessos.
2. Excisar o vítreo aderente à LIO.
3. Segurar a LIO com pinça intraocular e liberá-la na câmara anterior.

Pode-se infundir perfluorocarbono para fazer flutuar a LIO até o espaço retroiridiano. Essa manobra evita que a LIO caia posteriormente e danifique a retina durante o reposicionamento.

4. Usar pinça intraocular para manipular as alças da LIO no sulco ciliar (para LIO de câmara posterior [LIO-CP] presumindo sustentação capsular adequada) ou ângulo da câmara anterior (para LIO de câmara anterior [LIO-CA]).

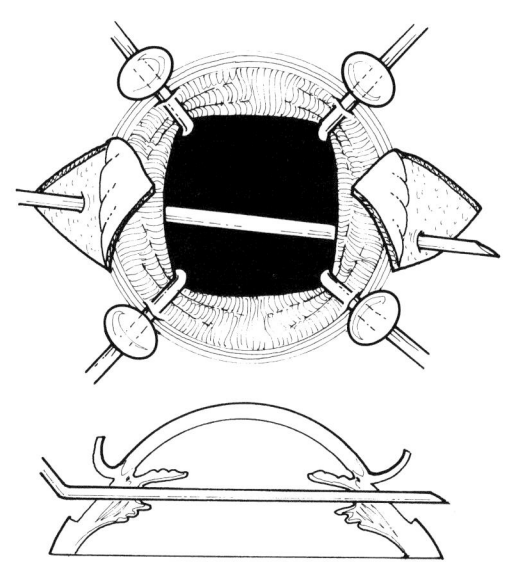

Figura 63.20A

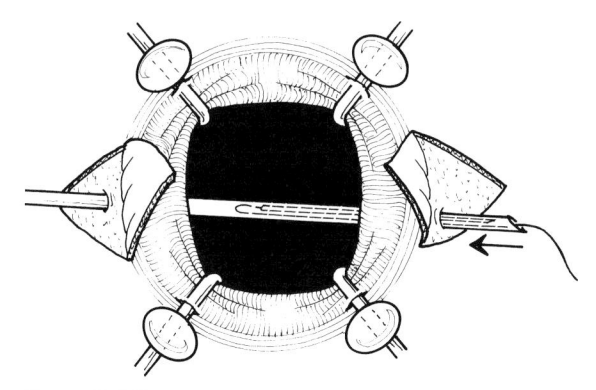

Figura 63.20B

5. Se a LIO estiver deslocada e não houver sustentação capsular adequada para fixação no sulco, considerar a troca da LIO-CP por LIO-CA através de incisão límbica ou a sutura da LIO-CP em posição.
6. Uma técnica para sutura da LIO-CP.
   a. A lente usada é uma Bausch & Lomb modelo 6190B de peça única de PMMA com tamanho do disco óptico de 6,50 mm, biconvexa, comprimento de 12,75 mm, com alças de dois furos de meia alça.
   b. São criados retalhos esclerais triangulares com base no limbo e espessura de 50% ou incisões esclerais circunferenciais com espessura de 60%, com centro nas posições de 3 e 9 horas.
   c. São colocados retratores flexíveis de íris nas posições de 2, 4, 8 e 10 horas através de incisões límbicas criadas com uma lâmina afiada e a pupila é amplamente dilatada (**Fig. 63.20A**).
   d. Se o olho não tiver sido submetido previamente a uma vitrectomia, é realizada uma vitrectomia convencional de três acessos. O vítreo periférico é dissecado de maneira meticulosa.
   e. Uma agulha longa e curva de 27 G é inserida *ab externo* 1 mm posteriormente ao limbo na posição de 3 horas, saindo na posição de 9:15 horas em localização no sulco ciliar 1 mm posteriormente ao limbo (**Fig. 63.20A**).
   f. Uma agulha longa e reta de 16 mm, carregando um fio de polipropileno (Prolene) Ethicon 10-0, é enfiada com extremidade romba primeiro no cilindro da agulha 27 G e maximamente avançada.
   g. O conjunto inteiro é tracionado até a cavidade vítrea (**Fig. 63.20B**).
   h. O conjunto inteiro é direcionado para fora do olho através do sulco ciliar na posição de 8:45 horas 1 mm posteriormente ao limbo (**Fig. 63.20C**).
   i. A agulha 27 G é retirada do olho. Essa manobra cria uma alça intraocular de fio Prolene 10-0 centralizada na posição de 9 horas com dois fios exteriorizados sob o retalho escleral (**Fig. 63.20D**).
   j. Para o implante da LIO-CP é feito um túnel escleral ou uma incisão límbica biselada de espessura parcial na posição de 12 horas. Se for feita uma incisão límbica, a câmara anterior é penetrada com uma lâmina afiada apenas na posição de 12 horas (**Fig. 63.20E**).
   k. A alça de Prolene 10-0 é exteriorizada através do túnel escleral usando um gancho (**Fig. 63.20F**).
   l. Uma agulha 27 G longa e curvada é inserida *ab externo* 1 mm posteriormente ao limbo na posição de 9 horas (entre os fios Prolene), saindo na posição de 3:15 horas em um local do sulco ciliar. Os mesmos passos são seguidos na posição de 3 horas no leito escleral para criar a segunda alça exteriorizada de Prolene 10-0.

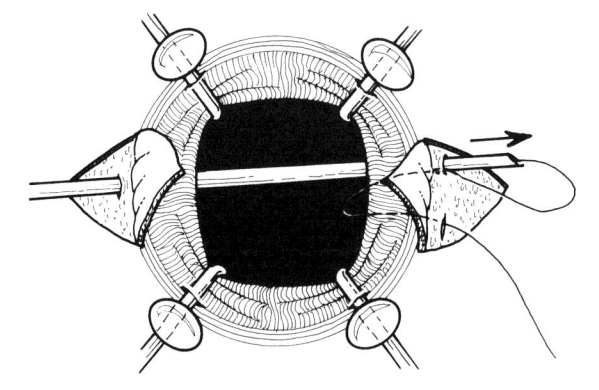

Figura 63.20C

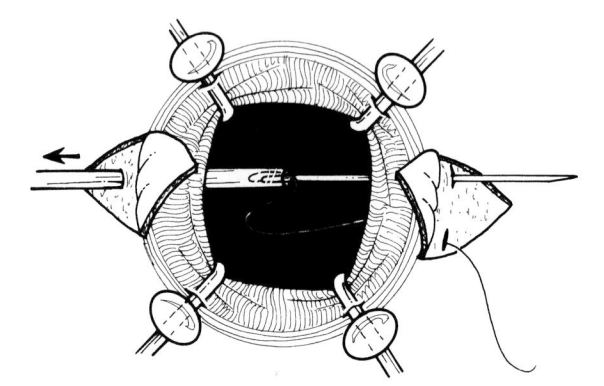

Figura 63.20D

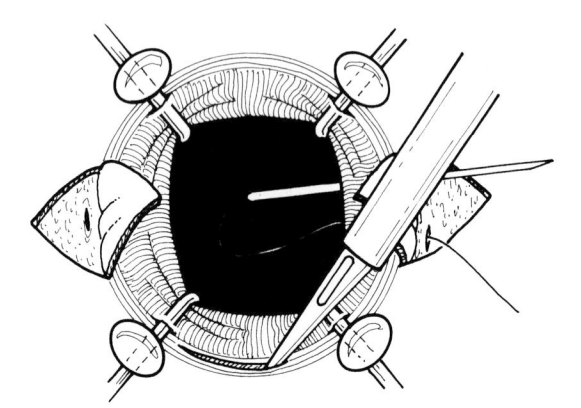

Figura 63.20E

m. A alça de fio é torcida e passada através do buraco acoplado à alça da lente. O fio Prolene é passado ao redor da alça sem nó (**Fig. 63.20G**).

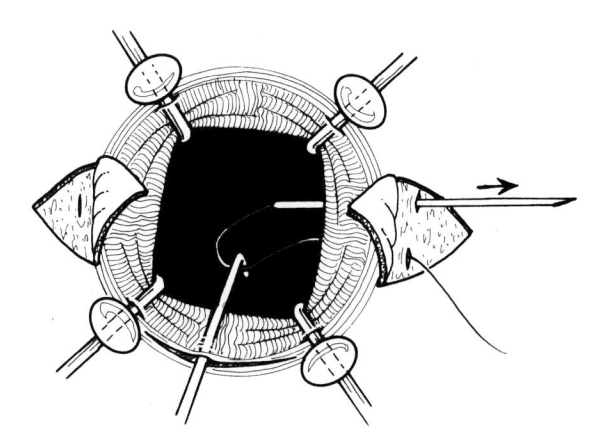

Figura 63.20F

n. O túnel escleral é alargado conforme a necessidade ou a incisão límbica é completamente aberta com uma lâmina afiada para acomodar a LIO, injetando-se substância viscoelástica na câmara anterior.

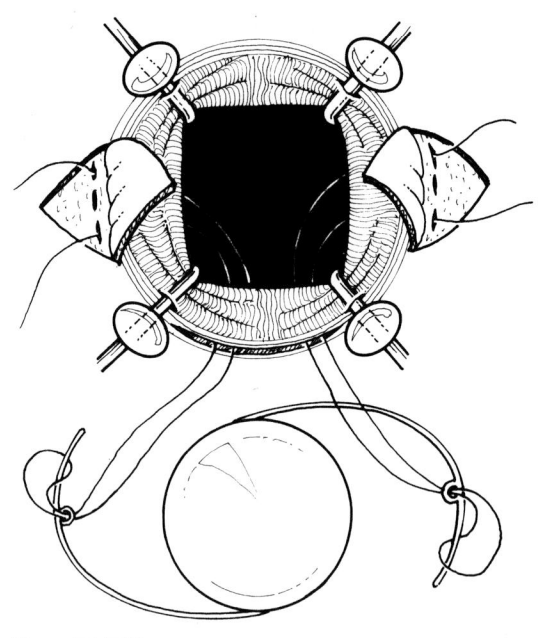

Figura 63.20G

o. A LIO-CP é introduzida no olho; as alças são colocadas no sulco ciliar e a lente é centralizada no sulco puxando-se os fios exteriorizados (**Fig. 63.20H**).

Pode-se evitar entrelaçamentos no fio puxando-se delicadamente os fios exteriorizados sob os retalhos de modo que os fios estejam sob leve tensão. À medida que a LIO-CP é guiada para dentro do sulco ciliar com uma mão, o cirurgião pode usar a outra mão para puxar ainda mais as extremidades livres dos fios associadas com a alça que está entrando no olho.

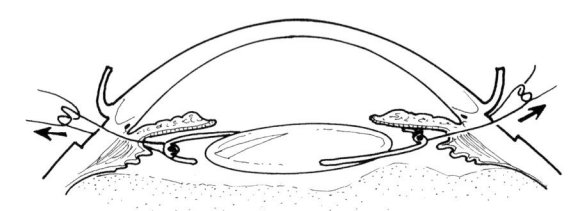

Figura 63.20H

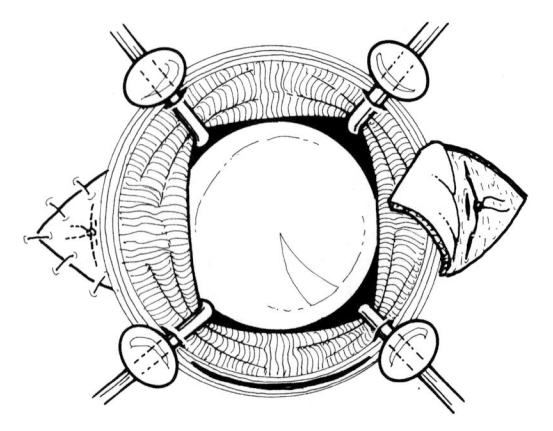

Figura 63.20I

p. Os fios exteriorizados são amarrados e aparados um pouco longos de modo que possam ficar caídos contra a esclera. Os nós são escondidos sob os retalhos esclerais, os quais são fechados com sutura de náilon 10-0 (**Fig. 63.20I**).
q. O túnel escleral é fechado com sutura de náilon 10-0; as esclerotomias são fechadas com Vicryl 7-0 e as incisões conjuntivais são fechadas com categute 6-0.

Pucker macular

1. Realizar vitrectomia de três acessos.
2. Colocar lente de contato de mácula de grande ampliação (34 graus) sobre a córnea.
3. Criar um plano de clivagem entre o MER e a retina.
   a. Em primeiro lugar, tentar usar um *pick* rombo para criar um plano de clivagem entre a retina e o MER.
   b. A margem do MER na qual a dissecção deve ser iniciada pode estar presente na borda das pregas retinianas (**Fig. 63.21**).
   c. Se não for possível desenvolver uma margem com *pick* rombo, pode-se usar cânula com pó de diamante (Tano) ou lâmina MVR curva para criar o plano de clivagem.
      i. MVR: fazer um entalhe com a lâmina MVR contra o blefarostato ou outra superfície dura para criar uma curvatura fina na ponta. Assegurar-se de raspar delicadamente a lâmina MVR sobre a esclera para verificar que a ponta curva não é frágil. Se for o caso, ela irá quebrar na episclera. Quando a margem estiver criada, descascar a MER usando pinça intraocular.
      ii. Cânula Tano: escovar a cânula contra a superfície

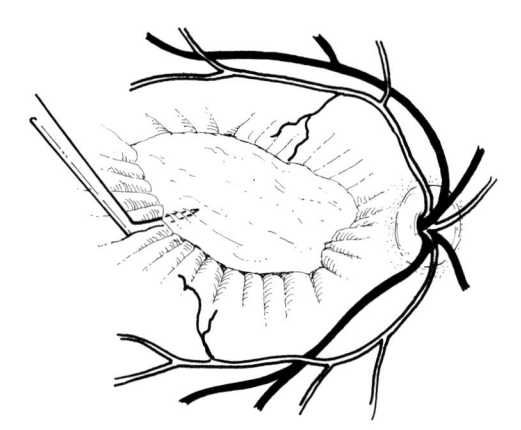

Figura 63.21

retiniana delicadamente em um movimento de varredura. Começar na área da margem do MER.
   d. Se a retina estiver descolada, o plano de clivagem também pode ser estendido usando-se viscodissecção.
4. Fechar o olho conforme descrito anteriormente.

Buraco macular

1. Realizar vitrectomia de três acessos com excisão da hialoide posterior do disco óptico e da mácula.
2. Realizar dissecção da MLI. Importante para o fechamento de buraco macular no caso de reoperação. Duas técnicas efetivas são descritas adiante.
   a. Raspar delicadamente a superfície retiniana ao redor do buraco macular com cânula de pó de diamante (Tano). Iniciar a uma distância de ~ 1,5 disco óptico de diâmetro da margem do buraco e raspar de maneira centrípeta. Quando a MLI estiver elevada, segurar a margem com pinça intraocular e descascá-la de maneira circunferencial (i. e., capsulorrexe) para longe da margem do buraco macular.
   b. Incisar a MLI a uma distância de ~ 1,5 disco óptico de diâmetro do buraco macular com lâmina MVR (**Fig. 63.22A**). Alguns cirurgiões usam um *pick* Rice para levantar a MLI em sua margem de corte (**Fig. 63.22B**). Alguns cirurgiões pulam essa etapa e passam diretamente a segurar a margem da MLI com pinça intraocular de ponta fina e descascam a ILM em uma manobra do tipo capsulorrexe (**Fig. 63.22C**).
3. Realizar troca ar-líquido conforme descrito anteriormente. Alguns cirurgiões utilizam ar umidificado para reduzir a probabilidade de desenvolver defeitos pós-operatórios no campo visual.
   a. Sob visualização com lente de contato corneana bicôncava (ou lente 166 D de ângulo aberto), aspirar líquido sobre o disco óptico usando uma agulha de Charles.
   b. Aspirar líquido do centro do buraco macular usando agulha de Charles (pressão de infusão geralmente ajustada para 25-35 mmHg). As margens do buraco devem ficar em aposição se a tração for adequadamente aliviada.
   c. Esperar 5-10 minutos, penetrar novamente no olho e repetir a aspiração do líquido.

Cirurgia submacular para excisão de membrana neovascular coroidal

1. Realizar vitrectomia de três acessos.
2. Excisar a FHP.
3. Criar um descolamento de retina localizado sobre a neovascularização coroidal (NVC) introduzindo uma cânula 33 G curva no espaço sub-retiniano em posição inferotemporal em relação à NVC.
   a. Observar cuidadosamente quanto à presença de aderências entre a retina e a NVC. Elas serão evidentes como áreas em que a retina não alcança uma configuração convexa à medida que o líquido sub-retiniano é injetado.
   b. Interromper a infusão se forem detectadas aderências entre a retina e a NVC.
   c. Usar a cânula para desfazer delicadamente as aderências que unem a retina e a NVC subjacente. Pode-se também usar um *pick* sub-retiniano.
   d. Se houver inicialmente uma quantidade substancial de líquido sub-retiniano, este passo pode ser omitido.
4. Elevar substancialmente a PIO para fechar a artéria central da retina.

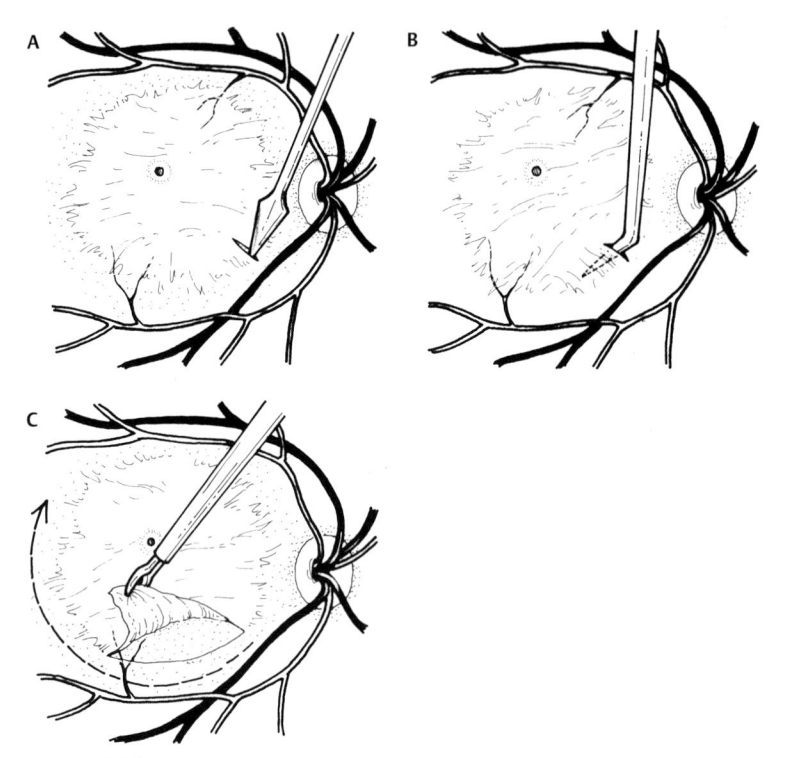

Figura 63.22

5. Usar cânula ou *pick* sub-retiniano para deslocar delicadamente a NVC até que ~ 180 graus do perímetro da NVC perto da retinotomia estejam livremente móveis no espaço sub-retiniano.

   Pode-se projetar a angiografia com fluoresceína pré-operatória na sala de cirurgia para ter certeza da localização do perímetro da NVC.

6. Introduzir a pinça sub-retiniana no espaço sub-retiniano e segurar delicadamente a margem livre da NVC.
7. Puxar a NVC do espaço sub-retiniano em um movimento único, lento e contínuo. Puxões ocasionais de lado a lado irão liberar bordas não dissecadas da NVC.
8. Excisar a NVC do olho com pinça intraocular ou remover a NVC com sonda de vitrectomia.

   Grandes NVCs podem criar diálises retinianas quando removidas do olho, particularmente se a esclerotomia não tiver sido alargada e o vítreo periférico não tiver sido suficientemente excisado.

9. Examinar a retina periférica e identificar qualquer sinal de ruptura.
10. Realizar a troca de líquido-ar.
11. Se houver rupturas periféricas, tratá-las e realizar a troca ar-gás.
12. Fechar as esclerotomias.
13. Fechar as incisões e cobrir o olho conforme descrito anteriormente.

Endofotocoagulação

1. Realizar vitrectomia de três acessos conforme descrito anteriormente.
2. Após a retirada da membrana, a nova fixação da retina, etc., introduzir a sonda de endofotocoagulação na esclerotomia superior.
3. Instruir o enfermeiro circulante a fornecer óculos de proteção (apropriados para o comprimento de onda do *laser* sendo usado) a todo o pessoal da sala de cirurgia sem proteção pelo filtro no microscópio cirúrgico.
4. Instruir o enfermeiro circulante para ligar o *laser* no "Treat" com ajustes em duração contínua e o ajuste de potência em 150-300 miliwatts (dependendo do grau de pigmentação do paciente).
    a. Alguns cirurgiões preferem ajustar a duração do tratamento para 0,1 segundo. Se for usada a duração contínua, o pedal deve ser liberado assim que for observado um empalidecimento moderado do EPR/retina.
    b. Alguns cirurgiões preferem usar o modo de repetição enquanto alguns preferem deprimir o pedal para ativar o *laser* para cada aplicação.
5. A intensidade do feixe é ajustada conforme a conveniência do cirurgião.
6. Aplicar o *laser* em padrão apropriado ao propósito:
    a. Ruptura de retina: circundar a ruptura da retina com três séries de aplicações brancas confluentes, cada uma com ~300-500 μm de diâmetro.
    b. Fotocoagulação panretiniana (FPR): Fazer aplicações de intensidade moderada, espaçando as aplicações com intervalo de 1-2 larguras das aplicações entre elas. Não aplicar o tratamento mais perto do que 500

μm da cabeça do nervo óptico nasalmente ou 2,5 diâmetros do disco da fóvea temporalmente.
7. A oftalmoscopia indireta a *laser* permite a aplicação do *laser* na periferia.
8. Os sistemas de visualização de ângulo aberto (p. ex., AVI, Volk) utilizando lente de ângulo aberto permitem um amplo campo de visão para a aplicação do *laser* mesmo com sonda de endofotocoagulação. Uma lente de contato bicôncava (90 D) em olho preenchido com fluido ou ar também permite um amplo campo de visão para a aplicação de FPR.

Procedimento pós-operatório

1. Manter curativo e protetor ocular até que o paciente seja examinado no primeiro dia de pós-operatório.
2. Em geral, os pacientes são liberados no dia da cirurgia. As exceções ocorrem em pacientes clinicamente instáveis (p. ex., diabete com controle ruim) ou em pacientes com endoftalmite que recebem antibióticos intravenosos.
3. Atividade pós-operatória: atividade tranquila com deambulação a menos que seja necessário determinado posicionamento da cabeça.

Posicionar adequadamente a cabeça se tiver sido usado gás intraocular. (Em geral, posição estrita com a face para baixo exceto para refeições e para ir ao banheiro em olhos fácies.)

4. Antibióticos tópicos (p. ex., gatifloxacina ou moxifloxacina em colírio 4 vezes ao dia; evitar o uso de pomadas, as quais obscurecem a visualização do fundo de olho).
5. Colírio de esteroides (p. ex., acetato de prednisolona a 1%) 4 vezes ao dia (ou mais frequentemente se indicado) por 3-6 semanas, com diminuição gradual conforme a inflamação.
6. Colírio de escopolamina a 0,25% ou atropina a 1% 2 vezes ao dia para ciclopegia.
7. Controlar a pressão intraocular com antagonistas β–-adrenérgicos (p. ex., timolol), agonistas α-adrenérgicos (p. ex., tartarato de brimonidina a 0,2% 2 vezes ao dia) e/ou inibidores da anidrase carbônica (incluindo dorzolamida tópica a 2% 3 vezes ao dia) conforme a necessidade e a tolerância.
8. Se o paciente estiver internado, liberá-lo quando estável (geralmente no primeiro dia de pós-operatório a menos que esteja recebendo antibióticos intravenosos para endoftalmite).

Plano de acompanhamento

1. Exame diário durante a hospitalização.
2. Verificar a acuidade visual.
3. Medir a pressão intraocular.
4. Examinar a câmara anterior para descartar hipópio, reação fibrinoide.
5. Documentar a transparência do cristalino (se estiver presente).
6. Documentar o tamanho da bolha de gás intravítrea **(Fig. 63.23)**.
    a. Com o paciente sentado à lâmpada de fenda, olhando para frente e com a pupila dilatada para 6 mm, se o menisco inferior da bolha de gás for tangencial à margem superior da pupila, é dito, então, que há 25% de preenchimento de gás.
    b. Se o menisco inferior da bolha de gás divide a pupila ao meio, é dito que há 50% de preenchimento de gás.
    c. Se o menisco inferior da bolha de gás é tangencial à margem inferior da pupila, é dito que há 75% de preenchimento de gás.
7. Realizar oftalmoscopia indireta.
8. Examinar com ~ 1, 3 e 6 semanas de pós-operatório e, depois, conforme a necessidade.

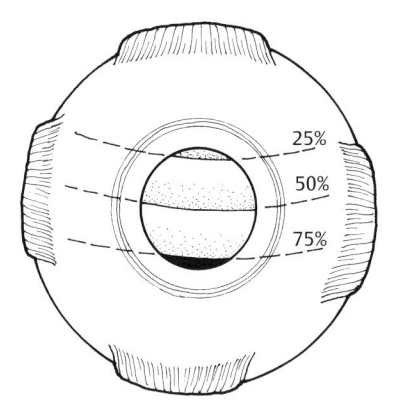

Figura 63.23

Complicações

1. Endoftalmite (~ 0,05%)
2. Elevação transitória na pressão intraocular
3. Oclusão da artéria central da retina
4. Infarto coroidal
5. Câmara anterior rasa e glaucoma de ângulo fechado secundário
6. Defeito epitelial corneano persistente (especialmente em pacientes diabéticos)
7. Hemorragia vítrea
8. Efusão coroidal
9. Hemorragia coroidal
10. Descolamento e ruptura iatrogênicos da retina (incluindo PVR)
11. Edema macular cistoide
12. MER
13. *Rubeosis iridis* e glaucoma neovascular (particularmente em pacientes diabéticos)
14. Formação de catarata
15. Gás sub-retiniano (se não houver alívio adequado da tração vitreorretiniana, o gás intravítreo pode entrar no espaço sub-retiniano)
16. Ceratopatia bolhosa
17. Oftalmia simpática (p. ex., ~ 0,1% após cirurgia em olhos com trauma)
18. Complicações associadas com cintamento escleral (se for realizado)
19. Complicações associadas com a anestesia retrobulbar (se for administrada)
20. Complicações associadas com a anestesia geral (se for administrada)

64

Reparo de descolamento de retina:
cintamento (*Buckling*) escleral e retinopexia pneumática

■ Cintamento escleral

Princípios

Várias técnicas são utilizadas no reparo de descolamento de retina regmatogênico. Elas variam dependendo da natureza do descolamento e da preferência do cirurgião. Os princípios das diversas técnicas de cirurgia para descolamento de retina, porém, são os mesmos. Eles incluem:

- Localização de todas as rupturas da retina.
- Criação de aderências coriorretinianas nas margens das rupturas.
- Alívio da tração vitreorretiniana permanentemente (p. ex., explante ou implante escleral ou alívio direto por vitrectomia) ou temporariamente (p. ex., balão episcleral, bolha de gás intraocular).
- O protocolo a seguir descreve um método geral de cirurgia de reposicionamento primário da retina. Cirurgias específicas e as modalidades empregadas nestes casos devem ser ajustadas às necessidades do caso específico e às preferências do cirurgião.

Procedimento pré-operatório

Ver o Capítulo 3.
1. Programar prontamente a cirurgia.
   a. Se a mácula está fixada e ameaçada pela progressão do descolamento ou se a mácula foi descolada há poucos dias deve-se, em geral, realizar a cirurgia dentro de 24-72 horas, se possível.
      i. Em geral, em olhos não vitrectomizados, os descolamentos extramaculares inferiores se espalham lentamente para a mácula.
      ii. Descolamentos crônicos provavelmente podem ser reparados de maneira não emergencial. Os sinais de um descolamento crônico incluem: linha de demarcação (hiperpigmentação ou hipopigmentação) separando a retina colada da retina descolada; cistos retinianos; fibrose sub-retiniana.
   b. Se a mácula estiver descolada por um período de tempo maior, a cirurgia pode ser agendada eletivamente.
   c. Impor limitações de atividade de acordo com a natureza do descolamento. O repouso estrito no leito com curativo ocular bilateral pode promover uma resolução substancial do líquido sub-retiniano em uma minoria de pacientes.
2. Avaliação retiniana completa: identificar e fazer um diagrama de todas as rupturas retinianas.
3. Aparar os cílios 24 horas antes da cirurgia, se possível.
4. Dilatar a pupila (p. ex., ciclopentolato a 1% mais fenilefrina a 2,5% a cada 15 minutos iniciando 1 hora antes da cirurgia).

Instrumentação

- Blefarostato (preferivelmente de auto-retenção, p. ex., Maumenee-Park)
- Pinça de tecidos denteada (p. ex., pinça Bishop-Harmon 0,3 ou 0,5 mm)
- Tesoura Westcott
- Tesoura Stevens
- Cautério
- Aplicadores com ponta de algodão
- Fios (algodão 2-0, Mersilene ou seda branca 4-0 com agulha espatulada, seda negra de armação dupla 6-0 com agulha espatulada, categute 6-0)
- Ganchos de músculo (incluindo gancho fenestrado)
- Porta-agulhas
- Pinça de sutura (p. ex., Alabama)
- Retrator Schepens
- Oftalmoscópio indireto
- Localizador de ruptura retiniana (depressor escleral modificado do tipo dedal [depressor Gass])
- Depressor escleral reto
- Caneta marcadora
- Unidade de criocirurgia com criossonda de retina
- Elementos de cintamento de silicone
- Hemostática pequena
- Lâminas Beaver #69 e #66

- Agulha para drenagem de líquido sub-retiniano (p. ex., agulha cirúrgica de calibre pequeno com ponta gradualmente afilada, pino de diatermia de 2,5 mm)
- Tonômetro Schiotz
- Seringa de tuberculina com agulha 30 G de 1,5 cm
- Seringa de 20 mL com agulha 30 G, filtro de miliporos

Procedimento operatório

1. É preferida a anestesia local com sedação a menos que seja improvável que o paciente seja capaz de deitar reto durante a cirurgia (p. ex., cifoescoliose, insuficiência cardíaca congestiva) ou de se comunicar com o cirurgião. Os pacientes com miopia severa podem ser submetidos à anestesia geral para evitar o risco de perfuração do bulbo associada com a injeção retrobulbar. Uma abordagem neste último cenário é primeiramente sedar, preparar e colocar os campos cirúrgicos no paciente. Então, após a aplicação tópica de gel de proparacaína e/ou lidocaína, fazer uma incisão conjuntival, separar a fáscia de Tenon do bulbo e fornecer anestesia retrobulbar usando uma cânula de ponta romba. Em geral, a cirurgia é realizada em nível ambulatorial.
2. Preparar e colocar campos cirúrgicos. Fitas plásticas adesivas ajudam a manter os cílios (se presentes) fora do campo cirúrgico.
3. Colocar o blefarostato.
4. Realizar uma peritomia conjuntival de 360 graus no limbo. Duas incisões radiais de relaxamento podem ser feitas (tesoura Westcott, pinça de tecido).
5. Garantir a hemostasia com cautério.

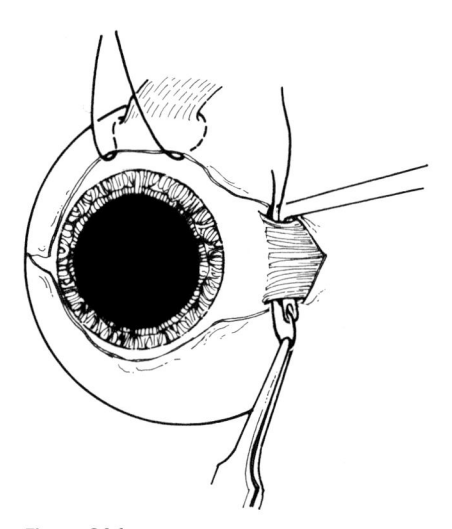

Figura 64.1

6. Isolar e laçar os músculos retos (**Fig. 64.1**).
7. Abrir a cápsula de Tenon e o septo intermuscular entre os músculos (tesoura Westcott ou Stevens; pode-se usar aplicador com ponta de algodão para dissecar de maneira romba e expor os músculos).
8. Isolar o músculo com gancho de músculo (ver o Capítulo 37).
9. Laçar cada músculo reto com fio de seda 2-0 (sem agulha embutida).
10. O fio é colocado através de um gancho de músculo fenestrado, o qual é passado sob o músculo. O fio é puxado do gancho com pinça, laçando o músculo.
11. Alternativamente (mas menos desejável devido aos riscos associados com a passagem da agulha perto do bulbo), pode-se usar seda 4-0 com agulha embutida (passar a base da agulha sob o músculo).

Amarrar o músculo reto superior por último, usando as outras suturas de tração para obter a exposição adequada. O gancho de músculo deve ser passado em direção temporonasal para evitar que amarre o tendão do oblíquo superior.

12. Amarrar um nó na extremidade distal de cada sutura.
13. Inspecionar a esclera quanto à presença de anormalidades (p. ex., afinamento).
14. Pode-se girar o bulbo com as suturas de tração e retrair a conjuntiva com retrator Schepens.
15. Usar aplicador com ponta de algodão para mover os tecidos e inspecionar a esclera em todos os quatro quadrantes.
16. Examinar completamente a retina com depressão escleral (oftalmoscópio indireto, aplicador com ponta de algodão ou depressor reto para a depressão escleral).
17. Localizar e marcar a posição de todos os buracos e lacerações na retina.
18. Fazer um entalhe na esclera com o localizador de rupturas retinianas e marcar pontos deprimidos com caneta marcadora, cautério ou diatermia.
19. Para lacerações e buracos pequenos, marcar diretamente sobre o local.
20. Para lacerações maiores, marcar as margens posterior, anterior e laterais da ruptura.

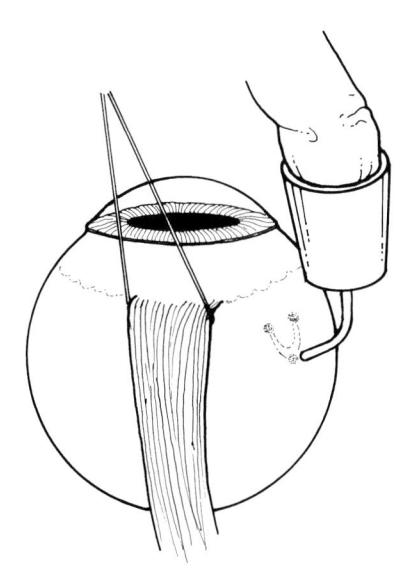

Figura 64.2

21. Aplicar crioterapia na retina em todos os buracos, lacerações e áreas de degeneração *lattice* (ver o Capítulo 65). (A **Fig. 64.2** ilustra a marcação de uma grande ruptura retiniana.)
22. Testar a criossonda (a temperatura desejada deve ser de −60 a −80°C).

23. Posicionar o olho com as suturas de tração.
24. Examinar o fundo do olho com oftalmoscopia indireta.
25. Posicionar a criossonda na margem da ruptura retiniana.
26. Tratar primeiramente as rupturas não descoladas ou as áreas com descolamento pequeno. (O olho fica mais mole à medida que a esclera é deprimida com o tratamento, permitindo subsequentemente um acesso mais fácil às áreas mais bolhosas ao redor de uma ruptura.)
27. Fazer um entalhe na esclera com a ponta da sonda (manter a ponta perpendicular à esclera), evitando a compressão com a haste do instrumento.
28. Ativar a criounidade.
29. Terminar a crioaplicação quando for observado o embranquecimento da retina-epitélio pigmentar da retina (EPR) através do oftalmoscópio.
30. Se não forem observadas reações em alguns segundos após a criounidade alcançar a temperatura mais baixa, terminar a aplicação e verificar a posição da ponta da sonda.

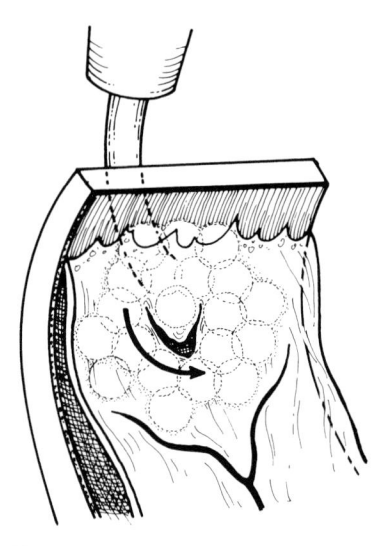

Figura 64.4

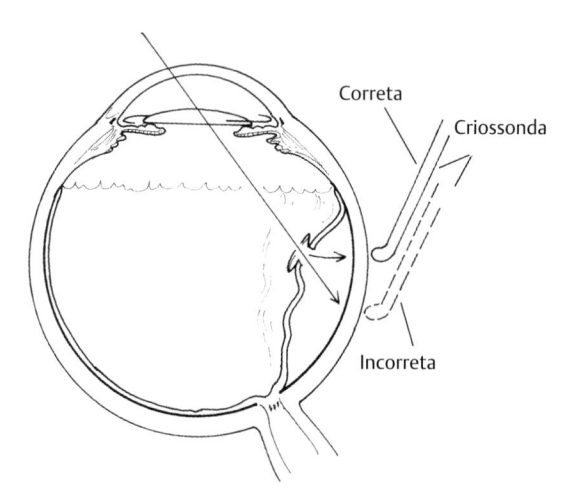

Figura 64.3

31. Se a retina estiver descolada de maneira bolhosa, será necessário um congelamento excessivo para induzir o embranquecimento da retina, devendo-se terminar a crioaplicação quando for observado o embranquecimento do EPR subjacente. Paralaxe pode levar à identificação incorreta da localização do EPR subjacente à ruptura retiniana. (A **Fig. 64.3** ilustra o efeito paralaxe).
32. Após a criossonda descongelar, mover a sonda para a área adjacente ao redor da ruptura.
33. Dessa maneira, fazer aplicações adicionais até que a ruptura esteja circundada pelo tratamento.

Nota: Os pontos da crioaplicação devem sobrepor-se levemente para selar completamente a ruptura.

34. Uma zona de tratamento de 1-2 mm deve circundar a ruptura retiniana. As margens anterolaterais da ruptura retiniana devem ser tratadas de maneira precisa, pois a falha em se fazer isso é uma causa comum de descolamento recorrente de retina (**Fig. 64.4**).
35. O tratamento deve estender-se para a margem posterior da base do vítreo para rupturas na periferia anterior.
36. Selecionar o estilo e o tamanho do elemento de cintamento a ser usado.
37. Está disponível uma grande variedade de elementos de cintamento. Entre os mais comuns estão:
    a. Esponjas de silicone segmentares (p. ex., esponja de meia espessura com 5 mm de diâmetro para cintamento radial).
    b. Bandas de silicone sólidas circulares com ou sem ranhuras (p. ex., exoplante de silicone #287 com ranhuras de 2,5 mm, largura de 7 mm, espessura de 3 mm).
    c. Fatores que favorecem a colocação de um elemento segmentar:
        i. Ruptura única localizada anteriormente ao equador.
        ii. Múltiplas rupturas retinianas (uma por quadrante) anteriores ao equador em diferentes quadrantes.

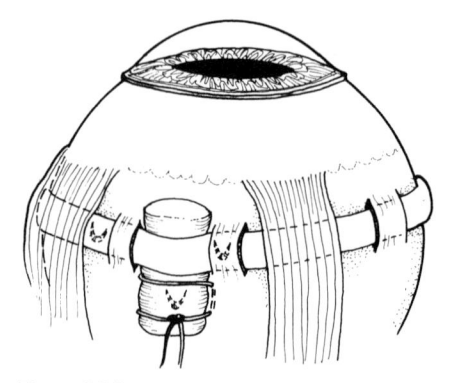

Figura 64.5

iii. Ruptura retiniana localizada logo posteriormente e não sustentada por um elemento circular. (A **Fig. 64.5** ilustra a combinação de elementos radiais e circulares.)
iv. História de doença ou traço falciforme.
v. Presença de atrofia óptica glaucomatosa avançada.
d. Fatores que favorecem a colocação de um elemento circulante:
i. Múltiplas rupturas retinianas anteriores ao equador no mesmo quadrante ou em quadrantes diferentes.
ii. Presença de patologia vitreorretiniana periférica (p. ex., degeneração *lattice*) em outros quadrantes, a qual deve ser sustentada pelo cintamento escleral.
iii. Presença de vitreorretinopatia progressiva (p. ex., formação de *starfolds*).
iv. Nenhuma ruptura encontrada ao exame.
v. Todas as rupturas não definitivamente localizadas.
vi. Descolamentos afácicos/pseudofácicos.

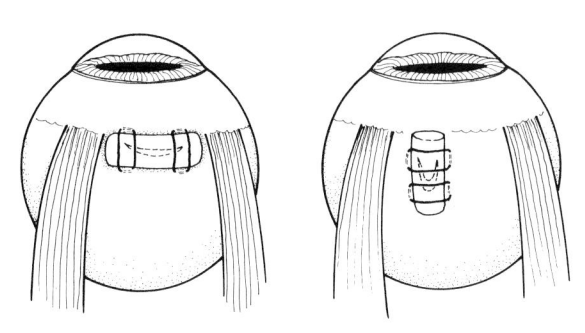

Figura 64.6

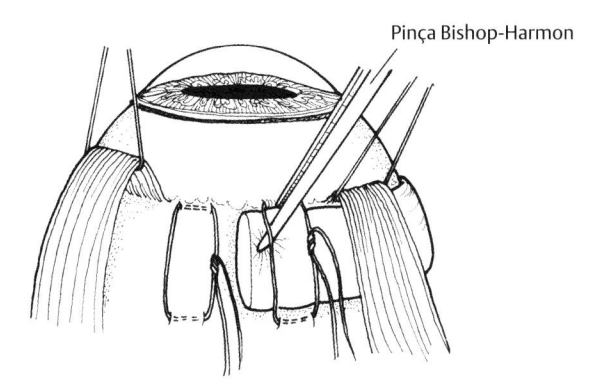

Figura 64.7

38. Determinar o tamanho do elemento medindo as dimensões das rupturas com marcações localizadoras. (A **Fig. 64.6** ilustra a sustentação da ruptura retiniana pelo cintamento escleral.) O elemento deve abarcar completamente a ruptura.
39. Os cintamentos radiais devem ser centralizados sobre o meridiano da ruptura retiniana e estender-se ~ 2 mm posteriormente à margem posterior da ruptura retiniana.
40. Para cintamentos circulares, todas as rupturas retinianas devem ser sustentadas pelo cintamento, e a ruptura retiniana mais posterior deve ser sustentada ao menos pela inclinação posterior do cintamento escleral.
41. Embeber os elementos em solução de bacitracina antes do uso (se for tolerado).

Colocar previamente as suturas de colchoeiro a serem usadas para a fixação do cintamento (Mersilene ou seda branca 4-0 ou náilon 5-0) **(Fig. 64.7)**.
42. Posicionar o bulbo com as suturas de tração.
43. As passagens da sutura devem ser colocadas paralelas ao elemento do cintamento (i. e., paralelas ao equador em elementos circulares e segmentares circunferenciais, e perpendiculares para elementos radiais).
44. As passagens da sutura devem ter comprimento de ~ 4 mm através de espessura parcial da esclera.
45. Visualizar a ponta da agulha à medida que ela é colocada através da esclera para evitar a perfuração do bulbo.
46. Esclera fina:
a. Podem ser feitas passagens curtas da sutura nos cantos da sutura de colchoeiro se a esclera for fina ou se houver outra razão para evitar longas passagens de sutura intraesclerais.
b. Para elementos circulares, a criação de túneis esclerais de espessura parcial pode ser mais segura do que a passagem das suturas **(Fig. 64.8)**.
i. Fazer duas incisões verticais com lâmina Beaver #69. A largura da incisão depende da largura do cintamento (p. ex., largura de 2,5 mm para banda #240).
I. A margem anterior da incisão deve sustentar a margem posterior da base do vítreo (i. e., estar localizada ~ 2,5 mm posteriormente à *ora serrata*).
II. As incisões devem ser separadas por 3-4 mm.
ii. Fazer o túnel usando lâmina Beaver #66.
47. Para cintamentos radiais, separar as passagens da sutura por 2-3 mm mais além da largura do exoplante, dependendo da altura desejada para o cintamento.

48. Para cintamentos circunferenciais, a passagem da sutura anterior deve estar na *ora serrata*. A distância entre as passagens de sutura anterior e posterior deve ser 2,5-3,0 mm maior do que a largura do cintamento.
    a. A *ora serrata* costuma estar localizada externamente na linha das inserções dos músculos retos (espiral de Tillaux), mas em pacientes muito míopes ela está localizada mais posteriormente e deve ser diretamente localizada usando oftalmoscopia indireta e caneta marcadora ou diatermia.
49. Colocar o cintamento (ver a **Fig. 64.7**).
50. Posicionar o elemento circular sob os músculos retos.
51. Segurar o elemento com pinça de sutura (p. ex., Alabama).
52. Pedir para um assistente retrair o bulbo usando as suturas de ancoragem para expor um quadrante.
53. Guiar o elemento através das suturas e sob os músculos retos usando a pinça denteada (0,3-0,5 mm) e uma pinça de sutura ou hemostática.
54. Amarrar temporariamente o cintamento em posição usando as suturas de colchoeiro previamente colocadas.
55. A primeira laçada é o laço-padrão de três alças (**Fig. 64.9**).

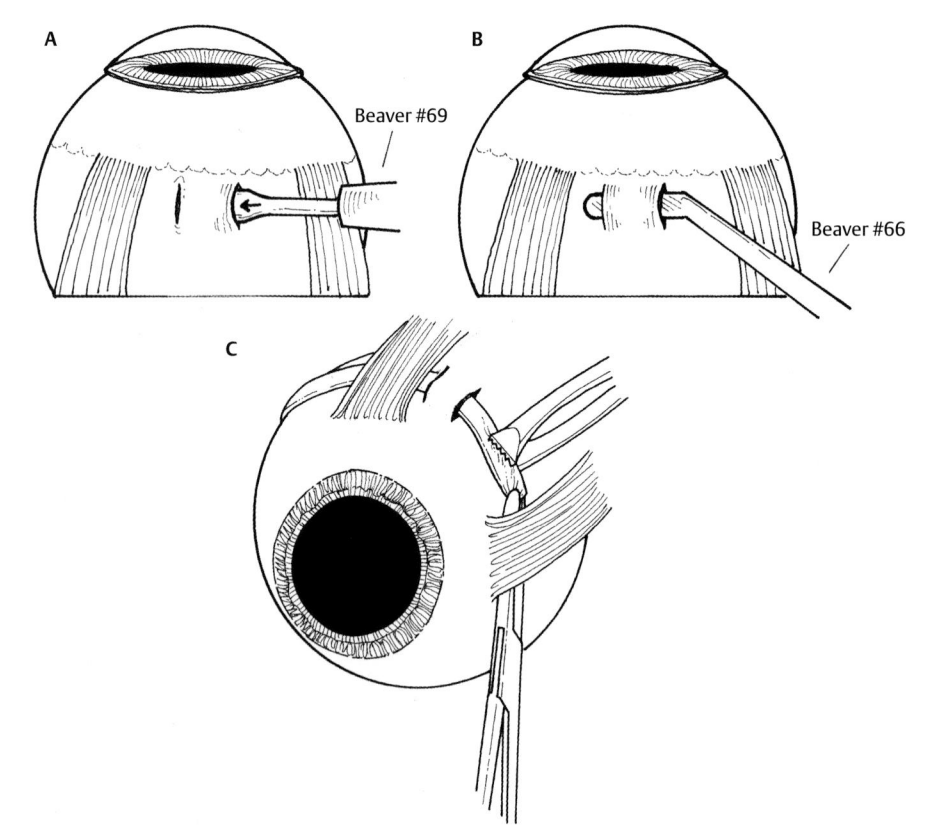

Figura 64.8

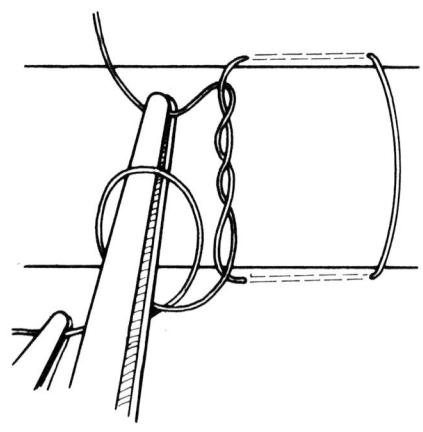

Figura 64.9

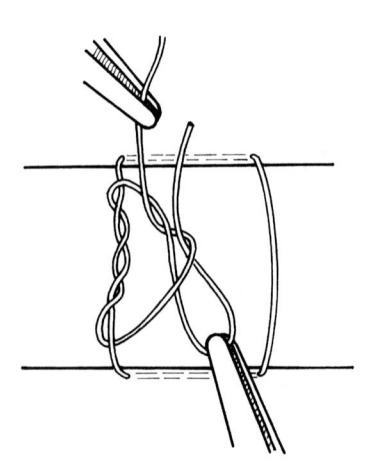

Figura 64.10

56. Segunda laçada: fazer uma alça e segurar a outra extremidade da sutura perto do nó para encarcerar a alça.
57. Para desamarrar o nó, puxar a extremidade curta livre. (Isso removerá a segunda laçada e deixará apenas a primeira laçada tripla.)
58. Alternativamente, tornar o nó permanente com sua tensão atual, cortar a alça e remover a extremidade curta da sutura. (Isso deixa duas laçadas fixas. Uma laçada adicional produzirá um nó-padrão 3-1-1.)
59. Verificar o posicionamento adequado do cintamento sobre as rupturas retinianas por oftalmoscopia indireta.
60. Se for prevista a drenagem de líquido sub-retiniano, desamarrar as suturas para afrouxar o cintamento e expor o local de drenagem, a menos que o local de drenagem não seja sustentado pelo cintamento.
61. Drenar o líquido sub-retiniano, se indicado.
62. A drenagem pode não ser necessária quando o descolamento é baixo e a retina pode ser trazida para perto do epitélio pigmentar retiniano subjacente apertando-se as suturas no cintamento.
63. A drenagem pode estar indicada nas seguintes situações:
  a. Necessidade de redução da pressão intraocular (PIO) (como resultado de elevação do cintamento escleral, injeção de uma bolha de gás ou devido a condições preexistentes como glaucoma, traço falciforme ou doença falciforme).
  b. Descolamento retiniano alto ou laceração retiniana gigante (i. e., perda de aposição entre a retina descolada e o EPR subjacente).
  c. Rupturas retinianas no equador ou posterior a ele (p. ex., buraco macular presente).
  d. Rupturas retinianas múltiplas em três ou mais quadrantes a menos que todas estejam localizadas perto da *ora serrata* ou a menos que exista pouco líquido sub-retiniano.
  e. Presença de tração vitreorretiniana significativa (p. ex., proliferação vitreorretiniana).
  f. Descolamento de retina de longa duração (i. e., líquido sub-retiniano viscoso).
  g. Ausência de rupturas retinianas identificáveis.
  h. Reoperações.
64. Seleção do local de drenagem. Em geral, logo anteriormente ao equador.
  a. Escolher a área sob descolamento bolhoso ou com formação de membrana epirretiniana para evitar perfuração/encarceramento da retina.
  b. Se possível, colocar o local sob o cintamento, especialmente para cintamentos esclerais circulares.
  c. Evitar áreas sobre rupturas retinianas para evitar o encarceramento de vítreo no local de drenagem, a menos que se deseje drenar o vítreo líquido para obter um amolecimento adicional do bulbo (p. ex., presença de líquido sub-retiniano insuficiente).
  d. Evitar as veias do vórtice. (Assim, é preferível a drenagem perto dos músculos retos horizontais onde a exposição também é melhor.)
65. Para elementos circulares é preferível um local de drenagem distante 180 graus da ruptura retiniana para permitir que se aperte as suturas, se eleve o cintamento e se feche a ruptura durante a drenagem.

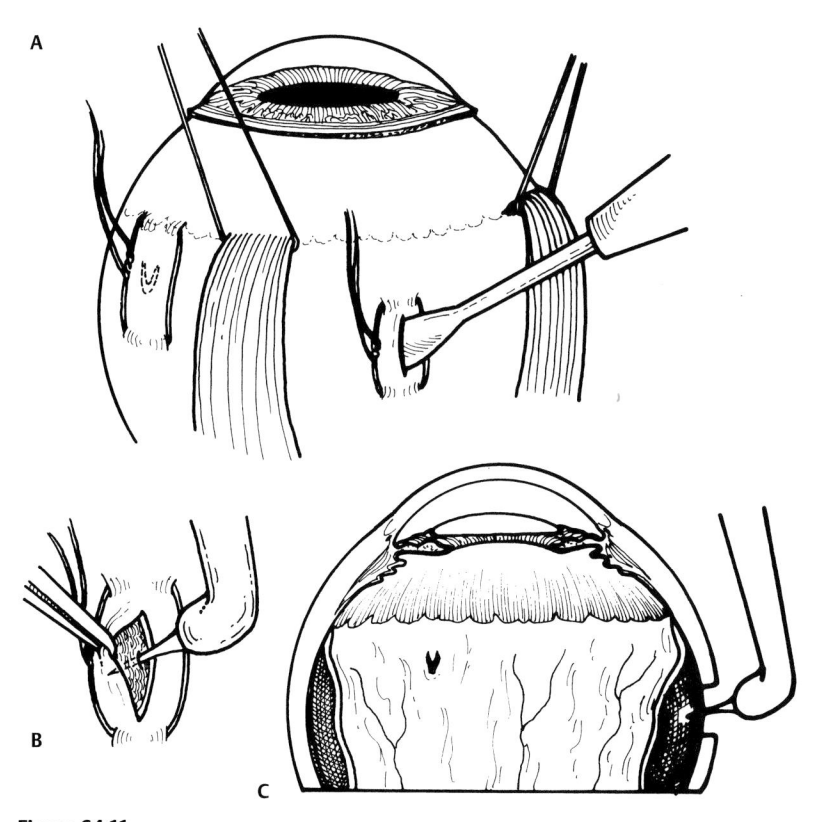

Figura 64.11

66. A drenagem a partir de um quadrante nasal reduz a chance de hemorragia submacular se ocorrer sangramento durante a drenagem.
67. Incisar a esclera até o espaço supracoroidal (cor azul escuro) com uma lâmina afiada (p. ex., lâmina Beaver #69). (A **Fig. 64.11** ilustra a técnica de drenagem.)
68. Fazer a incisão radial e com comprimento de ~ 3 mm. Manter a lâmina perpendicular à esclera ao criar a esclerotomia **(Fig. 64.11A)**.
69. Examinar a coroide exposta quanto à presença de qualquer vaso grande, o qual deve ser evitado ao realizar a drenagem.
70. Colocar previamente uma sutura de colchoeiro horizontal de seda negra 6-0 de armação dupla, com as passagens da sutura tangenciais às margens anterior e posterior da esclerotomia.
71. Cauterizar a coroide exposta usando eletrocautério com ponta gradualmente afilada.
72. Deve ser usada uma corrente suficiente para induzir uma leve contração da esclera e da coroide quando o cautério é ativado.
73. O cautério pode ser testado previamente em um vaso episcleral exposto.

Realizar a drenagem. (A **Fig. 64.11B** ilustra a entrada da agulha no espaço sub-retiniano com a esclera segurada pela pinça.)
   a. Usar agulha cirúrgica de pequeno calibre com ponta gradualmente afilada, agulha 30 G ou ponta de pino de diatermia de 2,5 mm.
   b. Liberar a tração sobre o olho.
   c. Alguns cirurgiões seguram a esclera na margem do local de drenagem com pinça.
   d. Introduzir cuidadosamente a agulha ~ 1 mm através da coroide no espaço sub-retiniano apenas até aparecer uma gota de líquido sub-retiniano.
      i. Entrar no espaço sub-retiniano tangencialmente para evitar dano à retina.
      ii. Nesse momento, instruir o assistente para liberar toda a tração sobre o olho.
   e. Usar uma pressão delicada com um aplicador de ponta de algodão para ajudar a espremer o líquido sub-retiniano.
   f. Colocar aplicadores de ponta de algodão no espaço episcleral durante a drenagem para manter a PIO mais normal. Pode-se também apertar as suturas do cintamento para manter a PIO.
   g. Se o local de drenagem não for coberto pelo cintamento, fechar o local com a sutura de seda 6-0 colocada previamente. (Se o local for coberto, pode ficar sem sutura.)

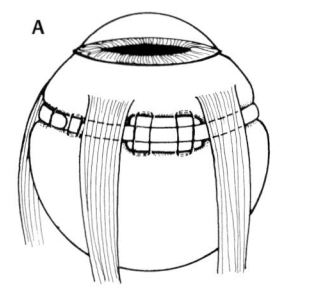

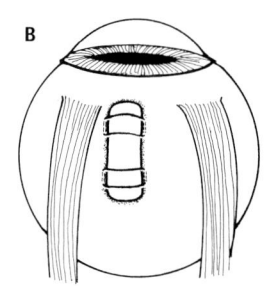

Figura 64.12

74. Fixar o elemento aplicando tensão suficiente na sutura para fazer com que as margens esclerais imbriquem contra as bordas do cintamento. Pode-se optar por amarrar as suturas temporariamente **(Fig. 64.12)**.
75. Examinar a retina por oftalmoscopia indireta.
76. Verificar a localização do cintamento e elevação sobre as rupturas.
77. Inspecionar o local de drenagem. Descartar encarceramento da retina e hemorragia sub-retiniana. Se houver encarceramento da retina, sustentar o local com o cintamento.
78. Confirmar a patência da artéria central da retina.
79. Observar a cor do disco e a presença de pulsações arteriais.
80. Se a PIO estiver alta demais, afrouxar as suturas (se temporariamente amarradas) e refixar o cintamento. Se as suturas forem permanentemente amarradas, ver o passo 87 adiante.
81. Fixar de maneira permanente os elementos do cintamento.
82. Tornar permanentes as suturas temporárias.
83. Juntar as extremidades do elemento circular com clipe de tantálio (p. ex., banda #240), luva Watzke (p. ex., banda #42) ou sutura.
84. Aparar os elementos do cintamento com tesoura conforme a necessidade.
85. Irrigar o campo operatório com solução de bacitracina.
86. Verificar a PIO (com tonômetro Schiotz e confirmar novamente a patência da artéria central da retina por observação direta com oftalmoscópio).
87. Se a PIO estiver muito alta:
   a. Realizar uma ou mais paracenteses da câmara anterior usando seringa de tuberculina com agulha 30 G de 1,5 cm (ver o Capítulo 7) aguardando ~ 5 minutos entre as tentativas, e/ou
   b. Realizar punção vítrea usando agulha 27 G longa posicionada diretamente sobre a cabeça do nervo óptico usando orientação por oftalmoscopia indireta e/ou
   c. Realizar vitrectomia limitada e/ou
   d. Administrar agente osmótico (p. ex., manitol 1-2 mg/kg; pode estar contraindicado, p. ex., na insuficiência cardíaca congestiva) e/ou
   e. Afrouxar a banda circular.
   f. Verificar novamente a patência da artéria central da retina.

Bolha de ar

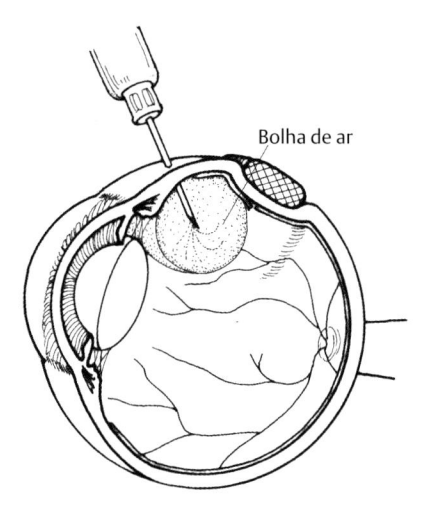

Figura 64.13

88. Se houver hipotonia no bulbo, injetar ar ou BSS (agulha 30 G em seringa de 5 mL, filtro de miliporos) **(Fig. 64.13)**.
89. Técnica de injeção de ar:
    a. Aspirar ar para dentro da seringa através de filtro de miliporos para esterilização.
    b. Inserir a agulha 3 (afácico/pseudofácico) ou 4 mm (fácico) posteriormente ao limbo. Idealmente, a agulha deve penetrar apenas ~ 1 mm dentro da cavidade vítrea e a entrada no bulbo deve ter localização superior. Se a agulha penetrar profundamente no centro da cavidade vítrea ou se a entrada estiver em localização inferior, há chance aumentada de criar muitas bolhas pequenas ("ovas de peixe"), o que, algumas vezes, pode penetrar no espaço sub-retiniano se a retina estiver descolada e a ruptura retiniana for grande.
    c. Injetar ar rapidamente, mantendo a ponta da agulha dentro da bolha de ar para criar uma bolha em vez de várias bolhas pequenas aderidas.
    d. Injetar BSS ou ar até restaurar uma PIO satisfatória.
    e. **Nota:** A injeção na *pars plana* também é útil para aplainar lacerações em ferradura cujas bordas se afastam sobre o cintamento.
90. Fechar a peritomia.
    a. Fixar a cápsula de Tenon diretamente na episclera com sutura absorvível (p. ex., categute 6-0) para cobrir os elementos de esponja de silicone e evitar a extrusão pós-operatória. Pode-se também escolher suturar a cápsula de Tenon na episclera em ambos os lados da inserção muscular na área do elemento de silicone sólido do cintamento.
    b. Remover as suturas em laço do reto à medida que se fecha a cápsula de Tenon.
    c. Fechar a conjuntiva com sutura absorvível (p. ex., categute 6-0).
91. Fazer injeção subconjuntival de cefazolina (100 mg) e Decadron (4-8 mg) ou acetato de triancinolona (40 mg) a menos que exista contraindicação (p. ex., alergia à penicilina para a cefazolina e história de glaucoma para a triancinolona).
92. Remover o blefarostato, aplicar topicamente colírio de atropina a 1% e pomada de antibiótico e aplicar curativo e protetor ocular de Fox.

Procedimento pós-operatório

1. Manter o curativo e o protetor ocular até que o paciente seja examinado no primeiro dia de pós-operatório. Isso costuma ser um procedimento ambulatorial.
2. Atividade pós-operatória: repouso no leito com possibilidade de ir ao banheiro e posicionamento da cabeça conforme a necessidade.
a. Se houver bolha de ar no olho, posicionar a cabeça de modo que a bolha esteja em aposição contra as rupturas retinianas.
b. Se for desejado promover o assentamento da retina sobre o cintamento e não tiver sido usado gás, é adequado o repouso no leito em posição supina.
3. Antibióticos tópicos (p. ex., colírio de moxifloxacina 4 vezes ao dia; evitar pomadas para evitar o obscurecimento do fundo de olho).
4. Colírio de escopolamina a 0,25% ou atropina a 1% 2 vezes ao dia para cicloplegia.
5. Colírio de acetato de prednisolona a 1% 4 vezes ao dia.

Usar colírios com frequência maior ou administrar esteroides orais (a menos que exista contraindicação) se a inflamação for grave.

6. Percocet (oxicodona 5 mg/acetaminofeno 325 mg ou oxicodona 7,5 mg/acetaminofeno 500 mg), 1 comprimido via oral a cada 6 horas para a dor ocular (a menos que exista contraindicação).
7. Examinar o olho no primeiro dia de pós-operatório:
    a. Descartar a presença de hipópio com exame em lâmpada de fenda.
    b. Medir a PIO (aplanação ou pneumatonometria).
    c. **Nota:** A tensão medida com tonômetro Schiotz é falsamente baixa secundariamente à diminuição da rigidez escleral.
    d. Tratar a PIO elevada com medicações tópicas (p. ex., antagonistas β-adrenérgicos como timolol a 0,5% 2 vezes ao dia; inibidores da anidrase carbônica com o Trusopt a 1% 3 vezes ao dia) ou agentes orais (p. ex., Diamox 250 mg a cada 6 horas ou Neptazane 50 mg a cada 8 horas).
8. Fundoscopia:
a. Observar a localização adequada do cintamento em relação às rupturas retinianas.
b. A ruptura deve deitar de maneira plana sobre o cintamento.
c. O líquido sub-retiniano residual deve ser reabsorvido lentamente. Verificar a contínua absorção do líquido sub-retiniano durante as visitas de acompanhamento.
d. Procurar descolamentos coroidais (p. ex., posteriores ao cintamento escleral); podem ser uma causa de líquido sub-retiniano persistente apesar do fechamento das rupturas retinianas.

Plano de acompanhamento (em casos não complicados)

1. Dia 1 no pós-operatório e diariamente se estiver hospitalizado.
2. Aproximadamente 1 semana após a alta.
3. Em 3 semanas, 6 semanas e 3 meses após a cirurgia e, depois, conforme a necessidade.

Complicações

1. Oclusão de artéria central da retina
2. PIO elevada
3. Câmara anterior rasa e glaucoma de ângulo fechado
4. Crioterapia incompleta ou alívio incompleto da tração vitreorretiniana sobre as rupturas retinianas com consequente persistência de líquido sub-retiniano
5. Inflamação coriorretiniana/vítrea
6. Descolamento coroidal seroso
7. Descolamento coroidal hemorrágico
8. Descolamento retiniano exsudativo
9. Encarceramento retiniano e/ou vítreo nos locais de drenagem
10. Hemorragia vítrea
11. Isquemia de segmento anterior
12. Infecção e/ou extrusão do elemento de cintamento
13. Endoftalmite
14. Edema macular cistoide
15. Proliferação vitreorretiniana
16. Catarata secundária a trauma do cristalino durante injeções na *pars plana*, devido à aposição de bolha de gás contra a cápsula posterior ou devido a alterações metabólicas após a colocação de um elemento circular
17. Desequilíbrio de musculatura extraocular
18. Alteração na refração secundária à distorção do bulbo pelo cintamento
19. Perfuração do bulbo pela anestesia retrobulbar ou subconjuntival (menos provável)

■ Retinopexia pneumática

Indicações

- Descolamento regmatogênico de retina sem proliferação vitreorretiniana
- Rupturas retinianas localizadas nos 240 graus superiores, i. e., de 8-4 horas (sentido horário) dentro de 90 graus entre si

Contraindicações

- Proliferação vitreorretiniana
- Incapacidade de posicionar a cabeça adequadamente após a cirurgia
- Localização inapropriada das rupturas retinianas

Contraindicações relativas

- Incapacidade de tolerar elevações da PIO (p. ex., glaucoma avançado, doença falciforme)
- Degeneração *lattice* extensa

- Casos adequadamente selecionados de lacerações retinianas gigantes entre as posições de 8-4 horas (sentido horário) podem ser manejados usando a manobra do "rolo compressor" e uma modificação do procedimento de retinopexia pneumática descrita aqui (ver adiante)

Instrumentação

- Oftalmoscópio indireto
- Lente de 20 e/ou 28 dioptrias
- Blefarostato (metal flexível)
- Unidade de criocirurgia
- Filtro de miliporos
- Gás intraocular (hexafluoreto de enxofre [SF_6] ou perfluoropropano [C_3F_8])
- Duas seringas de tuberculina, cada uma acoplada a uma agulha 30 G de 1,5 cm
- Iodopovidona a 10%
- Lidocaína a 2% sem epinefrina para injeção subconjuntival e retrobulbar
- Seringa de 10 mL
- Agulha 25 G de 3,8 cm
- Agulha 27 G de 3,8 cm ou sonda de vitrectomia 23 G
- Compasso estéril (Castroviejo)
- Dois aplicadores com ponta de algodão estéreis
- Cefazolina (100 mg/1 mL) para injeção subconjuntival
- Cicloplégico de longa ação (p. ex., atropina a 1%)
- Pneumatonômetro

Procedimento operatório

1. Colocar blefarostato estéril.
2. Fazer injeção subconjuntival de lidocaína a 2% nos quadrantes das rupturas retinianas.
3. Localizar e tratar as rupturas retinianas com crioterapia conforme descrito anteriormente.
4. Alguns cirurgiões administram anestesia retrobulbar usando 5-10 mL de lidocaína a 2% através de agulha 25 G de 3,8 cm após a crioterapia. Em nossa experiência, esse passo é desnecessário desde que a anestesia subconjuntival seja administrada nos quadrantes em que serão feitas as injeções intravítreas e a crioterapia.
5. Esterilizar a superfície ocular com instilação de iodopovidona por 2 vezes; deixar a iodopovidona secar após as aplicações.
6. Aspirar gás intraocular puro através de filtro de miliporos em uma seringa de tuberculina. Tampar bem a seringa para evitar a diluição do gás pelo ar ambiente.
7. Realizar paracentese de câmara anterior com seringa de tuberculina acoplada a uma agulha 30 G curta. Esta manobra torna o olho mais macio, o que aumenta a tolerância à injeção de gás intraocular e reduz o risco de que o gás escape para o espaço subconjuntival (passo 9 adiante).
8. Marcar o local da injeção de gás 3 mm (afacia/pseudoafacia) ou 4 mm (olho fácico) posteriormente ao limbo em posição inferotemporal.
9. Injetar 0,3 mL de C_3F_8 ou 0,5 mL de SF_6 no local da marca do compasso através de seringa de tuberculina acoplada a uma agulha 30 G de 1,5 cm.
    a. Uma injeção rápida contínua minimiza a chance de formação de múltiplas bolhas pequenas; bolhas pe-

quenas ("ovas de peixe") podem penetrar no espaço sub-retiniano através de grandes rupturas de retina.
b. Inserir a agulha, entrando no bulbo em localização superior. Tracionar a agulha de maneira que ela penetre ~ 1 mm dentro da cavidade vítrea. A penetração profunda na cavidade vítrea ou a entrada em localização inferior aumenta a chance de formação de "ovas de peixe". A retirada excessiva da agulha resultará em injeção de gás no espaço supracoroidal.
c. Tamponar imediatamente o local da injeção após a injeção de gás com aplicador de ponta de algodão estéril para evitar que o gás se dirija para o espaço subconjuntival.
10. Instruir o paciente a posicionar a cabeça de modo que a bolha de gás se dirija para longe do meridiano das rupturas retinianas.

Se o descolamento não envolver a mácula, pedir para o paciente primeiramente posicionar a cabeça com a face voltada para baixo. O paciente gira então a cabeça para o lado do descolamento para não forçar o líquido sub-retiniano para o espaço submacular.

11. Verificar a PIO com pneumatonômetro estéril.
12. Visualizar o fundo de olho com oftalmoscopia indireta para verificar a patência da artéria central da retina e a localização da bolha na cavidade vítrea.
   a. Se forem vistos pequenos agrupamentos de bolhas ("ovas de peixe"), pode-se bater delicadamente no bulbo várias vezes no quadrante das bolhas para quebrá-las, formando uma única bolha maior.
   b. Se houver gás sub-retiniano, a rotação da cabeça de maneira que a bolha fique contra a ruptura retiniana, seguida de golpe delicado no bulbo, pode deslocar as bolhas para a cavidade vítrea; caso contrário, o paciente necessitará de vitrectomia para remover o gás sub-retiniano e colar novamente a retina.
13. Se a artéria central da retina permanecer fechada por ≥ 5 minutos ou se a PIO for ≥ 40 mmHg, repetir a paracentese da câmara anterior ou realizar aspiração de vítreo usando agulha 27 G longa direcionada para a cabeça do nervo óptico por oftalmoscopia indireta ou sonda de vitrectomia 23 G. Para a aspiração de vítreo:
   a. Esterilizar novamente a superfície ocular com iodopovidona.
   b. Introduzir agulha 27 G ou sonda de vitrectomia 3 mm (afacia/pseudoafacia) ou 4 mm (olho fácico) posteriormente ao limbo. Se for usar a oftalmoscopia indireta para visualizar a ponta da agulha/sonda, é útil colocar a agulha/sonda no quadrante do lado da mão não dominante do cirurgião.
   c. Para a agulha 27 G, guiar cuidadosamente a ponta da agulha logo acima da cabeça do nervo óptico e pedir para um assistente puxar delicadamente o êmbolo da seringa para aspirar o vítreo líquido. Podem ser necessárias várias tentativas antes de identificar uma bolsa de vítreo líquido.
   d. Para a sonda de vitrectomia 23 G, pedir para um assistente puxar delicadamente o êmbolo acoplado à seringa que se adapta à sonda através de um tubo plástico. A velocidade de corte deve ser a máxima (usar a audição para avaliar a velocidade de corte), e a sonda pode estar no vítreo médio (olho fácico) ou na cavidade vítrea anterior (afacia/pseudoafacia).

14. Fazer injeção subconjuntival de cefazolina (a menos que exista contraindicação) em quadrante distante da esclerotomia (para evitar a difusão do antibiótico para a cavidade vítrea).
15. Instilar 1-2 gotas de atropina a 1% no olho.
16. Colocar curativo levemente compressivo no olho.
17. Orientar o paciente a posicionar a cabeça de modo que a bolha se localize em quadrante distante das rupturas retinianas pelas primeiras 6 horas após o procedimento. Após esse período a bolha já terá aumentado para ~ 50% de seu tamanho final e o paciente deve posicionar a cabeça de modo que a bolha repouse diretamente contra as rupturas retinianas.
18. Se a mácula estiver colada e houver descolamento de retina temporal ou descolamento de retina superior bolhoso, deve ser usada a manobra do rolo compressor.
   a. O paciente primeiramente posiciona a cabeça com a face voltada para baixo.
   b. Se as rupturas estiverem localizadas entre 10 e 2 horas (sentido horário), o paciente lentamente (vários graus de elevação a cada 5-10 minutos) senta ereto para forçar o líquido sub-retiniano para fora das rupturas retinianas enquanto mantém a retina novamente colada.
   c. Se as rupturas se localizarem em quadrante temporal, o paciente lentamente gira a cabeça para longe do descolamento enquanto mantém a postura com a face para baixo.
   d. A manobra de rotação da cabeça pode ser repetida para forçar o líquido a sair do espaço sub-retiniano para a cavidade vítrea enquanto se mantém a mácula colada.
   e. Esta manobra pode ser realizada no consultório do cirurgião no dia seguinte ao procedimento, o que permite a visualização direta do processo.
19. A menos que exista contraindicação, administrar Diamox de liberação lenta 500 mg ao deitar para profilaxia contra elevação da PIO.
20. Para a dor, utiliza-se Tylenol 325-650 mg por via oral a cada 6 horas (a menos que exista contraindicação).
21. O paciente é orientado a ligar para o cirurgião em caso de dor que não seja aliviada pelo Tylenol, pois este sintoma pode dever-se à elevação da PIO que ameaça a visão ou endoftalmite.
22. Lacerações retinianas gigantes. As lacerações gigantes costumam ser manejadas com vitrectomia, instalação de perfluorocarbono, fotocoagulação da retina refixada, remoção de perfluorocarbono e tamponamento com gás intravítreo. Casos com lacerações gigantes localizadas entre 8 e 4 horas (sentido horário), sem pregueamento da margem posterior da laceração retiniana, e sem evidência de formação de membrana epirretiniana ou rigidez retiniana podem ser manejados com retinopexia pneumática. Olhos com lacerações gigantes costumam ter uma quantidade substancial de vítreo líquido, o que permite a instalação de um grande volume de gás intravítreo.
   a. Administrar anestesia retrobulbar.
   b. Colocar o blefarostato.
   c. Instilar iodopovidona para esterilizar a superfície ocular.
   d. Realizar paracentese da câmara anterior usando seringa de tuberculina acoplada a uma agulha 30 G. Em ge-

ral, um volume substancial de líquido (~ 0,75 mL) pode ser removido antes do colapso da câmara anterior.

e. Injetar ~ 0,75 mL de SF_6 a 20% na cavidade vítrea média conforme descrito anteriormente.
f. Pedir para o paciente assumir a posição com a face para baixo por vários minutos para forçar o líquido sub-retiniano para dentro da cavidade vítrea.
g. Dependendo do tamanho da laceração gigante (e o tamanho correspondente da bolha de gás necessária para colar novamente a retina), repetir a paracentese da câmara anterior e a injeção intravítrea de gás, esterilizando a superfície ocular novamente entre cada ciclo.
h. Fazer injeção subconjuntival de cefazolina (a menos que exista contraindicação), instilar colírio cicloplégico e fazer curativo ocular conforme descrito anteriormente.
i. Pedir para o paciente deitar com a face virada para baixo durante a noite. Se a laceração estiver localizada entre 8 e 11 horas ou 1 e 4 horas (sentido horário), a bolha pode ser posicionada diretamente sobre a ruptura ~ 6 horas após a injeção de gás pedindo-se para o paciente deitar sobre o lado oposto ao da laceração gigante. Se a laceração estiver localizada entre 10 e 2 horas (sentido horário), o paciente pode sentar ereto ~ 6 horas após a injeção de gás para tamponar a laceração retiniana.
j. Se a retina estiver dobrada sobre si mesma superiormente (p. ex., laceração gigante superior), o retalho pode ser desdobrado pedindo-se para o paciente iniciar com uma posição de face para baixo e, então, realizar reversão da face para cima.
k. Se a retina estiver dobrada sobre si mesma temporalmente, o retalho pode ser desdobrado pedindo-se para o paciente girar a cabeça nasalmente enquanto se mantém a posição com a face voltada para baixo; o paciente gira temporalmente para desdobrar uma laceração nasal.
l. No dia seguinte à injeção de gás, a retina deve estar completamente colada novamente. A fotocoagulação a *laser* pode agora ser aplicada na laceração retiniana.
m. Se a retina não estiver colada, a bolha de gás é muito pequena, o paciente não posicionou a cabeça adequadamente ou a retina é muito rígida para ser manejada com essa técnica.
n. Se a retina estiver colada, girar a cabeça de maneira que a bolha de gás se dirija para um quadrante distante da laceração e fazer 3-5 aplicações de fotocoagulação com *laser* na margem posterior da laceração tomando cuidado para tratar 1 hora do relógio de cada lado das margens da laceração até a *ora serrata*. Uma lente 28 D pode facilitar a visualização através da bolha de gás.

Se uma visualização ruim impedir a aplicação da fotocoagulação com *laser*, pode-se administrar criopexia conforme descrito anteriormente tomando-se cuidado para tratar a retina colada ao longo da margem posterior da base do vítreo por 1 hora do relógio de cada lado das margens da laceração gigante.

Procedimento pós-operatório

1. Avaliar o paciente no dia 1 de pós-operatório.
2. Verificar a acuidade visual, a PIO, o exame sob lâmpada de fenda (para descartar hipópio e catarata e para avaliar o tamanho da bolha de gás).
3. Examinar o fundo de olho. Em geral, todo ou quase todo o líquido sub-retiniano terá sido reabsorvido. (Descolamentos crônicos podem demorar mais tempo para a absorção.) Em todo caso, deve haver uma diminuição definida na quantidade de líquido sub-retiniano.
4. Se a quantidade de líquido sub-retiniano não for menor ou tiver aumentado, suspeitar de laceração retiniana adicional (ou nova) que não foi tamponada pela bolha de gás. Tais lacerações costumam se localizar na periferia inferior.
5. Dependendo da localização da laceração adicional (ou nova), a ruptura pode ser tamponada por injeção adicional de gás (e retinopexia) *versus* cintamento escleral *versus* cirurgia de vitrectomia.
6. Manter a posição adequada da cabeça com a bolha aposta contra a(s) ruptura(s) retiniana(s) por 1 (fotocoagulação a *laser*) a 2 (crioterapia) semanas após a cirurgia.
7. Avaliar o paciente com 1, 3, 6, 12 e 24 semanas após a cirurgia e anualmente a partir de então em casos não complicados, com frequência maior conforme a necessidade.

Complicações

Semelhantes àquelas do cintamento escleral com as seguintes observações.

1. O encarceramento de retina e vítreo nos locais de drenagem não ocorrerá, pois este não é um procedimento de drenagem.
2. É improvável que ocorra isquemia do segmento anterior, pois não há manipulação dos músculos retos ou cintamento circular do bulbo.
3. Não pode ocorrer infecção e/ou extrusão do elemento de cintamento.
4. O desequilíbrio da musculatura extraocular é altamente improvável, pois não há manipulação dos músculos retos. Ele pode acontecer, porém, como resultado de dano ao músculo induzido pelo anestésico.
5. Não ocorrerão alterações refrativas secundariamente à distorção do bulbo pelo cintamento. Elas poderiam ocorrer como resultado de alterações no cristalino.

65
Crioterapia retiniana

Indicações

- Profilaxia de lacerações retinianas selecionadas e áreas de aderência vitreorretiniana anormal (p. ex., degeneração *lattice*).
- Casos raros de retinosquise progressiva.
- Tratamento de casos selecionados de tumores retinianos e malformações vasculares (p. ex., doença de Coats).
- Crioterapia panretiniana periférica para induzir regressão de neovascularização em:
  - Casos selecionados de glaucoma neovascular.
  - Retinopatias proliferativas refratárias à fotocoagulação panretiniana (FPR) ou em olhos em que a FPR não é possível (p. ex., opacidades de meio).

Procedimento pré-operatório

1. Avaliação retiniana completa: identificar e desenhar todas as rupturas retinianas ou outras áreas de patologia (p. ex., degeneração *lattice*, telangiectasia retiniana).
2. Dilatar a pupila (p. ex., ciclopentolato a 1% + fenilefrina a 2,5%).

Instrumentação

- Oftalmoscópio indireto
- Depressor escleral
- Unidade de criocirurgia com criossonda retiniana
- Seringa de tuberculina e agulha 30 G de 1,5 cm
- Lidocaína a 2% sem epinefrina
- Blefarostato (preferivelmente de metal flexível)

Procedimento operatório

1. Tratamento de rupturas retinianas.
   a. Localizar e desenhar todas as rupturas retinianas (oftalmoscópio indireto, depressor escleral).
   b. Abrir a válvula de gás e testar a criossonda (temperatura desejada deve ser de –60 a –80°C; geralmente exige pressão do gás nitrogênio no tanque > 600 psi).
   c. Aplicar anestesia.
      i. Injeção subconjuntival de lidocaína a 2% sem epinefrina nos quadrantes a serem tratados.
      ii. A anestesia retrobulbar (± bloqueio palpebral) pode ser usada em pacientes que recebem tratamento extenso (p. ex., criopexia panretiniana), mas não costuma ser necessária se for usada anestesia subconjuntival extensa.

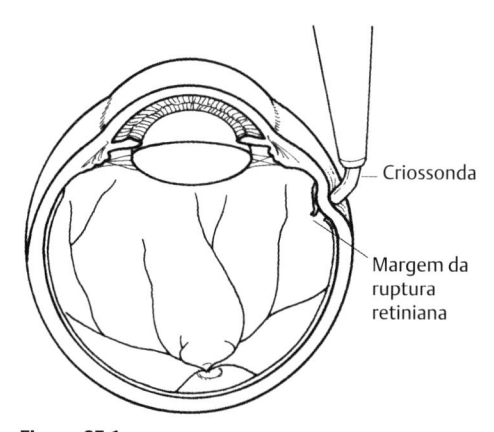

Figura 65.1

   d. Aplicar a criossonda diretamente sobre a conjuntiva na margem da ruptura retiniana (**Fig. 65.1**).

Assegurar-se de que a ponta da sonda está perpendicular ao olho. Um engano comum é fazer um sulco na esclera com a haste e não com a ponta da criossonda. Este erro pode levar ao tratamento de áreas posteriores à ruptura retiniana.

   e. Usar oftalmoscópio indireto para visualizar o fundo de olho, fazer um entalhe na esclera com a ponta da criossonda e fazer um entalhe na retina até a margem da ruptura retiniana.

f. Ao fazer um entalhe na esclera com a ponta da sonda, ativar a criounidade (geralmente com mecanismo de pedal).
g. Terminar a crioaplicação assim que for observado o embranquecimento da retina-epitélio pigmentar da retina pelo oftalmoscópio. Se não for observada nenhuma reação depois de vários segundos em que a criossonda tenha alcançado sua temperatura mais baixa, terminar a aplicação e verificar a posição da ponta da sonda. Verificar também se o campo operatório está seco, se a luva que conecta o tanque de gás à criossonda está intacta e se a pressão de gás está adequada.
h. Após o embranquecimento se dissipar, mover a sonda para a área contígua ao redor da ruptura.

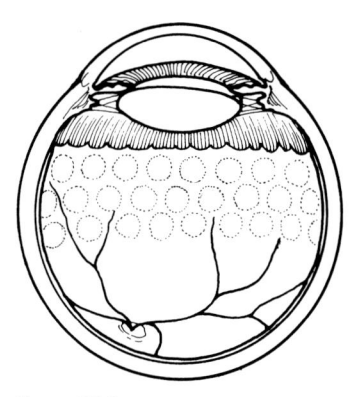

Figura 65.3

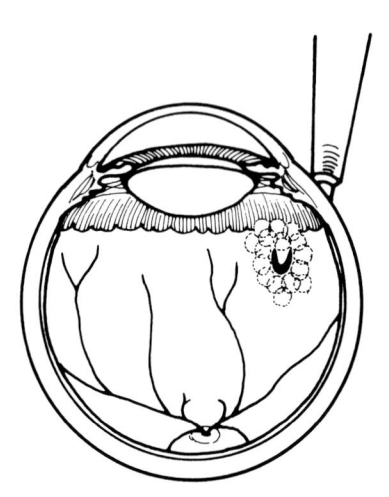

Figura 65.2

i. Fazer aplicações adicionais do tratamento ao redor da ruptura (**Fig. 65.2**).
   i. Os *spots* da crioterapia devem sobrepor-se um pouco para selar completamente a ruptura.
   ii. As rupturas devem ser circundadas por uma zona de 1-2 mm de tratamento.
   iii. Para rupturas anteriores ao equador, recomendamos estender o tratamento até a *ora serrata*.

2. Crioterapia panretiniana periférica.
   a. Localização das crioaplicações (**Fig. 65.3**):
      i. Aplicar diretamente através da conjuntiva.
      ii. Fazer o tratamento entre a *ora serrata* e o equador.
      iii. Fazer 3-4 aplicações por hora do relógio (i. e., 9-16 aplicações por quadrante).
      iv. Pode-se aplicar em todos os 360 graus.
      v. Algumas vezes, pode-se tratar posteriormente ao equador com essa abordagem, embora o tratamento que se estenda tão posteriormente quanto a arcada temporal geralmente necessite de peritomia conjuntival para permitir a aplicação posterior da sonda.
   b. Aplicar o tratamento sob observação direta com oftalmoscópio indireto conforme descrito anteriormente.
   c. Se não for possível visualizar a retina, pode-se aplicar o tratamento de maneira "cega".
      i. Determinar primeiramente o tempo necessário para uma aplicação, usando oftalmoscopia para observar um congelamento em uma área em que a visualização seja possível, conforme descrito em "Tratamento de rupturas retinianas" na pág. 348.
      ii. Para as aplicações subsequentes, aplicar a sonda na localização desejada, ativar a unidade e terminar o tratamento após o intervalo de tempo pré-determinado.

3. Tratamento da doença de Coats: em geral, as lesões vasculares retinianas são tratadas com fotocoagulação a *laser*. Se houver uma quantidade significativa de líquido sub-retiniano, porém, a aplicação do *laser* é prejudicada e a criorretinopexia tem mais chance de ser efetiva.
   a. Colocar o blefarostato e aplicar anestesia local conforme descrito acima.
   b. Aplicar a criossonda na área de telangiectasia retiniana periférica.
   c. Ativar a criounidade com o pedal sob visualização com o oftalmoscópio indireto.
   d. Terminar o congelamento após a bola de gelo intraocular envolver as anormalidades vasculares retinianas.

Procedimento pós-operatório

1. Cicloplegia (p. ex., escopolamina a 0,25% ou sulfato de atropina a 1% 2 vezes ao dia).
2. Analgésicos para controle da dor (p. ex., geralmente é suficiente o acetaminofeno 650 mg a cada 6 horas, mas, ocasionalmente, é necessário o uso de Percocet [p. ex., oxicodona 5 mg/acetaminofeno 350 mg]).
3. Para lacerações em ferradura, restringir a atividade até que haja pigmentação no local da aplicação da crioterapia, sugerindo a formação de aderência coriorretiniana (em geral ~ 2 semanas).
4. Acompanhar com ~ 1, 2 e 3-6 semanas após o tratamento e conforme a necessidade a partir de então. No caso de rupturas retinianas, não é recomendada a depressão escleral no local do tratamento por 1-2 semanas após o tratamento.

Complicações

1. Tratamento incompleto da ruptura retiniana. O erro mais comum é tratar inadequadamente as margens anteriores da ruptura retiniana.
2. Desenvolvimento de novas rupturas retinianas. Novas rupturas retinianas ocorrem em ~ 10% dos pacientes submetidos à retinopexia pneumática. Assim, o desenvolvimento de uma nova ruptura não indica uma complicação do tratamento. Porém, novas rupturas podem se desenvolver em associação com a criorretinopexia (geralmente na margem posterior do tratamento prévio), presumivelmente por tração vitreorretiniana sobre uma retina afilada de forma iatrogênica.
3. Inflamação com ruptura da barreira hematorretiniana (controversa).
4. Edema macular cistoide.
5. Formação de membranas epirretinianas.
6. Hemorragia vítrea.
7. Perfuração escleral durante a depressão escleral.
8. Laceração conjuntival durante a depressão escleral.

66

Lensectomia via *Pars Plana*

Indicações

- Casos selecionados de catarata com trauma, subluxação ou deslocamento do cristalino. Uma abordagem via *pars plana* é particularmente útil em casos em que a ruptura zonular com prolapso de vítreo para dentro da câmara anterior impede que se faça com segurança uma abordagem de extração de catarata extracapsular ou intracapsular com facoemulsificação.
- Casos selecionados de catarata congênita.
- Outros casos em que está indicada a remoção do cristalino combinada com vitrectomia posterior.

Procedimento pré-operatório

Ver o Capítulo 3.
1. Avaliação retiniana completa.
2. Exame da retina e vítreo com ultrassom se a catarata impedir a visualização direta.
3. Dilatar a pupila.
    a. Ciclopentolato a 1% e fenilefrina a 2,5% a cada 10 minutos por 3 vezes, iniciando 1 hora antes da cirurgia.
    b. Pode-se usar retratores de íris flexíveis durante a cirurgia se a íris não dilatar adequadamente (p. ex., sinéquias posteriores).
4. Opcional: anti-inflamatórios não esteroides tópicos (p. ex., flurbiprofeno) a cada 30 minutos iniciando 2 horas antes da cirurgia (para minimizar a miose intraoperatória).

Instrumentação

- Blefarostato
- Pinça de tecidos com dentes finos (p. ex., Colibri e/ou Castroviejo 0,12 mm)
- Tesoura Westcott
- Cautério bipolar ou descartável (opcional)
- Compasso Castroviejo
- Caneta marcadora (opcional)
- Lâmina microvitreorretiniana (MVR) 20 G
- Porta-agulhas
- Cânula de infusão de 4 mm (cânula de 6 mm em casos de descolamento coroidal, cânula de 2,5 mm em casos pediátricos)
- Fios de sutura (seda 4-0 ou Vicryl 6-0, Vicryl 7-0 e Vicryl 8-0 ou categute 6-0)
- Aplicadores com ponta de algodão
- Agulha *butterfly* 23 G
- Unidade de facofragmentação ultrassônica com ponta de 20 G

Nota: Neste capítulo, a unidade de facofragmentação da máquina de vitrectomia Alcon Accurus é usada para propósitos ilustrativos. Os autores reconhecem que outras máquinas excelentes estão disponíveis e que os parâmetros podem variar conforme a máquina. Os autores não têm interesse financeiro no sistema Accurus.

- Instrumento de sucção/corte para vitrectomia
- Pinça intraocular
- Iluminador com fibra óptica
- Anel corneano
- Lentes de contato
    - Sistema de lente tradicional (SLT): prisma de 20 graus e 30 graus, lentes de ângulo aberto (48 graus), de mácula (34 graus) e bicôncava (90 D).
    - Sistema de lente de ângulo aberto (SAA): lente de ângulo aberto (Ocular 155 D ou Volk's Mini Quad/Quad XL), lente de equador (lente Ocular 91 D ou lente Volk's Central Retina), lente de mácula (Ocular 66 D ou Volk's Super Macula).
- Plugues esclerais
- Oftalmoscópio indireto
- Lente 20 D e/ou 28 D
- Flauta (Charles) com ou sem ponta de silicone
- Unidade de criopexia retiniana e/ou oftalmoscópio indireto a *laser*
- Líquido mais pesado que a água (p. ex., perfluoroctano), opcional

Procedimento operatório

1. Anestesia: geral ou retrobulbar ± bloqueio palpebral.
2. Preparar e colocar campos cirúrgicos.
3. Colocar blefarostato.

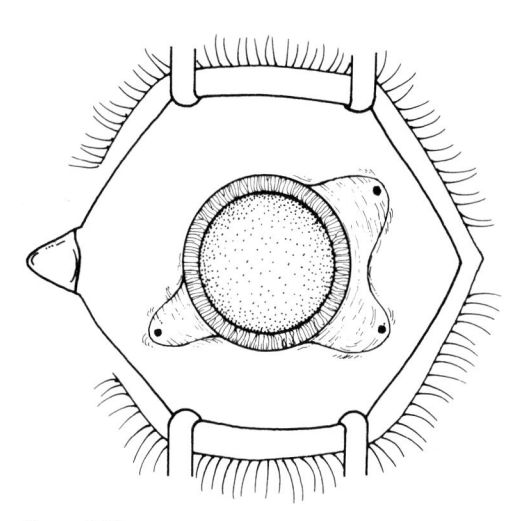

Figura 66.1

4. Realizar peritomia conjuntival no limbo na posição de 4 horas temporal e superonasalmente na área dos locais planejados para entrada (tesoura Westcott, pinça denteada) **(Fig. 66.1)**.
5. Garantir a hemostasia com cautério (opcional).
6. Posicionar a infusão inferotemporalmente (a menos que exista contraindicação, p. ex., devido a descolamento coroidal) e dois locais para a manipulação bimanual em localização superotemporal e superonasal nas posições de 10 e 2 horas, respectivamente.
    a. As esclerotomias devem estar a 3,0 mm do limbo (medir com compasso).
    b. Os locais de esclerotomia devem ser paralelos ao limbo.
    c. Marcar estes locais com cautério (opcional).
    d. Preparar o local de infusão.

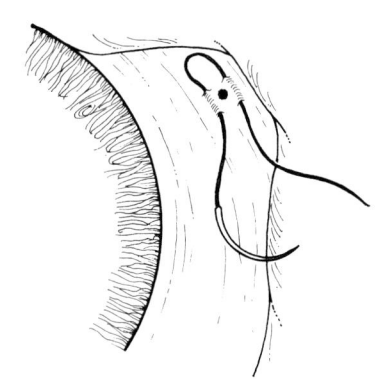

Figura 66.2

i. Pré-colocar sutura de colchoeiro de seda branca 4-0 (ou Vicryl 6-0) através da espessura parcial da esclera abarcando o local da esclerotomia **(Fig. 66.2)**.

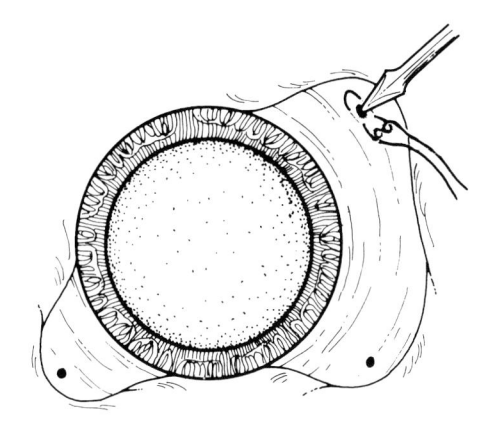

Figura 66.3

ii. Penetrar no olho com lâmina MVR **(Fig. 66.3)**.
   I. Segurar a lâmina perpendicularmente ao olho em direção ao centro anatômico do bulbo.
   II. Entrar no olho com pressão firme controlada e penetrar completamente a *pars plana*.
   III. Visualizar a ponta da lâmina através da pupila para verificar a penetração.
iii. Colocar a cânula de infusão através da esclerotomia (um movimento de torção facilita a entrada da cânula).
iv. Visualizar a cânula diretamente através da pupila ou com oftalmoscópio indireto para assegurar-se de sua posição adequada e da penetração através da *pars plana*.
   I. O uso da sonda de endoiluminação pode facilitar a visualização da ponta da cânula através da pupila. Direcionar a fonte de luz para a cânula de infusão através da pupila.
   II. Não iniciar a infusão se a cânula não puder ser visualizada.
   III. Se a visualização for obscurecida por catarata, usar a agulha *butterfly* (a ser colocada no passo 11 adiante) para infusão até que uma quantidade suficiente de cristalino seja removida para permitir a visualização direta da cânula ou utilizar uma cânula de infusão de 6 mm.

Nota: Se o ultrassom pré-operatório indicar um grande descolamento coroidal, então é melhor infundir através do limbo até que o material do cristalino tenha sido removido para permitir a visualização direta da ponta da cânula na cavidade vítrea.

   v. Fixar a cânula de infusão na esclera com a sutura colocada previamente.
7. No local previamente marcado (lado da mão dominante), realizar esclerotomia com lâmina MVR.

8. Através da esclerotomia superior da mão dominante, incisar a cápsula do cristalino no equador ou logo anterior a ele com a lâmina MVR.
9. Inserir a sonda de facofragmentação ultrassônica através da esclerotomia e para dentro do cristalino através da incisão na cápsula do cristalino.
10. Remover o núcleo do cristalino com a sonda de ultrassom.
    a. Assegurar-se de que o fragmentador esteja adequadamente regulado.
    b. Usar ultrassom para fragmentar o núcleo.
        i. Parâmetros: vácuo proporcional (vácuo varia de 0-200 mmHg), a potência típica do ultrassom varia entre 15-50% do máximo, dependendo do grau de esclerose do núcleo.
        ii. Alguns cirurgiões também ajustam o facoemulsificador no modo pulsado, geralmente em 4-8 pulsos/segundo.
    c. Começar na profundidade média do núcleo próximo do local de incisão e fragmentar cuidadosamente o núcleo enquanto progride ao longo do cristalino.
    d. Evitar a ruptura da cápsula do cristalino.
    e. Se houver vítreo na ponta do ultrassom, trocar o fragemulsificador por um vitreófago e remover o vítreo antes de continuar. Não fazer sonicação ou aspiração do vítreo com a unidade de ultrassom.
11. Se o cristalino não estiver bem fixado, considerar manobras para estabilizá-lo.
    a. Infundir perfluoron na cavidade vítrea para fazer flutuar o cristalino para dentro da câmara posterior, ou
    b. Através de outro local de esclerotomia, inserir uma agulha *butterfly* 23 G e lancear o cristalino no equador (**Fig. 66.4**).
        i. Angular a ~ 30 graus para facilitar a manipulação.
        ii. Não empurrar de maneira forçada a agulha para dentro de um núcleo duro para evitar a exacerbação da subluxação do cristalino.
        iii. A agulha é conectada à irrigação e inicialmente pode ser usada para a infusão se a cânula colocada anteriormente no passo 6 não puder ser visualizada por catarata.
        iv. Pode usar a agulha *butterfly* para manipular o material do núcleo no acesso do "fragmátomo" e para irrigar dentro e inflar o saco capsular (**Figs. 66.5 e 66.6**).
12. Remover a sonda ultrassônica.

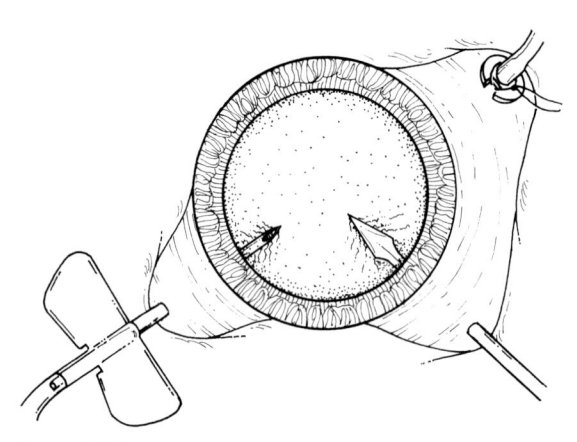

Figura 66.5

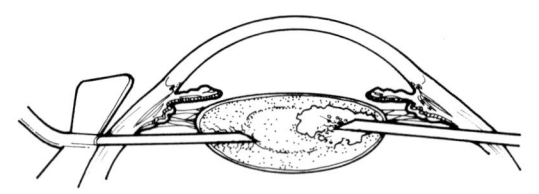

Figura 66.6

13. Inserir o instrumento de vitrectomia no saco capsular através da incisão previamente feita no equador da cápsula do cristalino.
14. Ajustar os parâmetros do instrumento de vitrectomia para a remoção do córtex.
    a. Velocidade de corte: sonda Accurus 800: ~ 800 cpm; InnoVit: 1.000-1.200 cpm; Accurus 2500: 1.000-1.500 cpm.
    b. Vácuo: ~ 150-180 mmHg.
    c. Pressão de infusão: 25-35 mmHg, dependendo do parâmetro de vácuo.
    d. Para a excisão de material mais firme (p. ex., membranas pupilares fibrosas), diminuir a velocidade de corte e aumentar a sucção.
    e. Algumas sondas também permitem o controle do tamanho do acesso. Para tais instrumentos, abrir ao máximo o tamanho do acesso para otimizar o encarceramento de material na sonda, permitindo, assim, um melhor corte.

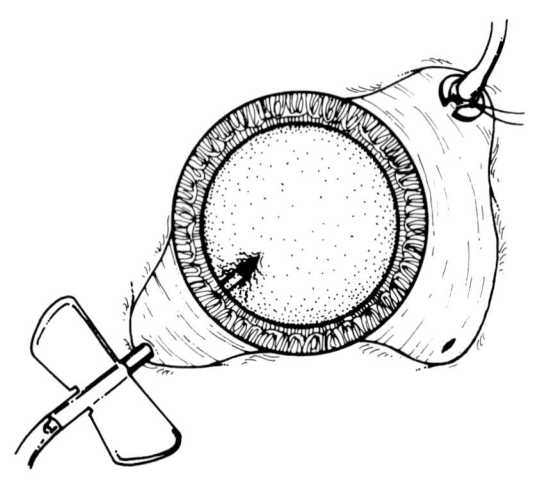

Figura 66.4

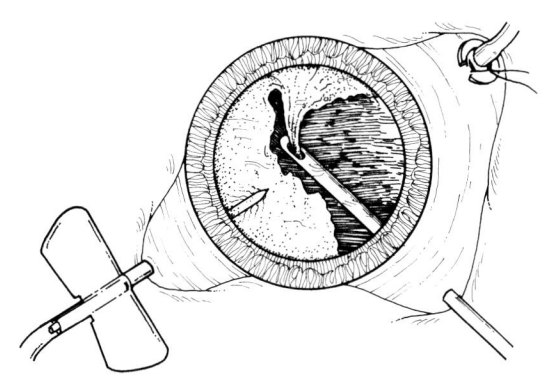

Figura 66.7

15. Remover o córtex residual com sonda de vitrectomia (**Fig. 66.7**).
    a. Pode-se retirar em camadas e aspirar o córtex usando *apenas* o modo de sucção se o material cortical puder ser aspirado facilmente.
    b. Se necessário, cortar e aspirar o córtex residual usando os parâmetros descritos anteriormente.

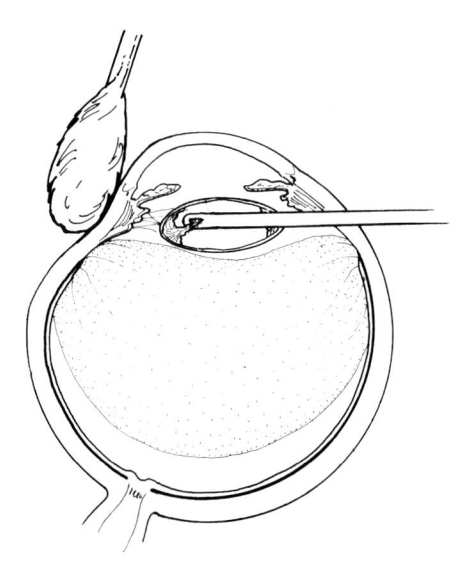

Figura 66.8

   c. O córtex periférico pode ser visualizado para a remoção usando-se entalhe escleral e a iluminação coaxial do microscópio cirúrgico (**Fig. 66.8**).

Alternativamente, retratores flexíveis de íris podem ser colocados através de incisões límbicas (2, 4, 8 e 10 horas) para dilatar amplamente a pupila e melhorar a visualização do córtex periférico do cristalino.

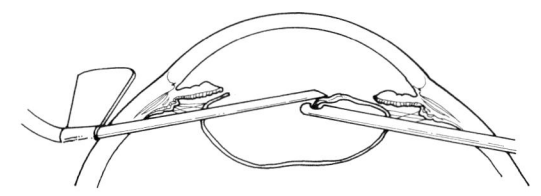

Figura 66.9

16. Opcional: remover a porção central da cápsula anterior (**Fig. 66.9**).

    Ajustar os parâmetros iniciais da vitrectomia e variar conforme a necessidade.
    a. Velocidade de corte: sonda Accurus 800: ~ 300 cpm; sondas InnoVit e Accurus 2500: ~ 1.000 cpm.
    b. Vácuo: ~ 150-200 mmHg.
    c. Pressão de infusão: 25-35 mmHg, dependendo do vácuo.
    d. Pode-se usar agulha *butterfly* para levar o material até a sonda de vitrectomia.
    e. Ao remover a cápsula periférica, virar a sonda de vitrectomia para baixo ou em direção ao espaço pupilar para evitar a íris; caso contrário, manter o equipamento de vitrectomia sob visualização.
17. Se a cápsula posterior estiver rompida e o vítreo estiver aparecendo:
    a. Tentar preservar a cápsula posterior para sustentação de uma lente intraocular de câmara posterior. Mesmo se a cápsula posterior central estiver rompida, geralmente pode-se colocar uma lente intraocular de câmara posterior fixada no sulco se a cápsula anterior estiver intacta nesta situação. Direcionar a sonda de vitrectomia de modo que o vítreo na câmara posterior e no 1/3 anterior da cavidade vítrea seja removido sem prejudicar a cápsula residual.
    b. Em casos de proliferação vitreorretiniana (PVR) pode ser melhor remover o cristalino completamente, pois ele pode servir de base para a futura proliferação de tecido cicatricial com formação de PVR anterior e hipotonia secundária. Em tais casos, pode-se remover a cápsula residual do cristalino usando pinça intraocular, segurando a cápsula do cristalino e puxando-a centralmente. Ocasionalmente, deve-se cortar as fibras zonulares com a lâmina MVR ou com tesoura intraocular.

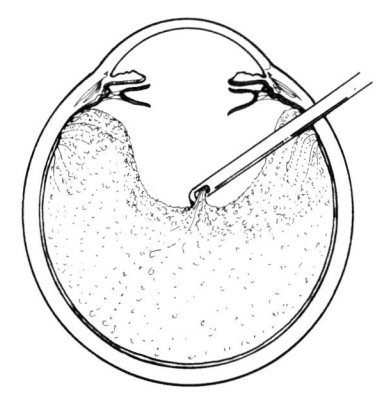

Figura 66.10

18. Realizar vitrectomia subtotal conforme a necessidade (ver o Capítulo 63) **(Fig. 66.10)**.
    a. Parâmetros da vitrectomia:
        i. Sonda Accurus 800: velocidade de corte de 800 cpm, vácuo de 150 mmHg, pressão de infusão de 25-35 mmHg.
        ii. Sonda InnoVit: velocidade de corte de 1.200 cpm, vácuo de 150-200 mmHg, pressão de infusão de 35 mmHg.
        iii. Sonda Accurus 2500: velocidade de corte de 2.500 cpm, vácuo de 150 mmHg, pressão de infusão de 35 mmHg.
    b. Pode-se realizar uma vitrectomia anterior sem uma lente de contato.
    c. Se for necessária uma vitrectomia mais profunda (i. e., 2/3 posteriores da cavidade vítrea),
        i. Suturar o anel do cristalino usando fio de seda branca 4-0 ou Vicryl 6-0 nos meridianos de 3 e 9 horas ou de 6 e 12 horas a ~ 3 mm do limbo.
        ii. Usar lente de contato de córnea e iluminador de fibra óptica para a visualização (ver o Capítulo 63).
    d. Objetivos:
        i. Remover o vítreo das câmaras anterior e posterior para evitar aderências iridovítreas.
        ii. Remover opacidades vítreas.
        iii. Usando a lente de contato corneana de ângulo aberto (p. ex., lente de 48 graus de alto índice refrativo, Ocular 155 D ou Volk's Mini Quad/Quad XL), examinar o fundo de olho quanto à presença de qualquer fragmento de cristalino que possa ter caído no vítreo. Se forem encontrados fragmentos grandes (p. ex., ≥ ¼ do tamanho do núcleo) nucleares ou corticais, deve ser realizada uma vitrectomia com aspiração ou sonicação dos fragmentos residuais do cristalino (ver o Capítulo 64).

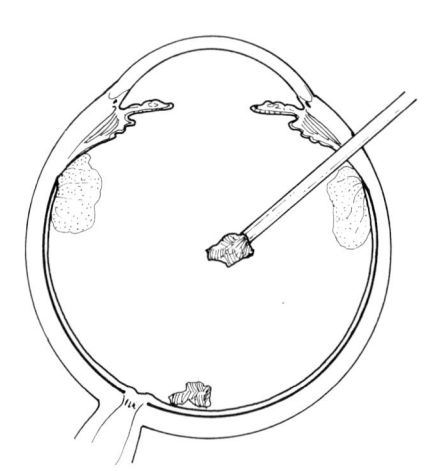

Figura 66.11

Pequenos fragmentos do cristalino podem ser removidos com uma agulha de Charles **(Fig. 66.11)**.

19. Se grandes fragmentos do cristalino caírem posteriormente, pode-se usar um líquido mais pesado que a água, como o perfluorocarbono, para fazer flutuar os fragmentos em direção à porção média da cavidade vítrea para evitar dano durante a facoemulsificação.
20. Colocar a lente intraocular, se for adequado, através de incisão no limbo ou na córnea clara.
21. Remover os instrumentos. Se houver prolapso de vítreo através dos locais de esclerotomia, cortá-lo rente à esclera com tesoura Westcott ou ativar a sonda de vitrectomia com velocidade de corte alta (p. ex., 800-2.500 cpm) e sucção baixa (p. ex., 25-50 mmHg) logo internamente à esclerotomia. Quando o líquido de infusão voltar prontamente pela esclerotomia ela pode ser fechada.
22. Colocar plugues esclerais nas esclerotomias para evitar a descompressão do bulbo.
23. Examinar o fundo de olho com oftalmoscopia indireta e depressão escleral. Se houver lacerações retinianas, tratá-las com retinopexia (fotocoagulação a *laser* ou crioterapia) e realizar troca líquido-ar usando o oftalmoscópio indireto para visualizar a agulha de Charles posicionada sobre a cabeça do nervo óptico.

Se as rupturas retinianas forem tratadas, deve ser realizada uma troca ar-gás usando SF6 20% ou C3F8 (12-15%) não expansíveis quando as esclerotomias estiverem fechadas.

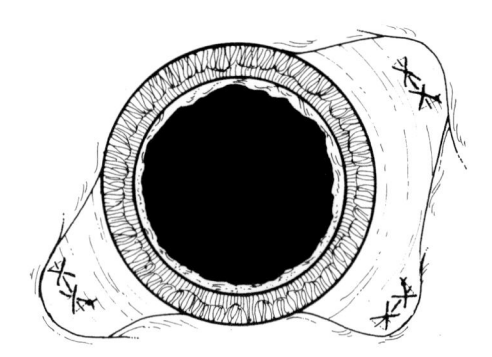

Figura 66.12

24. Fechar cada local de esclerotomia com sutura de Vicryl 6-0 ou 7-0 **(Fig. 66.12)**.
25. Fechar a conjuntiva (p. ex., categute 6-0 ou Vicryl 8-0).
26. Fazer injeção subconjuntival de cefazolina (100 mg) (a menos que exista alergia) e Decadron (4-8 mg) ou acetato de triancinolona (40 mg) (a menos que exista contraindicação).

Se o paciente for alérgico à penicilina, considerar o uso de vancomicina (50 mg) em vez da cefazolina.

27. Remover o blefarostato.
28. Aplicar topicamente antibiótico, pomada de esteroide e colírio de sulfato de atropina a 1%.
29. Aplicar curativo e protetor ocular de Fox.

Procedimento pós-operatório

1. Manter o curativo e o protetor ocular no local até que o paciente seja examinado no primeiro dia de pós-operatório.
2. Antibióticos tópicos (p. ex., gatifloxacina [Zymar]) 4 vezes ao dia por 3 semanas.
3. Colírio de esteroides (p. ex., acetato de prednisolona a 1% 4 vezes ao dia) com redução gradual ao longo de 3-6 semanas conforme a inflamação.
4. Controlar a pressão intraocular com antagonistas β-adrenérgicos (p. ex., timolol), agonistas α-adrenérgicos (p. ex., tartarato de brimonidina a 0,2%) e/ou inibidores da anidrase carbônica (p. ex., dorzolamida a 2% topicamente 3 vezes ao dia ou Diamox 250 mg via oral a cada 6 horas) conforme a necessidade e a tolerância.
5. Escopolamina a ¼% ou atropina a 1% em colírios 2 vezes ao dia para cicloplegia.

Plano de acompanhamento

1. Dia 1 de pós-operatório.
2. Em aproximadamente 1, 3 e 6 semanas após a cirurgia e, depois, conforme a necessidade.

Complicações

1. Lacerações e descolamento de retina
2. Descolamento coroidal hemorrágico
3. Remoção incompleta do material do cristalino com inflamação subsequente causada pela mistura cristalino/vítreo
4. Hemorragia vítrea
5. Edema macular cistoide
6. Membrana pré-retiniana
7. Retenção intraocular de perfluorocarbono
8. Oclusão de artéria central da retina (devido a aumento pós-operatório na pressão intraocular)
9. Isquemia retiniana periférica secundária a infarto coroidal (devido a aumento intraoperatório na pressão intraocular, geralmente como resultado de elevação excessiva da pressão de infusão, mas ocasionalmente devido à pressão de perfusão ocular reduzida)
10. Endoftalmite
11. Descompensação corneana
12. Neuropatia óptica isquêmica anterior não arterítica

67
Procedimentos a *laser* na retina

■ Fotocoagulação panretiniana

Indicações

1. Retinopatia diabética.
   a. O *Early Treatment Diabetic Retinopathy Study* (ETDRS) demonstrou que a fotocoagulação panretiniana (FPR) diminui a incidência de perda visual severa em pacientes com retinopatia diabética proliferativa (RDP) de "alto risco" (RDPAR) (i. e., risco de perda visual severa era ~ 50% em cinco anos entre pacientes não tratados *versus* ~ 25% entre os pacientes tratados). A "perda visual severa" é definida como acuidade visual < 5/200 em duas consultas consecutivas separadas por intervalo de 3 meses. As seguintes características clínicas definem a RDPAR:
      i. Neovascularização (NV) no disco óptico ou dentro de uma distância de 1 diâmetro de disco do disco óptico (NVD) que é maior do que a NVD em uma fotografia-padrão (~ 1/4-1/3 da área do disco [AD] em tamanho).
      ii. Qualquer NVD na presença de hemorragia vítrea (HV) ou pré-retiniana.
      iii. NV em qualquer lugar (NVE) moderada a severa (i. e., NV ≥ ½ diâmetro de disco em tamanho), na presença de vítreo ou hemorragia pré-retiniana.
   b. A FPR deve provavelmente ser oferecida à maioria dos pacientes com diabete tipo II com RDP mesmo na ausência de características de "alto risco".
   c. A FPR é algo benéfico em pacientes com retinopatia diabética não proliferativa (RDNP) severa. Deve-se considerar a FPR para tais pacientes se eles não puderem ser acompanhados adequadamente ou se a visão do outro olho tiver sido perdida por complicações da RDP. Ela pode ser oferecida para pacientes com RDNP severa bilateral. A FPR provavelmente não deve ser oferecida em pacientes com edema macular clinicamente significativo (EMCS) e RDNP severa até que se desenvolvam características de alto risco ou que melhore o edema macular (p. ex., em resposta à fotocoagulação macular focal a *laser*). A RDNP severa pode ser definida usando-se a regra "4-2-1":
      i. 4 quadrantes de hemorragia intrarretiniana "severa", ou
      ii. 2 quadrantes de dilatação venosa segmentar (*venous beading*) "severa", ou
      iii. 1 quadrante de anormalidades microvasculares intrarretinianas (AMIRs) "severas".
      iv. "Severo" é definido como um grau de anormalidade maior ou igual àquele presente em fotografias-padrão usadas no ETDRS.
   d. *Rubeosis iridis* mesmo na ausência de NV do polo posterior. Isso ocorre com pouca frequência, mas pode ser visto particularmente após vitrectomia via *pars plana* ou em caso de descolamento completo do vítreo posterior.
2. Oclusão de ramo venoso retiniano.
   a. O *Branch Vein Occlusion Study* demonstrou que a fotocoagulação periférica dispersa (*scatter*) é efetiva em:
      i. Diminuir a incidência de NV após oclusão de ramo venoso da retina e
      ii. Diminuir a incidência de HV em pacientes que desenvolveram NV retiniana (30% de incidência entre pacientes tratados *versus* 60% entre controles).
   b. Os investigadores do estudo recomendaram que pacientes sem NV devem ser acompanhados até que se desenvolvam novos vasos sanguíneos, quando, então, eles devem ser tratados.

   Aproximadamente 40% dos pacientes com áreas de não-perfusão capilar retiniana ≥ 5 diâmetros de disco em tamanho desenvolvem NV. Entre os pacientes com NV, ~ 60% desenvolvem HV. Entre os pacientes com HV, ~ 12% desenvolvem uma perda visual de 5 linhas de Snellen. Assim, a fotocoagulação dispersa não é recomendada até o desenvolvimento de NV.

   c. **Nota:** O tratamento a *laser* da oclusão de ramo venoso retiniano é aplicado apenas na área drenada pela veia ocluída. Isso não envolve a fotocoagulação dispersa nos

quatro quadrantes como aquela aplicada no tratamento de RDP. Em geral, o tratamento é aplicado a uma distância não menor do que 2 diâmetros de disco da margem da zona avascular foveal (ZAF).
3. Oclusão de veia central da retina (OVCR) com *rubeosis iridis* ou com NV retiniana e hemorragia.
4. Retinopatia falciforme: a fotocoagulação dispersa aplicada no quadrante ao redor de áreas de NV retiniana periférica é o método preferido para tratar pacientes com HV recorrente e/ou NV retiniana secundária à retinopatia falciforme proliferativa (mais comum em pacientes com doença da hemoglobina SC). Deve-se evitar o tratamento direto sobre as artérias ciliares posteriores longas para reduzir a chance de isquemia do segmento anterior.
5. Retinopatia por irradiação: a radiação pode danificar as células vasculares retinianas e produzir uma microangiopatia retiniana que lembra clinicamente a retinopatia diabética. Em geral, os pacientes devem ser expostos a doses de radiação de 35 Gy ou mais para que se desenvolva a retinopatia. A administração concomitante de quimioterapia ou doenças coexistentes, como diabete, diminuem o limiar para o desenvolvimento de retinopatia por irradiação. Para tratar a retinopatia proliferativa por irradiação, a fotocoagulação dispersa é aplicada conforme descrito para a RDP.

Procedimento pré-operatório

1. Exame completo da retina para avaliar a presença de NV e isquemia retiniana.
2. Angiografia com fluoresceína para avaliar o esvaziamento capilar (em casos de oclusão de veia retiniana ou *rubeosis iridis* secundariamente à RDP sem NV retiniana do polo posterior) e para diferenciar colaterais venosas (obstrução de ramo venoso retiniano [ORVR]) e AMIR (retinopatia diabética) de NV.

Instrumentação

- *Laser* argônio verde (514-527 nm), *krypton* vermelho (647 nm), corante sintonizável (577-630 nm) ou diodo (790-830 nm). Os comprimentos de onda maiores (p. ex., modalidades vermelho *krypton* e diodo) são especialmente úteis para olhos com catarata esclerótica nuclear ou HV/hemorragia pré-retiniana.
- Lente de contato de fundo.
- Lente Goldman de 3 espelhos:
    - A imagem é orientada com a mesma relação espacial da retina submetida ao tratamento.
    - Pode-se usar espelhos para tratar a periferia do fundo de olho.
    - Tamanho da aplicação = tamanho do *spot* ajustado no *laser*.
- Lente Rodenstock, quadrasférica ou transequador:
    - A imagem é invertida e de trás para frente (semelhante à imagem obtida com oftalmoscópio indireto).
    - Pode ser tratada uma área muito maior em um determinado campo do que com a lente Goldman.
    - Tamanho da aplicação = aproximadamente duas vezes o tamanho do *spot* ajustado no *laser* (p. ex., ajuste de 250 µm gera um tamanho de *spot* de aproximadamente 500 µm).

Procedimento operatório

1. Anestesia: a anestesia tópica (p. ex., proparacaína) é preferida. A anestesia retrobulbar pode ser necessária em paciente que teve dor excessiva em tratamento prévio ou que não é capaz de manter uma fixação contínua. Se for administrada a anestesia retrobulbar, o cirurgião deve estar preparado para manejar as complicações sistêmicas infrequentes como depressão respiratória e convulsões.
2. Colocar lente de contato com solução de metilcelulose.
3. Estabelecer uma clara visualização do fundo de olho e identificar pontos de referência.
4. Focar o feixe inclinando a lente de contato conforme a necessidade para produzir um *spot* arredondado em vez de elíptico.

Parâmetros do laser

1. Tamanho do *spot*:
    a. 500 µm (ajustar o *laser* em 200-300 µm se usar lente Rodenstock, quadrasférica ou equador *plus*).
    b. 200 µm se estiver tratando dentro de arcadas vasculares.
2. Duração: 0,05-0,2 segundos.

Durações curtas (p. ex., 0,05 segundos) tendem a estar associadas com menos desconforto.

3. Potência: iniciar em ~ 150 mW (100 mW para *krypton*) e ajustar conforme a necessidade para produzir o efeito desejado.
4. Plano de tratamento típico:
    a. Número de aplicações do *laser*:
        i. FPR para RDP: aplicar ~ 1.500 *spots* em duas sessões. Provavelmente seja melhor não focar no número de *spots* de tratamento, mas sim na área total da superfície tratada. O objetivo habitual é tratar a retina fora das arcadas temporais tão perifericamente quanto o equador por 360 graus.
        ii. FPR para OVCR: aplicar tratamento conforme descrito acima. Os pacientes com *rubeosis iridis* podem precisar de extensão do tratamento até a *ora serrata*.
        iii. Fotocoagulação dispersa para ORVR: o tratamento é confinado ao quadrante envolvido pela oclusão venosa.
        iv. Fotocoagulação dispersa para retinopatia falciforme: o tratamento é aplicado ao redor de áreas de NV retiniana periférica fora da *ora serrata* e por 1 hora do relógio em ambos os lados da NV. Para pacientes em que o seguimento é incerto, pode-se escolher tratar a periferia por 360 graus. Deve-se evitar o tratamento direto nas artérias ciliares posteriores longas para reduzir a chance de isquemia do segmento anterior.
        v. O número total de *spots* e a densidade das aplicações varia conforme a resposta clínica ao tratamento.
            I. A resposta clínica ao tratamento tipicamente exige ~ 3 semanas.
            II. A resposta clínica fica evidente com a perda da borda em escova capilar da NV, o desenvolvimento de fibrose da NV e/ou com regressão da NV.

vi. Separar as sessões de tratamento por ~ 1-2 semanas.
b. Espaçar os *spots* com uma largura de ½-1 aplicação entre si.
c. Alguns cirurgiões fazem aplicações-teste na área periférica de retina relativamente normal para definir a potência basal para o tratamento.
d. Ajustar a potência do *laser* para produzir uma aplicação cinza esbranquiçado (e não branco intenso).
e. Sessão 1:

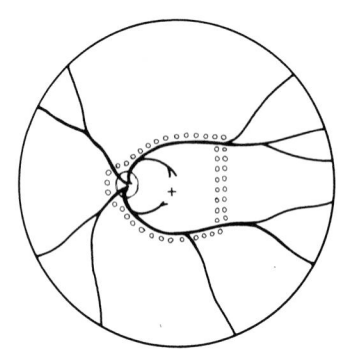

Figura 67.1

i. Circundar a área a não ser tratada com 1-2 séries de *spots* (**Fig. 67.1**).
  I. Não tratar o feixe papilomacular.
  II. Não aplicar o tratamento mais perto do que um terço do diâmetro do disco em relação à cabeça do nervo óptico nasalmente.
  III. Geralmente evitar o tratamento dentro de arcadas vasculares temporalmente (pode-se colocar alguns *spots* dentro das arcadas se estiverem a mais do que 2 diâmetros do disco da margem da ZAF.
  IV. Temporalmente: colocar 1-2 séries de *spots* não mais perto do que 2 diâmetros do disco da margem da ZAF (presumindo uma ZAF de tamanho relativamente normal de 300-500 μm). Não tratar nasalmente a essa demarcação.
ii. Selecionar uma seção da retina para o tratamento (i. e., fundo inferior na primeira sessão [especialmente se houver HV]; metade superior do fundo na segunda sessão de tratamento).
  I. Aplicar *spots* suficientes e espalhados de maneira uniforme para cobrir a área visada.
  II. Variar a potência conforme a necessidade para obter uma intensidade uniforme nas aplicações.
  III. Se for usada a lente Rodenstock ou transequador, pode-se trocar para lente Goldmann ou quadrasférica para alcançar a área mais periférica, se necessário.
  IV. Para facilitar o tratamento da retina periférica, pedir para o paciente olhar para longe do espelho de uma lente Goldmann ou na direção do quadrante a ser tratado com lente Rodenstock ou quadrasférica.

f. Sessões subsequentes:
  i. Tratar as regiões não tratadas previamente.
  ii. Pode-se tratar mais perifericamente em quadrantes tratados anteriormente.

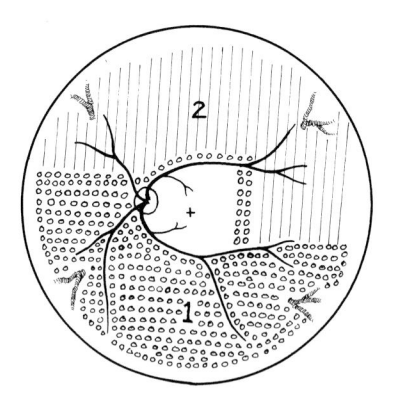

Figura 67.2

  iii. Um exemplo de uma possível sequência de tratamento com múltiplas sessões está ilustrado (**Fig. 67.2**).
g. Dicas de tratamento:
  i. Pode-se tratar diretamente pequenas áreas de NVE planas com aplicações confluentes de *laser* se elas não regredirem em resposta às aplicações mais esparsas (i. e., indiretas).
  ii. Não tratar diretamente as NVDs.
  iii. Não tratar áreas de tração fibrovascular ou de retina elevada (para evitar a indução de rupturas retinianas).
  iv. Não tratar diretamente sobre vasos retinianos (para evitar a indução de oclusão vascular).
  v. Se o paciente estiver desconfortável (p. ex., ao tratar o meridiano horizontal perto dos nervos ciliares), diminuir a duração e a potência do *laser*.
  vi. Verificar repetidamente os pontos de referência e a direção do feixe para evitar o tratamento inadvertido da mácula.

Procedimento pós-operatório

1. Geralmente prescrever analgésicos orais (p. ex., paracetamol 650 mg por via oral) para cefaleia. Alguns cirurgiões tratam topicamente com atropina a 1% 2 vezes ao dia e acetato de prednisolona a 1% 4 vezes ao dia após tratamentos extensos (p. ex., fundo inteiro em casos de glaucoma rubeótico) para evitar o desenvolvimento de fechamento secundário do ângulo devido a descolamento coroidal induzido pelo *laser*. Para tratamentos que envolvem poucos *spots*, pode ser razoável prescrever apenas analgésicos orais.
2. Acompanhamento em ~ 1 semana.

Complicações

1. Aplicação inadvertida do *laser* na fóvea
2. HV

3. Efusão coroidal com possibilidade de glaucoma de ângulo fechado secundário
4. Edema macular com possível diminuição permanente na acuidade visual
5. Formação de membrana epirretiniana
6. Formação de laceração retiniana
7. Ruptura na membrana de Bruch com hemorragia coroidal e NV coroidal e/ou coroidovítrea
8. Constrição do campo visual (geralmente com a fotocoagulação dispersa extensa)
9. Diminuição da adaptação ao escuro
10. Diminuição da amplitude acomodativa

■ Fotocoagulação a *laser* para edema macular

Indicações

Edema macular na retinopatia diabética

Tratar olhos com espessamento retiniano envolvendo ou ameaçando o centro da mácula (EMCS conforme definido pelo ETDRS). O EMCS é definido por:

1. Espessamento da retina no centro ou dentro de 500 µm do centro da mácula, ou
2. Exsudatos duros no centro ou dentro de 500 µm do centro da mácula associados com áreas adjacentes de espessamento retiniano, ou
3. Áreas de espessamento retiniano com diâmetro de 1 disco ou mais com qualquer parte delas dentro de uma distância de 1 diâmetro de disco do centro da mácula.
4. O edema macular é definido pela presença de espessamento retiniano ao exame clínico. O vazamento de contraste visto na angiografia com fluoresceína pode ou não indicar espessamento retiniano, dependendo de quão bem o epitélio pigmentar da retina (EPR) e a retina eliminam o líquido que chega à retina via vasos retinianos incompetentes. Além disso, áreas não perfundidas da retina também podem ser espessadas. A tomografia de coerência óptica (TCO) detecta o edema macular de maneira mais sensível do que o exame clínico. Um estudo demonstrou que os médicos não conseguem detectar de maneira confiável a retina espessada com biomicroscopia com lente de contato a menos que a espessura seja > 300 µm. A TCO-3 pode detectar de forma confiável espessuras de 200-300 µm. O uso de medidas de TCO para orientar as recomendações de tratamento para o EMCS não está padronizado neste momento.
5. Em dado paciente com EMCS, o ETDRS define lesões tratáveis como:
   a. Pontos discretos de hiperfluorescência ou vazamento na angiografia com fluoresceína (p. ex., microaneurismas [MAs], AMIRs, capilares).
   b. Locais difusos de vazamento dentro da retina (p. ex., vazamento no leito capilar).
   c. Áreas avasculares espessadas na retina.
6. Entre os pacientes não tratados, a perda visual moderada (duplicação do ângulo visual ou uma perda visual de 3 linhas no cartão de visão ETDRS) ocorreu em ~ 24% durante 3 anos de acompanhamento *versus* ~ 12% nos que foram submetidos à fotocoagulação macular.
   a. O benefício do tratamento foi mais marcado nos pacientes com espessamento que envolvia o centro da mácula.
   b. Apenas ~ 3% dos pacientes experimentaram melhora moderada na acuidade visual após o tratamento, de modo que o objetivo principal do tratamento é *estabilizar* a visão em vez de melhorá-la.

Edema macular na oclusão de ramo venoso retiniano

O *Branch Vein Occlusion Study* concluiu que olhos com acuidade visual de 20/40 ou menos secundariamente a edema macular se beneficiam de fotocoagulação da área envolvida.

1. Os pacientes são candidatos ao tratamento se:
   a. A acuidade visual é de 20/40 ou pior e não melhora espontaneamente, e
   b. A ORVR ocorreu a pelo menos 3 meses, e
   c. A diminuição da visão não se deve à presença de sangue na fóvea e/ou à falta de perfusão capilar da mácula, e
   d. A angiografia com fluoresceína documenta vazamento de fluoresceína na mácula.
2. Entre os pacientes não tratados, após 3 anos de acompanhamento, 34% tinham acuidade visual ≥ 20/40 *versus* 60% dos pacientes tratados.

Procedimento pré-operatório

1. Realizar exame estereoscópico do fundo de olho com lente de contato para avaliar a localização e a extensão do espessamento retiniano pelo edema macular.
2. Realizar angiografia com fluoresceína e fotografias coloridas do fundo de olho para identificar de maneira precisa áreas de vazamento focal e difuso bem como áreas de falta de perfusão capilar macular.
3. Realizar exame de TCO basal para documentar a gravidade do espessamento macular e para servir de comparação para medidas futuras após o tratamento (opcional).

Instrumentação

- *Laser* argônio verde (514-527 nm), *krypton* vermelho (647 nm), corante sintonizável (577-630 nm) ou diodo (790-830 nm):
   - Alguns cirurgiões preferem o argônio verde ou o corante amarelo para áreas discretas de vazamento vascular (p. ex., MAs e AMIR), pois estes comprimentos de onda são bem absorvidos pela hemoglobina.
   - Os tipos de *laser* vermelho *krypton*, corante vermelho e diodo podem ser preferidos para tratamentos em *grid* macular, pois estes comprimentos de onda não são bem absorvidos pelos vasos sanguíneos retinianos ou pelo pigmento xantofila macular, poupando (relativamente), dessa forma, a retina sobrejacente. Embora estes comprimentos de onda possam também ser vantajosos em situações em que o sangue obscurece parcialmente a área planejada para tratamento, não se deve tratar sobre sangue nesse cenário, pois isso pode estimular a formação de membrana epirretiniana ou produzir queimaduras retinianas muito intensas.
- Lente de contato de fundo:

- Lente Goldmann de 3 espelhos ou lente de contato macular:
  - A imagem é orientada com a mesma relação espacial do olho submetido a tratamento.
  - Tamanho da aplicação = tamanho do *spot* ajustado no *laser*.
- Lente Rodenstock: provavelmente deva ser evitada para tratamento macular devido à inversão da imagem e relativa diminuição de tamanho da visualização.

Procedimento operatório

Tratamento de edema macular diabético

1. Projetar a angiografia com fluoresceína representativa recente para referência durante o tratamento.

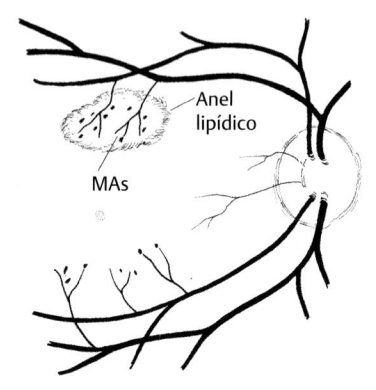

Figura 67.3

   a. Em alguns casos (p. ex., gestação, alergia ao corante fluoresceína) não pode ser realizada a angiografia com fluoresceína. Nessa situação, se houver um anel lipídico circinado, as lesões com vazamento estão quase sempre localizadas no centro do anel lipídico, e o tratamento pode ser dirigido a essa área (**Fig. 67.3**).

   Se não houver anel lipídico, pode-se considerar o tratamento em *grid*, mas o paciente deve ser orientado de que o tratamento pode ser inadvertidamente aplicado perto demais da margem ou mesmo dentro da ZAF, resultando em escotomas sintomáticos ou perda da acuidade visual central. Essa situação é, talvez, mais provável de surgir se houver aumento patológico da ZAF.

2. Anestesia: preferencialmente tópica (p. ex., proparacaína). A anestesia retrobulbar pode ser necessária em paciente que tenha experimentado dor excessiva em tratamentos prévios (raro neste cenário) ou que não seja capaz de manter a fixação contínua do olhar.
   a. Se for administrada anestesia retrobulbar o cirurgião deve estar preparado para manejar as complicações sistêmicas infrequentes como depressão respiratória e convulsões.
   b. Além disso, após uma injeção retrobulbar perfeita, é possível algum movimento de torção do olho, pois o músculo oblíquo superior não será paralisado pela injeção.
3. Colocar a lente de contato de fundo com solução de metilcelulose.
4. Estabelecer uma visualização clara do fundo de olho e identificar pontos de referência.
5. Direcionar o feixe, inclinando a lente de contato conforme a necessidade para produzir um *spot* arredondado em vez de elíptico.
6. Tratar áreas focais de vazamento.
   a. Usar *laser* argônio verde ou corante amarelo.
   b. Tratar todos os pontos discretos de hiperfluorescência ou vazamento que fiquem dentro de 2.500 µm do centro da mácula conforme determinado pela angiografia. Pode-se também tratar a retina espessada e não perfundida. O tratamento de lesões que não vazam (p. ex., MAs *versus* hemorragia intrarretiniana) com menos de 125 µm de diâmetro é opcional.
   c. Não tratar lesões mais perto do que 500 µm do centro da mácula durante o tratamento inicial.
   d. Não tratar a margem da ZAF.
   e. Se o espessamento retiniano envolver o centro da mácula e a acuidade visual for 20/40 ou melhor, tratar os vazamentos que não estejam mais perto do que 500 µm do centro da mácula no tratamento inicial.

Após ~ 3 meses de acompanhamento, se persistir o EMCS e se a visão for 20/40 ou melhor, considerar o tratamento de lesões que vazam localizadas a 300-500 µm do centro da mácula desde que o tratamento poupe a margem da ZAF e o paciente entenda e aceite o risco de desenvolver escotomas paracentrais ou perda visual central.

   f. Pode-se tratar hemorragias intrarretinianas ≤ 125 µm em diâmetro que se encontrem a 1.500 µm ou mais do centro da mácula e fora do feixe papilomacular.
   g. Não tratar as hemorragias em forma de chama.
7. Parâmetros do *laser*:
   a. Tamanho do *spot*: 50-100 µm.
      i. Recomenda-se *spot* de 50 µm ao tratar a 300-500 µm do centro da ZAF.
      ii. Recomenda-se *spot* de 100 µm ao tratar a > 500 µm do centro da ZAF.
   b. Duração: 0,05-0,1 segundos. Considerar o uso de 0,05 segundos ao tratar próximo da margem da ZAF para evitar o tratamento inadvertido da fovéola devido a movimentos oculares bruscos.
   c. Potência: iniciar em ~ 100 mW e aumentar conforme a necessidade para produzir um leve embranquecimento do EPR.
8. Padrões de tratamento focal: fotocoagulação com *laser* direto *versus grid*.

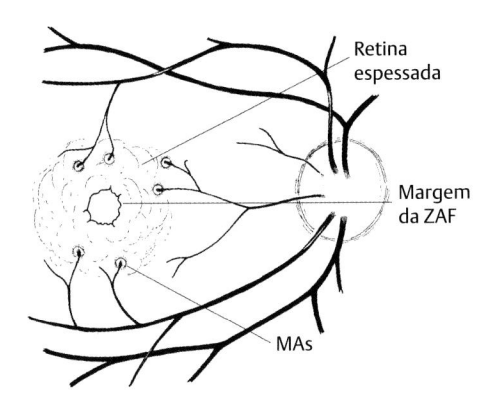

Figura 67.4

a. Tratamento direto: o *spot* do *laser* é dirigido apenas para lesões com vazamento na retina espessada (**Fig. 67.4**).
   i. Tamanho: *spot* de 50-100 µm.
   ii. Duração: 0,05-0,1 segundos.
   iii. Potência: suficiente para criar um leve embranquecimento do EPR sob a lesão tratada. Ao tratar MAs ≥ 40 µm, pode-se considerar o aumento suficiente da potência para embranquecer o MA, embora não esteja claro que essa intensidade de tratamento seja necessária para obter resposta clínica.
   iv. Ao tratar com o objetivo de embranquecer MAs, considerar primeiramente o tratamento do EPR subjacente com um *spot* de 100 µm para produzir um leve embranquecimento do EPR. Isso pode reduzir a potência necessária para obter o embranquecimento do MA.

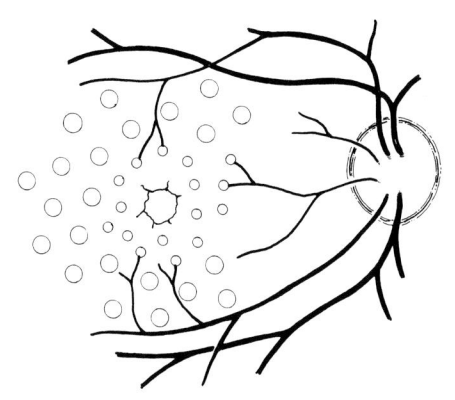

Figura 67.5

b. Tratamento em *grid*: os *spots* do *laser* são aplicados em um padrão de "grade" em áreas de espessamento retiniano sem qualquer tentativa específica de tratar lesões que apresentem vazamentos (**Fig. 67.5**).
   i. Tamanho: 50-200 µm (geralmente 100 µm).
   ii. Espaçamento: distância de 1-2 aplicações entre si dependendo do grau de espessamento retiniano (mais próximas para espessamento marcado).
   iii. Duração: 0,05-0,1 segundos (geralmente 0,1 segundos).
   iv. Potência: suficiente para criar leve embranquecimento do EPR.
   v. Distribuição: acima, abaixo e temporalmente à fóvea. Estender o tratamento para as aplicações de FPR, se estiverem presentes.
   vi. Tratar de maneira conservadora no feixe papilomacular e usar *spots* de 50 µm.
   vii. Permanecer a pelo menos 500 µm do centro da mácula e da margem da cabeça do nervo óptico.

9. Dicas de tratamento:
   a. Algumas vezes, a resolução do espessamento retiniano pode ser obtida através de manejo clínico (p. ex., controle da hipertensão, eliminação da sobrecarga de líquidos, especialmente em pacientes que fazem diálise).
   b. Evitar o tratamento perto da margem da ZAF para não causar o desenvolvimento de escotomas paracentrais sintomáticos.
   c. Não colocar muitos *spots* de *laser* próximos entre si no feixe papilomacular.
   d. As áreas de retina marcadamente espessadas geralmente necessitam de mais potência por tamanho de *spot* para produzir embranquecimento do EPR do que as áreas de retina menos espessada. Assim, tentar tratar primeiramente a retina menos espessada e aumentar a potência do *laser*, se necessário, ao tratar a retina mais espessada. Ao trocar do tratamento da retina mais espessada para o da menos espessada, assegurar-se de reduzir a potência do *laser* antes de aplicar o tratamento.
   e. Ao trocar do tamanho de *spot* de 100 para 50 µm assegurar-se de reduzir a potência do *laser* para evitar a excessiva liberação de energia com o risco associado de perfuração da membrana de Bruch (associada com risco de hemorragia sub-retiniana e NV coroidal) e formação de buracos retinianos. A duração curta do tratamento (p. ex., 0,05 segundos) também aumenta a probabilidade de perfuração da membrana de Bruch (para uma determinada potência).
   f. Ao tratar dentro de 300-500 µm do centro da mácula, considerar o uso de um *spot* de 50 µm com duração de 0,05 segundos para evitar a criação de escotomas sintomáticos e de queimaduras foveolares inadvertidas devido a um movimento ocular brusco imprevisto.
   g. Aplicar a fotocoagulação em *grid* em áreas de retina espessada com vazamento difuso ou falta de perfusão capilar.
   h. Pode-se usar *laser* argônio verde, *krypton* vermelho, corante vermelho ou diodo.
   i. Tratar áreas espessadas de vazamento difuso ou falta de perfusão capilar dentro de dois diâmetros de disco, mas não mais perto do que 500 µm, do centro da mácula.

10. Retratamento.
    a. Geralmente, são necessários três ou quatro tratamentos para produzir a resolução do espessamento retiniano.
    b. Espaçar as sessões de tratamento por ~ 3 meses para avaliar o efeito do tratamento.

c. Considerar a repetição da angiografia com fluoresceína para determinar o local de lesões com vazamento persistente e para reavaliar a localização da ZAF.
d. Se o exame clínico não for claro, considerar a repetição da TCO para avaliar a resposta ao tratamento prévio com *laser*.
e. Aplicar tratamento adicional com *laser* em lesões com vazamento ou em padrão de grade conforme descrito anteriormente.
f. A fotocoagulação adicional em *grid* pode ser aplicada em locais de vazamento difuso não tratados originalmente.

Tratamento de edema macular em oclusão de ramo venoso retiniano

1. Preparar o paciente e a instrumentação como nos passos 1-7 descritos anteriormente.

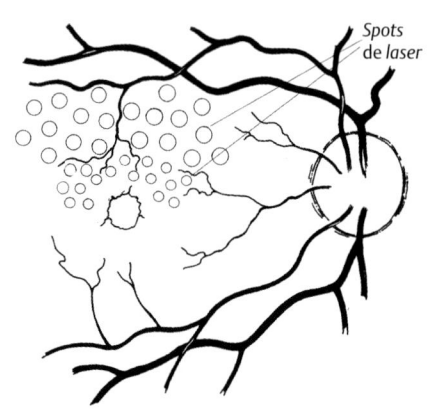

Figura 67.6

2. Aplicar a fotocoagulação em *grid* em focos isquêmicos e em áreas de vazamento, conforme detalhado anteriormente **(Fig. 67.6)**.
    a. Pode-se usar *laser* argônio verde, corante vermelho, *krypton* vermelho ou diodo.
    b. O tratamento pode ser estendido até a margem da ZAF e perifericamente à arcada vascular maior (i. e., 2 diâmetros de disco da margem da ZAF).
    c. Evitar o tratamento direto de vasos de derivação, da rede capilar perifoveal e de áreas de hemorragia intrarretiniana.

Procedimento pós-operatório

1. Não é necessário o uso de medicações.
2. Considerar a repetição do exame estereoscópico da mácula, da angiografia com fluoresceína e da TCO ~ 3 meses após o tratamento com *laser*. Acompanhamento mais precoce se for notada uma diminuição da visão.
3. Considerar o retratamento de quaisquer áreas focais de vazamento se persistir o EMCS. A fotocoagulação em *grid* adicional pode ser aplicada em locais de vazamento difuso não tratados originalmente.

Complicações

1. Escotomas sintomáticos ou diminuição da acuidade visual central.
2. Rupturas na membrana de Bruch.
3. Hemorragia sub-retiniana.
4. NV coroidal: pode ocorrer com ou sem rupturas clinicamente evidentes na membrana de Bruch. Pode ser difícil detectar com base apenas nos achados clínicos, pois estes pacientes podem já ter sangue e lipídeos intrarretinianos (p. ex., maculopatia diabética) e acuidade visual diminuída. A angiografia com fluoresceína é muito útil para confirmar o diagnóstico e a TCO pode, algumas vezes, revelar as NV coroidais (NVC) mais claramente do que a angiografia.

■ Fotocoagulação focal de neovascularização coroidal

Indicações

1. O *Macular Photocoagulation Study* (MPS) demonstrou a eficácia da fotocoagulação com *laser* argônio e *krypton* para diminuir a incidência de perda visual severa secundária à NV coroidal em: (1) degeneração macular relacionada à idade; (2) a síndrome de histoplasmose ocular presumida; e (3) NV coroidal idiopática (NVCI).
2. A efetividade da fotocoagulação com *laser* no tratamento de NVC foi comprovada apenas no caso de NVC bem definidas.
3. Apesar do MPS ter demonstrado que a fotocoagulação a *laser* de NVCs subfoveais é melhor do que a observação, na maioria dos casos, as NVCs subfoveais não são tratadas com fotocoagulação a *laser* devido à disponibilidade de melhores alternativas para o tratamento (p. ex., injeção intravítrea de inibidores do fator de crescimento endotelial vascular [VEGF]-A e terapia fotodinâmica [TFD]). Com isso em mente, descrevemos o uso da fotocoagulação a *laser* para tratar por completo NVCs subfoveais.

Procedimento pré-operatório

1. Exame retiniano completo incluindo exame estereoscópico da mácula com lente de contato.
2. Realizar angiografia com fluoresceína e fotografias coloridas do fundo de olho para localizar com precisão a NVC. Uma angiografia com fluoresceína recente (com menos de 72-96 horas) é necessária para guiar o tratamento.

Instrumentação

■ *Laser* argônio verde ou *krypton* vermelho.
  ❏ O tratamento com *laser* argônio azul-verde foi a modalidade que se mostrou efetiva no tratamento do MPS para NVCs extrafoveais. Ao tratar dentro da ZAF, é preferível o argônio verde, pois a luz com comprimento de onda verde não é absorvida pelo pigmento xantofila macular.
  ❏ O *krypton* vermelho é absorvido pela melanina no EPR e na coroide interna. Ele não é bem absorvido por vasos sanguíneos, sangue livre e pigmento xantofila. Assim, o

laser krypton pode ser preferível para tratamentos perto da fóvea, particularmente em locais onde o sangue obscurece a NVC. O *laser krypton* vermelho pode ter mais probabilidade de induzir lacerações no EPR, porém, particularmente se uma NVC está associada com descolamento do EPR.
  ❑ Enquanto a fotocoagulação a *laser* pode ser usada para tratar NVCs justafoveais, muitos cirurgiões de retina preferem tratar essas lesões com TFD (p. ex., Verteporfina) ou com injeção intravítrea de inibidores de VEGF-A (p. ex., Lucentis).
- Lente de contato de fundo:
  ❑ Ampliação de ~ 1,05-1,1, dependendo da lente usada (p. ex., lente Goldmann).

Procedimento operatório

1. Projetar uma angiografia com fluoresceína representativa recente (≤ 72 horas para NVC extrafoveal e justafoveal; ≤ 96 horas para NVC subfoveal) ± fotografias coloridas do fundo de olho para referência durante o tratamento.
2. Anestesia: retrobulbar ou tópica (p. ex., proparacaína). Em geral, o tratamento não é doloroso e a anestesia tópica é preferida a menos que o paciente tenha dificuldade de manter a fixação contínua do olhar. Mesmo um bloqueio retrobulbar "perfeito" está associado com algum movimento de torção no olho por poupar a inervação do oblíquo superior.
3. Colocar a lente de contato de fundo com solução de metilcelulose.
4. Estabelecer uma visualização clara do fundo do olho e identificar pontos de referência.
5. Parâmetros do *laser*:
   a. Tamanho do *spot*: 200-500 μm. Contornar a margem da NVC com *spots* de 200 μm (iniciar no lado da fóvea) e preencher o centro com *spots* de 500 μm.
   b. Duração: 0,2-0,5 segundos. (Para o *krypton* vermelho, considerar uma duração maior para minimizar o risco de hemorragia coroidal.)
   c. Potência: iniciar em ~ 150 mW e ajustar conforme a necessidade para fazer aplicações uniformes intensamente brancas.
6. Focar o feixe inclinando a lente de contato conforme a necessidade para obter um *spot* arredondado em vez de elíptico.
7. Aplicar o tratamento.
a. Estimar a potência necessária.
    i. Colocar *spots* para teste longe da margem foveal da NVC.
    ii. Ao usar *laser* argônio verde, iniciar com ~ 150 mW e ajustar conforme a necessidade para produzir uma aplicação branca e quente.
    iii. Ao usar *krypton* vermelho, ajustar conforme a necessidade para produzir uma aplicação cinza esbranquiçado ou amarelo esbranquiçado. (Uma aplicação branca intensa sugere potência exagerada que pode causar ruptura da membrana de Bruch e hemorragia coroidal.)
    iv. Se houver obscurecimento da NVC por hemorragia, considerar a redução da potência para produzir uma reação um pouco menos intensa na retina.
  b. Opcional: delinear a NVC com *spots* de 100 μm não contíguos antes de tratar o perímetro de maneira contínua com *spots* de 200 μm.

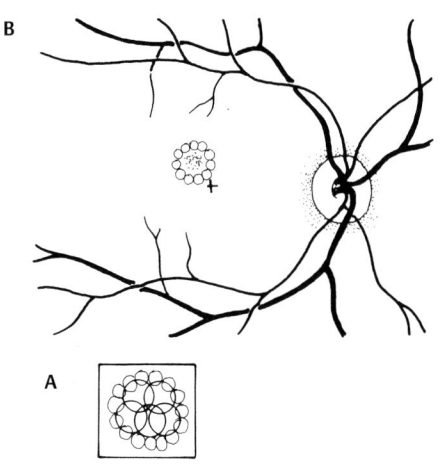

Figura 67.7

  c. Tratar o lado foveal da NVC primeiramente para evitar sangramento iatrogênico na fóvea pelos *spots* subsequentes do *laser* (**Figs. 67.7A** e **67.7B**).
      i. Colocar uma fileira de aplicações sobrepostas de 200 μm e 0,2 segundos na margem foveal da NVC.
      ii. Estender as aplicações ~ 100 μm além da margem da NVC ou de pigmento e hemorragia contíguos a menos que, no caso de NVCs extrafoveais ou justafoveais, tal tratamento envolva o centro da fóvea.
  d. Completar o tratamento do perímetro da NVC.
      i. Colocar as aplicações de maneira sobreposta.
      ii. Estender as aplicações ~ 100 μm além da margem não foveal do complexo da NVC.
      iii. Se a margem não foveal da NVC estiver obscurecida por sangue, estender o tratamento ~ 125 μm além da margem da hemorragia.
  e. Tratar o restante da NVC com aplicações sobrepostas de 200-500 μm de 0,5 segundos de duração.
      i. As aplicações devem ser intensamente brancas. (Porém, a aplicação do *laser* deve ser interrompida antes do período completo de 0,5 segundos se o *spot* em desenvolvimento parecer excessivamente quente.)
      ii. Assegurar a completa cobertura da NVC.

Tratamento extra– *versus* justa– *versus* subfoveal

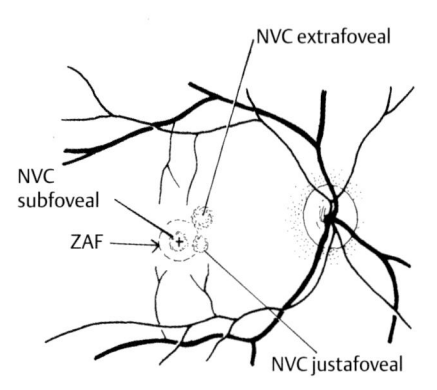

Figura 67.8

(Diagrama mostrando NVC extrafoveal, NVC subfoveal, ZAF e NVC justafoveal)

1. NVCs extrafoveais: (A **Fig. 67.8** ilustra a localização extra-, justa- e subfoveal.)
   a. Definição e elegibilidade do MPS: margem foveal da NVC 200-500 µm do centro da ZAF; melhor acuidade visual corrigida ≥ 20/100; o tratamento da NVC peripapilar deve poupar 1,5 horas do relógio da camada de fibras nervosas temporais.
   b. Tratamento: *laser* argônio verde, anestesia retrobulbar (opcional) *versus* tópica, angiografia com fluoresceína de 72 horas ou menos, embranquecimento uniforme intenso, o tratamento se estende 100 µm além da margem da NVC, se a NVC estiver 300 µm ou mais do centro da ZAF; caso contrário, simplesmente cobrir a NVC. Repetir o tratamento se a angiografia com fluoresceína mostrar vazamento na margem da cicatriz de tratamento e essa margem estiver a 200 µm ou mais do centro da ZAF.
   c. Resultados: acompanhamento em 5 anos nos estudos MPS (**Tabela 67.1**).
   d. Recorrência após tratamento de NVC extrafoveal:
      i. Fatores de risco: tabagismo (degeneração macular relacionada à idade [DMRI], NVCI); drusas confluentes ou fibrose disciforme no outro olho (DMRI).
      ii. Definição: vazamento de fluoresceína notado no perímetro da cicatriz de tratamento mais do que 6 semanas após o tratamento (novo vazamento dentro de 6 semanas após o tratamento é definido como persistência); costuma haver sangue, líquido ou lipídeos sob a retina.
      iii. Retratar a recorrência se estiver bem definida (ver adiante).
      iv. As recorrências são infrequentes após 2 anos na DMRI, na síndrome da histoplasmose oculta presumida (SHOP) e na NVCI; em geral, 73% ocorrem no primeiro ano.
      v. O desfecho visual piora com a recorrência.
2. NVCs justafoveais:
   a. Definição e elegibilidade do MPS: NVC com margem posterior a 1-199 µm do centro da ZAF ou a 200-2.500 µm do centro da ZAF se o sangue se estender dentro de 200 µm do centro da ZAF; o sangue ou bloqueio da fluorescência pode se estender através de toda a ZAF; acuidade visual ≥ 20/400; as NVCs peripapilares são tratáveis se o tratamento puder poupar 1,5 horas da retina temporal.
   b. Tratamento: *laser krypton* vermelho, angiografia com fluoresceína de 72 horas ou menos, anestesia retrobulbar, o tratamento se estende 100 µm além da margem de hiperfluorescência longe da fóvea e se estende 100 µm dentro do sangue no lado foveal se a hiperfluorescência estiver a 100 µm ou mais do centro da ZAF; acompanhamento em 2, 4 e 6 semanas e, depois, em 3 e 6 meses; então, a cada 6 meses.
   c. Resultados (DMRI):
      i. Persistência de 32% e recorrência de 47% para as NVCs em 5 anos de acompanhamento.
      ii. Acuidade visual média sem persistência ou recorrência é de 20/80-20/100; com persistência é de 20/200; com recorrência é de 20/250.
      iii. Fatores de risco para persistência: NVC pequena, falha em cobrir 10% ou mais da metade foveal da NVC, atrofia não geográfica no outro olho.
      iv. Fatores de risco para recorrência: drusas extensas, atrofia não geográfica ou fibrose disciforme no outro olho. Sem os fatores de risco a recorrência é de 40%.
   d. Lesões persistentes ou recorrentes justafoveais são tratadas conforme descrito anteriormente.
   e. Com 3 anos de acompanhamento, a perda visual de 6 linhas ou mais ocorre em 49% com o tratamento *versus* 58% sem o tratamento. A acuidade visual média foi de 20/200 com tratamento *versus* 20/250 sem tratamento.

Tabela 67.1 Resultados (com 5 anos de acompanhamento nos estudos MPS)

	DMRI*	SHOP*	NVCI*
Acuidade visual média sem tratamento	20/200	20/80	20/80
Acuidade visual média com tratamento	20/125	20/40	20/64
Perda visual ≥ 6 linhas: sem tratamento	64%	41%	45%
Com tratamento	46%	10%	23%
Risco relativo	1,5	3,6	2,3
Recorrência	54%	26%	34%
		(8% independente)	(7% independente)

*DMRI, degeneração macular relacionada à idade; SHOP, síndrome da histoplasmose ocular presumida; NVCI, neovascularização coroidal idiopática.

i. Não houve benefício estatisticamente significativo do tratamento se havia hipertensão definida (pressão arterial diastólica > 94 mmHg ou pressão arterial sistólica > 159 mmHg ou uso de medicação anti-hipertensiva).
ii. Sem hipertensão, a perda visual de 6 linhas ou mais foi de 65% sem tratamento *versus* 31% com tratamento.
3. NVCs subfoveais (DMRI):
   a. Definição e elegibilidade: observar que nesse momento a maioria dos pacientes com NVCs subfoveais é tratada com injeção intravítrea de agentes anti-VEGF-A ou, em alguns casos, com TFD. Alguns cirurgiões de retina também utilizam a terapia combinada (combinação de Lucentis intravítreo e TFD com Verteporfina).
      i. Angiografia com fluoresceína com < 96 horas.
      ii. NVC com margens bem demarcadas.
      iii. NVC ≤ 3,5 AD em tamanho (1 AD = 1,77 mm^2) com novos vasos sob o centro geométrico da ZAF.
      iv. Acuidade visual de 20/40 a 20/320.
      v. A lesão deve ter NVC clássica; NVC clássica ou oculta deve comprometer a maior parte da lesão.
   b. Tratamento:
      i. Aplicações intensamente brancas confluentes cobrindo todas as áreas de NVC clássica e oculta e outros componentes (p. ex., sangue espesso, bloqueio de fluorescência elevado, descolamento do epitélio pigmentar [DEP] seroso) e se estendendo 100 μm além da borda da lesão (exceto sangue).
      ii. No estudo MPS, a anestesia retrobulbar foi recomendada, mas ela não é necessária. A maioria dos pacientes é tratada com anestesia tópica.
      iii. Tamanho de *spot* de 200-500 μm com duração de 0,2-0,5 segundos aplicados nas bordas e tamanho de *spot* de 200-500 μm com duração de 0,5-1,0 segundos aplicados dentro das bordas.
      iv. Angiografia com fluoresceína em 3 e 6 semanas, 3 e 6 meses e a cada 6 meses a partir de então; no MPS houve encaminhamento aleatório para *laser* vermelho *krypton versus* verde argônio.
   c. Resultados:
      i. Falha de elegibilidade: mais comumente devido a NVC mal demarcada, NVC em menos da metade da lesão, outro componente da lesão além da NVC sob o centro da ZAF, lesão > 3,5 AD.
      ii. Desfecho visual (MPS) **(Tabela 67.2)**.
      iii. Rapidez de leitura: três meses após o tratamento a rapidez de leitura foi melhor no grupo sem tratamento; em 24 meses, a rapidez de leitura era maior no grupo com tratamento. Após acompanhamento de 4 anos, 30% dos casos tratados *versus* 48% dos casos não tratados não eram capazes de ler qualquer palavra (20/1.500) usando o olho do estudo.
      iv. Limiar de contraste (com melhor limiar de contraste é mais fácil realizar tarefas funcionais em uma determinada acuidade Snellen) (MPS) **(Tabela 67.3)**:
      v. Tamanho inicial da lesão, acuidade visual inicial e conformidade com os critérios de elegibilidade afetaram o padrão da perda visual.
         I. Lesão pequena (≤ 1 AD MPS):
            A. AV (Acuidade visual) ≤ 20/125, então o grupo de tratamento tinha visão melhor do que o grupo sem tratamento ao longo do acompanhamento (0 *versus* 14% com ≥ 6 linhas de diminuição em 3 meses e 13 *versus* 35% com ≥ 6 linhas de diminuição em 48 meses).
            B. AV ≥ 20/100, então o grupo de tratamento tinha visão pior do que o grupo sem tratamento em 6 meses (32 *versus* 19% com ≥ 6 linhas de diminuição); com 12 meses, o grupo de tratamento foi melhor (27 *versus* 38% com ≥ 6 linhas de diminuição).
         II. Lesão média (> 1 a ≤ 2 AD MPS):
            A. AV ≤ 20/200, então os olhos tratados eram melhores ao longo do acompanhamento (ver anteriormente).
            B. AV ≥ 20/160, então os olhos tratados eram piores em 6 meses; substancialmente melhores 12 meses após o tratamento (ver anteriormente).
         III. Lesão grande (> 2 AD MPS):

Tabela 67.2 Desfecho visual (MPS) após tratamento com *laser* de NVCs subfoveais (DMRI)

	3 meses de acompanhamento	24 meses de acompanhamento	48 meses de acompanhamento
Acuidade visual média sem tratamento	20/200	20/400	20/500
Acuidade visual média com tratamento	20/320	20/320	20/320

Tabela 67.3 Limiar de contraste (MPS) após tratamento com *laser* de NVCs subfoveais (DMRI)

	Visita inicial	3 meses de acompanhamento	24 meses de acompanhamento	48 meses de acompanhamento
Com tratamento	14%	14%	14%	14%
Sem tratamento	14%	20%	28%	28%

A. AV ≤ 20/200, então os olhos tratados eram discretamente melhores ao longo do acompanhamento (tratados e não tratados tinham ~ 3% com ≥ 6 linhas de diminuição em 3 meses).
B. AV ≥ 20/160, então os olhos tratados eram substancialmente piores com 18 meses (46 *versus* 13% com ≥ 6 linhas de diminuição em 3 meses), pouca diferença a partir de então (50 *versus* 55% com ≥ 6 linhas de diminuição em 48 meses).
4. NVCs subfoveais recorrentes.
   a. Definição e elegibilidade (DMRI): observar que, nesse momento, a maioria dos pacientes com NVCs subfoveais é tratada com injeção intravítrea de agentes anti-VEGF-A ou, em alguns casos, com TFD. Alguns especialistas em retina também utilizam a terapia combinada (p. ex., combinação de Lucentis intravítreo e TFD com Verteporfina).
      i. Angiografia com fluoresceína de < 96 horas.
      ii. NVC sob o centro da ZAF contínua com a cicatriz de tratamento prévio ou NVC dentro de 150 μm do centro da ZAF contígua à cicatriz de tratamento prévio com *laser* que desenvolveu atrofia estendendo-se sob a fóvea.

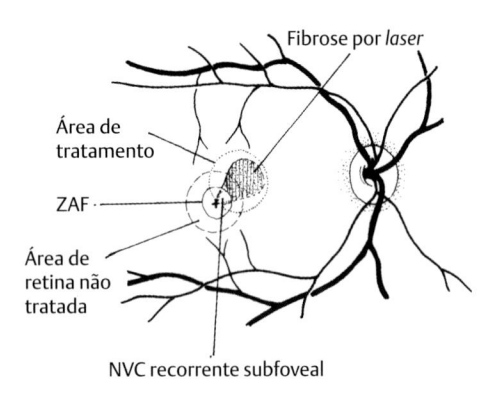

Figura 67.9

      iii. NVC mais cicatriz ≤ 6 AD MPS; alguma porção da retina dentro de 1 diâmetro de disco do centro da ZAF (quatro AD centralizadas sobre a fóvea) não deve ser tratada (a **Fig. 67.9** ilustra a elegibilidade).
      iv. Acuidade visual entre 20/40 e 20/320.
      v. Idade ≥ 50 anos.
   b. Tratamento.
      i. Cobrir as NVCs clássicas e ocultas e outros componentes da recorrência 100 μm além do perímetro dos componentes da lesão (exceto sangue) e 300 μm dentro da cicatriz ao longo do perímetro marginado pelo NVC.
      ii. Se houver um vaso nutridor, ele deve ser coberto 100 μm de cada lado do vaso nutridor e 300 μm radialmente além da base do nutridor dentro da cicatriz (**Fig. 67.10**).
      iii. Anestesia retrobulbar opcional.
      iv. No MPS houve encaminhamento aleatório para *laser* vermelho *krypton versus* verde argônio.
      v. O acompanhamento foi feito em 3 e 6 semanas, 3 e 6 meses e a cada 12 meses a partir de então.
   c. Desfecho visual (MPS) (**Tabela 67.4**).
   d. A rapidez de leitura foi pior com o tratamento em 3 meses, mas foi melhor com o tratamento em 24 meses de acompanhamento.

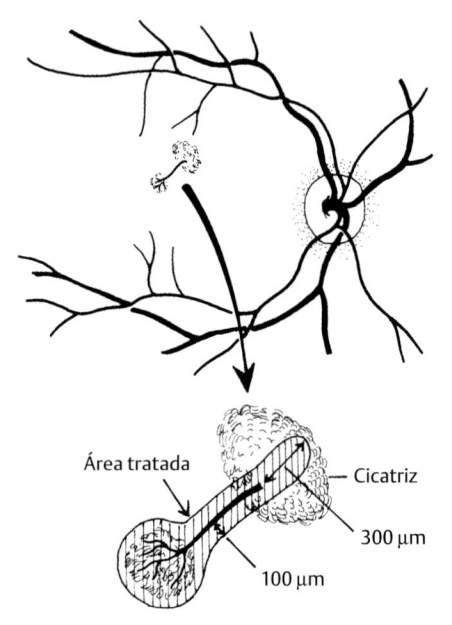

Figura 67.10

   e. Sensibilidade ao contraste (MPS) (**Tabela 67.5**).
   f. A probabilidade de recorrência e persistência foi de 26 e 22%, respectivamente, com 24 meses de acompanhamento (igualmente prováveis com *laser* vermelho *krypton versus* argônio verde). Embora a acuidade visual fosse pior com a recorrência no acompanhamen-

Tabela 67.4 Desfecho visual (MPS) após tratamento com *laser* de NVCs subfoveais recorrentes

	3 meses de acompanhamento	24 meses de acompanhamento	36 meses de acompanhamento
Com tratamento	20/250	20/250	20/250
Sem tratamento	20/200	20/320	20/320

Tabela 67.5 Sensibilidade ao contraste (MPS) após tratamento com *laser* de NVCs subfoveais recorrentes

	Visita inicial	3 meses de acompanhamento	24 meses de acompanhamento	36 meses de acompanhamento
Sem tratamento	10%	14%	20%	20%
Com tratamento	14%	14%	14%	14%

to de 3 meses, com 24 meses, a recorrência não estava associada com pior desfecho visual.

g. Esperar uma diminuição imediata de 2,5 linhas na visão após o tratamento com visão estável a partir de então (um declínio maior deve ser esperado se os pacientes têm acuidade visual relativamente boa). Não foi notado benefício visual significativo com o tratamento até 12 meses após o início do estudo.

Procedimento pós-operatório

1. Não é necessário usar medicações.
2. Acompanhamento em 2-4 semanas com repetição da angiografia com fluoresceína para verificar a eficácia da obliteração do vaso e tratar novamente conforme a necessidade.
3. Acompanhar os pacientes quanto a recorrências com autoexame diário com tela de Amsler e no consultório com ~ 3, 6, 12, 24, 36 e 48 semanas, e a cada 6-12 meses a partir de então com biomicroscopia do fundo de olho e angiografia com fluoresceína.

Complicações

1. Queimadura foveal inadvertida (em caso de NVC extra– ou justafoveal)
2. Ruptura da membrana de Bruch
3. Hemorragia coroidal
4. Laceração do epitélio pigmentar através da fóvea
5. Perda visual
6. Escotomas
7. Tratamento incompleto (resulta na persistência da NVC)
8. Recorrência da NV (i. e., NVC detectada > 6 semanas após a fotocoagulação)
9. Formação de membrana epirretiniana
10. NV retiniana no local de tratamento. Geralmente autolimitada, mas pode ser confundida com NVC persistente/recorrente.

■ Fotocoagulação a *laser* para rupturas retinianas

Indicações

- Ruptura retiniana sintomática aguda.
- Ruptura retiniana com descolamento retiniano subclínico progressivo.
- Profilaxia contra descolamento de retina no olho contralateral.

Instrumentação

- Blefarostato
- Anestésico tópico (pode ser necessário o uso subconjuntival ou retrobulbar de lidocaína a 2%)
- Lente 20 D ou 28 D
- Depressor escleral
- Lente de contato de ângulo aberto para visualização do fundo (p. ex., lente Rodenstock, quadrasférica, transequador ou Goldmann de 3 espelhos)
- *Laser* argônio, diodo ou corante sintonizável com capacidade para tratamento a *laser* com oftalmoscópio direto e/ou indireto (p. ex., *Novus Omni Laser* da Lumenis)

Procedimento operatório

1. Fazer um desenho cuidadoso da retina localizando as rupturas retinianas usando oftalmoscopia indireta.
2. Usar oftalmoscópio indireto a *laser* ou sistema de liberação de *laser* com lente de contato.
   a. O sistema indireto pode ser mais fácil de usar em lacerações retinianas de localização periférica.
   b. Escolha do comprimento de onda:
      i. O argônio verde costuma ser adequado.
      ii. Em casos de catarata esclerótica nuclear ou de HV leve, luzes com comprimento de onda maior (p. ex., *laser* vermelho *krypton* ou corante ou *laser* diodo) podem penetrar melhor e conseguir melhor captação ao nível do EPR-coroide.
   c. A anestesia tópica costuma ser adequada. A anestesia subconjuntival pode ser administrada se for necessária e costuma ser suficiente se a anestesia tópica não for adequada.

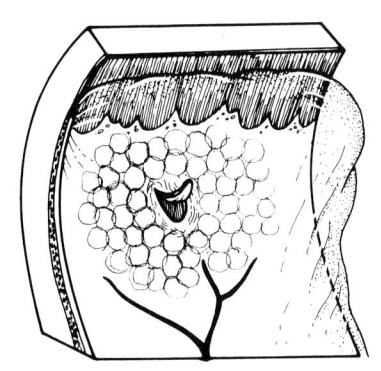

Figura 67.11

d. Circundar a ruptura retiniana com três ou quatro fileiras de aplicações confluentes do *laser* usando len-

te 20 D ou 28 D (a **Fig. 67.11** ilustra o *laser* ao redor da ruptura retiniana).
   e. Estender o tratamento até a *ora serrata* para rupturas retinianas anteriores ao equador. O tratamento dessa área é particularmente importante nas lacerações em retalho para prevenir a extensão da laceração (por tração vitreorretiniana continuada) e o desenvolvimento de líquido sub-retiniano ao redor dos cornos laterais da laceração. Se essa área não puder ser tratada de maneira satisfatória com fotocoagulação a *laser*, considerar a troca para crioterapia (ver o Capítulo 65) para completar essa parte do tratamento.
   f. Usar potência suficiente para obter uma aplicação moderadamente branca.
   g. Se houver dificuldade em conseguir a captação do *laser*:
      i. Assegurar-se de estar tratando a retina colada. Uma aplicação branca não será alcançada se houver líquido sub-retiniano em quantidade significativa na área de tratamento.
      ii. Assegurar-se de que o *spot* do *laser* está adequadamente focado. O uso de uma lente 20 D gera uma visualização maior do que com uma lente 28 D, facilitando, assim, a obtenção de um foco mais preciso. Por outro lado, uma lente 28 D obtém um *spot* de tamanho maior na retina e um campo de visão mais amplo.
      iii. Usar potência e duração de tratamento adequadas para obter a liberação de energia. Se for necessária uma potência/duração excepcionalmente alta (p. ex., catarata esclerótica nuclear significativa), o paciente pode necessitar de anestesia subconjuntival (e, ocasionalmente, retrobulbar). Com o sistema indireto, iniciar tipicamente com duração de 0,05-0,1 segundos e potência de 250 mW e aumentar a duração e a potência conforme a necessidade.
      iv. O sistema com lente de contato permite uma maior potência do tratamento.
         I. Tamanho do *spot*: 500 μm (ajustar o *laser* em 200 μm se usar lente Rodenstock, quadrasférica ou transequador).
         II. Duração: 0,05-0,2 segundos.
         III. Potência: iniciar em ~ 150 mW (100 mW para o *laser krypton*) e ajustar conforme a necessidade para produzir o efeito desejado.
      v. Considerar a troca para criopexia se opacidades de meio impedirem a captação adequada.

Procedimento pós-operatório

1. Alguns cirurgiões sugerem que os pacientes restrinjam suas atividades a repouso no leito sem leitura.
   a. São necessários aproximadamente 7 dias para uma adesão coriorretiniana firme após a fotocoagulação a *laser* (são necessários 10-14 dias após a crioterapia). Durante este período, os movimentos oculares podem causar um descolamento ou fazê-lo progredir através da zona de tratamento com *laser*.
   b. Os movimentos oculares rápidos (REM – *rapid eye movement*) durante o sono podem causar ou fazer progredir o líquido sub-retiniano. Por esta razão, alguns cirurgiões prescrevem sedativos que supostamente reduzem o período de sono REM.
2. Acompanhamento em aproximadamente 1 semana após o tratamento para avaliar a estabilidade do resultado.
3. Orientar o paciente a buscar atendimento imediatamente se notar sintomas novos de fotopsia, moscas volantes (*floaters*) ou diminuição da visão periférica ou central.

Orientar o paciente a verificar a visão de maneira monocular pelo menos uma vez ao dia.

4. Acompanhamento em ~ 3, 6, 12 e 24 semanas e, a partir de então, conforme a necessidade.

Complicações

1. Falha em circundar a ruptura retiniana
2. Ruptura coroidal com complicações como NVC, HV e/ou descolamento de retina.
3. Falha da adesão coriorretiniana em interromper o acúmulo de líquido sub-retiniano
4. Edema macular cistoide (controverso, improvável)
5. Membrana epirretiniana (controverso, improvável)

■ Terapia fotodinâmica de neovascularização coroidal

Introdução

Visudyne é o nome comercial da verteporfina injetável. A terapia fotodinâmica com Visudyne exige a injeção intravenosa do fármaco seguida por exposição em tempo adequado à luz vermelha não térmica. A verteporfina, quando ativada pela luz na presença de oxigênio, gera oxigênio singleto e outros radicais livres e inicia o dano ao endotélio vascular.

Indicações

1. Lesão secundária à DMRI em que NVCs clássicas comprometem ≥ 50% da lesão envolvendo o centro geométrico da ZAF, conforme determinado pela angiografia com fluoresceína. Entre os pacientes com DMRI com NVCs predominantemente clássicas (definidas como aquelas em que o componente clássico da NVC compromete 50% ou mais da área total da lesão): 59% dos pacientes tratados com verteporfina *versus* 31% dos pacientes no grupo placebo perderam menos de 3 linhas de visão no ETDRS com 24 meses de acompanhamento. Entre os pacientes com DMRI com NVCs predominantemente clássicas que não tinham nenhuma NVC oculta: 77% dos pacientes tratados com verteporfina *versus* 27% dos pacientes no grupo placebo perderam menos de 3 linhas de visão no ETDRS com 12 meses de acompanhamento. Em função da maior chance de melhora visual moderada com o uso de agentes anti-VEGF-A, a maioria dos especialistas em retina recomenda a injeção intravítrea de um agente anti-VEGF-A (p. ex., Lucentis) como abordagem de primeira linha ao tratar com monoterapia. Foi comprovado que o Lucentis é mais efetivo do que a TFD em pacientes com DMRI e NVCs subfoveais predominantemente clássicas.

2. Vasos nutridores de NVCs recorrentes que se estendem através do centro geométrico da ZAF.
3. NVCs subfoveais ocultas puras. Considerar o tratamento de lesões ≤ 4 AD MPS em olhos com acuidade visual ≤ 20/50-1. Tais olhos têm 49% de chance de perda visual ≥ 3 linhas (no cartão do ETDRS) se tratados com verteporfina *versus* 75% em olhos tratados com placebo com 2 anos de acompanhamento. Como notado anteriormente, em função da maior chance de melhora visual moderada usando agentes anti-VEGF-A, a maioria dos especialistas em retina recomenda a injeção intravítrea de uma agente anti-VEGF-A (p. ex., Lucentis) como abordagem de primeira linha ao tratar com monoterapia.
4. Estudos pequenos indicam que a TFD com Visudyne pode ser efetiva em pacientes com NVC idiopática e NVC associada com miopia elevada, estrias angioides ou síndrome de histoplasmose ocular. Alguns aspectos do tratamento descrito neste capítulo (p. ex., a frequência de retratamento após novo surgimento de vazamento de contraste a partir de NVC na angiografia com fluoresceína) não estão estabelecidos por ensaios clínicos randomizados para todos os subgrupos de pacientes. O manejo desses pacientes deve ser individualizado e baseado no julgamento do médico e nos desejos do paciente.

Critérios de elegibilidade

- Mulheres com potencial fértil devem ter um teste de gravidez negativo (sangue ou urina) no início do tratamento e não devem ficar grávidas durante o tratamento. É necessário um teste de gravidez negativo antes de cada tratamento nessas pacientes. Outros critérios de elegibilidade descritos anteriormente devem ser documentados antes do tratamento.
- Mulheres que amamentam devem ser alertadas de que a verteporfina pode ser secretada através do leite materno.
- Pacientes com hepatite ativa ou doença hepática clinicamente significativa moderada ou grave devem ser excluídos.
- Pacientes com porfiria conhecida ou outra sensibilidade a porfirinas ou com hipersensibilidade à luz solar ou à luz artificial brilhante devem ser excluídos.

Procedimento pré-operatório

1. Exame retiniano completo incluindo exame estereoscópico da mácula com lente de contato. Realizar angiografia com fluoresceína e fotografias coloridas do fundo do olho para localizar com precisão as NVCs. É necessária uma angiografia com fluoresceína recente (com até 2 semanas) para guiar o tratamento.
2. Preparar o paciente.
   a. Dilatar a pupila (ciclopentolato a 1% mais fenilefrina a 2,5%).
   b. Colocar a documentação da revisão de sistemas clínicos, incluindo o questionamento específico sobre doença hepática e a documentação do teste de gravidez negativo, no prontuário.
   c. Verificar se o paciente tem proteção solar adequada.
   d. Colocar a pulseira de tratamento.
3. Calcular o tamanho do *spot*:
   a. A maior dimensão linear (MDL) do complexo da lesão é medida na angiografia com fluoresceína. O complexo da lesão é constituído por NVC clássica e oculta, sangue e bloqueio elevado de fluorescência e DEPs serosos. A MDL, conforme medida diretamente a partir da angiografia, deve ser corrigida para a ampliação da câmera de fundo (**Tabela 67.6**).
      i. Para angiografia digital, a lesão pode ser medida com o *software* Topcon; Câmera: Topcon TRC 50 IA *Imagenet digital image*.

Tabela 67.6 Ampliação de várias câmeras de fundo

Modelo de câmera				Ângulo de visão			
	20°	30°	35°	40°	45°	50°	60°
Topcon 50F/X/EX/IA	3,7X		2,5X			1,8X	
Zeiss FF 450/FF 450 plus	4,33X	2,91X				1,87X	
Zeiss FF 4/3/2		2,5X					
Canon 60U				2,5X			1,7X
Nikon NFC 50/505	3,66X	2,41X				1,45X	
Kowa Pro 1/2/3	4,3X		7,5X			1,7X	
Kowa RC-XV	3,7X	2,5X			1,7X		
Kowa fx 500			2,6X			2,0X	

Usado com permissão de Carl Zeiss Meditec Inc.

I. Usando o *software*, desenhar um círculo no perímetro da NVC.

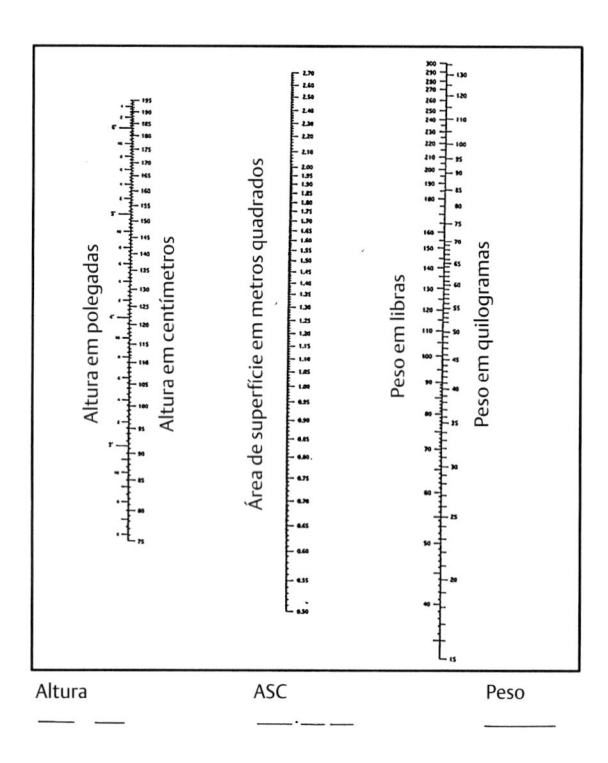

Figura 67.12

II. Clicar e o programa indica o tamanho do *spot*.

ii. Para angiografia realizada com filme fotográfico, a lesão é medida com um retículo: Topcon 50 IA: ampliação de 2,5, Zeiss FF 450 30 graus: ampliação de 2,6.
b. Selecionar uma imagem adequada da angiografia com fluorescéina pré-tratamento e registrar a MDL da lesão em milímetros conforme medido com o retículo.
   i. Registrar a ampliação da câmera.
   ii. (MDL/ampliação) X 1.000 + 1.000 = tamanho do *spot* de tratamento em micrômetros. A adição de 1.000 garante que o tratamento se estenderá por pelo menos 500 μm além da margem do complexo da lesão (se o *spot* de tratamento estiver adequadamente centralizado).
c. Nos estudos TAP e VIP, a MDL da lesão completa de NVC era ≤ 5.400 μm (aproximadamente equivalente ao diâmetro de 9 AD MPS), e a melhor acuidade visual corrigida para longe era 20/40-20/200 no cartão do ETDRS. Na prática, lesões maiores são tratadas usando uma técnica de "pintura" (ver adiante para detalhes).
4. Calcular a dose necessária do Visudyne:
   a. O paciente receberá 6 mg/m² de área de superfície corporal (ASC) e um volume total de infusão de 30 mL.
   b. Calcular a ASC usando o nomograma de ASC (**Fig. 67.12**):
      i. Medir e marcar a altura do paciente.
      ii. Medir e marcar o peso do paciente.
      iii. Desenhar uma linha entre as marcas de altura e peso.
      iv. Usar o nomograma de ASC para identificar a ASC do paciente (i. e., onde a linha cruza a linha central).
   c. Calcular a dose de Visudyne a partir da ASC:
      i. BSA x 6 mg/m² = dose total de Visudyne.

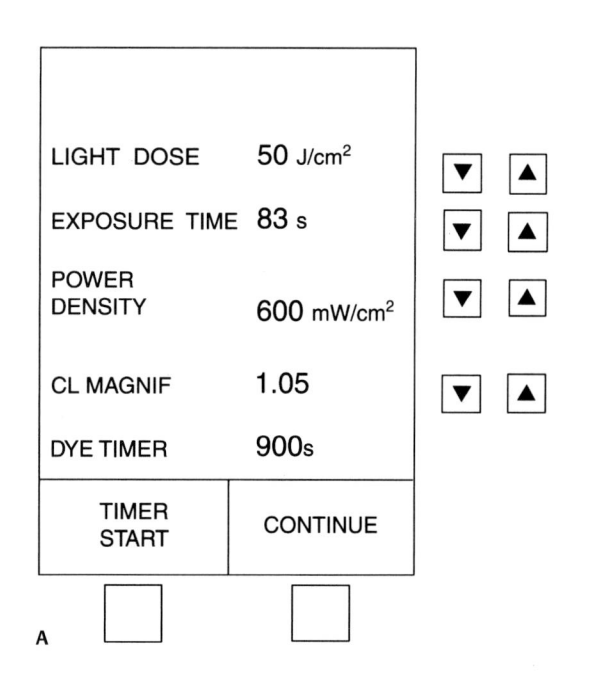

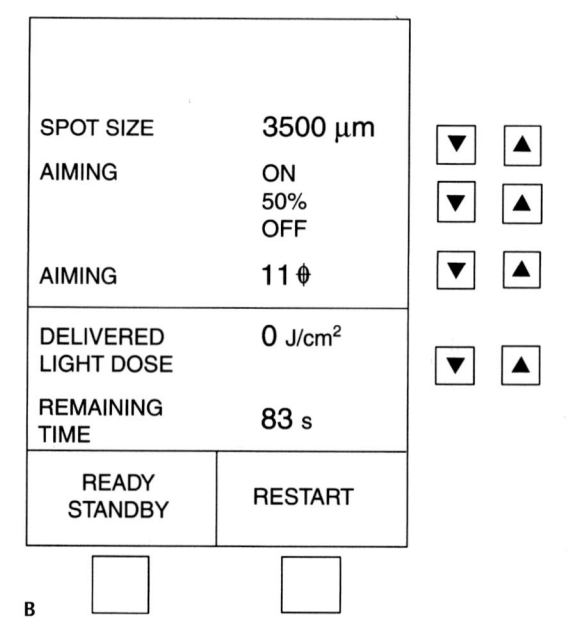

Figura 67.13

ii. Dividir a dose total de Visudyne por 2 = volume total necessário da solução reconstituída de Visudyne.
iii. Subtrair o volume total de Visudyne reconstituído do padrão de 30 mL para obter o volume necessário de dextrose a 5%. A solução salina causa a precipitação do Visudyne.

Instrumentação

- *Laser* de TFD
    - O sistema de *laser* deve liberar uma potência de saída estável em um comprimento de onda de 689 ± 3 nm. Os sistemas de *laser* a seguir têm sido testados quanto à compatibilidade com o Visudyne e são aprovados para a liberação de uma potência de saída estável em um comprimento de onda de 689 ± 3 nm:
        - Coherent Opal Photoactivator Laser Console e Laser-Link Adapter.
        - *Laser* Zeiss VISULAS 690s e adaptador VISULINK PDT (**Figs. 67.13A** e **67.13B**).
- Cadeiras ajustáveis para o cirurgião e o paciente.
- Projetor para a imagem selecionada da angiografia.
- Suprimentos relacionados ao Visudyne:
    - Um recipiente para material biológico
    - Três seringas (10 mL em cada)
    - Um conjunto extensor de tubos em formato de Y
    - Um filtro (1,2 μm)
    - Uma seringa (30 mL)
    - Um frasco de SG5% (50 mL)
    - Cinco agulhas (18-20 G)
    - Lenços com álcool
    - Um frasco multidose de água estéril
    - Cateter/angiocateter intravenoso (IV) (18-22 G) com adaptador em Y
    - Tubos de extensão
    - Luvas
    - Fita de papel ou seda de 2,5 cm
    - Frasco de Visudyne
    - Bomba de infusão
    - Lente de mácula (p. ex., lente Volk centralis, lente de mácula Mainster)

Procedimento operatório

Visudyne

1. Preparar a solução de Visudyne.
    a. Acoplar uma agulha de 18 G em uma seringa de 10 mL.
    b. Abrir os frascos de Visudyne e de água estéril.
    c. Limpar o topo dos frascos com lenço com álcool.
    d. Retirar 7 mL de água estéril na seringa de 10 mL.
    e. Colocar os 7 mL de água estéril no frasco de Visudyne e agitar a solução até que se dissolva.
    f. Deixar o frasco de Visudyne acoplado na agulha e seringa e deixar ao lado.
    g. O Visudyne reconstituído (i. e., 7 mL mais o pó no frasco) fornece um volume final de 7,5 mL e uma concentração de 2 mg/mL.
        i. Se for armazenado, o Visudyne reconstituído deve ficar protegido da luz e ser usado dentro de 4 horas.

Não armazenar o frasco de Visudyne em temperaturas > 25 graus C.

2. Acoplar uma agulha 18 G na seringa de 30 mL e aspirar um volume de SG5% do frasco de 50 mL, conforme determinado pelo cálculo previamente feito.
    a. Aspirar ar na seringa contendo SG5% até a marca de 30 mL para acomodar o Visudyne reconstituído.
    b. Aspirar o volume necessário de Visudyne reconstituído, conforme o cálculo prévio.

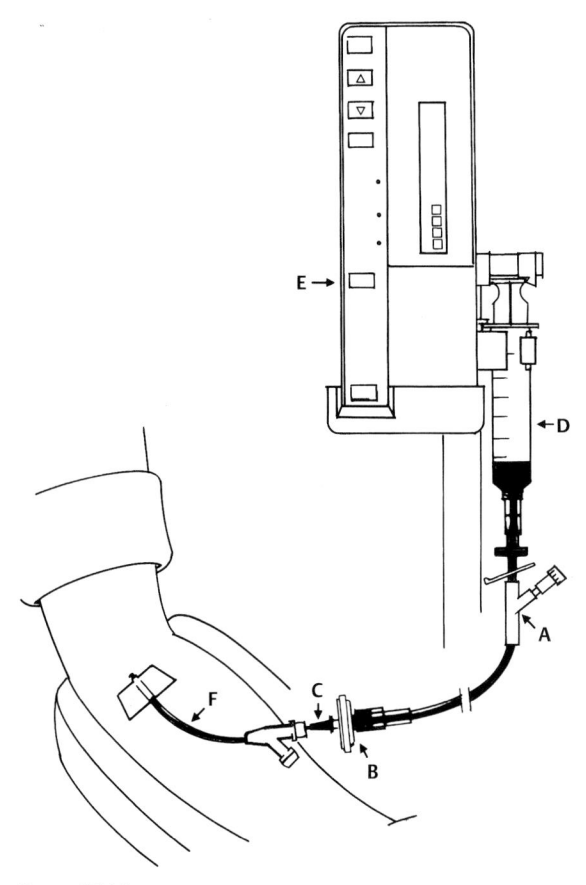

Figura 67.14

Montar o aparato de infusão (**Fig. 67.14**).

1. Acoplar o conjunto extensor em Y (A) na seringa de 30 mL contendo a solução de Visudyne.
2. Acoplar o filtro de 1,2 μm (B) no conjunto extensor.
3. Acoplar uma agulha 18 G (C) na outra extremidade do filtro de 1,2 μm.
4. Empurrar o êmbolo da seringa de 30 mL contendo Visudyne e preparar o aparato.
5. Clampear o aparato após a preparação.
6. Usando duas agulhas de 18 G, encher duas seringas de 10 mL com 5 mL de SG5% e rotulá-las; elas serão usadas para verificar que a linha de infusão está patente (antes da infusão) e para verificar que a infusão remanescente no tubo IV foi lavada no final da infusão.

Infundir Visudyne (**Figs. 67.13A** e **67.13B**)

1. Acoplar a seringa de 30 mL (D) contendo Visudyne reconstituído na bomba de infusão (E).
2. Ajustar a bomba de infusão para um tempo de infusão de 10 minutos a uma velocidade de 3 mL/minuto.
3. Inserir um cateter IV de 18-22 G com adaptador em Y (F) em uma veia do braço (preferivelmente antecubital; as veias pequenas são frágeis e aumentam a probabilidade de extravasamento).
4. Retirar a agulha do angiocateter e descartá-la no recipiente de material biológico cortante.
5. Limpar o bico do cateter IV com um lenço com álcool.
6. Inserir agulha 18 G acoplada a uma seringa contendo 5 mL de SG5% no cateter, puxar o êmbolo e verificar se há retorno de sangue; se houver retorno de sangue, lavar o acesso com SG5%; descartar a seringa no recipiente de material biológico cortante.
7. Limpar o bico do cateter IV com um lenço com álcool e inserir uma agulha 18 G acoplada ao aparato de infusão preparado.
8. Fixar o cateter firmemente no braço do paciente com fita.
9. Retirar o clampe do tubo.
10. Mudar a bomba de infusão para a posição de início (*start*).
11. Ativar imediatamente um cronômetro ou *timer* que é ajustado para contagem regressiva a partir de 15 minutos (usar preferivelmente o *timer* interno do *laser*).
12. No final da infusão, usar um *flush* de SG para injetar o volume remanescente de Visudyne na veia antecubital (A).
13. Remover o conjunto extensor do filtro do conjunto extensor IV retirando a agulha 18 G.
14. Deixar o acesso IV no local por 5 minutos após o término da infusão.
15. Cuidados:
    a. Manter um ambiente estéril ao longo de todo o procedimento (desde a reconstituição do Visudyne até a sua injeção).
    b. Medir precisamente os volumes (variação < 0,1 mL).
    c. Excluir todo o ar da linha de infusão.
    d. Tomar todos os cuidados possíveis para evitar o extravasamento.
    e. A escolha do momento deve ser exata; o tratamento deve iniciar exatamente 15 minutos após o início da infusão IV.
    f. Se ocorrer extravasamento da verteporfina, interromper a infusão imediatamente e aplicar compressas frias; proteger completamente a área de luz direta até que o edema e a descoloração tenham desaparecido para evitar uma queimadura local, a qual pode ser grave.
    g. Se ocorrer dor nas costas durante a infusão (relatada em 2,2% dos casos), pedir para o paciente ficar de pé para ajudar a aliviar a dor.
    h. Por favor, ler as informações contidas na embalagem do Visudyne a respeito de carcinogênese, mutagênese, infertilidade, possíveis interações medicamentosas e reações adversas relatadas.

Aplicar a irradiação de laser na NVC

1. Entre 30 minutos e 2 horas antes do tratamento, dilatar a pupila do olho a ser tratado.
2. Ajustar o *spot* do *laser* ao tamanho determinado pela angiografia pré-tratamento.
3. Ajustar o *laser* para o fator de ampliação da lente de contato usada (**Tabela 67.7**).
    a. Lente Mainster padrão: ampliação de 1,05.
    b. Lente Mainster de ângulo aberto: ampliação de 1,50.
4. Testar a função *laser* selecionando os parâmetros do paciente e liberando a emissão de *laser* por período curto em alvo fictício; se o *laser* não funcionar adequadamente, aparecerá um código de erro; quando o teste estiver completo, reajustar os parâmetros.

Tabela 67.7 Fator de ampliação associado com lentes de contato

Descrição	Tipo de lente	Fabricante da lente	Ampliação*
V.EQUADOR+	Equator Plus	Volk	2,27×
V.SUPERQUAD	SuperQuad 160	Volk	2,00×
V.QUADRASPH	QuadrAspheric	Volk	2,00×
O.PRP-165	PRP 165	Ocular Instruments	1,96×
O.MAINST-UF	Ultra Field PRP	Ocular Instruments	1,89×
O.MAINST-WF	Mainster Wide Field Laser Lens	Ocular Instruments	1,47×
V.TRANSEQUAT	Trans Equator	Volk	1,44×
O.FUNDUS	Fundus Laser Lens	Ocular Instruments	1,08×
O.YANUZZI	Yannuzzi Fundus Laser Lens	Ocular Instruments	1,08×
O.3-MIRROR	Three Mirror Universal Laser Lens	Ocular Instruments	1,08×
O.MAINST-STD	Mainster Standard Laser Lens	Ocular Instruments	1,05×
V.AREACENTR	Area Centralis	Volk	0,94×
V.FUNDUS	Fundus	Volk	0,82×
O.MAINST-HM	Mainster High Mag	Ocular Instruments	0,80×

Usado com permissão de Carl Zeiss Meditec Inc.

*O fator de ampliação especificado se refere à ampliação do *spot* do *laser* pela lente de contato.

5. Aproximadamente 2-5 minutos antes do tratamento com *laser*, inserir anestésico tópico no olho a ser tratado.
6. Após a colocação do anestésico tópico, colocar a lente no olho.
7. Ajustar o foco adequado na área a ser tratada.
8. Ajustar a intensidade do feixe de iluminação e feixe de direcionamento.
   a. Uma iluminação um pouco menor do que a intensidade máxima facilitará a visualização do feixe de direcionamento.
   b. O feixe de direcionamento pode ser ajustado para pulsar em 50% do tempo ou permanecer constantemente ativado.
9. Memorizar os pontos de referência que definem as margens da área a ser tratada comparando a angiografia projetada com os achados do exame clínico.
10. Orientar o pessoal que trabalha na sala de tratamento a usar óculos de proteção para *laser* durante as aplicações.
11. Começar a irradiação de *laser* na NVC 15 minutos após o início da infusão; o tratamento é iniciado ativando-se o pedal com duas depressões rápidas e mantendo-se na posição deprimida após a segunda depressão.
12. O *laser* é previamente ajustado para liberar uma dose de luz de exatamente 50 J/cm^2 com uma intensidade de 600 mW/cm^2 em 83 segundos. Alguns cirurgiões consideram que uma dose de 25 J/cm^2 fornece tratamento adequado para a NVC e reduz a chance de perda visual severa induzida pela TFD, ajustando, dessa forma, os parâmetros da máquina.
13. Pode ser tranquilizador para os pacientes orientá-los sobre como o procedimento está evoluindo durante os 83 segundos de irradiação.
14. Tratamento bilateral:
    a. Se nenhum dos olhos foi tratado previamente, considerar o tratamento de apenas um dos olhos no primeiro tratamento (lembrar que 1-4% dos pacientes tratados experimentam perda visual de 4 linhas ou mais dentro de 7 dias do tratamento); o segundo olho pode ser tratado uma semana depois.
    b. Se um dos olhos foi tratado previamente sem eventos adversos, considerar o tratamento de ambos os olhos na mesma ocasião.
    c. Se for realizado tratamento bilateral, considerar o tratamento do olho com acometimento mais grave primeiro, no ponto de tempo de 15 minutos após a infusão.
    d. Recalibrar os parâmetros do *laser* e, então, tratar o segundo olho de modo que o tratamento desse olho esteja completo dentro de 20 minutos do início da infusão.
15. Após o tratamento, remover a lente de contato e enxaguar o olho com solução salina estéril para remover o meio de acoplamento.
16. Remover o acesso IV do paciente e inspecionar o local da infusão.
17. Cobrir o local da infusão.

Procedimento pós-operatório

Evitar a exposição da pele ou dos olhos à luz solar direta, luz interna brilhante, salões de bronzeamento, iluminação em consultórios dentários ou salas de cirurgia ou exposição à luz halógena por 5 dias após o uso de Visudyne. Usar cortinas ou venezianas para bloquear a luz solar direta. Não há problema em assistir televisão ou ir ao cinema desde que a pele e os olhos estejam adequadamente protegidos.

1. O paciente que sai à rua durante os primeiros 5 dias após o tratamento com Visudyne deve usar camisa de manga comprida e calça comprida (preferencialmente justas e de tecido claro), luvas, meias e sapatos, óculos de sol e chapéu de aba larga.
2. Filtros solares não evitarão queimaduras, pois a luz visível pode fotoativar o fármaco residual na pele. Os paciente que usam Visudyne devem usar óculos de sol após o tratamento (ao deixar o consultório), e devem usar o óculos sempre que estiverem sob luz solar direta ou sob luz brilhante por 5 dias após o tratamento com Visudyne.
3. Aconselhar o paciente a não ficar no escuro após o tratamento; a exposição à luz de ambientes internos vai ajudar a inativar o fármaco (fotodegradação ou *photobleaching*).
4. Alguns médicos orientam a equipe do consultório a telefonar para o paciente 2-4 dias após o tratamento com Visudyne para monitorá-lo.
5. Planejar a próxima consulta de acompanhamento em 3 meses, mas orientar o paciente a retornar imediatamente se notar diminuição da visão ou algum problema no local de infusão.
6. Os pacientes com DMRI devem ser avaliados aproximadamente a cada 3 meses. Se for documentado extravasamento de fluoresceína pela NVC, deve-se considerar a repetição do tratamento desde que não tenha havido reação adversa ao tratamento prévio.
   a. O tamanho do *spot* para o retratamento inclui a MDL de qualquer área de extravasamento de NVC e hipofluorescência contígua devida a sangue ou hiperfluorescência devida a DEP seroso mais 1.000 µm. A hipofluorescência contígua que não é devida a sangue (mesmo se elevada) ou a coloração hiperfluorescente de tecido fibroso não é incluída não área do retratamento.
7. Orientar o paciente a fazer contato se houver dúvidas ou problemas.
8. Orientar o paciente a trazer óculos de sol e camisa de manga comprida em todas as visitas de acompanhamento.
9. Colocar bracelete indicativo de que o paciente recebeu tratamento recente com verteporfina.
10. Deixar um cartão de visitas com o paciente.
11. Se for necessária cirurgia de emergência dentro de 48 horas após o tratamento, deve-se proteger o máximo possível de tecidos internos da luz intensa.

68

Injeção intravítrea de agentes antifator de crescimento endotelial vascular para neovascularização coroidal

Indicações

Atualmente, a injeção intravítrea de ranibizumabe (Lucentis) (com ou sem a associação de terapia fotodinâmica [TFD] com verteporfina) tem obtido os melhores resultados visuais no tratamento de neovascularização coroidal (NVC) subfoveal em pacientes com degeneração macular relacionada à idade (DMRI). (Séries de casos não randomizados também indicam um benefício para o tratamento de NVC relacionada à miopia e DMRI com o uso de bevacizumabe [Avastin].) Foi comprovado que o ranibizumabe intravítreo é efetivo em ensaios clínicos randomizados (incluindo controles ativos randomizados para TFD com verteporfina para pacientes com NVCs predominantemente clássicas) independentemente do tipo de lesão (clássica, oculta ou mista) e da acuidade visual da apresentação. Em geral, 90-95% dos pacientes experimentam menos de 15 letras de perda visual no cartão de acuidade visual de Bailey-Lovie e 25-40% dos pacientes experimentam melhora visual moderada ao receber injeções intravítreas mensais durante 1 ano.

Procedimento pré-operatório

Exame completo da retina incluindo exame estereoscópico da mácula com lente de contato. A angiografia com fluoresceína e a tomografia de coerência óptica são realizadas para documentar (ou diagnosticar) a presença de NVC subfoveal, bem como a quantidade de líquido sub-retiniano presente.

Instrumentação

- Luvas estéreis
- Blefarostato estéril
- 2 hastes flexíveis de algodão com Betadine
- Proparacaína tópica (frasco novo)
- Lidocaína a 1% sem epinefrina (opcional)
- Compressa embebida em proparacaína (opcional)
- Gel de lidocaína (opcional)
- Antibiótico tópico (p. ex., cloridrato de moxifloxacina; assegurar-se de questionar sobre alergias a fármacos)
- Seringa de tuberculina
- Agulha 30 G estéril (1,25 cm)
- Agulha com filtro Becton Dickinson com filtro de 5 µm; 19 G, 3,75 cm (BD #305200); incluída na caixa do frasco de Lucentis
- 1 frasco de Lucentis
- 1 pacote de hastes flexíveis de algodão estéreis com ponta de algodão
- 1 lenço estéril com álcool

Procedimento operatório

1. Colocar luvas estéreis.
2. Colocar colírio de proparacaína estéril no olho.
3. Colocar o blefarostato.
4. Injetar 0,3 mL de lidocaína subconjuntival no local previsto para a injeção (opcional) ou aplicar compressa embebida em proparacaína contra o local previsto para a injeção intravítrea (opcional) ou aplicar geleia de lidocaína HCl a 2% USP (opcional).
5. Colocar Betadine na superfície ocular; usar um *swab* para limpar as margens palpebrais e, especialmente, os cílios com Betadine; deixar o Betadine secar e repetir a operação.
6. Aspirar o Lucentis com seringa de tuberculina usando agulha 19 G com filtro fornecida pela Genentech.
7. Remover a agulha 19 G com filtro e acoplar a agulha 30 G de 1,5 cm estéril na seringa contendo Lucentis.
8. Retirar tudo menos 0,05 mL (0,5 mg) de Lucentis da seringa de tuberculina.
9. Opcional: posicionar o paciente na lâmpada de fenda.
10. Injetar Lucentis penetrando 4 mm (olho fácico) ou 3 mm (olho afácico ou pseudofácico) posteriormente ao limbo próximo da posição de 8:30 horas (olho direito) ou 3:30 horas (olho esquerdo). Retirar a agulha do olho após ~ 10 segundos.

11. Tamponar o local da injeção com *swab* estéril com ponta de algodão.
12. Cobrir o olho com colírio antibiótico.
13. Remover o blefarostato.
14. Secar a margem palpebral e os cílios com lenço estéril com álcool para remover da pele o Betadine.

Procedimento pós-operatório

1. Usar colírio de antibiótico no olho que recebeu a injeção a cada 1 hora durante a vigília. Alguns especialistas em retina recomendam um regime de 1 gota 4 vezes ao dia por 3 dias após a injeção. (Orientar o paciente a lavar as mãos antes de colocar colírio no olho.) Se o paciente usar colírio por outra indicação (p. ex., colírio para glaucoma), orientar o paciente a usar um frasco novo no olho operado.
2. Exame de acompanhamento dentro de 1 semana para identificar complicações (p. ex., endoftalmite, laceração de retina, descolamento de retina, hemorragia vítrea), mas examinar antes se houver piora da visão, aumento de moscas volantes ou dor progressiva no olho.

Nota: Alguns especialistas em retina têm um assistente que faz o exame de acompanhamento ou que conduz o seguimento por entrevista telefônica ou não fazem acompanhamento até o momento planejado para a próxima injeção a menos que haja mudança nos sintomas.

Complicações

1. Catarata traumática
2. Laceração retiniana
3. Descolamento de retina
4. Endoftalmite
5. Sistêmicas: em três estudos randomizados completados não houve aumento estatisticamente significativo no risco de acidente vascular cerebral (AVC) ou ataque cardíaco em associação com a injeção de Lucentis.

Índice

Nota: Números de páginas seguidos por *f* e *t* indicam figuras e tabelas, respectivamente.

A

Adesivo tecidual
    ações do, 119
    aplicação do, 119-120
    indicações para, 119-120
    remoção, 120
Adesivo tecidual de cianoacrilato
    ações do, 119
    aplicação do, 119-120
    indicações para, 119-120
    remoção, 120
Admissão hospitalar para cirurgia
    preparação para, 11
    procedimentos pré-operatórios para, 11
Agulha(s), 8-9
    configurações de ponta, 8-9, 8*f*
    cortante, 8*f*, 9
    de corte reverso, 8*f*, 9
    de ponta afilada arredondada, 8*f*, 9
    dimensões da(s), 8, 8*f*
    espatuladas, 8-9, 8*f*
Alça de lente, 6*f*
Anel de tensão capsular, inserção de, 82, 82*f*
Anemia falciforme
    precauções na, 139
    rastreamento para, 139
Anestesia, 12-16
    local. *Ver também* Bloqueio do nervo facial
        agentes para, 12
    peribulbar, 14-15, 14*f*
    retrobulbar, 15-16, 16*f*
    subtenoniana, 15, 15*f*
    tópica, 16
Anestesia local, agentes para, 12
Anestesia peribulbar, 14-15, 14*f*
Anestesia retrobulbar, 15-16, 16*f*
Anestesia subtenoniana, 15, 15*f*
Anestesia tópica, 16
Antibióticos. *Ver também tratamento específico*, procedimento pós-operatório para, procedimento pré-operatório para
    administração intraoperatória de, 26, 40
    administração pós-operatória de, 148
    administração pré-operatória de, 10, 26, 40, 47, 80
    profiláticos com lacerações corneoesclerais, 143
    subconjuntivais, administração pós-operatória de, 148
Antimetabólitos, terapia adjuvante na excisão de pterígio, 107
Avanços na aponeurose do levantador da pálpebra superior, para reparo de ptose, 283-285, 283*f*-285*f*

B

Bevacizumabe (Avastin) para neovascularização da coroide, 374
Biópsia de artéria temporal, 250-251, 250*f*, 251*f*
Bisturi para goniotomia, 231, 231*f*
Blefaroespasmo, quimiodesnervação com Botox para, 315-316, 316*f*
Blefaroplastia, 271-275
    e *lift* endoscópico combinado da testa/sobrancelha, 294
    pálpebra inferior, 273-275, 274*f*, 275*f*
    pálpebra superior, 271-273, 272*f*, 273*f*
Blefarostato, 6*f*
Bloqueio do orbicular, 12-14
Bloqueio palpebral, 12-14
Botox
    indicações aprovadas pelo FDA para, 315
    indicações cosméticas para, 315
    quimiodesnervação usando, 315-316, 316*f*
Bupivacaína a 0,75%, 12
Buraco macular, fechamento, 332-334*f*

C

Calázio, incisão e drenagem de, 243-244, 243*f*-244*f*
Campo cirúrgico, preparação pré-operatória do, 17
Canalículo
    lacerações, reparo, com intubação, 247-249, 248*f*, 249*f*
    obstrução, dacriocistorrinostomia para, 298-301
Capsulorrexe
    curvilínea contínua, 29-30
    técnica "*pinch*", 30, 30*f*

Capsulotomia posterior
  em paciente pediátrico, 227
  laser Nd:YAG, 84-85, 84*f*, 85*f*
Catarata. *Ver também* Cirurgia de catarata traumática
  cirurgia para. *Ver também* Lensectomia via *pars plana*
    manejo da perda vítrea na, 73-75, 73*f*-75*f*
  congênita, cirurgia para, 350
    usando instrumentos de vitrectomia na câmara anterior, 76-77
  extração, no paciente pediátrico, 226-230
    acompanhamento para, 230
    cirurgia extracapsular para, 226
    complicações da, 230
    incisão recomendada para, 226
    indicações para, 226
    instrumentação para, 227
    manejo cirúrgico da, 226-227
    por facoemulsificação, 226
    procedimento operatório para, 227-230, 228*f*, 229*f*
    procedimento pós-operatório para, 230
    procedimento pré-operatório para, 227
    remoção da sutura após, 230
  extração extracapsular, 40-46, 41*f*-45*f*. *Ver também* Combinação de ceratoplastia penetrante/extração extracapsular de catarata/lente intraocular de câmara posterior
    no paciente pediátrico, 226
  extração intracapsular/lente intraocular de câmara anterior para, 47-51
  facoemulsificação/implante de lente intraocular de câmara posterior para, 25-39
  juvenil, cirurgia usando instrumentos de vitrectomia na câmara anterior, 76-77
  membranosa, cirurgia usando instrumentos de vitrectomia na câmara anterior, 78, 78*f*
  paracentese de câmara anterior para, 23-24, 23*f*, 24*f*
Ceratectomia. *Ver também* Ceratectomia fotorrefrativa (PRK)/ceratomileuse epitelial a *laser* (LASEK)
  superficial/fototerapêutica, 112-114
    complicações da, 114
    indicações para, 112
    instrumentação para, 112
    procedimento operatório para, 112-114, 112*f*-114*f*
    procedimento pós-operatório para, 114
    procedimento pré-operatório para, 112
Ceratectomia fotorrefrativa (PRK)/ceratomileuse epitelial por *laser* (LASEK), 126-128
  acompanhamento para, 128
  complicações da, 128
  contraindicações para, 126
  indicações para, 126
  instrumentação para, 126
  procedimento operatório para, 126-127, 127*f*
  procedimento pós-operatório para, 127-128
  procedimento pré-operatório para, 126
Ceratectomia fototerapêutica, 112-114
Ceratectomia superficial, 112-114
Ceratomileuse a *laser in situ* (LASIK), 123-125, 124*f*
  acompanhamento para, 125
  complicações da, 125
  contraindicações para, 123
  indicações para, 123
  instrumentação para, 123
  procedimento operatório para, 123-125
  procedimento pós-operatório para, 125
  procedimento pré-operatório para, 123

Ceratomileuse epitelial *a laser* (LASEK), e ceratectomia fotorrefrativa, combinadas, 126-128
Ceratoplastia. *Ver* Ceratoplastia condutiva; Ceratoplastia lamelar; Ceratoplastia penetrante
Ceratoplastia condutiva, 129-130, 129*f*, 130*f*
Ceratoplastia lamelar, 115-118
  complicações da, 118
  indicações para, 115
  instrumentação para, 115
  procedimentos operatórios para, 115-118, 116*f*-118*f*
  procedimentos pós-operatórios para, 118
  procedimentos pré-operatórios para, 115
Ceratoplastia penetrante, 89-96
  afácica, 94-96, 94*f*, 95*f*
  complicações da, 96
  fácica, 90-94, 90*f*-93*f*
  indicações para, 89
  instrumentação para, 89
  manejo da pupila para, 89
  procedimento pós-operatório para, 95
  remoção de sutura após, 95-96
Cicloplegia. *Ver tratamento específico*, procedimento pós-operatório para, procedimento pré-operatório para
Cirurgia ambulatorial,
  exames adicionais para, 10
  instruções ao paciente para, 10
  preparação para, 10
  procedimentos pré-operatórios para, 10-11
Cirurgia de catarata traumática
  com anel de tensão capsular, 79-83
    acompanhamento, 83
    complicações de, 83
    indicações para, 79
    instrumentação para, 80
    momento da, 79
    procedimento eletivo, 79
    procedimento operatório para, 80-83, 80*f*-82*f*
    procedimento pós-operatório para, 83
    procedimento pré-operatório para, 79-80
    procedimento retardado, 79
  usando instrumentos de vitrectomia, na câmara anterior, 76-78
Cirurgia de cristalino, usando instrumentos de vitrectomia na câmara anterior, 77-78
Cirurgia para reinserção da retina
  princípios da, 336
  procedimento de cintamento (*buckling*) escleral, 336-344
  procedimento pré-operatório para, 336
  retinopexia pneumática para, 344-346
Clampe para calázio, 243
Cloridrato de proparacaína, 16
Cloridrato de tetracaína, 16
Cola de fibrina, na excisão do pterígio usando membrana amniótica, 107-108, 107*f*
Coloração vítrea, 38
Combinação de ceratoplastia penetrante/extração extracapsular de catarata/lente intraocular de câmara posterior, 97-103
  complicações da, 103
  dilatação da pupila para, 97
  indicações para, 97
  instrumentação para, 97-98
  procedimento operatório para, 98-102, 98*f*-102*f*
  procedimento pós-operatório para, 102-103
  procedimento pré-operatório para, 97

Compasso, 6f
Corantes capsulares, 39
Corantes/coloração
  capsular, 39
  vítrea, 38
Corpo(s) Estranho(s)
  Corneano, remoção, 137-138
  Intraocular, remoção, 329-331, 330-331f
Corpo(s) estranho(s) corneano(s), remoção de, 137-138
Chopper, 6f
Criança(s)
  capsulotomia posterior em, 227
  extração de catarata em, 226-230
  goniotomia em, 231-235
  mioescleropexia retroequatorial (*fadeoperation*) posterior, 222-223, 222f-223f
  obstrução do ducto nasolacrimal em, sondagem e irrigação para, 193-194, 193f, 194f
  recuo de reto com técnica de sutura ajustável em, 216-221
  recuo de reto horizontal em, 197-210
  teste de ducção forçada em, 195-196, 195f, 196f
  trabeculotomia em, 235-239
Crioterapia da retina, 347-349, 347f-348f
Crioterapia retiniana, 347-349, 347f-348f
Cuidado pós-operatório, instruções ao paciente para, 20
Cureta para calázio, 243-244

D

Dacriocistite crônica/recorrente, dacriocistorrinostomia para, 298-301
Dacriocistorrinostomia, 298-301
  complicações da, 301
  indicações para, 298
  instrumentação para, 298-299
  procedimento operatório para, 299-301, 299f-301f
  procedimento pós-operatório para, 301
  procedimento pré-operatório para, 298
Dacrioestenose congênita, dacriocistorrinostomia para, 298-301
Degeneração macular relacionada à idade, 362-367, 364-365t, 368-373, 374
Descolamento de retina, reparo, 336
  procedimento de cintamento (*buckling*) escleral, 336-344
    acompanhamento para, 343-344
    complicações de, 343-344
    instrumentação para, 336-337
    procedimento operatório para, 337-344, 337f-343f
    procedimento pós-operatório para, 343-344
    procedimento pré-operatório para, 336
  procedimento pré-operatório para, 336
  retinopexia pneumática para, 344-346
Desequilíbrio horizontal de musculatura extrínseca do globo ocular, com padrão "A" ou "V", colocação superior e inferior dos músculos horizontais para, 224-225, 224f, 225f
Ducto nasolacrimal
  estenose, dacriocistorrinostomia para, 298-301
  obstrução,
    dacriocistorrinostomia para, 298-301
    na criança, sondagem e irrigação para, 193-194, 193f, 194f

E

Ectrópio
  causas de, 256
  cicatricial, reparo de, 256-257
  do ponto, reparo, 256-258, 257f
  involutivo, reparo de, 256
  reparo, 245, 256-264
    técnica de *strip* tarsal lateral, 256, 258-260, 258f-260f
Edema macular, fotocoagulação a *laser* para, 359-363, 360-362f
Endofotocoagulação, vitrectomia posterior para, 334-335
Endoftalmite, vitrectomia do segmento posterior na, 327-330
Endotine, dispositivo de fixação, 294, 297, 297f
Entrópio
  causas, 265
  cicatricial, 265
  involutivo, 265
    reparo, 265-270
  reparo, 245, 265-270
    por inserção de retratores da pálpebra inferior, 265, 268-270, 269f, 270f
    por separação horizontal da pálpebra/encurtamento da pálpebra, 265-268, 267f, 268f
    transconjuntival, 270
Entrópio, suturas de, 265-266, 266f
Enucleação, 304-308
  implantes para, 304-305
    esfera de Medpor, 304-308, 306f
    silicone ou metilmetacrilato, 304-306, 306f, 307
  indicações para, 147, 304-305
  instrumentação para, 305
  procedimento operatório para, 305-308, 305f-308f
  procedimento pré-operatório para, 305
  secundária, indicações para, 147
Enxerto cutâneo, com *strip* tarsal, para reparo de ectrópio, 256, 263-264, 263f, 264f
Epinefrina, 12
Erbium laser, para *resurfacing* da pele, 276-277
Espasmo hemifacial, quimiodesnervação com Botox para, 315-316, 316f
Espátulas, 5f
Esteroides. *Ver também tratamento específico*, procedimento pós-operatório para, procedimento pré-operatório para
  subconjuntival, administração pós-operatória de, 148
Evisceração, 304
  complicações da, 311
  contraindicações para, 309
  implantes para, 304
  indicações para, 304, 309
  instrumentação para, 309
  procedimento operatório para, 309-311, 310f, 311f
  procedimento pós-operatório para, 311
  procedimento pré-operatório para, 309
Excisão de membrana neovascular coroidal, cirurgia submacular para, 332-334
Excisão de pterígio, 104-108
  com transplante conjuntival autógeno livre, 106-107, 106f, 107f
  complicações da, 108
  e terapia adjuvante com mitomicina C, 107
  e uso de membrana amniótica com/sem cola de fibrina, 107-108, 107f
  indicações para, 104
  instrumentação para, 104
  procedimento operatório para, 104-108
  procedimento pós-operatório para, 108
  procedimento pré-operatório para, 104
  técnica de esclera nua para, 104-106, 105f, 106f
Exenteração, 304, 312-314
  complicações da, 314
  instrumentação para, 312
  procedimento operatório para, 312-313, 312f, 313f
  procedimento pós-operatório para, 313-314
  procedimento pré-operatório para, 312
  prótese para, 304

Exenteração orbital. *Ver* Exenteração
Extração extracapsular de catarata, 40-46, 41*f*-45*f*. *Ver também*
Combinação de ceratoplastia penetrante/extração da catarata
extracapsular/lente intraocular de câmara posterior
  acompanhamento, 45
  complicações da, 46
  indicações para, 40
  instrumentação para, 41
  procedimento operatório para, 41-45, 41*f*-45*f*
  procedimento pós-operatório para, 45
  procedimento pré-operatório para, 40-41
  remoção de sutura após, 46
Extração intracapsular de catarata/lente intraocular de câmara anterior, 47-51
  acompanhamento, 51
  complicações da, 51
  indicações para, 47
  instrumentação para, 47-48
  procedimento operatório para, 48-50, 48*f*-50*f*
  procedimento pós-operatório para, 51
  procedimento pré-operatório para, 47
  remoção de sutura após, 51

F

Facoemulsificação
  complicações da, 38
  em câmara lenta, 81
  equipamento, configuração, 31
  procedimento pós-operatório, 38
  técnicas para, 31-35
    bowl and crack, 34-35, 34*f*
    corte, 33-34, 33*f*
    padrão dividir e conquistar, 31-33, 31*f*-32*f*
Facoemulsificação/implante de lente intraocular de câmara posterior, para cataratas, 25-39
Fasanella-Servat, procedimento para reparo de ptose, 281-282, 282*f*
Ferimento(s) puntiforme(s), manejo não cirúrgico do(s), 143
Fórmula Hoffer Q, 26, 26*t*
Fórmula Holladay I, 26, 26*t*
Fórmula Holladay II, 26, 26*t*
Fotocoagulação a *laser*
  focal, de neovascularização coroidal, 362-367
    tratamento extra *versus* justa *versus* subfoveal, 363-367, 364-367*t*
  panretiniana, 356-359, 358*f*
  para edema macular, 359-363, 360-362*f*
  para rupturas retinianas, 366-369, 367-368*f*
Fotocoagulação panretiniana, 356-359, 358*f*
Fotocoagulação panretiniana, 356-359, 358*f*
Função do levantador da pálpebra superior, avaliação da, 278

G

Ganchos, 5*f*
Ganchos de íris, 29, 29*f*
Ganchos musculares, 5*f*
Gentamicina, contraindicações para, 148
Globo ocular
  rompido
    ferimentos com pequena perda de tecido, manejo não cirúrgico de, 143
    reparo, 142-148
      acompanhamento para, 148
      complicações da, 148
      procedimento pós-operatório para, 148
    ruptura grave com lesão tecidual irreparável, manejo de, 147

Goniotomia em paciente pediátrico, 231-235
  complicações da, 235
  indicações para, 231
  instrumentação para, 231-232, 231*f*
  procedimento operatório para, 232-235, 232*f*-234*f*
  procedimento pós-operatório para, 235
  procedimento pré-operatório para, 231

H

Hialuronidase, 12
Hifema
  evacuação de, 139-141
    acompanhamento para, 141
    automatizada, 141, 141*f*
    complicações de, 141
    instrumentação para, 139-140
    liberação de coágulo do limbo, 140-141, 140*f*, 141*f*
    procedimento de lavagem da câmara anterior, 140, 140*f*
    remoção com corte/aspiração por microvitrectomia, 141, 141*f*
  tratamento clínico de, 139
  tratamento de suporte para, 139
Histoplasmose. *Ver* Síndrome de histoplasmose ocular presumida

I

Incisão(ões)
  límbica para vitrectomia do segmento anterior, 71-72, 75-78
  na *pars plana* para vitrectomia do segmento anterior, 71, 75-76, 75-76*f*
  técnica de córnea clara, 28-31, 28*f*-30*f*, 57-58
  técnicas de túnel escleral, 27-28, 27*f*, 28*f*, 57
Injeção de álcool retrobulbar, 16
Injeção retrobulbar de álcool, 16
Instruções para o paciente
  para cirurgia ambulatorial, 10
  para cuidado pós-operatório, 20
Instrumentação, 3-6
  para extração extracapsular de catarata, 41
  para extração intracapsular de catarata/lente intraocular de câmara anterior, 47-48
  para facoemulsificação/implante de lente intraocular de câmara posterior, 27
  vitrectomia, cirurgia de cristalino usando, na câmara anterior, 77-78
Intacs. *Ver* Segmentos de anel intracorneanos (*Intacs*)
Iridodiálise, reparo de, 150-151, 150*f*-151*f*
Íris
  técnicas de sutura da, 149-152, 150*f*-152*f*
  trauma da
    manejo não cirúrgico de, 149
    reparo, 149-152, 150*f*-152*f*
    tratamento a *laser* de, 149

L

Lacerações conjuntivais, reparo, 143
Lacerações corneanas. *Ver também* Lacerações corneoesclerais
  com encarceramento da íris, reparo, 145-146, 145*f*, 146*f*
  de espessura total simples, reparo, 144-145, 144*f*
Lacerações corneoesclerais, 142-148
  autosselante ou de espessura parcial, manejo não cirúrgico de, 143, 143*f*
  com perda de tecido, reparo, 147
  com prolapso vítreo e uveal, reparo, 147, 147*f*
  cuidado pré-operatório para, 142
  estreladas, reparo, 145, 145*f*
  manejo não cirúrgico de, 143

reparo
  acompanhamento para, 148
  complicações de, 148
  instrumentação para, 143
  procedimento operatório para, 143-147
  procedimento pós-operatório para, 148
 simples, reparo, 146, 146f
 tratamento de suporte com, 142-143
Lacerações esclerais. Ver também Lacerações corneoesclerais posteriores, reparo, 146, 146f
Lâminas, 4f
LASEK. Ver Ceratomileuse epitelial a laser (LASEK)
Laser de argônio
  para procedimentos a laser na retina, 356-373
  para reparo de trauma da íris, 149
Laser de corante pulsado (tunable dye laser), para procedimentos retinianos a laser, 356-373
Laser de diodo para procedimentos retinianos a laser, 356-373
Laser de dióxido de carbono (CO_2), para resurfacing da pele, 276-277
Laser krypton vermelho, para procedimentos de retina a laser, 356-373
Laser Nd:YAG
  capsulotomia posterior, 84-85, 84f, 85f
  para reparo de trauma na íris, 149
LASIK. Ver Ceratomileuse a laser in situ (LASIK)
Lensectomia. Ver Lensectomia via pars plana
Lensectomia via pars plana, 350-355
  acompanhamento para, 355
  complicações da, 355
  indicações para, 350
  instrumentação para, 350
  procedimento operatório para, 351-354, 351f-354f
  procedimento pós-operatório para, 351-354, 351f-354f
  procedimento pré-operatório para, 350
Lente intraocular
  câmara anterior, 37, 82
    colocação secundária, 52-56
      acompanhamento, 55
      complicações da, 56
      contraindicações para, 52
      indicações para, 52
      instrumentação para, 53
      procedimento operatório para, 53-55, 53f-55f
      procedimento pós-operatório para, 55
      procedimento pré-operatório para, 52
      remoção de sutura após, 55
    inserção, 50, 50f
  câmara posterior. Ver também Combinação de ceratoplastia penetrante/extração extracapsular de catarata/lente intraocular de câmara posterior
    colocação secundária, 56-59
      acompanhamento, 59
      complicações da, 59
      contraindicações para, 56
      indicações para, 56
      instrumentação para, 56-57
      procedimento operatório para, 57-59
      procedimento pós-operatório para, 59
      procedimento pré-operatório para, 56
      remoção de sutura após, 59
    transescleral suturada, 82
  câmara posterior suturada, colocação
    indicações para, 59
    instrumentação para, 60
    procedimento operatório para, 60-69
    procedimento pré-operatório para, 59-60
    técnica ab externo, 60, 64-66, 64f, 65f, 67f-68f
    técnica ab interno, 60, 61-64, 62f-64f
    técnica de sutura na íris, 60, 66-70, 69f, 70f
    técnica operatória para, 61f
    técnicas para, 60
  colocação, em paciente pediátrico, 226
  colocação no saco capsular, 82
  colocação no sulco ciliar, 82
  colocação secundária, 52-70
    complicações da, 70
    procedimento pós-operatório para, 70
  deslocada posteriormente, reposicionamento da, 330-333, 330f-333f
  dobrável, 35-37, 35f-37f, 58
    para paciente pediátrico, 230
  fixada no sulco, 37, 58-59
  fórmulas recomendadas para, comprimento do eixo e, 25-26, 26t
  inserção, 44-45, 44f-45f
    acompanhamento, 38
    complicações da, 38
    procedimento pós-operatório para, 38
    técnicas para, 35-37
  para paciente pediátrico, 227
  PMMA, para paciente pediátrico, 229-230
  poder, cálculo do, 25-26, 40, 47, 52, 56, 60, 227
Lentes de contato para terapia fotodinâmica, fatores de ampliação associados com, 371-372, 372-373t
Lidocaína a 2%, 12
Lifting da porção média da face, com strip tarsal, para reparo de ectrópio, 256, 261-262, 261f, 262f
Lifting da testa/sobrancelha, endoscópico, 294-297
  anatomia para, 295, 295f
  complicações de, 297
  cuidado pós-operatório para, 297
  indicações para, 294
  instrumentação para, 294
  procedimento operatório para, 294-297, 295f-297f
  procedimento pré-operatório para, 294
Linhas de expressão, quimiodesnervação com Botox para, 315-316, 316f
Linhas glabelares, quimiodesnervação com Botox para, 315-316, 316f
LIO. Ver Lente intraocular

M

Manipulador de núcleo de Drysdale, 6f
Marcaína. Ver Bupivacaína a 0,75%
Margem para distância do reflexo pupilar (MDR), 278
Medicamentos, aplicação pós-operatória de, instruções ao paciente para, 10
Mitomicina C
  aplicação intraoperatória, na excisão do pterígio, 107
  terapia adjuvante com, na excisão de pterígio, 107
Músculo(s) reto(s). Ver Recuo dos músculos horizontais

N

Neovascularização coroidal
  fotocoagulação focal de, 362-367
    tratamento de extra versus justa versus subfoveal, 363-367, 364-367t
  idiopática, 362-363, 364-365t
  injeção intravítrea de agentes anti-VEGF para, 374-375
  terapia fotodinâmica para, 368-373, 369f-372f
Nervo facial, bloqueio do, 12-14
  técnica clássica de Van Lint para, 13, 13f
  técnica de Atkinson para, 14, 14f
  técnica de O'Brien para, 13, 13f
  técnica de Van Lint modificada para, 13, 13f
  técnica geral para, 12

O

Oclusão da veia central da retina, fotocoagulação panretiniana para, 357
Oclusão de ramo de veia da retina
    edema macular na, fotocoagulação a *laser* para, 359-363, 361-362*f*
    fotocoagulação panretiniana para, 356
Olho afácico
    ceratoplastia penetrante em, 94-96, 94f, 95*f*
    manejo da pupila em, 89
Olho fácico
 ceratoplastia penetrante no, 90-94, 90*f*-93*f*
 manejo da pupila no, 89

P

Paciente(s) pediátrico(s). *Ver* Criança(s)
Pálpebra(s)
    biópsia de, 245
    defeitos e lacerações marginais de espessura total, reparo, 245-247, 245*f*, 246*f*
    encurtamento de espessura total
        por ressecção em cunha, 256
        por *strip* tarsal lateral, 256
    encurtamento horizontal de, 246-247, 256
    inferior, blefaroplastia, 273-275, 274*f*, 275*f*
    posição. *Ver também* Ptose
        avaliação de, 278, 294
        no olhar para baixo, avaliação, 278
    separação horizontal/encurtamento, para reparo de entrópio, 265-268, 267*f*, 268*f*
    superior, blefaroplastia, 271-273, 272*f*, 273*f*
Paracentese de câmara anterior, 23-24, 23*f*, 24*f*
"Pé de galinha", quimiodesnervação com Botox para, 315-316, 316*f*
Peso(s) de ouro
    colocação de, 254-255, 254*f*, 255*f*
    tamanho de, 254
Pinça para calázio, 6*f*
Pinças, 4*f*
Polidores de cápsula, 6*f*
Porta-agulhas, 4*f*
Prega palpebral, posição da, 278
Preparo pré-operatório, 10-11
Pressão intraocular, manejo da. *Ver tratamento específico*,
 procedimento pós-operatório para, procedimento pré-operatório para
PRK. *Ver* Ceratectomia fotorrefrativa (PRK)/ceratomileuse epitelial a *laser* (LASEK)
Procedimento de suspensão do frontal, para reparo de ptose, 290-293, 291*f*-293*f*
Procedimentos com *laser* na retina, 356-373
Pseudoptose, 278
Ptose
    adquirida, 278
    avaliação da, 278, 294
    causas da, 278
    classificação da, 278
    congênita, 278
    lateral, 278
    reparo, 278-293
        por avanço externo da aponeurose do levantador da pálpebra superior, 283-285, 283*f*-285*f*
        por ressecção do levantador da pálpebra superior, 285-290, 286*f*-289*f*
        por suspensão do frontal, 290-293, 291*f*-293*f*
        procedimento de Fasanella-Servat, 281-282, 282*f*
        procedimento de ressecção conjuntival – músculo de Müller para, 278-281, 279*f*-281*f*, 279*t*
        procedimento pré-operatório para, 278

Pucker macular, reparo, 332-333, 332-333*f*
Punctoplastia, 302-303, 302*f*-303*f*
Pupila(s)
    dilatação. *Ver tratamento específico*, procedimento pré-operatório para
    manejo para ceratoplastia penetrante, 89
    reparo, 151-152, 151*f*, 152*f*

R

Ranibizumabe (Lucentis), para neovascularização coroidal, injeção intravítrea de, 374-375
Recuo de reto. *Ver também* Recuo de reto com técnica de sutura ajustável, 216-221
    acompanhamento para, 221
    ajuste da sutura, 220, 220*f*
    complicações de, 221
    indicações para, 216
    procedimento operatório para, 216-220, 216*f*-220*f*
    procedimento pós-operatório para, 221
    procedimento pré-operatório para, 216
Recuo dos retos horizontais, 197-210
    abordagem pelo fórnice, 200-203, 200*f*-203*f*, 207-210, 208*f*-209*f*
    abordagem pelo limbo, 197-200, 197*f*-200*f*, 204-207, 204*f*-207*f*
    acompanhamento para, 203, 210
    complicações de, 203, 210
    indicações para, 197, 204
    instrumentação para, 197, 204
    procedimento operatório para, 197-210
    procedimento pós-operatório para, 203, 210
    procedimento pré-operatório para, 197, 204
Recuo/transposição anterior de oblíquo inferior, 211-215
    acompanhamento para, 213
    complicações de, 213
    indicações para, 211
    instrumentação para, 211
    procedimento operatório para, 211-215, 211*f*-215*f*
    procedimento pós-operatório para, 213
    procedimento pré-operatório para, 211
Ressecção conjuntival – de músculo de Müller, para reparo da ptose, 278-281, 279*f*-281*f*, 279*t*
Ressecção do levantador da pálpebra superior, para reparo da ptose, 285-290, 286*f*-289*f*
Resurfacing da pele a *laser*, 276-277, 276*f*
Retalho conjuntival, 109-111
    complicações do, 111
    contraindicações para, 109
    evolução pós-operatória, 111
    indicações para, 109
    instrumentação para, 109
    para ulcerações pequenas localizadas, 110
    procedimento operatório para, 109-111
    procedimento pós-operatório para, 111
    procedimento pré-operatório para, 109
    retalho parcial, 111, 111*f*
    retalho total de "Gunderson", procedimento operatório para, 109-110, 110*f*
Retinopatia diabética
    edema macular na, fotocoagulação a *laser* para, 359-363, 360-362*f*
    fotocoagulação panretiniana para, 356
Retinopatia falciforme, fotocoagulação panretiniana para, 357
Retinopatia por radiação, fotocoagulação panretiniana para, 357
Retinopexia pneumática, 344-346
    complicações da, 346
    contraindicações para, 343-344

indicações para, 343-344
instrumentação para, 343-344
procedimento operatório para, 344-346
procedimento pós-operatório para, 346
Retratores, 5f
Rugas na testa, quimiodesnervação com Botox para, 315-316, 316f
Rupturas retinianas, fotocoagulação a *laser* para, 366-369, 367-368f

S

Sanders-Retzlaff-Kraff (SKR), fórmula de, 25-26, 40, 47, 52, 56, 60, 97, 227
Segmentos de anel intracorneanos (*Intacs*), 131-133, 131f-133f
    correção nominal esperada com, 131
    especificações para, 131
Serrefine, 6f
Síndrome de histoplasmose ocular presumida, tratamento da, 362-363, 364-365t
Sonda de vitrectomia, obtenção de tecido na, 71, 71t
SRK, fórmula de. *Ver* Sanders-Retzlaff-Kraff (SKR), fórmula de
SRK/T, fórmula de, 26, 26t
Sutura (*faden*) de fixação posterior, 222-223, 222f-223f
Sutura(s). *Ver também* Suturas de entrópio
    absorvível, 8
    ácido poliglicólico, 8
    categute, 8
    categute cromado, 8
    material para, 7-8
    náilon, 7
    não absorvível, 7-8
    poliéster, 8
    poliglactina, 8
    polipropileno, 7
    remoção. *Ver também tratamento específico*, procedimento pós-operatório para
        após colocação de LIO de câmara anterior, 55
        após colocação de LIO de câmara posterior, 59
        após extração extracapsular de catarata, 46
        após extração intracapsular de catarata/lente intraocular de câmara anterior, 51
    seda, 7

T

Tarsorrafia lateral, 252-253, 252f, 253f
Técnica da córnea clara, 28-31, 28f-30f, 57-58
    incisão biplanar, 28f, 29, 57-58
    incisão triplanar, 28, 28f, 57
Técnica de sutura de McCannel, 151-152, 151f, 152f
Técnica do túnel escleral, 27-28, 27f, 28f, 57
Técnicas de preparação do campo cirúrgico, 17-19, 17f, 18f, 19f
Técnicas de sutura, para a íris, 149-152, 150f-152f
Terapia a *laser*
    fotodinâmica, da neovascularização coroidal, 368-373
    para trauma da íris, 149
    retiniana, 356-373
Terapia fotodinâmica
    lentes de contato para, fatores de ampliação associados com, 371-372, 372-373t
    para neovascularização coroidal, 368-373, 369f-372f
Tesouras, 3f
Teste de ducção forçada, 195-196, 195f, 196f
Toxina botulínica, tipo A. *Ver* Botox

Trabeculotomia, no paciente pediátrico, 235-239
    complicações da, 239
    indicações para, 235
    instrumentação para, 235
    procedimento operatório para, 236-238, 236f-238f
    procedimento pós-operatório para, 238-239
    procedimento pré-operatório para, 235

V

Verteporfina, terapia fotodinâmica com, 368-373, 369f-372f
Visudyne, terapia fotodinâmica com, 368-373, 369f-372f
Vitrectomia
    infusão de óleo de silicone em, 326-328, 327-328f
    lentes para, 320, 322
    procedimento de troca ar-gás na, 326-327
    segmento anterior, 54, 54f
        abordagem límbica, 71-72, 75-76, 78
        abordagem via *pars plana*, 71, 75-76, 75-76f
        complicações de, 78
        indicações para, 71
        instrumentação para, 73
        para espaço pupilar inadequado, 76-77
        para tratamento da perda vítrea na cirurgia de catarata, 73-75, 73f-75f
        princípios gerais de, 71-72, 71f, 72f
        procedimento operatório para, 73-78
        procedimentos pós-operatórios para, 78
        procedimentos pré-operatórios para, 72
        remoção de instrumento na, 72, 72f
        secundária, para complicações vítreas tardias no segmento anterior, 75-77, 75-76f
    segmento posterior, 319-335
        acompanhamento para, 335
        aplicações especiais, 327-335
        combinada com remoção do cristalino, 350
        complicações da, documentação, 335
        indicações para, 319
        instrumentação para, 319-320
        na cirurgia submacular para excisão de membrana neovascular coroidal, 332-334
        na endoftalmite, 327-330
        para buraco macular, 332-334f
        para endofotocoagulação, 334-335
        para *pucker* macular, 332-333, 332-333f
        para remoção de corpo estranho intraocular, 329-331, 330-331f
        para reposicionamento da lente intraocular deslocada posteriormente, 330-333, 330f-333f
        procedimento operatório para, 320-328, 320f-328f
        procedimento pós-operatório para, 335
        procedimento pré-operatório para, 319
        tamanho da bolha de gás intravítrea após, documentação, 335
    sonda Accurus 23 G, 2500 cpm, parâmetros para, 322
    sonda Accurus 25 G, 1500 cpm, parâmetros para, 322
    sonda Accurus 2500, parâmetros para, 322
    sonda Accurus 800, parâmetros para, 322
    sonda InnoVit, parâmetros para, 322
Vítreo
    biópsia, 327-330
    primário hiperplásico persistente, cirurgia usando instrumentos para vitrectomia na câmara anterior, 76-77

X

Xylocaína. *Ver* Lidocaína a 2%